黃帝內經

精要九講

馬烈光／著

目錄

第三講　陰陽五行學說

第四講　藏象學說

第五講 經絡學說

第六講 病因病機學說

第九講　病證

推薦序

馬烈光教授，是成都中醫藥大學著名《內經》研究專家，鑽研《內經》已四十年，發皇古義，博採眾長，成果豐富，主編十餘部《內經》研究專著，對許多問題有獨到的見解。近幾十年來，馬教授更致力於《內經》養生的學術研究，至今已是中國國內養生研究之領軍者，可謂「養生天地，老馬識途」。

「將升岱岳，非徑奚為；欲詣扶桑，無舟莫適。」馬教授對《內經》研究有如此成就，緣於其師出名門。他於 20 世紀 70 年代就讀於成都中醫學院，那時學校內名家彙聚如雲，令人仰望。畢業後留於學校內經教研室工作，時任教研室主任的就是著名《內經》研究專家李克光教授，馬教授長期受李老耳提面命，盡得真傳。教研室的郭仲夫教授也是《內經》研究名家，對他也指點頗多。馬教授尚與全國中醫名家多有結識，如我的恩師方藥中先生。吾師是重慶人，以前回重慶時常要經過成都，馬教授受李克光教授委託，多次代為迎送，自然常有請教。恩師回京後總向我提起此事，故我對馬教授甚為神往。

今得馬教授《黃帝內經精要九講》一書初稿，細細閱之，洵合「精要」之名。名家手筆，果然不同。九講者，概要、養生、陰陽五行、藏象、經絡、病因病機、診法、治則治法、病證者也，條分縷析，提綱挈領，化繁為簡，非長期浸淫《內經》者不可得也。其文字流暢，用詞精確考究，又注意了通俗性與實用性，實為《內經》分類注釋之佳作，無論初學者或研究者均可從中擷取精華。相信本書的出版，能對《內經》研究起到促進作用，並使更多大眾瞭解《內經》。書將付梓，樂以為序！

王琦

（於北京中醫藥大學）

王琦：中國國醫大師、中國國家「973」計畫項目首席科學家、國家級重點學科中醫基礎理論學科帶頭人、國家中醫藥管理局重點學科中醫體質學科帶頭人、中醫傳承博士後指導教師、享受國務院政府特殊津貼專家；北京中醫藥大學終身教授、博士生導師、學術委員、中醫體質與生殖醫學研究中心主任；兼任世界中醫藥學會聯合會、中華中醫藥學會等多個學術團體的主要負責人。

作者序

《黃帝內經》（以下簡稱《內經》）既是祖國醫學寶庫中現存最古老的一部光輝巨著，也是中華民族傳統文化中的瑰寶。但因「其文簡，其意博，其理奧，其趣深」，加之年代久遠，又非成於一時、一地、一人之手等因素，而使眾多學者望之興歎、敬而生畏，故業醫有「《黃帝內經》是中醫學的珠穆朗瑪峰」的感歎。有鑑於此，根據本人40年的《內經》教學實踐和臨床體會，本著對《內經》探賾索隱、鉤深致遠、深入淺出、闡發經旨的宗旨，編成是書。

本書主要以高等中醫院校規劃教材《內經講義》（第五版）為借鑒，參閱了歷版《內經》教材及相關文獻，在編寫體例和內容選擇方面做了較大的改進。本著學宗原著的要求，除第一講「概要」外，其餘8講內容著重對精選經文的字詞音義、學術認識及其運用要點等進行了深入淺出的講解。每講均首列「學術旨要疏義」，扼要介紹該講內容要旨，開門見山，開宗明義。其後之「代表經文注析」中，以學術認識為綱，擇有代表性的精妙原文加以注釋和解析。每講再設「參考經文擷萃」，選相關經文之精彩者，廣列其中，博而不雜。

「知其要者，一言而終；不知其要，流散無窮。」讀者若能潛心研習，「博極醫源，精勤不倦」，洵可得《內經》之精華，通經典之妙要，神而明之，無師自通矣。限於自身的水準和能力，舛訛或存，尚祈同道及各界人士提出寶貴意見。

成都中醫藥大學

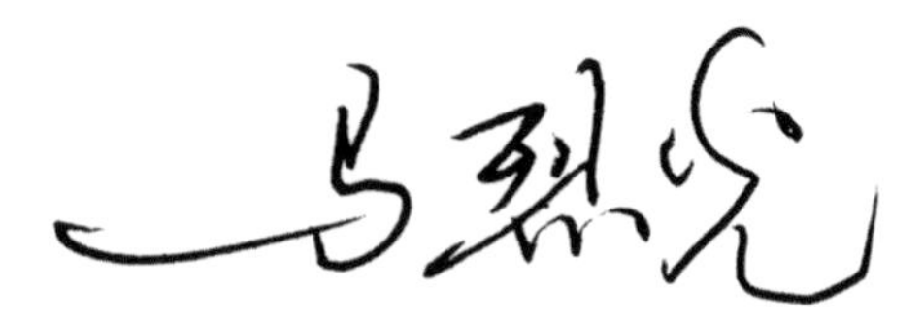

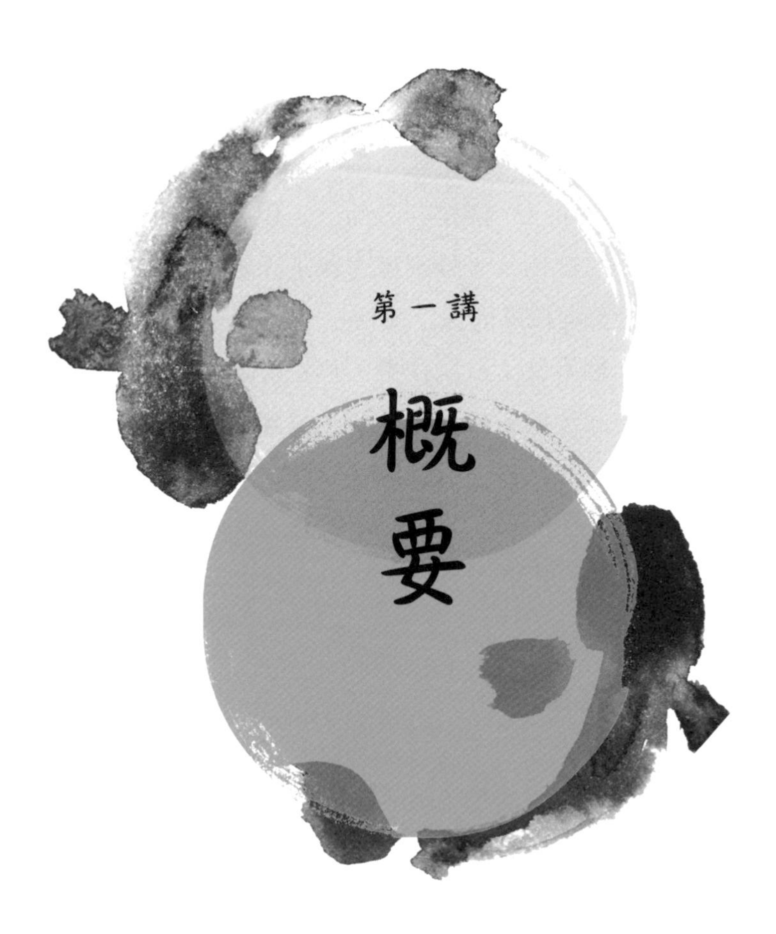

第一講

概要

《內經》的成書與沿革

《黃帝內經》（以下簡稱《內經》）是兩千多年前中醫理論之集大成，其主要內容出自戰國，秦漢以來代有補充，將其彙編成書，可能是在西元前 1 世紀，即西漢中後期。故此書非一時、一地、一人所作，而是在一個相當漫長的時期內，由不同地區的眾多醫家經過編纂修訂的論文彙編。書名冠以「黃帝」，僅是託名而已。現在通行的《黃帝內經．素問》和《黃帝內經．靈樞》，分別經唐代王冰整理編訂補注、宋代林億等校正及南宋史崧整理校勘而保存流傳至今。

「將升岱岳，非徑奚為；欲詣扶桑，無舟莫適」。《內經》以降，研究者眾，其研究方式主要有校勘、注解、分類等。其中分類注解以楊上善、張介賓、李中梓為代表；只注解《素問》以王冰、吳昆、高世栻為代表；全注以馬蒔、張志聰為代表。歷代醫家對《內經》的研究成果，是我們學習研究《內經》的重要參考文獻。

《內經》的成書

《內經》分《素問》和《靈樞》兩部分，每部 81 篇，共有 162 篇。《黃帝內經》的書名，最早見於《漢書．藝文志．方技略》的書目。關於《內經》的成書年代及作者，歷來是學者醫家爭論不休的問題。古今看法，歸納起來主要有以下三種：一者，認為是黃帝時書；二者，認為成書於春秋戰國及秦漢之際；再者，認為擴編成書於西漢。

《內經》的成書時代，當分為理論創作和彙編成冊兩個階段來看。

《內經》的理論創作，始於春秋戰國，秦漢以來，代有補充。主要有三點根據：一是歷代諸家的論證；二是與同期作品的比較；三是文字氣象的分析。

從歷代諸家的論證來看，宋代的百源學派宗師邵雍在《皇極經世·心學》中指出:「《素問》、《陰符》，七國時書也。」朱熹的《朱子全書·右史餘論》則說:「至於戰國之時，方術之士，遂筆之於書，以相傳授，以列子之所引，與夫《素問》、《握奇》之屬，蓋必有粗得其遺言（指黃帝）之仿佛者，如許行所道神農之言耳。」明代方孝孺的《遜志齋集·讀三墳書》也說:「世之偽書眾矣，如《內經》稱黃帝，《汲塚書》稱周，皆出於戰國、秦、漢之人。」清代崔述《補古上考信錄·黃帝說》指出:「世所傳《素問》一書，載黃帝與岐伯問答之言，而《靈樞》《陰符經》，亦稱為黃帝所作。至戰國諸子書述黃帝者尤眾。」可見，歷代諸家認為《內經》除七篇大論外，多數是戰國時期的作品。

從內容上與同時期的作品相比較來看，《呂氏春秋》、《周禮》中涉及疾病與衛生的部分，與《素問》相關內容如出一轍，僅有詳略的差異。另外，20 世紀 70 年代以來，長沙馬王堆等出土文物中發現了大量的簡帛醫書，其中雖無《黃帝內經》或《素問》之類的篇卷，但其內容與《內經》有一定的關聯，也成為考訂《內經》一些篇章來源和撰著年代的可靠依據。

從《內經》的文字氣象來看，《內經》各篇所反映的社會背景、紀時紀年、學術思想、醫理的精粗、診療技術的運用，以及文章筆法、文字使用、引用文獻等，均有明顯的時代差異，說明《內經》是將漢代以前流傳的醫學理論與經驗，經過彙集、編纂、整理加工而成的書面總結，具有論文彙編的性質。

《內經》彙編成冊的時代，根據史書的相關記載，可大致推斷為西漢時期。《黃帝內經》書名首見於《漢書·藝文志·方技略》：「《黃帝內經》十八卷、《外經》三十七卷，《扁鵲內經》九卷、《外經》十二卷，《白氏內經》三十八卷、《外經》三十六卷，《旁篇》二十五卷。」《漢書·藝文志》是班固據《七略》「刪其要，以備篇籍」而成。《七略》是西漢末劉向、劉歆父子奉詔校書時撰寫的中國第一部圖書分類目錄，其中負責校方技書的是李柱國，史載李柱國校勘醫書的時間是西元前 26 年（西漢河平三年）。此當為《內經》成編的下限。

《內經》成編的上限，《史記》是重要的佐證。《史記》記載了上自黃帝下迄漢武帝長達三千多年的歷史，書中詳述了各代科學文化的發展，對先秦諸子及其著作皆有介紹，並專為扁鵲、倉公等醫家作傳。如果《內經》在司馬遷著《史記》前已成書流傳，那麼司馬遷是應見得到的，但《史記》中並未提到《內經》之名。《史記·扁鵲倉公列傳》說，倉公在高後八年（西元前 180 年）拜見了他的老師陽慶，陽慶傳給他一批醫書，有《上下經》、《五色》、《奇咳術》、《奇恒》、《揆度》、《陰陽外變》等，這些都是《內經》所引述的醫書，說明《內經》的成書肯定在倉公之後。《史記》寫作於作者入獄（西元前 99 年）之後，由此推論，則《內經》的成編時代當在《史記》之後、《七略》之前的西元前 1 世紀之內。

再者，《內經》全書一個重要的學術特點是廣泛深入地運用了陰陽學說和五行學說。陰陽學說和五行學說各有古老的源頭，在相當長的歷史時期內各自獨立發展。五行生克體系的提出及與陰陽學說的合流，始於戰國末期的陰陽家鄒衍。直至西漢中期，董仲舒和淮南王劉安等人的著作才勾畫出了一個完整的宇宙圖式，其中包含天地、陰陽、四時、五行及事物間的生克制化規律，用以說明宇宙中包括人的生命活動在內的形形色色的事物及其關係。至此，陰陽五行學說才較為完備並成為當時占統治地位的思想學說。《內經》廣泛採用陰陽五行學說，從側面表明《內經》的最後加工成編當在西漢中期或稍後。

由於《內經》的著作時代跨越春秋戰國至漢代，所以《內經》的作者顯非一時、一地、一人，當是眾多醫家的理論彙編和經驗結晶。《內經》

多數篇章以黃帝與岐伯等問答的體裁寫成，書名又冠以「黃帝」，僅是崇古假託而已。其實黃帝不是指一人，而是代表一個強大的氏族。黃帝族原先居住在西北方，過著遷徙無常的遊牧生活，後來打敗炎帝族，逐漸在中部地區定居下來。黃帝族處於原始社會末期的發展階段。繼黃帝之後，歷代都尊黃帝為始祖，於是整個中華民族都屬於炎黃子孫，並引以為榮。可見後世學者把自己的書名冠以「黃帝」二字，無非為了溯本思源，以示學有所本罷了。如《淮南子》所說：「世俗之人，多尊古而賤今，故為道者，必托之於神農、黃帝而後方能入說。」說明託名神農、黃帝所作，在當時是普遍存在的現象。《漢書・藝文志》託名神農、黃帝所著成書的就有數十種，而且卷帙浩繁，涉及面廣博而精深，故孔安國序《尚書》之時頗有感慨地言道：「伏羲、神農、黃帝之書，謂之三墳，言大道也。」

《內經》的流傳

《內經》自問世以後，歷經輾轉傳抄、遺失與補注，早已失去其本來面目。據《漢書・藝文志》記載，《黃帝內經》曾以十八卷本與《黃帝外經》等醫經七家一併傳世。《七略》之後至東漢末的一段時間內，《內經》怎樣流傳，史無記述。《漢書・藝文志》未著錄《素問》和《靈樞》（《九卷》），後者很可能是《黃帝內經》等醫經散佚後再次收集彙編而成。東漢末，張機（字仲景）在《傷寒論・序》中說：「乃勤求古訓，博采眾方，撰用《素問》、《九卷》、《八十一難》、《陰陽大論》、《胎臚藥錄》，並平脈辨證。」張機所參考的古醫書中，提及《素問》、《九卷》之名，但未見《黃帝內經》之名，難以直接判定《素問》、《九卷》與《黃帝內經》的關係。但張仲景列舉了古代名醫神農、黃帝、岐伯、伯高、雷公、少俞、少師、仲文、長桑、扁鵲、公乘陽慶、倉公等。其中，黃帝、岐伯曾見於《七略》中，黃帝、岐伯、伯高、雷公、少俞和少師均見於《素問》、《靈樞》中。這表明《素問》、《靈樞》（古稱《九卷》）

與《黃帝內經》有一定的聯繫，《素問》為《黃帝內經》之一部，《九卷》為《黃帝內經》的另一部，即今之《靈樞》。至魏晉年間皇甫謐予以印證說：「按《七略》《藝文志》，《黃帝內經》十八卷，今有《針經》九卷，《素問》九卷，二九十八卷，即《內經》也。亦有所亡佚。」《針經》是皇甫謐為《九卷》所命之名，可能源自該書第一篇《九針十二原》中「先立針經」一語。至唐代，王冰又將《針經》易名為《靈樞》，謂：「《黃帝內經》十八卷，《素問》即其經之九卷也，兼《靈樞》九卷，乃其數焉。」

《素問》與《九卷》（《針經》）自晉以後的流傳情況，史料上有一些相關記載。《隋書．經籍志》錄有「《黃帝素問》九卷」。其注云「梁八卷」，說明九卷本《素問》在南北朝時已亡佚一卷。《隋志》亦載有「《黃帝針經》九卷」。《舊唐書．經籍志》著錄有「《黃帝素問》八卷」、「《黃帝針經》十卷」、「靈寶注《黃帝九靈經》十二卷」。《新唐書．藝文志》的記載為「《黃帝針經》十卷」「全元起注《黃帝素問》九卷」、「靈寶注《黃帝九靈經》十二卷」、「王冰注《黃帝內經素問》二十四卷」。《宋．藝文志》則分別記有：「《黃帝靈樞經》九卷」、「《黃帝針經》九卷」、「《黃帝九靈經》十二卷」。《九靈經》當為《針經》的不同傳本。這說明至隋、唐、宋，《內經》仍以《素問》和《針經》兩書以不同本子分別傳世，卷數有一些變化，且又有了《九靈經》的別名出現，而《九卷》之舊名，漸從史志及文獻上消失。

《素問》作為《內經》的一部，在張仲景《傷寒論．序》記載之前已獨自傳世很長時間。皇甫謐著《針灸甲乙經》（簡稱《甲乙經》）時，發現《內經》「有亡佚」，經對照而知所散佚的是《素問》第七卷內容。至5世紀末葉，齊梁時期人全元起為《素問》作注，後世稱為《素問訓解》，其注本在舊、新《唐書》和《宋史》中都有著錄，宋代林億等據以校王冰本《素問》，並使卷次、篇目保存於王冰本中。宋以後，全本亡佚未見。歷代整理《素問》功勞最大的醫家當推唐代王冰。王冰於寶應年間，在殘缺不全的八卷全本基礎上，對照家藏「張公秘本」，做了大量的補亡、遷移、別目、加字和削繁等工作，使《素問》回復到八十一篇舊數，改編為二十四卷本行世。其中的「運氣七篇」和《六節藏象論》中有關運氣的一段，皆為王冰補入，其文體與他篇殊異。王冰補入運氣七篇之後仍缺《刺法論》和《本病論》兩篇，篇名僅存目錄中，後人補出後稱為《素問遺篇》。王冰治學嚴謹，「凡所加字，皆朱書其文，使今古必分，字不雜糅」，其卓有成效的工作，使《素問》得以較完善地繼續流傳。可惜其書經後世傳抄已朱墨不分。王冰所注《素問》傳至宋代，已「文注紛錯，義理混淆」。宋代仁宗嘉祐年間，高保衡、林億等人奉朝廷之命，校勘醫籍，對王冰本再行考證，「正謬誤者六千餘字，增注義者二千餘條」，並定名為《重廣補注黃帝內經素問》。林億等的校本，被視為《素問》版本之定型，宋以後的元、明、清各代皆據此進行翻刻，卷數雖有增減分合，文字卻無大的改動。明代顧從德影宋刊本《素問》，堪稱善本，為今所據。

《靈樞》為《針經》的另一傳本，其名最早見於王冰注的《黃帝內經．素問》序和注中。林億《新校正》謂：「按《隋書．經籍志》謂之《九靈》，王冰名為《靈樞》。」指出《靈樞》之名是王冰據《九靈經》所改。《新校正》在校注《素問．調經論》王注時指出：「詳此注引『《針經》曰』，與《三部九候論》注兩引之，在彼云《靈樞》而此曰《針經》，則王氏之意，指《靈樞》為《針經》也。按今《素問》注中引《針經》者，多《靈樞》之文，但以《靈樞》今不全，故未得盡知也。」這說明《針經》、《九靈經》、《靈樞》實為一書的不同傳本，《靈樞》至宋代已殘缺不全。林億等也曾校勘過《靈樞》的殘本，所校殘卷早已亡佚。據考證，高麗使者於北宋元佑七年（西元 1092 年）來宋獻出《黃帝針經》，宋哲宗於次年正月下詔頒發高麗所獻《黃帝針經》於天下，使此書復行於世。北宋末年，金兵南犯，戰亂嚴重影響了醫籍的保存和流傳，《針經》等古籍面臨著散佚和失傳的厄運。南宋紹興二十五年（西元 1155 年），錦官（成都）人史崧「但恨《靈樞》不傳久矣，世莫能究……參對諸書，再行校正家藏舊本《靈樞》九卷，共八十一篇，增修音釋，附於卷末，勒為二十四卷」，定名為《黃帝內經・靈樞經》，刊行於世。史崧校正的刊本，後人未再改動，成為元、明、清續刻的藍本。

相關命名含義解

《內經》書名的含意

《內經》書名，首見於《漢書・藝文志》。《內經》之「內」字是與「外」字相對而言。先秦兩漢人著書，往往把一部書分為內、外兩部分。如《漢書・藝文志》所載書目就有「黃帝內經、外經」、「扁鵲內經、外經」、「白氏內經、外經」等多種。「內」與「外」，僅表示內容的分類，並無深意。正如丹波元胤《醫籍考》所說，內外「猶《易》內外卦，及《春秋》內外傳，《莊子》內外篇，《韓非子》內外諸說，以次第名焉者，不必有深意」。

《內經》之「經」字，《說文解字》曰：「經，織也。」其本義是指織物的縱線。陸德明《經典釋文》則釋為「常也，法也，徑也」，引申為常道，即規範、法則、原則之義。古書稱「經」者，有《詩經》、《書經》、《易經》、《道德經》等，西漢時期，「經」擴大到指關於論述某一具體學術和技藝的著作，如《星經》、《水經》、《內經》、《難經》等。《文史通義》指出：「術數諸家，均出聖門製作……而習是術者奉為依歸，則亦不得不尊以為經言者也。」《內經》稱為「經」，是業醫者對該書的尊崇之謂，是學醫的人必須遵循的理論原則。

《素問》書名的含義

《素問》之名，最早見於《傷寒雜病論・序》。關於《素問》書名的含義，各家理解不一致。《新校正》引全元起曰：「素者，本也。問者，黃帝問岐伯也。方陳性情之源，五行之本，故曰《素問》。」馬蒔、吳昆、張介賓等人則認為，《素問》之義即「平素問答之書」。目前，學術界認為林億等《新校正》之說近乎經旨，其云：「『夫有形者生於無形，故有太易，有太初，有太始，有太素。太易者，未見氣也；太初者，氣之始也；太始者，形之始也；太素者，質之始也。』氣形質具，而痾瘵（ㄎㄜ ㄓㄞ ㄟ）由是萌生，故黃帝問此太素質之始也，《素問》之名義或由此。」太易、太初、太始、太素為古人探討天地形成所分的四個階段。《素問》正是從天地宇宙的宏觀出發，運用精氣學說和陰陽五行學說，解釋和論證天人關係及人的生命活動規律和疾病的發生發展過程，的確有陳源問本之意。楊上善整理編纂的《黃帝內經・太素》的書名，義亦本於此。

《靈樞》書名的含義

《靈樞》最早稱為《九卷》（見《傷寒雜病論・序》）。晉代皇甫謐在《針灸甲乙經・自序》中稱之為《針經》。唐代王冰整編《內經》時，改稱為《靈樞》。《靈樞》的含義是什麼？一些學者認為日本丹波元胤的理解比較正確，即與王冰（道號啟玄子）崇信道教有關。但任應秋卻認為過去諸家的解釋「讀之令人不得其要領」或者「仍不得其解」。因此，他根據《靈樞・九針十二原》的本義和個別注家的解釋，作了明確說明：「靈者，驗也。針刺療效，至為靈驗，但必得其刺法之樞機而後靈，故名之曰《靈樞》。」任氏所論頗有見地，當符合《靈樞》的本意和實際。

《內經》的主要注家與注本

《內經》問世後，歷代醫家皆奉為圭臬，先後演繹發揮、考校編次、注釋研究者達200家以上，著作達400餘部。現存主要注家與注本如下。

《黃帝內經．太素》：該書為隋代楊上善所輯注，是注釋《內經》的早期作品。楊氏用「以類相從」的方法對《素問》、《靈樞》原文進行編纂注釋，為後世分類研究《內經》開闢了先河。該書所引《內經》原文在現存醫書中最為近古歸真，楊氏對原文的校勘和注釋都有其獨到之處，故該書是學習《內經》的必備書籍。

《重廣補注黃帝內經．素問》：該書為唐代王冰編次注釋，後經宋代林億等校正，是現行《素問》的通行本。王氏治學態度很嚴謹，不僅對原書進行重新編次增刪，而且在其注釋中引入了許多道家學術觀點，因此對深入理解《素問》旨意和指導臨床實踐都有重要意義。

《素問注證發微》和《靈樞注證發微》：兩書均為明代馬蒔所著。馬氏恢復《素問》、《靈樞》每部九卷，每卷九篇，以合九九八十一篇之舊，並一改前人隨句注解的方法，予以分章分節注證，保存了原著的系統性。馬氏素長針灸經脈，故對《靈樞》的注證頗為詳盡，深得後人贊許，可謂專門研究《靈樞》之啟端。

《類經》：該書是現存全部分類研究《內經》（包括《素問》、《靈樞》）最完整的一部著作，為明代張介賓所著。張氏臨床經驗豐富，博學多才，文筆簡明暢達，注釋多能結合實際，並對一些重要問題予以專題闡發，見解深刻，故該書為學習《內經》的必備參考書。

《素問集注》和《靈樞集注》：兩書為清代張志聰父子及其門人的集體著作，開集體注釋《內經》之先河。張氏《集注》集思廣益，不因循守舊，不拾人唾餘，對經旨有深入的領悟，注釋務詳其理，故為後世學者所重視。

《素問直解》：本書為清代高世栻所著。高氏首先詮釋篇名，然後在篇中分節，行文簡潔、說理明暢，使人讀之能一目了然。此書在吸取前人經驗的基礎上，發明經義、聯繫實際、深入淺出、通俗易懂，對《內經》初學者非常有利。

此外的其他注家也均有所長，如吳昆所著《素問吳注》，對篇章大意闡發較詳，注釋經文也有其獨到之處。姚止庵所著《素問經注節解》，也有一定創見，對王冰有誤之處，多能提出較為中肯的看法。李中梓的《內經知要》，節選精到、注釋簡明，並有所發揮，頗受初學者的歡迎。日本丹波元簡所著《素問識》和《靈樞識》、丹波元堅所著《素問紹識》等精選諸家注釋，注重考據、持論公允，也具有很大參考價值。20 世紀 60 年代以來，校注譯析《內經》者不少，至今已有數十種研究專著問世。另外，還開展了大量的多學科綜合研究《內經》，涉及面廣、內容豐富，試圖從多途徑、多方面、多方法發掘研究《內經》，促進中醫學的全面發展。

《內經》的基本學術思想

奠定中醫理論基礎的《內經》，不僅有它獨特的、完整的理論體系，而且有著貫穿在中醫學各部分，並起著指導作用的基本學術思想——唯物辯證的生命觀和整體調控觀。《內經》的這些基本學術思想不僅是構建《內經》理論體系的框架，而且已成為中醫學探索生命規律和防治疾病的思維法則和指導思想，也是學習《內經》所必須掌握的思維方法。

唯物辯證的生命觀

《內經》雖處於「神權時代」，但它拋棄了鬼神創造、主宰生命的迷信觀念，接受了戰國後期道家提出的「精氣」為萬物根本的學說，認為宇宙萬物（包括人體）均由一種極其微細的、具有無限生命力的物質元素──「氣」所構成，因此「氣」既是構成人體的基本物質，又是人體的生命動力，從而把生命科學引向唯物論的領域。《內經》理論體系在形成過程中，在這一思想潮流的影響下，以古代唯物辯證法思想來認識、研究、探索生命的奧秘，形成了千年不衰並一直有效地指導著醫學實踐的唯物辯證生命觀。

「精氣」是萬物及生命的本源

中國很早就產生了「氣」一元論，《老子・象元篇》「萬物混成，先天地生，寂兮寥兮，獨立而不改，周行而不殆，可以為天下母」，指出宇宙中存在著一種混混沌沌的物質，先天地而生成，無形無象、獨立存在、運動不止，可以作為天下萬物的始基。說明先秦以前，人們就認識到宇宙物質元素的存在。到了戰國時期，以宋鈃、尹文為代表的稷下道家明確提出了「精氣」學說。他們認為宇宙的本源即「精氣」，「精氣」是一種極微細的物質，宇宙萬物都是由「精氣」產生的。如《管子・內業》說：「精也者，氣之精也」、「凡萬物之精，此（比）則為生，下生五穀，上為列星……是故民（名）氣。」說明精是氣的精華部分，同屬物質範疇，萬物無一例外是由精氣所化生。它們都由運動著的物質所構成，所以將這種物質叫做「氣」。《莊子・知北遊》則明確提出「通天下一氣耳」，並對這種目所不能見的細微物質「氣」作了進一步的描述：「惛然欲亡而存，油然不形而神，萬物畜而不知，此之謂本根。」說明無形的物質是有形物質的本根，其所以稱之為無形只是因為它在潛藏時人們不能察覺到，但它確實是存在著的物質，正因為有它的存在事物才能從無形中油然而生。

《內經》吸納了這一唯物主義觀點，認為「精氣」是客觀世界萬事萬物的本源，《素問．天元紀大論》說：「太虛寥廓，肇基化元，萬物資始，五運終天，布氣真靈，總統坤元。九星懸朗，七曜周旋，曰陰曰陽，曰柔曰剛。幽顯既位，寒暑弛張，生生化化，品物咸章。」揭示了天體演化以及生命發展的自然法則。在天地未形成之前，細微難辨、運動不息的物質「精氣」便充滿著整個太虛，是形成天地的原始基礎，後來天體的形成、萬物的生化，無不以其作為物質基礎。《素問．六節藏象論》的「氣合而有形，因變以正名」，指出萬物之形皆由天地之氣化合而成，天之陽氣下降，地之陰氣上承，陰陽交泰乃化生有形之物。《素問．寶命全形論》明確指出：「天覆地載，萬物悉備，莫貴於人，人以天地之氣生，四時之法成。」認為生命的產生，也是「精氣」這一物質運動變化的結果。《素問．天元紀大論》的「在天為氣，在地成形，形氣相感，而化生萬物矣」和《素問．寶命全形論》所載「天地合氣，命之曰人」，都說明「精氣」是萬物的本源，也就是構成生命個體最基本的物質。《素問．金匱真言論》說：「夫精者，身之本也。」這裡的「本」就是根本、基礎的意思。

人體之精根據來源分為先天之精和後天之精。先天之精，與生俱來，其來源稟受於父母，是生命形成的原始物質。後天之精，在人出生後才逐漸產生，來源於飲食物中的精微物質、從外界吸入的清氣和臟腑組織代謝所化生的精微物質，是生命持續的基礎物質。父母的生殖之精相搏結是人體先天之精的最初來源，即《靈樞．決氣》所說：「兩神相搏，合而成形，常先身生，是謂精。」先天之精化生胎元在母體內發育而逐漸化生成人體，即《靈樞．經脈》所說：「人始生，先成精，精成而腦髓生，骨為幹，脈為營，筋為剛，肉為牆，皮膚堅而毛髮長。」《內經》

這一認識完全否定了「神」和「上帝」創造生命的唯心說，而且對生命的產生給予了物質的說明：生命是整個自然界發展的結果，自然的物質是生命產生存在的基礎，天地之氣的運動是生命的產生和發展的條件。《內經》這種無神論的生命認識觀，使中國古代醫學一直沿著唯物的方向不斷向前邁進。

生命是恒動變化的過程

《內經》認為永恆、有序運動是宇宙及其生命之「氣」的主要特徵。《素問．六微旨大論》言：「夫物之生從於化，物之極由乎變，變化之相薄，成敗之所由也……成敗倚伏生乎動，動而不已，則變作矣」、「不生不化，靜之期也」。指出萬物生存和發展的原因都根於運動，整個自然界，包括活著的人體及其疾病的發生，都不是靜止不動、固定不變的，而是在陰陽二氣對立統一的矛盾中，永恆、有序地運動、發展、變化著。

就整個生命過程來說，人的功能活動經歷著發展變化的過程。《靈樞．天年》載：「人生十歲，五臟始定，血氣已通，其氣在下，故好走；二十歲，血氣始盛，肌肉方長，故好趨；三十歲，五臟大定，肌肉堅固，血脈盛滿，故好步；四十歲，五臟六腑十二經脈，皆大盛以平定，腠理始疏，榮華頹落，發頗斑白，平盛不搖，故好坐；五十歲，肝氣始衰，肝葉始薄，膽汁始滅，目始不明；六十歲，心氣始衰，苦憂悲，血氣懈惰，故好臥；七十歲，脾氣虛，皮膚枯；八十歲，肺氣衰，魄離，故言善誤；九十歲，腎氣焦，四臟經脈空虛；百歲，五臟皆虛，神氣皆去，形骸獨居而終矣。」總結歸納了生命演變過程的大致規律。

《素問．六微旨大論》的「非出入，則無以生長壯老已；非升降，則無以生長化收藏。是以升降出入，無器不有」、「出入廢則神機化滅，升降息則氣立孤危」，說明氣作為構成人體和維持人的生命活動的基本物質之一，具有很強的活動能力，無處不到，始終處於運動之中，時刻激發和推動著體內的各種生理活動；指出生命活動就是氣的運動變化過程，氣的運動可歸納成升、降、出、入四種基本形式。氣任何一種運動的失常都會導致疾病的發生，故《素問·舉痛論》提出了「百病生於氣」的論斷。

《內經》「生命是運動變化的過程」這一學術思想，使《內經》理論避免了靜止不變地看待生命活動，揭示了辨證論治理論的深刻內涵，從而為辨證論治的產生奠定了基礎。

整體調控觀

《內經》作為一部醫學巨著，力圖闡明與人體生命相關的基本規律。《內經》吸收了古代哲學的先進思想，認為宇宙是一個有機的整體，整體包含部分，各部分之間有密切的聯繫，要瞭解部分，必須認識整體，要瞭解作為整體中一部分的人體，也必須從認識整體開始；宇宙中的一切物體都按照陰陽五行的規律，進行有序的運動變化，從而維持整體的穩定。因此，《內經》在研究人體生命規律之時，認為人體各部分之間存在著本質的、有機的內在聯繫。在整個生命運動過程中，彼此之間都可相互影響，任何一個部分的變化，都可引起其他部分的變化，甚至引起整個機體的變化，從而把人體看作是一個有機調控的統一整體。並進而認為這個統一的客觀實體還必須與外界保持協調平衡的調控聯繫。這就是《內經》的整體調控觀，它是《內經》理論體系的主導思想，貫穿於生理、病理、診斷和治療的各個方面。

人體自身的整體調控

《內經》在古代解剖知識和長期臨床實踐的基礎上，透過對人體生理、病理現象的反復觀察、驗證、總結、歸納，認識到人體是一個以氣、血、津、精、液為物質基礎，以心為主宰，五臟為中心，以經絡系統為聯繫通道，內屬臟腑、外絡形體官竅，內部協調統一並與外環境相通應的有機整體。《內經》尤其強調，陰陽的對立統一矛盾運動是人體生命活動的普遍客觀規律。形體從初生到形成，各種組織結構及其物質基礎——氣、精、血、津、液，無不具有陰陽對立的兩個方面。還指明了整個人體組織結構、表裡內外都是相互聯繫的，並與自然界陰陽變化相參相應。

人體既是陰陽對立的統一體，其生命活動也必然是按陰陽對立統一原則進行的。《素問・生氣通天論》說：「生之本，本於陰陽。」陰陽雙方的互根互用，是生命存在的唯一形式，如果有陰無陽，或有陽無陰，陰陽失去互相依存的條件，生命活動即告終止，即所謂「陰陽離決，精氣乃絕」。陰陽任何一方都不能脫離另一方而單獨存在，當病情發展到了嚴重階段，亡陰與亡陽總是相繼出現，陰竭則陽無所依附，陽越則陰無以固守，所以陰陽的相互維繫，是生命存亡的關鍵。

《素問・生氣通天論》指出「陰平陽秘，精神乃治」，即把陰陽相對平衡作為符合生理要求的基本標準，並認為人體陰陽的平衡狀態不是恒定不變的，而是彼此互為消長，並在陰陽消長的矛盾運動中不斷求得相對平衡。分屬陰陽的物質或功能，必須在消長過程中保持相對的動態平衡，才能維持人體的正常生理活動。例如，食物的吸收與排泄、氣體的吸入與呼出、機能的興奮與抑制、物質的合成與分解、汗孔的開張與閉合、陰精與陽氣的相互轉化，它們之間的陰陽消長都不能超出一定的限度，否則就會產生陰陽偏盛或偏衰，從生理狀態轉向病理狀態。可見，《內經》雖然強調陰陽平衡，但並不排斥符合生理水準的陰陽消長，而且認為這種消長變化是十分必要的。如《素問・生氣通天論》說：「陽氣者，一日而主外，平旦人氣生，日中而陽氣隆，日西而陽氣已虛，氣門乃閉。」在一晝夜之間，人體陽氣總是不斷地進行著消長變化，與外在環境保持統一協調，說明不平衡是絕對的，而平衡則是相對的。

人與自然的整體調控

《內經》的研究物件是把人當作主體，但不是把人看作孤立的生物體，而是認為人在自然中的生、長、壯、老、已全過程都貫穿、存在著人與自然的整體調控，都處於天人相應的主客觀環境當中。

（1）自然界是生命的源泉

《內經》從宇宙、自然界物質內在的矛盾運動來研究生命的起源，把人的生命活動視為宇宙、自然界矛盾運動的結果，並且是物質運動的一種高級形式。《素問．寶命全形論》指出：「天地合氣，命之曰人」、「人以天地之氣生，四時之法成」。說明人就是由宇宙生化的物質運動、由天地陰陽之氣相合而生的。另外，《素問．寶命全形論》的「天覆地載，萬物悉備，莫貴於人」以及《靈樞．玉版》的「人者，天地之鎮也」，論述了天地之間，儘管有萬物存在，但沒有什麼比人更寶貴的了。因為人類不僅適應大自然的客觀環境而生、長、壯、老、已，並能認識自然、改造自然，在一定程度上還具有超越自然的能力，從而成為自然界的主人，主宰自然，駕馭自然，從自然王國裡去獲取自由。《素問．上古天真論》還強調指出「有真人者，提挈天地，把握陰陽……和於陰陽，調於四時……遊行天地之間，視聽八達之外」，就是說，只要善變理陰陽、斡旋造化、合陰陽之變化、順四時之往來，就能明察天地，聞見八荒，深刻認識大自然的奧秘，能動地掌握大自然的運動變化規律，把壽命延長到最火限度。

（2）人與天地相參應

《內經》不僅認識到自然界是生命的源泉，存在著賴以維持生存的必要條件，而且尤其強調自然界的一切運動變化都會在人體內引起一定的應答反應，這種反應有助於人體內外環境的整體調控，是進行正常生命活動的必要保證。《靈樞．歲露》就明確提出：「人與天地相參也，與日月相應也。」人體只有對自然界的天地變化、日月運行隨時作出適應性的反應，才能保持內外環境的整體調控，維持正常生命活動。否則，人體內外環境的整體調控就會失調，人體固有的生理節律就會受到干擾，適應能力和抗病能力相應降低，就不可避免地會發生疾病，甚至危及生命。

《內經》還指出，人體與外環境的整體調控主要是依靠自身的陽氣來進行的。所以《內經》有「生氣通天」之說。「生氣」，是指人體的陽氣。姚止庵說：「生氣者何？生生之氣，陽氣也。」又云：「唯人陽氣上與天通。」所謂「通」，即相互關聯的意思，認為人體陽氣的活動能對天氣的變化隨時作出應答反應。例如，人體為了適應氣候變化，維持恒溫和正常水液代謝，衛外的陽氣必須透過「司開闔」的作用進行調節，才能與外在環境保持協調平衡。如《靈樞．五癃津液別》說：「天暑衣厚則腠理開，故汗出……天寒則腠理閉，氣濕不行，水下留（同「流」）於膀胱，則為溺（尿）與氣。」天熱則腠理開，陽氣外泄，故汗出而小便少；天寒則腠理閉，陽氣內斂，故汗少而小便多，這正是透過陽氣的適應性反應實現的。此外，人們不易察覺的內在生理活動，如五臟六腑、十二經脈之氣，也常隨晝夜四時陰陽五行之氣而產生相應的變化。儘管晝夜晨昏的陰陽變化在幅度上不如四時明顯，但對人體仍有一定的影響。《靈樞．營衛生會》說：「夜半為陰隴（隆盛），夜半後而為陰衰，平旦陰盡，而陽受氣矣。日中而陽隴，日西而陽衰，日入陽盡，而陰受氣矣。」說明人體陽氣在晝夜陰陽消長變化過程中，必須與外界保持相應的節律變化。

人體的五臟和十二經脈，是整個人體生理系統的重要組成部分，在其進行新陳代謝活動的過程中同外界建立了特殊的聯繫，形成了人體內外環境的整體調控、相互保持陰陽動態平衡的各種週期節律。《靈樞．

本臟》說：「五臟者，所以參天地，副陰陽，而連四時；化五節者也。」副陰陽，即配合四時陰陽；化五節，即隨五氣所主的時節而產生相應的變化。五臟之氣與四時陰陽的升浮降沉具有相應的節律性。陽氣生髮於春，故「肝為陰中之少陽」（《靈樞．陰陽系日月》，下同）；盛長於夏，故「心為陽中之太陽」；收斂於秋，故「肺為陽（原本作「陰」，誤）中之少陰」；閉藏於冬，故「腎為陰中之太陰」；脾居中土，上下往復，為陰陽升降之樞紐，故「脾為陰中之至陰」。結合四時氣候變化與五臟的生理功能來看，肝主疏泄，為風木之臟，與春氣相應；心以陽用事，為火熱之臟，與夏氣相應；脾主運化，為濕土之臟，與長夏相應；肺性清肅，為燥金之臟，與秋氣相應；腎主封藏，為寒水之臟，與冬氣相應。這是人體五臟與四時陰陽五行運動之間的同步關係。張仲景在《傷寒論．序》中也說：「夫天布五行，以運萬類，人稟五常，以有五臟。」指出人體適應五氣常年運動變化的節律來自於先天，是人類在長期進化過程中形成並遺傳下來的。所以人體五臟生理活動與四時陰陽五行的變化具有相應的節律性。

人體十二經脈內屬於臟腑，外絡於肢節，臟腑的活動也要透過氣血反映於經脈，兩者之間有著不可分割的聯繫。五臟既與四時陰陽五氣相應，十二經脈也不可能例外。《靈樞．五亂》說：「經脈十二者，以應十二月，春秋冬夏，其氣各異，營衛相隨，營養已和，清濁不相干，如是則順之而治。」這是說，人體有十二經脈，與一年十二月相應；十二月又分屬春夏秋冬四時，由於四時氣候變化不同，人體的適應情況也不一樣。如果營衛運行正常，陰陽之氣協調，清濁升降不相干犯，就可順應自然變化而保持其正常生理活動。明確地指出十二經脈也必須與四時陰陽相應。故《靈樞．經別》說：「十二經脈者，此五臟六腑之所以應天道也。」總之，人體十二經脈、五臟六腑與四時陰陽的整體調控，才能維持機體正常的生理活動與健康。

《內經》理論體系的主要內容

《內經》吸收了當時先進的哲學思想和多門自然科學的成果，呈現出充分的開放性。因此，《內經》理論體系所涉及的範圍是很廣的，包括哲學基礎、中醫基礎與臨床理論、天文曆法、地理、氣象、物候、生物學、心理學、倫理學等多方面。就其中的醫學內容來看，歷代醫家曾對其採用不同的方法進行分類。由於仁者見仁、智者見智，因而分類也就不盡相同，有的失之過繁，有的失之過簡。歸納起來，除有關針刺、腧穴等內容以外，主要有養生、陰陽、五行、藏象、經絡、病因、病機、病證、診法、論治、運氣十一大類。

陰陽五行本屬古代哲學範疇，《內經》吸納並發展其為一種醫學的認識論、方法論，以之闡明人體生理、病理，指導臨床實踐。藏象學研究人體各種組織器官的形態結構、生理活動規律及其相互關係，是《內經》理論體系的核心，是其他各學說的基礎。經絡溝通表裡、貫通上下、內屬臟腑、外絡肢節、運行氣血，是維繫人身整體功能的基礎。病因病機學研究致病因素、疾病發生機制和病證傳變規律。診法學是《內經》以四時五臟陰陽為依據，研究透過望、聞、問、切四診方法司外揣內，判別疾病的病因、病機、病證、病勢的學術。《內經》的論治學以整體觀和辨證論治為指導，以恢復人體健康為目的，由治則、治法與各種療法構成了較完整的體系。《內經》的養生學說注重順應自然、保養正氣、調攝精神、外避邪氣、預防疾病等幾個方面。運氣學說則以五行、六氣、三陰三陽為理論核心，以大氣運動、氣候變化及相應的生物生化、疾病流行為基本內容，是探討自然界天象、氣象變化規律與人群疾病發生及流行關係的學問。

養生學說

養生，就是保養人體生命的意思，又稱攝生。養生學說是研究人體壽夭衰老的原因，以及強身防病、延年益壽的理論和方法，以達到「盡終其天年」的目的的一門學說。養生之說，先秦已有，如《老子》、《莊子》等就有專門的論述。《內經》吸取和總結了秦漢以前的養生成就，建立了養生學的理論體系，確立了中醫養生學的基本觀念，提出了養生的基本法則，奠定了養生學理論基礎，對養生學的形成和發展起到了承前啟後的作用。

《內經》的養生學說，是在「天人相應」的整體觀指導下建立起來的，具有以下特點。

對外把順應自然作為養生的重要原則：強調「法於陰陽」、「順四時而適寒暑」、「服天氣而通神明」。認為對於自然界的陰陽變化，「逆之則災害生，從之則苛疾不起」。

對內重視精神情志的調攝：強調要「恬憺虛無」、「積精全神」、「精神內守」而使「形體不蔽，精神不散」。

以保養真氣為養生的主導：認為「正氣存內，邪不可干」，任何養生活動都應以保護和強壯正氣為基本原則，從而達到「辟邪不至，長生久視」的目的。突出了未病先防、預防為主的醫療保健思想。

《內經》養生學說的基本觀念主要有以下四個方面。

內外環境的統一觀：《內經》認為人與自然界是一個統一的整體，因此在養生方面，提出要「提挈天地，把握陰陽」，掌握並順應自然界的陰陽變化規律的法則，所謂「法於陰陽，調於四時」、「法天則地，像似日月，辨列星辰，逆從陰陽」等，強調適應自然變化，維持正常生理節律，使人體同外界保持協調平衡，對防止衰老有重要的意義。在此法則的指導下，提出「春養生，夏養長，秋養收，冬養藏」、「春夏養陽，秋冬養陰」等具體的養生法則。

內因為主的預防觀：《內經》將提高機體素質、增強人體抗病能力看成是養生的重要措施。從病邪與正氣的關係來看，機體內因起著主要作用，所謂「恬憺虛無，真氣從之，精神內守，病安從來」（《素問·上古天真論》）。疾病是人體在一定條件下，對外界有害因素的反應。正氣內虛是發病的內在因素，外因必須透過內因起作用才能致病，即《素問·評熱病論》所說「邪之所湊，其氣必虛」。因此，《內經》十分強調思想上保持安靜平和，防止精神刺激，從而提高機體防禦能力，促進臟腑氣血的生理正常，對養生防病有重要意義。

形神並重的養生觀：形體是精神的物質基礎，精神是形體的機能表現，兩者相互依存為用。因此，《內經》強調養生不但要加強形體的鍛煉和保養，同時也要注意精神調攝，保持心理上的安靜平和、樂觀開朗。「形與神俱」才能維持人體精神氣血生理活動的正常，達到「盡終其天年」的養生目的。

保養腎精為本的養生觀：《內經》強調「夫精者，身之本也」。腎為先天之本，腎臟所貯藏的精氣，是促進人體生長發育和生殖的物質基礎，是生命的根本。因此，《內經》養生，特別強調以保養精氣神為核心，以保養腎精為第一要義。精氣神是不可分割的統一體，存則俱存，亡則俱亡。精能化氣，氣能生神，精、氣、神相互依存、相互轉化，而精是神氣的本源。所以《內經》有「積精全神」之說。

《內經》養生學術在上述基本觀念的指導下，從多方面探討了人體生、長、壯、老、已的活動規律和保養身心健康、卻病延年的方法。其所論廣泛涉及精神調攝、形體鍛煉、飲食調養、環境適應、起居規範、社交禮儀等方面。這些論述散見於《素問·生氣通天論》、《素問·陰陽應象大論》、《靈樞·本神》、《靈樞·通天》等多篇，其中《素問·上古天真論》和《素問·四氣調神大論》是《內經》討論養生的專篇。

陰陽五行學說

陰陽五行是人們透過對自然界運動變化的長期觀察與認識，隨著中國古代自然科學的發展，逐步從天文、氣象、曆算等學科中總結出來的帶有哲理性的認識自然的基本法則。《內經》吸納並發展了古代哲學流派中的主要學說，以之建構自己的理論體系，形成了中醫學特有的陰陽五行認識論和辯證法。其以「萬物本源於氣」為基礎，透過研究氣的運動轉化規律來認識和解釋宇宙萬物，分析和論證人體的生理、病理、養生、辨證、治則、治法和組方用藥。其內容相當豐富，貫穿於中醫學理論體系的各方面，《內經》的絕大部分篇章都運用了陰陽學說和五行學說來探討、分析、歸納人體的生理活動和病理變化，使之成為中醫理論體系的有機組成部分，對中醫學理論研究和臨證實踐具有重要的指導意義。

陰陽，是對某一特定系統內相互關聯而權衡統一的兩方面的概括。陰陽學說認為，任何一個系統的內部，無論從物質而言，或從功能而論，或從物質與功能的關係而言，都存在相互照應的兩方面，兩者透過感應交合、互根互用、消長、轉化、制約的權衡運動使整個系統維持動態平衡穩定的狀態。由於系統的大小不同，陰陽概念在不同的層次有著不同的具體內涵和外延，所以，中醫的陰陽具有「其大無外，其小無內」的特點。在學習《內經》陰陽學說時，必須謹記陰陽這一特點，正確理解領悟陰陽學說在不同層次的具體內容和適用範疇。五行，即木、火、土、金、水，其實質是對系統內部更細的劃分，從理論上講，五行同樣具有「其大無外，其小無內」的特點。五行學說主要是討論系統內部的五行屬性和五行透過生克制化、亢害承制以權衡維持整個系統動態平衡穩定的規律。

陰陽五行的思想方法、理論觀點融合貫穿於《素問》、《靈樞》的各個篇章之中。《內經》專論陰陽五行學說的篇章不多，集中闡述陰陽五行學說的概念和運用的篇章主要有《素問》的《生氣通天論》、《金匱真言論》、《陰陽應象大論》、《陰陽離合論》、《六節藏象論》、《臟氣法時論》、《宣明五氣》，《靈樞》的《陰陽系日月》、《順氣一日分為四時》、《五音五味》、《九針論》等。

藏象學說

「藏象」一詞，見於《素問・六節藏象論》，是指藏於體內的臟腑表現於外的生理病理現象，正如張介賓注言：「象，形象也。藏居於內，形見於外，故曰藏象。」藏象學說是研究人體臟腑經脈形體官竅、精神氣血津液的形態結構、生理特性、病理變化、相互關係，以及與外界環境之間聯繫的學說；是《內經》理論體系的核心，其哲學基礎是本質與現象的統一，其基本方法是透過觀察、分析表露於外的生理現象、病理症狀和體徵，來判斷其內部的生理、病理變化。所以，「藏」就是藏於內的臟腑經絡、精神氣血津液及其活動變化；「象」就是「臟」反映於外部的徵象或形象，這些「象」是中醫辨證分析的依據。

《內經》藏象理論的來源，主要是人們反復的生活體驗和醫療實踐，由於其認識方法是以「象」測「臟」，所以藏象學說中的臟腑不能與西醫學的臟器相提並論。另外，《內經》藏象學說集中體現了中醫學的整體觀，整體觀是《內經》藏象學說的主要特點，具體表現在對人體的整體性和人體與自然環境息息相關這兩個方面。《內經》認為人是一個統一的整體，臟與臟、臟與腑、腑與腑，在生理功能上緊密聯繫，以五臟為核心，互相協調，保持內環境的相對穩定。五臟與形體諸竅各有特定的聯繫，五臟的生理活動與精神情志密切相關，構成了以五臟為核心，包括與五臟密切聯繫的其他因素，如六腑、形體諸竅、精神情志等在內的五臟系統。進而認為人生活在自然界中，機體的內在環境和外在環境也是一個統一的整體，構成了更大的天人系統。可以說，《內經》的藏象學說就是對五臟系統和天人系統運動變化規律的認識。藏象學說因其能動態地觀察、掌握人體生理、病理的整體變化，而具有其獨特的優點。

由於歷史條件的限制，《內經》對人體組織形態的觀察和瞭解比較粗略；但在長期的醫療實踐中，透過對人體生理與病理的廣泛聯繫，以及臨床驗證而總結出來的對人體結構和生命活動的認識，又是比較深刻的。《靈樞・本臟》說：「視其外應，以知其內臟，則知所病矣。」指出人們雖然有時不能直接細微地觀察認識器官組織，但可以透過與這一事物有關的現象，間接地去把握。《內經》就是透過觀察體表以測知內臟情況的方法，去把握人體內部組織器官的變化，從而確定了這些組織器官的功能和彼此的聯繫。《內經》藏象學說以心、肝、脾、肺、腎五臟為中心，以經絡為關聯通道，以氣血精神的活動為基礎，把內在臟腑和外在形體官竅聯繫起來，形成了一個五臟為中心、外應四時陰陽的有機整體，分為五大生理系統。

就人體自身而言，《內經》藏象學說將人體各個層次的組織結構以及有關的各種基本物質與功能活動，分別隸屬於五大系統。在整個生命活動中，五大系統之間按陰陽五行的法則相互影響，又以主持精神活動和血脈運行的「心」作為最高主宰，從而實現各系統之間的平衡協調和高度統一。人體臟腑、經絡、精氣神高度協調統一的功能活動，透過各種不同的生理或病理現象表現於外，又成為人們認識內在臟器組織與功能活動是否協調正常的客觀依據。

《內經》藏象學說更立足於「天人相應」的整體觀，認為人體的生命活動，包括臟腑、經絡、營衛氣血的功能在內，都要適應自然界四時陰陽五氣的變化，存在著與之相應的各種週期節律。如《素問．六節藏象論》指出：「心者生之本……為陽中之太陽，通於夏氣；肺者氣之本……為陽中之太陰（當作少陰），通於秋氣；腎者主蟄、封藏之本……為陰中之少陰（當作太陰），通於冬氣；肝者罷極之本……為陽中之少陽（當作陰中之少陽），通於春氣；脾者倉廩（ㄌㄧㄣˇ）之本（原作脾胃、大腸、小腸、三焦、膀胱者，倉廩之本）……此至陰之類，通於土氣。」說明了人體內臟功能活動與四時陰陽五氣的密切聯繫，表明了利用五行屬性概括五臟生理特點的真實含義。

藏象學說在《內經》中佔有特別重要的地位，是《內經》理論體系的核心。《內經》專論或主論藏象的篇章有《素問》的《靈蘭秘典論》、《六節藏象論》、《五臟生成論》、《五臟別論》、《經脈別論》、《太陰陽明論》、《解精微論》，《靈樞》的《本神》、《骨度》、《五十營》、《營氣》、《脈度》、《營衛生會》、《決氣》、《腸胃》、《平人絕穀》、《海論》、《五癃津液別》、《本臟》、《天年》、《陰陽二十五人》、《邪客》、《通天》、《衛氣行》、《大惑論》等篇。

經絡學說

經絡學說是研究人體經絡系統的形態結構、循行路徑、生理功能、病機變化及其與臟腑相互關係的學說。經絡學說貫穿於中醫學生理、病理、診斷、治療多個方面，對臨床各科的診治都具有一定的指導意義，尤其是針灸、推拿以及氣功等學科的主要理論依據，是《內經》理論體系的重要組成部分。由於經絡「內屬於腑臟，外絡於支節」（《靈樞．海論》），在生命活動中與臟腑是不可分割的整體，因而可將經絡學說視為藏象學說的重要組成部分。但經絡是一個龐大的系統，具有運行氣血、聯絡臟腑形體官竅、溝通表裡上下內外、感應傳導、調節平衡等作用，是一個相對獨立的結構，與臟腑器官共同構成人體生命活動的基礎。《內經》認為，經絡關係到「人之所以生，病之所以成，人之所以治，病之所以起，學之所始，工之所止」（《靈樞・經別》），能「決死生，處百病，調虛實」（《靈樞・經脈》），因此歷來受到醫家的高度重視，將其單獨列為《內經》理論體系的組成部分之一。

經絡的實質雖然至今還不太清楚，但經絡理論已長期普遍指導著中醫各科的臨床實踐，具有十分重要的意義，正如明代李梴所說：「醫者不明經絡，猶入夜行無燭。」

經絡系統包括經脈、絡脈、腧穴三部分。經脈又分十二正經、奇經八脈，絡脈分別絡、浮絡、孫絡三種。別絡較大，共有 15 條，它是本經別走鄰經，有加強表裡陰陽兩經的聯繫與調節的作用；浮絡是浮行於體表的絡脈，肉眼可見；孫絡則為絡脈最細小的分支。腧穴又稱氣穴，是人體元真之氣在經絡循行線路上輸注出入的孔穴，《內經》認為人有 365 個腧穴，以應周天之數（實際記載僅有 328 穴），經後世不斷發展和補充，近代《針灸學》已載穴 670 個。

此外還有十二經別、十二經筋和十二皮部。十二經別是十二經脈別出之正經（與別絡相似）；十二經筋則是十二經脈循行部位上連綴筋肉、骨骼的系統，主司關節的運動；十二皮部是經脈在體表皮膚的特定反應區域。上述三種由於與十二經脈循行部位基本一致，故統屬於十二經脈，命名亦與十二經脈相同。

《內經》中主要討論經絡的篇章有《素問》的《陰陽離合論》、《血氣形志》、《皮部論》、《經絡論》、《氣穴論》、《氣府論》、《骨空論》，《靈樞》的《九針十二原》、《本輸》、《根結》、《經脈》、《經別》、《經水》、《經筋》、《脈度》、《四時氣》、《逆順肥瘦》、《陰陽清濁》、《背腧》、《衛氣》、《動輸》等篇。

病因病機學說

病因是引起人體發生疾病的各種原因。病因學說，是研究各種致病因素的類別、性質、產生和存在的條件、致病特點和臨床表現的學說。

《內經》的病因學說，擺脫了鬼神致病的迷信思想，是在「人與天地相參」的整體觀念指導下，以陰陽五行、藏象、經絡等學說作為理論基礎的。因此，有兩大特點：其一，根據人與自然統一的觀點，從人們的生產、生活環境中去探求致病因素，這些因素的太過與不及都可能使人體發病。人體患病的原因是多方面的，有感受外邪、情志失調、飲食失節、起居失常、勞（勞力、勞心、房勞）逸失度、跌撲損傷等。其中，外感病因從體外入侵，屬於陽；內傷病因從內生，屬於陰。其二，臨床確定病因的方法不是「親眼目睹」，而是根據藏象學說的原理，「審證」而「求因」。認為由於致病因素不同，致病特點有別，其證候表現亦異。因而，在臨床上可以透過對患者各種病變表現進行綜合分析，以確定其病因，作為治療的依據之一，這就是後世所謂的「審證求因」、「審因論治」。

病機是指疾病發生、發展及其傳變的機制，即致病因素作用於人體後，機體產生一系列應答反應的機制。所謂「辨證」，就是探索這種機制的過程，所以病機是醫生治療疾病的主要依據。「病機」是變動的（機者，樞機也），但也有相對的穩定性，有穩定才能處方治療。病機的內容包括發病、病理變化、疾病傳變等。這些內容又分為各種疾病的總機制，如發病條件、陰陽失調、虛實變化、臟腑經絡病機、疾病傳變規律等，以及各個病證、證候的具體機理兩大類。《內經》的病因病機學說首先強調機體自身的內在因素是關鍵，認為在正邪兩個方面中，正氣是起決定性作用的。正氣的強弱，不僅決定著發病與否，而且決定著疾病的輕重、虛實的性質及其變化轉歸。但同時也不忽視外因的作用，多數疾病的產生和發展都是內外相因的結果。從人體是一個以臟腑為核心的統一整體，以及人體生命活動必須不斷與自然環境相協調這兩個基本觀點出發，《內經》在分析病機時，既強調五臟六腑在病變過程中的重要地位，又重視時令更替、氣候變化等自然因素與病變過程的密切關係。

《內經》專論或主論病因病機的篇章有《素問》的《生氣通天論》、《玉機真臟論》、《臟氣法時論》、《逆調論》、《氣厥論》、《舉痛論》、《脈解》、《調經論》、《標本病傳論》，《靈樞》的《邪氣臟腑病形》、《五邪》、《五亂》、《病傳》、《順氣一日分為四時》、《五變》、《本臟》、《論勇》、《論痛》、《賊風》、《五味論》、《九宮八風》、《歲露論》等。

病證學說

《內經》討論的病證，有三種不同的含義：一是指疾病，是有一定表現形式的病理過程，每一種疾病的發生、發展、變化及其症狀表現都具有一定的特有的規律性，如癲癇等。二是指症狀，是病人異常的主觀感覺和醫生檢查病人時所發現的異常變化，如咳嗽、頭痛、發熱、浮腫等。三是指以某一症狀為主症的一類疾病，如熱病、痿證等。以上這些病證，又根據其病因病機之所屬，進行了內傷外感、五臟六腑、經脈等的辨證分類，如熱病，有風寒外感之熱和情志內傷陰陽偏勝之熱；咳證，有五臟咳和六腑咳；厥證，有六經之厥、十二經之厥等，這些都體現了中醫辨證論治的基本特點。

《內經》的病證學說內容極為豐富，廣泛討論了多種病證的病機、症狀與防治。《內經》記載的病證有 180 餘種，有的是專篇論述，有的散見於各篇之中，對各種病證的病因病機、臨床症狀、診斷分型、治則治法、預後、預防等都做了系統而扼要的介紹。這些病證反映了當時人們對疾病的認識，儘管其中對某些病證的分析和理解還不夠完善，但其中不少內容對提高中醫理論和辨證論治的水準，具有啟發作用和現實的指導意義。

《內經》關於疾病的理論，許多病名沿用至今。儘管《內經》對某些病證的分析和理解與後世不太一致，但對某些病證的病因、病機、症狀、診斷、治則、治法都有較為系統的介紹，堪為後人師法，歷來受醫家的重視，是後世發展的基礎，時至今日，還具有十分重要的指導意義。

診法學說

「診法」一詞，見於《素問・脈要精微論》，是指診察疾病的手段和方法，用於診斷疾病、判斷傳變、測知預後。也就是透過醫生的感官（視覺、嗅覺、聽覺、觸覺）和語音交談搜集病情資料的手段，包括望、聞、問、切四個方面，通常稱之為「四診」。透過這種方法所取得的資料，運用陰陽、五行、藏象、經絡、病因、病機等理論進行分析歸納，從而作為辨證論治的依據。「四診」搜集的病情資料是否全面和真實，直接關係到辨證的準確度和治療效果的好壞，所以「四診」是每個中醫臨床工作者的基本功。

《內經》所論診法是透過長期對生理、病理現象的觀察，以及大量的臨床實踐，而總結出來的一套獨特的診斷疾病的方法，包括診察病情和分析病情（即辨證）兩方面。其理論依據是「整體觀」、「知常達變」和「司外揣內」。由於人是一個內外高度統一的有機整體，其內部的病變常可透過經絡表現於官竅或體表組織，即「有諸內必形諸於外」，所以醫生能「察其外而知其內」。「四診」從四個方面搜集的病變表現，必然各有其片面性，只有相互參合，才能全面系統地瞭解病情，做出切合實際的判斷，此即「四診合參」。「知常達變」是診斷的具體方法，即欲知病變之異，必先知生理之常，所以學習診法必須與藏象經絡學說緊密聯繫。

《內經》診法內容十分豐富，既有專篇論述，又散見於許多有關篇章之中。事實證明，在《內經》成書時期的古代醫家，非常重視診法，累積了不少經驗，取得了巨大的成就。由於歷史條件的限制，《內經》中的某些診法現今臨床已很少應用，有的診斷手段已有較大改進，但其基本理論和方法仍一直為後世所遵循，並為中醫診斷學的發展奠定了基礎，故有繼承和研究的必要。

《內經》專論或主論診法的篇章有《素問》的《陰陽別論》、《移精變氣論》、《玉版論要》、《脈要精微論》、《平人氣象論》、《玉機真臟論》、《三部九候論》、《通評虛實論》、《大奇論》、《著至教論》、《示從容論》、《疏五過論》、《徵四失論》、《陰陽類論》、《方盛衰論》，《靈樞》的《邪氣臟腑病形》、《師傳》、《五閱五使》、《外揣》、《禁服》、《五色》、《論疾診尺》等。

論治學說

論治學說包括治療原則、治法理論和各種療法。《素問．移精變氣論》指出：「治之要極，無失色脈，用之不惑，治之大則。」說明治療疾病要以正確的診斷為前提。《內經》的論治學說強調應在整體觀念的基礎上，以「四時五臟陰陽」理論為指導，既重視導致疾病的原因，又重視疾病變化的機制，根據時令季節、氣候變化、地理條件以及個體差異等不同情況，在辨別陰陽、表裡、寒熱、虛實的前提下，進行辨證論治。

治則是在整體觀念和辨證論治思想指導下所確立的治療疾病的總原則，治法則是在治療原則的指導下，根據診斷所得結果，擬定的具體治療方法。《內經》所論治則主要有治病求本、三因制宜、調理陰陽、扶正祛邪、標本先後、因勢利導、早期治療等。在這些治則的指導下，《內經》提出了眾多的治法，僅《素問．至真要大論》就列舉了正治十七法和反治四法。

對於各種療法，《內經》記載了很多行之有效的治療措施，有砭石、針刺、灸焫、藥物、熏洗、藥熨、敷貼、按摩、導引、手術、飲食和精神療法等，護理方法也有所論。其中針刺療法尤為詳備，在《內經》中佔有特殊的重要位置，僅針刺法即有二十餘種，針刺幾乎用於所有疾病的治療，為後世針灸學的發展奠定了堅實的基礎。

制方理論在《內經》中雖有較詳細記載，如提出了「君、臣、佐、使」的組方法度，確立了緩方、急方、奇方、偶方、大方、小方等組方原則，並詳細論述了六氣淫勝及五臟苦欲補瀉之配方法則，這些理論有力地促進了中醫配方學的發展，但《內經》所載的方劑數量很少，全書包括遺篇的小金丹僅 13 方。

《內經》涉及論治學說的篇章有《素問》的《陰陽應象大論》、《異法方宜論》、《移精變氣論》、《湯液醪醴論》、《玉版論要》、《八正神明論》、《標本病傳論》、《至真要大論》、《五常政大論》，《靈樞》的《師傳》、《五亂》、《逆順肥瘦》、《五味》、《逆順》等篇。專論或主論刺法的篇章有《素問》的《診要經終論》、《寶命全形論》、《八正神明論》、《離合真邪論》、《刺要論》、《刺齊論》、《刺禁論》、《刺志論》、《針解》、《長刺節論》、《水熱穴論》、《調經論》、《繆刺論》、《四時刺逆從論》，《靈樞》的《九針十二原》、《小針解》、《壽夭剛柔》、《官針》、《終始》、《寒熱病》、《逆順肥瘦》、《血絡論》、《陰陽清濁》、《外揣》、《逆順》、《玉版》、《五禁》、《行針》、《邪客》、《官能》、《刺節真邪》、《九針論》等。

運氣學說

運氣，即五運六氣。運氣學說，是從宇宙節律探討自然界天象、氣象的運動變化規律，以及其對生物（包括人）影響的學說。《內經》運氣學說貫穿著「天地之大紀，人神之通應」（《素問·至真要大論》）的思想，以自然界的大氣運動、氣候變化以及生物體（包括人體）對這些變化所產生的反應為基礎，以五行、六氣、三陰三陽為理論核心，以干支和陰陽五行為說理、推演工具，把自然氣候現象和生物的生命現象統一起來，把自然界的氣候變化和人體發病規律統一起來，從而從宇宙間的節律上來探討氣候變化與人體健康以及疾病的關係。由於氣候變化非常複雜，影響氣候變化的因素也是多方面的，所以《內經》運氣學說的內容，涉及天體的運行、氣候的變化以及人體生理、病理等各種節律，就其學科來說除了醫學外，還涉及古代天文學、氣象學、物候學、曆法學、生物學等各方面的知識。

強調時和氣的結合，是運氣學說的主要特點。《內經》運氣學說十分重視時間週期的變化，在常年氣候運動中，時令季節與氣候變化是同步的。一般說來，什麼時節到來，就會有什麼樣的氣候出現，這是正常現象，反映了日、月、地三者的週期運動關係，人體適應自然變化的節律也與之相應。但是，影響氣候變化的因素是多方面的，空間因素和地面因素隨時隨地都可以影響氣候變化，這就不可避免地出現異常氣候變化。因此，《內經》常常把時間週期作為衡量氣候變化是否正常的重要標準，如「至（時至）而至（氣至）者和，至（時至）而不至（氣至），來氣不及也，未至（時）而至（氣），來氣有餘也」（《素問·六微旨大論》）。說明判斷氣候的常變，既不能離開實際觀察，也不能脫離時令季節。

陰陽五行作為自然法則，是運氣學說用以概括和說明天體運動和氣象變化規律的核心理論。所謂「五運」，即五行之氣的運動，「六氣」即三陰三陽之氣的劃分。五運代表來自五方的大氣運動，六氣代表空間因素，與太陽活動直接相關。氣候變化是多種因素相互作用的結果，五運六氣就是力圖把這些影響氣候變化的重要因素聯繫起來，探索各種氣候運動變化規律的理論。

運氣學說是運用天干地支進行推演運算的。《內經》運氣學說中的天干地支不僅作為紀日、紀月、紀年的符號，也分別代表陰陽五行的氣運。陰陽五行之氣存在著生克制化的關係，他們之間的亢害承制規律正是自然界維持平衡的基礎。億萬年來的氣候變遷一直沒有超越生物界所能適應的範圍，正是陰陽五行之氣相生相制、不斷交替相互作用的結果。

運氣學說有著深刻的天文學背景，能在氣象、曆法、物候等方面找到一定的客觀依據，這是其科學基礎。對運氣學說的運用要採取正確的態度，不能生搬硬套，因為氣候變化有它的一般規律，也有其特殊規律。《內經》指出「時有常位，而氣無必也」，只有「知常達變」，才能正確地運用運氣學說。所以，對運氣學說要避免絕對肯定或絕對否定的觀點。

運氣學說的內容，系統而完整地載於《素問》的7篇大論，即《天元紀大論》、《五運行大論》、《六微旨大論》、《氣交變大論》、《五常政大論》、《六元正紀大論》、《至真要大論》，以及《刺法論》、《本病論》兩遺篇和《六節藏象論》部分內容之中，這些內容雖被認為是王冰等後人補入，但已成為《內經》不可缺少的組成部分。

以上對《內經》的主要學術內容作了概略介紹，限於本書篇幅不能面面俱到，在之後的幾講中我們擇其要而述之。

學習《內經》的方法

《內經》比較全面系統地論述了中醫理論體系及學術思想，是學習中醫必讀之書。但《內經》文章多出自秦漢，成書年代久遠，文辭古奧、言簡意深，甚至輾轉傳抄過程中錯落遺佚；在內容上，除了反映中醫學理論體系的學術觀點和理論原則之外，還涉及天文、氣象、物候、曆法、哲學、數學、心理等多學科知識，這給學者帶來了一定的困難。因此，掌握學習方法，是學好《內經》的前提，在此提出以下幾點供學習時參考。

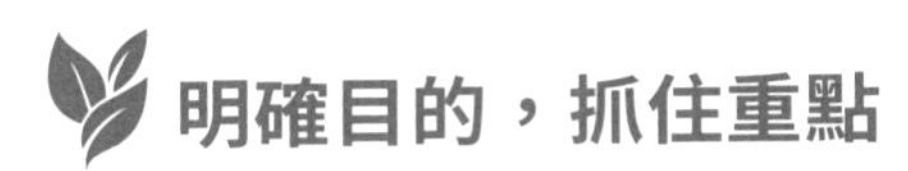

明確目的，抓住重點

明確目的，抓住重點是學習任何一門學問的前提。《內經》作為中醫學最基本的基礎理論課程，其學習的首要任務和目的是「提高中醫理論的水準」，因此重點應該是學習和掌握《內經》的醫學理論。而要學好《內經》的醫學理論，首先要掌握《內經》理論體系的內涵，才能夠從整體上把握《內經》醫學原理；只有理解了《內經》的基本學術思想，才能很好地理解《內經》的具體醫學理論。各章、各節又各有重點，都應逐一加以解決。例如，《素問．四氣調神大論》的主題思想是闡發人體適應自然變化的生命節律，論述四時不同的養生方法。只有深刻理解了《內經》「時藏陰陽」的整體調控觀，才能很好地理解掌握該篇的學術思想。

利用工具書，明確音讀字義

文字是知識傳播的載體，只有讀懂文章紙面上的意思，才能進一步理解其意義。《內經》文詞多出自先秦，字義音讀與今時有所不同，而且同音假借的字頗多，如果不辨音讀，不明訓詁，就不能正確理解經文。例如「能」字，在《素問．陰陽應象大論》「能夏不能冬」、「能冬不能夏」句則通「耐」字；而在同篇「此陰陽更勝之變，病之形能也」句則通「態」字。又如《素問．陰陽別論》中「三陰三陽病，為偏枯痿易」的「易」當讀「施」，義同「弛」，是四肢偏廢鬆弛的意思。其他如繁簡並用的「臟」字寫作「藏」，「腑」字寫作「府」，「納」字寫作「內」；異體同音的「腧」、「俞」、「輸」均作「腧」用，「寫」、「泄」均作「泄」用等，在《內經》中屢見不鮮。為此，除了要有一定的古漢語基礎外，還必須借助於字典、訓詁等工具書才能避免穿鑿字形、妄說文義、錯解經旨。在訓詁校勘《內經》方面，前人已做過許多工作，林億的《重廣補注黃帝內經素問》、胡澍的《素問較義》、俞樾的《讀書餘錄》、陸九芝的《世補庵醫書·內經難字音義》等書都是很好的參考書籍。

前後聯繫，系統理解《內經》理論

由於《內經》基本是論文的彙編，其理論體系的內容分散在各篇章之中，因此，我們在學習各篇時要相互聯繫和綜合分析，才能系統理解《內經》理論。只有在讀通原文、理解原文的基礎上，注意前後貫通，相互印證，把握經文的內在聯繫，力求對每個問題都有一個比較全面的瞭解，這樣才能真正掌握《內經》的學術思想，深入理解經文的含義，抓住問題的實質。

例如《素問》的《金匱真言論》、《靈蘭秘典論》、《陰陽應象大論》、《六節藏象論》、《五臟生成》，以及《靈樞》的《天年》、《海論》、《本輸》、《本臟》等篇都對臟腑進行了闡述。各篇的主題思想不同，論述的內容方式各異，只有把這些相關內容聯繫起來透過分析綜合，才能全面理解《內經》「藏象學說」是以肝、心、脾、肺、腎五臟為主體的外應五方、五季，內系五腑、五體、五官、五華等功能系統的多層次結構。再如對《素問·刺禁論》中「肝生於左，肺藏於右，心部於表，腎治於裡，脾為之使」的理解，如果不聯繫《內經》有關四時陰陽升降的理論、五臟與四時陰陽相應的關係，以及脈象在四時氣候變化中的反映等，就根本無法理解此段經文的含義，甚至還可能誤認為是在討論實質性臟器的部位，引出錯誤的結論。

結合注家，深入理解原文

要理解《內經》原文中的學術理論，除了在讀通原文的基礎上，用中醫理論的思想方法進行思考探索外，還必須參閱歷代各注家對《內經》的理解和心得體會，進一步進行深入的研究和分析。只有這樣，才能深入掌握《內經》理論的精髓。例如《素問·生氣通天論》中「因於氣為腫」的「氣」，今人多從氣虛為腫解，然而楊上善則注解說：「因邪氣客於分肉之間，衛氣壅遏不行，遂聚為腫。」高士宗進一步指出：「氣猶風也。」認識到這裡的「氣」是指風氣，則能更深入理解經文是從外感風、寒、暑、濕、邪為病，以及內傷陽損而致神、筋的病變兩方面，闡發了陽氣在發病中的重要意義。由於各注家的學術觀點不一，因而有時對同一問題的注解不同，透過這些不同注解的參詳思考，可以更全面理解原文的學術思想，而且還能培養我們分析問題、解決問題的能力。

聯繫後世醫家，開拓學術思路

《內經》的理論是從實踐中概括和總結出來的，兩千多年來，一直在臨床上發揮著重要的指導作用。後世有不少醫家結合自己的醫療實踐，把《內經》理論具體運用於臨床，取得了豐富的經驗，並加以總結，豐富並發展了《內經》的理論。例如張仲景的《傷寒雜病論》，就是根據《內經》有關熱病的理論，結合自己臨床實踐寫成的辨證論治專著。皇甫謐的《針灸甲乙經》，是將《內經》經脈刺法的內容分類整理而成的針灸學專著。以劉完素為代表的河間學派，根據《內經》火熱病機，創立了火熱、攻邪、養陰學說。以張元素為代表的易水學派，根據《內經》臟腑病形，發明了臟腑辨證、藥物歸經學說。聯繫後世醫家的著述，可以幫助我們擴大視野，開拓思路，加深對經文的理解運用。

結合臨床，在實踐中加深領悟

理論來自實踐，又指導實踐。醫生學習《內經》的最終目的是提高醫術水準。「紙上得來終覺淺，絕知此事要躬行」。學習《內經》不能只停留在理論上，應該緊密結合臨床實際，驗證其理論，進一步領悟經文，達到熟練運用的程度。例如，《素問．調經論》說：「陽虛則外寒，陰虛則內熱，陽盛則外熱，陰盛則內寒。」為什麼「陽虛則外寒」而不言內寒？「陰虛則內熱」而不言外熱？「陽盛則外熱」而不言內熱？「陰盛則內寒」而不言外寒？「陽虛則外寒」的見症為什麼必言「寒栗」？「陰虛則內熱」的證候為什麼常見於氣虛？「陽盛則外熱」為什麼會「腠理閉」？「陰盛則內寒」所指當屬何病？這些疑問，透過臨床實踐就會明白：原文所列舉的病機與症狀，是針對特殊病例而言，並不概括所有證候，比如「陰虛則內熱」是針對中氣虛衰來講的；「陽盛則外熱」是針對寒邪外束來講的；「陽虛則外寒，陰虛則內熱，陽盛則外熱，陰盛則內寒」是從陰陽病理變化規律來講的，即陰陽在失去相對平衡的病理狀態下，陽偏盛則表現為熱，陰偏盛則表現為寒，陽虛則陰相對偏盛而出現寒象，陰虛則陽偏盛而出現熱象；其所言內外，是根據「陽主衛外，陰主內守」而提出的，是一般的規律，並不否定陽虛則內寒、陰虛則外熱、陽盛則內熱、陰盛則外寒的可能。這樣聯繫臨床，對經文理解就會更加明確和深入。

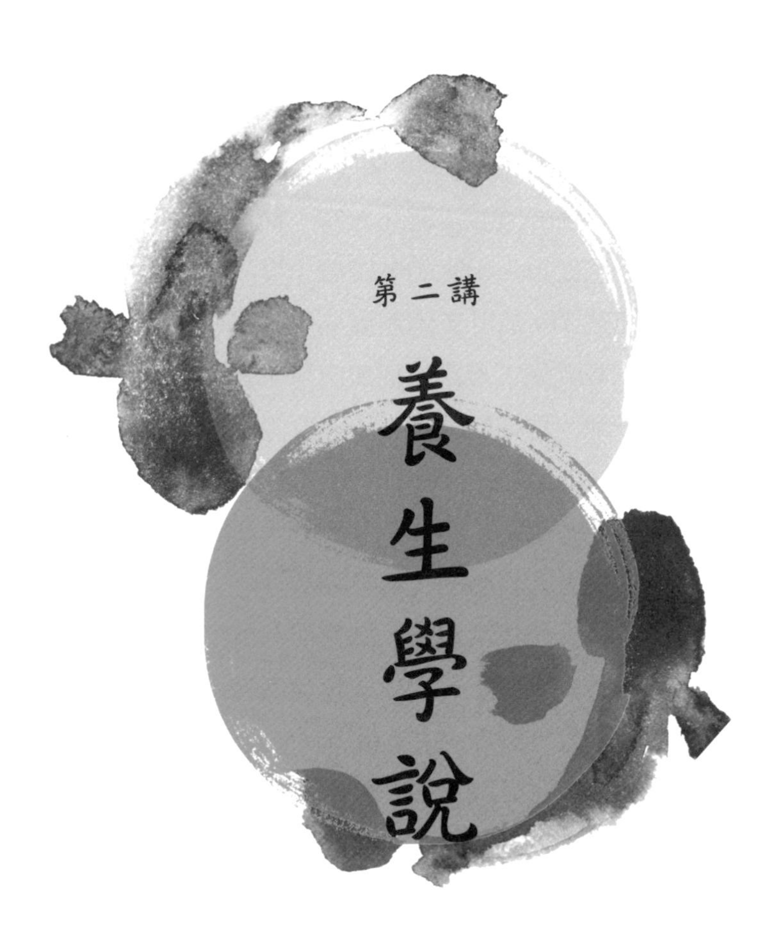

第二講

養生學說

學術旨要疏義

養生是《內經》最重要的思想之一。從《內經》的觀點來看，「聖人不治已病治未病……夫病已成而後藥之……不亦晚乎？」防先於治，防優於治，防病事半功倍，治病事倍功半。而防病最好之法，莫過於養生。故此，王冰《補注黃帝內經素問》將《上古天真論》列於諸篇之首。

《內經》強調：「虛邪賊風，避之有時，恬惔虛無，真氣從之，精神內守，病安從來。」從天人相應的整體觀出發，認為養生防病無非是從「內－外」兩方面著手：於外要慎避虛邪賊風，以預防反常氣候對人體的損害；於內要保養真氣，務求「恬惔虛無，真氣從之」。提出「法於陰陽」、「提挈天地，把握陰陽」、「陳陰陽」，強調養生的根本大法在於懂得順應自然，根據天地四時陰陽消長及寒暑之變化而進行調攝，使機體與外環境和諧適應，從而「筋脈和同，骨髓堅固，氣血皆從」、「內外調和，邪不能害，耳目聰明，氣立如故」、「與萬物沉浮於生長之門」。取法陰陽而養生的具體辦法，概括而言就是要「和於術數，食飲有節，起居有常，不妄作勞」。習以成性地保持有規律的良好生活習慣，從衣食住行各個方面，綜合運用多種方法來進行調養。

順應自然界陰陽的消長是養生的一條重要原則。《內經》反復強調「法於陰陽」、「和於陰陽，調於四時」、「法則天地……逆從陰陽」等。因為「人以天地之氣生，四時之法成」、「陰陽四時者，萬物之終始也，死生之本也」。人必須具備對自然界陰陽消長靈敏反應以順應自然的能力。例如，人之陽氣在一天之中「平旦人氣生，日中而陽氣隆，日西而陽氣已虛，氣門乃閉」。人的生理規律與自然界陰陽消長規律一致，應主動順應這些規律而進行調攝，「暮而收拒，無擾筋骨，無見霧露」，否則「反此三時，形乃困薄」。這種觀點是《內經》養生學重要的理論基礎。

《素問·四氣調神大論》對如何順應自然四時陰陽以調養精神意志、鍛煉形體作了具體論述。指出「逆之則災害生，從之則苛疾不起，是謂得道」、「聖人從之，故身無奇病，萬物不失，生氣不竭」，如能很好地順應四時之氣以養生，即可「順之則陽氣固，雖有賊邪，弗能害也」，使機體的陽氣固密，即便有虛邪賊風侵襲，也未必能夠傷害人體而致病。反之，如果生活無規律，起居勞作與四時之氣相逆，就可能導致五臟之氣不和，變生諸病。當然，也要「八正之虛邪，避之而勿犯也」，《內經》提出「夫天之生風者，非以私百姓也，其行公平正直，犯者得之，避者得無殆，非求人而人自犯之」，人應該主動避免四時不正之氣對機體的傷害，指出「謹候虛風而避之，故聖人曰避虛邪之道，如避矢石然，邪弗能害」。

對健康長壽的生命狀態，《內經》概之為「形與神俱，盡終其天年」。人之生命無非「形－神」，養生無非「養形」和「養神」兩方面。由於神為形之主，精神意識主導著人的形體行為，人之行為是否合於道，又進而決定健康或生病。因此，《內經》養生學說更強調「形神共養，養神為先」。「恬憺虛無」自然「真氣從之」，「志閑而少欲」自然「心安而不懼，形勞而不倦，氣從以順，各從其欲，皆得所願」。情志不和會引起各種疾病，「百病生於氣也，怒則氣上，喜則氣緩，悲則氣消，恐則氣下……驚則氣亂，勞則氣耗，思則氣結」，因此應陶冶性情，提高思想修養，排除各種不良因素的刺激，以免在精神上造成不必要的負擔，進而影響心身康泰。「美其食，任其服，樂其俗，高下不相慕」，保持身心健康。

對於形神的攝養，《內經》格外強調「積精全神」。精在人的生命活動中佔有相當重要的地位，所謂「精者，身之本也」，先天之精藏於腎，腎也受後天五臟六腑之精而藏之，腎中所藏之精是人體物質的精華部分，是五臟六腑四肢百骸進行生命活動的基礎。人有此精，則可化氣生神。因此，《內經》特別強調腎精的保養，只有腎精保持充盈，方能維護生命之本。應根據人之生理特點，遵循其損益規律以攝養。「能知七損八益，則二者可調，不知用此，早衰之節」，在生命過程的各個階段，都應按其生理損益的特點進行調攝以養生，才能使「壯者益治」，在其衰老階段，更應惜精，使「老者復壯」。要節制房事，避免「以妄為常」、「以欲竭其精，以耗散其真」。神藏於心，心為五臟六腑之大主，心神統領著魂、魄、志、意、智、慮，主宰人的思維活動、協調臟腑功能關係，故《內經》強調養神重在養心神，指出「主明則下安，以此養生則壽，歿世不殆，以為天下則大昌。主不明則十二官危，使道閉塞而不通，形乃大傷，以此養生則殃」。精是構成形質和維持生命活動的物質基礎，神是生命生髮之機和生命活動的徵象，神又須精氣和調，始能化生，因此保精和養神兩者密不可分。保持腎精充盈、形體健康，神機自然健旺；神機的健全、少有苦志勞神，對養護精氣形體也有重要的作用，故謂之「積精全神」，「故要修養和神也，道貴常存，補神固根，精氣不散，神守不分，然即神守而雖不去，亦能全真，人神不守，非達至真」。

飲食是人類賴以生存的基本物質，是化生後天之精、產生生命活動能力的源泉。飲食調攝得宜，脾胃化源不竭，五臟六腑四肢百骸則得其養。「食養」是養生重要的一方面，《內經》中調節飲食以養生的內容很豐富，其核心綱領在於「食飲有節」、「謹和五味」。「食飲有節」作為最高的食養綱領，強調飲食應該有節度。不可暴飲暴食，「飲食自倍，腸胃乃傷」、「因而飽食，筋脈橫解，腸澼為痔；因而大飲，則氣逆」；應寒溫適度，「食飲衣服，亦欲適寒溫……食飲者，熱無灼灼，寒無滄滄，寒溫中適，故氣將持，乃不致邪僻」；進食要得其法度，例如「欲令脾實，氣無滯飽，無久坐，食無太酸，無食一切生物，宜甘宜淡」。「謹和五味」著重強調飲食應五味調和，不可偏食和偏嗜。「陰之所生，本在五味，陰之五宮，傷在五味」，食飲五味是化生血氣、滋養五臟的物質來源，然五味各有其所喜、所入、所利、所宜、所合、所走、所傷、所病、所禁，因此，必須因時、因地、因人地辯證搭配，才能「骨正筋柔，氣血以流，腠理以密……骨氣以精……長有天命」。例如，「味過於酸，肝氣以津，脾氣乃絕。味過於咸，大骨氣勞，短肌，心氣抑。味過於甘，心氣喘滿，色黑，腎氣不衡。味過於苦，脾氣不濡，胃氣乃厚。味過於辛，筋脈沮弛，精神乃央」。五味入口各歸所喜之臟，若長期嗜食某一類食物，必然會導致其相應臟腑的功能偏亢，引起相對的另一些臟腑的功能偏衰，從而變生疾病。因此《內經》強調日常攝入五味不可過偏，提出「五穀為食，五果為助，五畜為益，五菜為充，氣味合而服之，以補精益氣」的原則。

《內經》養生強調「和於術數」，應綜合運用多種方法來進行養生。其中導引按蹺是《內經》反復提及的養生方法之一。「導引」之「導」指導氣，即調節呼吸、吐故納新；引，指引體，即肢體的運動或自我按摩；更重要的是要把調息與肢體活動結合起來，故謂之導引。誠如《莊子・刻意》所說：「吹呴呼吸，吐故納斷，熊經鳥伸，為壽而已矣，此導引之士，養形之人，彭祖壽考者之所好也。」按蹺也歸於導引，王冰說:「按，謂按摩，蹺，謂矯捷之舉動手足，是所謂導引也」。導引之術即現在所謂的氣功鍛煉。

氣功導引強調三個環節，即調意、調息、調形。《上古天真論》的「呼吸精氣，獨立守神，肌肉若一」可謂是《內經》對氣功導引理論的高度概括。三者之中，調意為首要，《內經》以「精神內寧」、「獨立守神」、「搏精神」、「淨神不亂」等論述反復強調清淨寧神的重要性。「至真之要，在乎天玄，神守天息，復入本元，命曰歸宗」，在寧神的基礎上，以意領氣，調整呼吸，靜中求動，以氣帥血，達到調整內臟和全身肢體官竅氣血運行的目的。在神氣的引導下調整形體姿勢，或進行自我按摩，配合調息以促進氣血運行，使形體放鬆，反過來又利於精神專一，意守入靜。導引氣功具修養正氣之效，《內經》指出在五疫流行時，如果醫者具有一定的氣功修養，即使深入病室，也能行「氣出於腦」的「五氣護身」之法，以保護機體不受疫邪侵犯。儘管《內經》所舉的運用氣功防病的科學價值尚有待進一步研究驗證，但歷代壽星多為修煉之人的事實證明，導引確為養生延年的重要方法。

「自古聖人之作湯液醪醴者，以為備耳。」《內經》認為養生保健重在平時重視調攝、增強體質，不注重養生保健的人經常服食藥物來補養身體。因為凡草藥、金石皆有較大偏性，所謂「是藥三分毒」，只宜祛病，不長於保養正氣，誠如張從正所言：「凡藥有毒也，非止大毒小毒謂之毒，雖甘草、人參不可不謂之毒，久服必有偏盛。」但《內經》也正視製藥備急、預防為主的思想。「五疫」之類，不可不防其傷生，《內經》提出了「導引、藥物、針刺」三種防治方法。就養生方面，針藥兩者相較，就《內經》所論而言，針灸有「全神養真之旨，亦法有修真之道，非治疾也」的作用，所以傳統上針灸於養生之運用是較多的。

以上對《內經》養生學術主要內容串聯梳理了一下，後面我們重點選讀其中部分內容。

代表經文注析

養生的意義與法則

原文

余聞上古[1]之人，春秋[2]皆度百歲而動作不衰；今時之人，年半百而動作皆衰者，時世異耶？人將失之耶[3]？岐伯對曰：上古之人，其知道者[4]，法於陰陽[5]，和於術數[6]，食飲有節，起居有常，不妄作勞[7]，故能形與神俱[8]，而盡終其天年[9]，度百歲乃去。今時之人不然也，以酒為漿[10]，以妄為常[11]，醉以入房[12]，以欲竭其精，以耗[13]散其真，不知持滿[14]，不時御神[15]，務快其心，逆於生樂[16]，起居無節，故半百而衰也。

夫上古聖人[17]之教下也，皆謂之，虛邪賊風[18]，避之有時，恬憺虛無[19]，真氣從之[20]，精神內守[21]，病安從來？是以志閑而少欲[22]，心安而不懼[23]，形勞而不倦，氣從以順[24]，各從其欲，皆得所願。故美其食，任其服[25]，樂其俗[26]，高下不相慕[27]，其民故曰樸[28]。是以嗜欲不能勞其目[29]，淫邪不能惑其心，愚智賢不肖[30]，不懼於物[31]，故合於道。所以能年皆度百歲而動作不衰者，以其德全不危[32]也。（《素問・上古天真論》）

注釋

1. **上古**：泛指遙遠的古代，即人類生活的早期時代。
2. **春秋**：指年齡。
3. **人將失之耶**：將，選擇連詞，有「抑或」、「還是」之意；失，過失。人將失之耶，抑或是人的過失呢？
4. **知道者**：道，即規律，此指養生的規律。知道者，懂得養生規律的人。
5. **法於陰陽**：法，效法、取法。法於陰陽，效法自然界寒暑往來的陰陽變化規律。
6. **和於術數**：和，指調和，引申為恰當運用；術數，指養生的方法，如導引、按蹺、吐納等。和於術數，指正確運用各種養生方法。
7. **不妄作勞**：妄，同亂，違背常規的意思；作勞，即勞作，包括勞力、勞心、房勞等方面。不妄作勞，即不違背常規地勞作。
8. **形與神俱**：形，形體；神，精神；俱，範圍副詞，有全、一之意，引申為健全、和諧。形與神俱，即形神健全和諧之意。
9. **天年**：天賦年壽，即自然壽命。
10. **以酒為漿**：漿，泛指湯水流質。把酒當作一般飲料飲用，形容嗜酒無度。
11. **以妄為常**：將不正常的生活方式習以為常。
12. **醉以入房**：醉，沉迷。即沉溺於房事。
13. **耗**：嗜好。
14. **不知持滿**：持，保持；滿，充足、飽滿。不知持滿，謂不知道保持真元精氣的充滿。
15. **不時御神**：時，四時；御，調攝。不時御神，謂不能根據四時氣候變化來調攝精神。
16. **務快其心，逆於生樂**：指貪圖一時的歡快而違背了養生長壽之樂。
17. **聖人**：對精通世事、智慧超常者的敬稱。在此指對養生之道有高度修養的人。
18. **虛邪賊風**：泛指四時反常氣候和外來致病因素。
19. **恬（ㄊㄧㄢˊ）惔（ㄉㄢˋ）虛無**：恬惔，安靜之意；虛無，心無雜念。恬惔虛無，即思想安閒清淨，沒有雜念。
20. **真氣從之**：真氣，人身本元之氣，又稱「元氣」；從之，順從、調和之意。
21. **精神內守**：精神守持於內而不外耗。
22. **志閑而少欲**：閑，木欄之類遮攔物，引申為限制、控制的意思。志閑而少欲，即控制嗜欲，從而思想清靜而少欲。

23. 懼：焦慮恐懼之意。

24. 氣從以順：氣，真氣；以，而。氣從以順，即真氣調達而和順。

25. 任其服：任，隨便；服，服裝。衣著服飾隨便之意。

26. 樂其俗：在任何風俗環境下生活，都感到快樂。

27. 高下不相慕：無論社會地位尊貴或卑賤，都能安於本位，並互相不羨慕。

28. 樸：淳樸、敦厚之意。

29. 嗜欲不能勞其目：各種嗜好、欲望都不能引起他的注目。

30. 愚智賢不肖：愚，蒙昧；智，深明事理；賢，品德高尚者；不肖，品德惡劣者。泛指各種不同的人。

31. 不懼於物：不為外界事物所驚擾。

32. 德全不危：德全，即堅持身體力行，全面實施養生之道；不危，即不會受到內外邪氣的危害。

解析

經文透過對比古今之人壽命的不同，闡發了養生的重要意義，提出了五大養生法則，闡述了指導養生活動的兩大綱領性原則。

（1）養生的意義

經文對比指出，上古之人，懂得養生的法則，並且知行並重、身體力行，能度百歲乃去；今世之人，不懂得養生之道，日常各方面的行為都違背養生的法則，五十歲左右就衰老了。透過對比闡發了養生的重要意義，即「知道而行則壽，不知其道、背道而行則夭」。同時亦提示養生保健應從青少年抓起，應貫穿人體生命活動的始終，切忌待衰退或疾病纏身時才加以重視，誠如《素問．陰陽應象大論》強調指出：「知之則強，不知則老，故同出而名異耳。」

（2）養生的法則

「法於陰陽」：《內經》把人與自然看作是不可分割的統一和諧整體，人的生命現象是自然現象的一部分，人與自然界息息相通，生命的形成和生存，根源於一年四時的陰陽消長變化。「自古通天者，生之本，本於陰陽」（《素問·生氣通天論》）。所以人要想健康長壽，就必須掌握自然界的陰陽變化規律，自覺地適應自然界的氣候變化，順應四時陰陽的變化規律，使人體陰陽與自然環境始終保持協調平衡，從而提高機體對自然環境的適應能力，「與萬物浮沉於生長之門」。本篇最後列舉了「真人」、「至人」、「聖人」、「賢人」四種集養生之大成者，其方法雖然各異，但他們都把順應自然規律作為養生的首要前提和基本法則，即所謂「真人者，提挈天地，把握陰陽」、「至人者……和於陰陽，調於四時」、「聖人者，處天地之和，從八風之理」、「賢人者，法則天地，象似日月，辨列星辰，逆從陰陽，分別四時」，旨在強調養生要與天地四時、晝夜陰陽的變化相適應。《素問·四氣調神大論》進一步指出：「陰陽四時者，萬物之終始也，死生之本也……從之則苛疾不起，是謂得道。」人體從而祛病延年，健康長壽；反之「逆之則災害生」，違背四時、晝夜陰陽變化規律，輕則不適為病，甚則夭折短命。所以，《內經》認為「法於陰陽」，順應陰陽變化的自然規律是最根本的養生大法。

另外，自然界陰陽二氣的消長變化，還可以在同一時期，隨著地理空間的轉移而發生變化。因此，法於陰陽，還有順從地理環境來進行養生的意思。早在兩千多年前，《內經》就已經認識到養生要因地制宜，不同的地域，其陰陽二氣的狀態有所不同，對生命的影響也有所不同，養生和治療的方法也應有所不同。例如《素問·五常政大論》就指出：「東南方，陽也，陽者其精降於下……西北方，陰也，陰者其精奉於上……陰精所奉其人壽，陽精所降其人夭……崇高則陰氣治之，汙下則陽氣治之……高者其氣壽，下者其氣夭……小者小異，大者大異」；《素問·異法方宜論》亦指出砭石源於東方，灸焫源於北方，導引按蹺出於中原。現代社會交通發達，人們實現了在短時間內進行大跨度的空間移動，使地域變化對人體陰陽的影響更加明顯，典型者如「時差反應」。因此，順從地理環境進行養生的觀點在現代應充分引起重視。

「**和於術數**」：就是運用多種養生方法，鍛煉形體。《內經》既有主動練形的「導引」，又有被動按摩的「按蹺」運動。後世養生家在這些方法的基礎上，創造了多種活動肢體、強筋健骨的方法，如五禽戲、易筋經、八段錦、太極拳、武術等。《內經》雖然沒有「氣功」二字，但卻精闢地論述了氣功的原理和練功要點。本篇所謂「呼吸精氣，獨立守神，肌肉若一」，就提示了調節呼吸、寧心安神、放鬆肌肉等氣功修煉方法，即後世所謂調心、調息、調身的「三調」，正是氣功中的練功三要領，這為後世氣功的發展奠定了基礎。《內經》還非常強調肢體運動，如《素問·移精變氣論》所謂「動作以避寒」，意識到動而生陽，能促進氣血運行，使肢體溫暖，抵禦寒氣。可見，《內經》時代已盛行多種運動鍛煉方法。這些方法，或鍛煉腰腿，以收固腎保精之功；或鍛煉耳目，以調養肝腎；或專注意念，凝神以使氣足精生。透過形體的鍛煉，意念的調攝，以保其精，壯其氣，通其脈，旺其神，使精氣神三者得養，內而五臟調和，外則肌膚潤澤，筋骨勁強，容顏光彩，耳聰目明，雖老猶壯，「所以能百歲而動作不衰」。

「**飲食有節**」：即飲食要有節制，這包括膳食選擇、進食節律、進食方法等方面。飲食是人體賴以生存的基本條件之一。《素問·平人氣象論》云：「人以水穀為本，故人絕水穀則死。」因此，飲食調攝得當與否直接影響著人的健康與壽命。「飲食有節」實際上是指飲食的時間、品質、數量各方面應符合生理要求。

首先是定時飲食。飲食之所以需要定時，與飲食物在胃中停留和傳遞的時間有關，只有定時進食，才能使脾胃協調配合，有張有弛，食物才能有條不紊地被消化、吸收，故飲食定時是保護消化功能的重要方法。

其次是定量飲食。《素問．痹論》指出：「飲食自倍，腸胃乃傷。」飲食過量則加重腸胃負擔，食物易停滯於腸胃，不能及時消化吸收。但若過度節食，則易造成營養缺乏，氣血虧損，其結果還是無益於健康。任何飲食都不能太過，《素問．五常政大論》就指出：「穀肉果菜，食養盡之，無使過之，傷其正也。」《內經》中反復論述指出五味偏嗜有損身體健康，如《素問．五臟生成》「多食鹹，則脈凝泣而變色」，現代研究也證明，攝鹽過量能影響血液成分比例和血液循環，是形成高血壓病的危險因素之一。

再者，應保證飲食的品質，具體包括合理搭配飲食、避免飲食偏嗜等內容。例如，《素問．臟氣法時論》指出：「五穀為養，五果為助，五畜為益，五菜為充，氣味合而服之，以補精益氣。」從現代研究資料來看，穀類食品含有糖類和一定數量的蛋白質；肉類食品中含有蛋白質和脂肪；蔬菜、水果中含有豐富的維生素和礦物質。只有做到葷素結合，使各種食物合理搭配，才能全面滿足人體的營養需要。

最後，還應注意進餐的方法，如進食不語、細嚼慢嚥之類。

「起居有常」：即起居作息要有規律，要根據生命正常的生物節律來安排起居作息。人的生命節律是在長期與自然界相互作用、相互適應的過程中形成的。《內經》對生命的年節律、季節律、月節律、日節律等，都有相當深刻的認識。例如，《素問．生氣通天論》說：「陽氣者，一日而主外，平旦人氣生，日中而陽氣隆，日西而陽氣已虛，氣門乃閉。是故暮而收拒，無擾筋骨，無見霧露，反此三時，形乃困薄。」指出應遵循晝夜節律安排每天的起居才能保持健康，否則，人體就會受邪氣的困擾而衰。白天人體陽氣旺盛，組織器官的功能活動比較活躍，故是安排工作、學習的最佳時間；夜晚則人體陽氣相對較虛，組織器官生理功能低下，宜休息。再如《素問・四氣調神大論》說春三月要「夜臥早起，廣步於庭」，夏三月要「夜臥早起，無厭於日」，秋三月要「早臥早起，與雞俱興」，冬三月要「早臥晚起，必待日光」。生活作息的規律，應隨著季節的變化相應調整。另外，起居有常還應注意勞逸結合，故本篇強調指出「形勞而不倦，氣從以順」。《素問・宣明五氣》有「久視傷血，久臥傷氣，久坐傷血，久立傷骨，久行傷筋」，以及《素問・生氣通天論》「起居如驚，神氣乃浮」的告誡。所以，勞逸適度，生活作息有規律，才能保持生命力長久不衰。

「不妄作勞」：即強調不宜過度勞累。首先應注意體力勞動和腦力勞動不能過度。生命在於運動，適度的體力勞動和體育鍛煉，可使經脈流通，生機旺盛，是保持健康長壽的重要條件。一旦體力勞動過度，則會引起「勞則氣耗」（《素問・舉痛論》），損傷筋骨等。所以，《素問・生氣通天論》有「因而強力，腎氣乃傷，高骨乃壞」的論述。善用腦者，神情專注，長壽者不乏其人。如果用腦過度，就會耗傷心神，產生情志病變。本節還指出「不時御神，務快其心」就會導致「半百而衰」的不良後果。另外，不妄作勞還應包括不應過度房勞。本篇尤其強調要節制性生活，以「積精全神」，頤養天年，嚴詞批評了不知節制情欲，不知保精而耗散真元之氣，結果導致「半百而衰」的現象。所以，本篇在此對「醉以入房，以欲竭其精，以耗散其真，不知持滿」者提出告誡。這是本篇養生理論的一大特色和重要貢獻。

（3）「內調精神，外禦邪氣」的養生活動綱領

本節對養生提出兩方面綱領性要求：一是要預防外來病邪的侵襲，即所謂「虛邪賊風，避之有時」。不同的時令有不同的當令邪氣，侵犯人體後，就會耗傷正氣，導致不同的疾病發生，所以要注意隨時回避四時不正之氣的侵襲。《靈樞・九宮八風》說：「謹候虛風而避之，故聖

人日避虛邪之道，如避矢石然，邪弗能害，此之謂也。」特別是對於具有強烈傳染性的疫毒癘氣，更要遠離其傳染源。如《素問遺篇・刺法論》說：「五疫之至，皆相染易……如何可得不相染易者……避其毒氣。」並在此基礎上，創造了「小金丹」一方，以預防疫毒癘氣傳染。可見，《內經》養生既重視內因正氣，又強調應隨時做好避免外界致病因素侵襲的預防工作。二是防止精神的不良刺激，即所謂「恬惔虛無，真氣從之」。由於憂慮、沮喪、恐懼、急躁、緊張、激動、怯弱、厭惡等負面情緒可以使人體氣機滯塞、氣血紊亂、臟腑失調，導致疾病產生、正氣受傷，所以調攝情志是攝生的一個重要方法。以「恬愉為務」便是其核心思想。恬惔虛無、情緒穩定說的是精神上的靜，愉悅自得、情志活潑指的是精神上的動。即：透過自覺地進行思想意識的修養、思想意識的變化來轉變惡劣的精神情緒；透過主動地「調息」、「調神」，達到清心寡欲的境界；透過正確的思考，使情緒穩定、臟腑活動協調；善於從習俗中尋取喜悅、滿足，使自己心情愉快，情志舒展，精神振作，從而有效地抵抗消極情緒，這樣一靜一動，使精神達到動靜統一。因此，調暢情志，保持精神健康，是養生防病的重要一環。

(4) 關於「天真」與「真氣」

「天真」一詞在整部《內經》中僅見於此篇名。對於天真的含義，歷來認識不一。一些注家將「天真」釋為「天年」之義，如馬蒔云：「內言上古之人，在上者自然知道，在下者從教以合於道，皆能度百歲乃去。唯真人壽同天地，正以其全天真故也。」一些注家將「天真」釋為「質樸」，如高士宗就認為：「天真者，天性自然之真，毫無人欲之雜也。」也有一些注家認為「天真」是人稟受的天地之氣，如姚止庵《素問經注節解》說：「人生於地，氣稟於天，唯人受之，是謂天真。」還有的注家則將「天真」解釋為先天真氣，張志聰說：「天真，天乙始生之真元也。」

篇名是對文章內容最精煉的概括，本篇著重討論的是「腎氣」、「精氣」在人體生長衰老和生殖功能盛衰過程中的重要作用，以及透過保養來預防疾病、延年益壽的道理。結合本篇的具體內容來看，「天真」應該是一名詞，指的就是「先天真氣」。注家的四種見解，相互之間並沒有什麼矛盾，只是站在不同的角度闡發而已，綜合諸家之論可以這樣理解：「天真」即「先天真氣」，就來源來看，其根本來源於天地之氣，直接稟受於父母生殖之精；就其性質而言，它就是「天然質樸」的；就其重要性而言，如馬蒔所說，唯有保全天真，方能盡享天年。所以說，人的壽夭從根本上決定於「天真」的厚薄，養生都是圍繞著「怎樣保全天真」來進行。由於「天真」的厚薄從根本上決定人的壽夭，其源於天地之氣，稟受於父母生殖之精，所以養生應該從出生前就開始了，這就是養生學壽夭觀中的稟賦學說的理論依據。由於天真的性質是「天然質樸」，而人處天地之間，無時無刻不受到體內外各種因素的干擾和影響，所以養生應貫穿於生命的全過程，時刻注意保養天真，儘量減少不良因素對天真的擾動和耗散，這是一切養生方法的根本原則。

「真氣」一詞在《內經》中則多次出現，《靈樞．刺節真邪》對真氣做出了定義，即「真氣者，所受於天，與穀氣並而充身者也」，是由先天元氣與後天宗氣結合而成的氣。真氣是人體各種氣的總稱，其分佈於不同的部位而有相應的名稱，如行於臟腑者曰「藏真」（《素問．平人氣象論》），入於經脈者曰「經氣」（《素問．離合真邪論》）。真氣是生命活動的動力源泉，其來源有先天與後天兩條途徑。其先天成分即天真，天真的厚薄決定於稟賦，依賴後天之氣而得以充養，是生命的根本，因此真氣歸根結底來源於先天，這正是後世醫家提出「先天養後天」、「後天養先天」的養生學說的理論依據。

腎與人體生長規律、生殖及五臟六腑的關係

原文

帝曰：人年老而無子[1]者，材力[2]盡耶？將天數[3]然也？岐伯曰：女子七[4]歲，腎氣盛，齒更[5]發長；二七而天癸[6]至，任脈通，太沖脈盛，月事以時下，故有子；三七，腎氣平均[7]，故真牙[8]生而長極[9]；四七，筋骨堅，發長極，身體盛壯；五七，陽明脈衰，面始焦[10]，發始墮；六七，三陽脈[11]衰於上，面皆焦，發始白；七七，任脈虛，太沖脈衰少，天癸竭，地道不通[12]，故形壞[13]而無子也。丈夫[14]八[4]歲，腎氣實[15]，發長齒更；二八，腎氣盛，天癸至，精氣溢寫[16]，陰陽和[17]，故能有子；三八，腎氣平均，筋骨勁強，故真牙生而長極；四八，筋骨隆盛，肌肉滿壯；五八，腎氣衰，發墮齒槁；六八，陽氣衰竭於上，面焦，髮鬢頒白；七八，肝氣衰，筋不能動；八八，天癸竭，精少，腎藏衰，形體皆極，則齒發去。腎者主水，受五藏六府之精而藏[18]之，故五藏盛，乃能寫[19]。今五藏皆衰，筋骨解墮[20]，天癸盡矣，故髮鬢白，身體重，行步不正，而無子耳。

帝曰：有其年已老而有子者，何也？岐伯曰：此其天壽過度[21]，氣脈常通[22]，而腎氣有餘也。此雖有子，男不過盡八八，女不過盡七七，而天地之精氣皆竭矣。帝曰：夫道者[23]，年皆百數，能有子乎？岐伯曰：夫道者，能卻老[24]而全形，身年雖壽，能生子也。（《素問・上古天真論》）

注釋

1. **無子**：不能生育子女，即無生殖能力。
2. **材力**：精力，即生殖功能。
3. **天數**：自然定數。這裡指人體生長衰老的自然規律。
4. **七、八**：是古人根據男女性發育過程差異所總結出來的約數。
5. **齒更**：即更換牙齒。人到七八歲時，乳牙脫落，以恒牙代替，謂之齒更。
6. **天癸**：天，天乙；癸，十天干之一。癸屬水，腎亦屬水，天癸即天乙所生癸水之意，實際是指腎精所化生的促進發育和生殖功能的物質。
7. **平均**：充滿而均衡的意思。
8. **真牙**：即智齒。
9. **長（ㄓㄤˇ）極**：發育完全、成熟。
10. **陽明脈衰，面始焦（ㄑㄧㄠˊ）**：焦與「憔」通，即憔悴之意。足陽明脈行於面頰，陽明脈衰不能營養頭面，故面部開始憔悴。
11. **三陽脈**：指太陽、陽明、少陽三陽經脈。
12. **地道不通**：指女子絕經。
13. **形壞**：形體衰老之意。
14. **丈夫**：指男子。
15. **實**：充實。
16. **精氣溢寫（ㄒㄧㄝˋ）**：溢，滿而外溢；寫，同「瀉」，即泄。精氣溢寫，指腎氣充滿而外泄。
17. **陰陽和**：此處陰陽為男女的代稱，和即和合、交媾。
18. **受五藏六府之精而藏**：受，承受。指腎承受五臟六腑的精氣（後天之精）而貯藏。
19. **五藏盛，乃能寫**：五藏盛，指五臟精氣旺盛。腎藏精，先天之精必須依靠後天之精的不斷滋養才能使腎氣充滿，而有生殖之精的排泄。
20. **解（ㄒㄧㄝˋ）墮**：同「懈墮」，疲乏無力之意。
21. **天壽過度**：天壽，指先天的稟賦。天壽過度，指先天稟賦超過一般的常度。
22. **氣脈常通**：氣，血氣；脈，經脈；常，通尚。言氣血經脈尚通利。
23. **道者**：指掌握了養生之道的人。

24. 卻老：卻，推卻，使……止、去之意。卻老，使衰老推遲到來，即延緩衰老之意。

解析

經文透過論述人生長壯老的規律和老年人的生殖能力，闡發了腎氣的重要作用，以及腎與五臟六腑精氣盛衰的相互關係。

（1）腎氣在男女生長發育過程中的重要作用

根據本篇的主題思想來看，旨在說明保養腎中精氣對於延年益壽的重要意義。腎為先天之本，腎臟所貯藏的精氣，是促進人體生長發育和生殖的物質基礎，也是生命的根本。腎藏之精透過腎陽的作用所化生的腎氣，在人體整個生長發育過程中起著決定性的作用。人體隨著腎氣的逐漸充盛，出現由少而壯盛；隨著腎氣的逐漸衰退，出現由衰而老而死。只有善於養生的人，才能保持精氣的充滿，推遲衰老的到來。本篇有「積精全神」之說，強調養生當以節欲保精為第一要義。只有腎精充足，腎氣才能旺盛，生命力才會增強，抗病能力與適應能力才能相應獲得提高。

（2）腎氣與生殖的關係

「二七而天癸至，任脈通，太沖脈盛」，說明腎氣和任、沖二脈都與月經有著密切的關係。任脈主一身之精、血、津液，又與胞宮相連屬（起於胞宮），故任脈之氣通，能促成月經和胎孕，因此，任脈有妊養之義。沖脈起於胞中，為十二經脈彙聚之所，是全身氣血運行的要衝，所以有「血海」之稱，也是月經之本。陳自明在《婦人大全良方》中說：「然沖為血海，任主胞胎，二脈流通，則精血漸盈，應時而下。」徐靈胎也說：「婦人之疾，除經帶之外與男子同治，而經帶之疾，全屬沖任。」故歷代醫家都把調「沖」、「任」視為治療月經帶下疾患的大法。張錫純《醫學衷中參西錄》中的理沖湯、安沖湯、固沖湯、溫沖湯等都是以此理論為依據制定的。

月事與沖、任有關，而沖、任又為腎所主，女子在發育期，腎氣旺盛，天癸發育成熟，因此，任脈之氣通，沖脈之血盛，下達胞宮，所以月事按時而至，並具有一定的生殖能力。這說明女性在生殖、生育、月經等生理方面不僅與沖、任有關，而且與腎也有密切關係。所以補腎氣是婦科治療的一個重要原則。特別是在青春期，腎氣未充，更為重要。

(3) 腎與臟腑精氣盛衰的關係

「腎者主水，受五臟六腑之精而藏之，故五臟盛乃能瀉。」腎與五臟六腑的關係，實質上是先、後天的關係。腎為先天之本，水火之宅。水，代表腎精，是形成生命的原始物質；火，代表腎陽，是人體生命活動的原動力。腎陽作用於腎精而產生腎氣，關係到整個人體的生長發育與生殖。所以，《內經》所說的腎氣，實質上包括腎陰、腎陽兩個方面。徐靈胎在描述腎氣的作用時說：「無火而令百體皆溫，無水而令五臟皆潤。」說明腎氣具有腎陰、腎陽兩者兼而有之的作用。《難經·八難》也說腎間動氣「為五臟六腑之本，十二經脈之根，呼吸之門，三焦之源，一名守邪之神。故氣者，人之根本也，根絕則莖葉枯矣」。這清楚說明，腎氣是人體生命活動的根本，既是維持生命活動的物質基礎，也是生命活動的原動力，同時還具有抗禦外邪的作用。但是，後天脾胃（包括其他臟腑）與腎的關係也非常重要。腎精（水穀之精）來自五臟六腑，五腑六腑之精來源於脾胃，故脾胃為後天之本。張介賓在論證脾腎的辯證關係時說：「人之始生，本乎精血之源；人之既生，由於水穀之養。非精血無以立形體之基，非水穀無以成形體之壯。精血之司在命門，水穀之司在脾胃，故命門得先天之氣，脾胃得後天之氣也。是水穀之海，本賴先天為主，而精血之海，又必賴後天為之資。」這是關於先天與後天關係的精闢論述。

四種養生家的養生之道及其效果

原文

黃帝曰：余聞上古有真人[1]者，提挈[2]天地，把握[2]陰陽，呼吸精氣[3]，獨立守神[4]，肌肉若一[5]，故能壽敝天地，無有終時[6]，此其道生。

中古之時，有至人[7]者，淳德全道，和於陰陽，調於四時，去世離俗，積精全神，遊行天地之間[8]，視聽八達[9]之外，此蓋益其壽命而強者也，亦歸於真人。

其次有聖人者，處天地之和，從八風[10]之理，適嗜欲於世俗之間。無恚嗔之心，行不欲離於世，被服章[11]，舉不欲觀[12]於俗，外不勞形於事，內無思想之患，以恬愉為務，以自得為功，形體不敝，精神不散，亦可以百數。

其次有賢人[13]者，法則天地，象似日月，辨列星辰，逆從陰陽，分別四時，將從上古，合同於道，亦可使益壽而有極時。（《素問．上古天真論》）

注釋

1. **真人：**指在上古時期，透過修煉能掌握天地陰陽變化的規律，使身心完全適應自然的變化，能達到養生最高標準的人。
2. **提挈，把握：**兩者為互詞，即掌握的意思。
3. **呼吸精氣：**吸入在特殊環境才具有的最精純的清氣、最清新的空氣。屬於氣功調息範圍。
4. **獨立守神：**透過自我調控精神來脫離外界的干擾。屬於氣功調神範圍。

5. **肌肉若一**：透過鍛煉使全身筋骨肌肉達到高度的協調統一。屬於氣功調身範圍。

6. **壽敝天地，無有終時**：長生不老之義。

7. **至人**：指在中古時期，修煉高深而與上古真人類似的人。

8. **遊行天地之間**：指透過自我調控精神，使心神豁達開闊之義。

9. **八達**：通達於四面八方。

10. **八風**：指東、西、南、北、東南、西南、東北、西北八方之風。

11. **被服章**：《新校正》云：「詳『被服章』三字疑衍，此三字上下文不屬。」可從。

12. **觀**：炫耀。

13. **賢人**：德才兼備的人。

解析

本段透過列舉 4 種養生家的養生之道及其效果，說明養生方法和程度不同所取得的養生效果也有差異。經文以真人、至人、聖人、賢人為養生典範，分別列述了他們各自的養生之道和不同的養生效果，展示養生之道舉措方案的最佳選擇和身體力行的重要性。

首先，真人養生境界最高，效果最好。真人「提挈天地，把握陰陽」，強調掌握天地造化之機、宇宙陰陽運動變化之理，是養生的根本大法。真人還能施行古代精妙的「呼吸精氣，獨立守神」等導引、吐納養生法術。此法呼吸吐納、調整鼻息以練氣；寧靜思想、排除雜念以練意。因此，既可採集天地之精氣以為用，又可使體內精氣生化臻於淳和。並能按摩內臟，促進血液循環，增強器官功能，興奮中樞神經，使機體進入「精神內守」、「真氣從之」的「內穩定狀態」。這對增強體質、祛病延年是十分有利的，也是養生家所追求的最高境界。

其次，至人養生「和於陰陽，調於四時」，強調人與自然界是一個不可分割的整體，即「人與天地相參」、「生氣通天」。人要祛病延年，保障和維持機體的正常生命活動，就必須自覺地、能動地順應自然界四時陰陽升降浮沉的節律和氣候變化，如是則「內外調和，邪不能害，耳目聰明，氣立如故」。另外，至人養生「去世離俗」，強調身在世俗之中，避免世俗的紛擾，日臻心安神靜，「積精全神」，形體強健，遊行天下，耳聰目明，「蓋益其壽命而強者」。其養生水準接近真人，達到了相當高的養生境界。

再次，聖人養生順從自然界陰陽消長和時令季節氣候的變化，「處天地之和，從八風之理」，預防外來病邪的侵襲，防止疾病的發生；「適嗜欲於世俗之間，無恚嗔之心」，言聖人處於紛繁複雜的世俗當中，尚能保持心神的恬愉虛無，精神守藏於內，以及「形體不敝」，勞而不倦，則「形與神俱」，壽逾百歲。

最後，賢人養生「法則天地，像似日月，辨列星辰，逆從陰陽，分別四時」，強調賢人依據自然環境的陰陽變化法則，推部天象，仿效日月星辰運行，順應四時節序來進行養生保健，尚可取得相當好的養生效果，使壽限達到極時。

本節提及的真人、至人、聖人、賢人 4 種養生家，實際上是《內經》作者理想中的養生典型，他們各自的養生理念和實際應用體會其實並無實質差異，誠如成玄英所說：「至言其體，神言其用，聖言其名。故就體語至，就用語神，就名語聖，其實一也。」此外，道家亦有聖人、真人、至人、賢人之說，本篇多處提及的「道」、「德」就源於道家鼻祖《老子》。本節真人「提挈天地，把握陰陽」、至人「和於陰陽，調於四時」、聖人「處天地之和，從八風之理」、賢人「法則天地，象似日月，辨列星辰，逆從陰陽，分別四時」等養生觀點，與老子、莊子「人法地，地法天，天法道，道法自然」、「順之以天理，行之以五德，應上以自然，然後調理四時，太和萬物，四時迭起，萬物循生」、「動而以天行」文辭相近，義理相通，均將順應天地四時陰陽和季節氣候變化作為養生的重要法則。篇中「恬憺虛無」、「志閑少欲」、「美其食，任其服，樂其俗」等養生學說，與《老子》「至虛極，守靜篤」、「見素抱樸，少思寡欲」、「甘其食，美其服，安其居，樂其俗」等文辭亦相當接近，均體現出道家虛靜無為的養生思想。本節經文「守神」、「積精全神」等均為道家慣用術語，本篇所涉及的順四時、法陰陽、恬憺虛無、去世離俗以及導引吐納等養生方法，皆來自道家。因此，不難理解，《內經》養生學說的形成是深受道家影響的，與老子、莊子養生之道有著深厚的血肉聯繫。

四時氣象變化和順時養生的方法

原文

春三月[1]，此謂發陳[2]。天地俱生，萬物以榮[3]，夜臥早起，廣步於庭[4]，被髮緩形[5]，以使志生[6]，生而勿殺，予而勿奪，賞而勿罰[7]，此春氣之應，養生之道[8]也。逆之則傷肝，夏為寒變[9]，奉長者少[10]。

夏三月[11]，此謂蕃秀[12]。天地氣交[13]，萬物華實[14]，夜臥早起，無厭於日[15]，使志無怒，使華英成秀[16]，使氣得泄，若所愛在外[17]，此夏氣之應，養長之道也。逆之則傷心，秋為痎瘧[18]，奉收者少，冬至重病。

秋三月[19]，此謂容平[20]。天氣以急[21]，地氣以明[22]，早臥早起，與雞俱興[23]，使志安寧，以緩秋刑[24]，收斂神氣，使秋氣平，無外其志，使肺氣清[25]，此秋氣之應，養收之道也。逆之則傷肺，冬為飧泄[26]，奉藏者少。

冬三月[27]，此謂閉藏[28]。水冰地坼[29]，無擾乎陽[30]，早臥晚起，必待日光，使志若伏若匿，若有私意，若已有得[31]，去寒就溫，無泄皮膚，使氣亟奪[32]，此冬氣之應，養藏之道也。逆之則傷腎，春為痿厥[33]，奉生者少。（《素問·四氣調神大論》）

注釋

1. **春三月：**正二三月，包括立春、雨水、驚蟄、春分、清明、穀雨 6 個節氣。
2. **發陳：**發，發生；陳，敷陳。發陳，推陳出新之意，春天陽氣上升，萬物發育，故曰發陳。
3. **天地俱生，萬物以榮：**天地，泛指自然界；生，生發。自然界的生發之氣都已發動，萬物因之而欣欣向榮。
4. **廣步於庭：**廣步，緩慢散步。即緩慢散步於庭院。
5. **被（ㄆㄧ）髮緩形：**被，通「披」；被髮，即不梳髮，使它披著。緩，舒緩；緩形，即不整頓衣冠，使形神舒發，沒有拘束。
6. **以使志生：**使志意隨著春天的生發之氣而活動。
7. **生而勿殺，予而勿奪，賞而勿罰：**生、予、賞，指精神志意活動順應春陽生發之氣；殺、奪、罰，指使精神志意活動違逆春陽生發之氣。
8. **養生之道：**保養春生之氣的方法。下文「養長之道」、「養收之道」、「養藏之道」皆仿此。
9. **逆之則傷肝，夏為寒變：**肝屬木，旺於春，故違逆春之生發之氣就會傷肝。木傷則不能生火，所以在夏月火令之時，反而變生寒病。
10. **奉長者少：**奉，供奉的意思。春生是夏長的基礎，如果春天養生不好，提供給夏天養長的基礎就差。下文「奉收」、「奉藏」、「奉生」之義均仿此。
11. **夏三月：**包括立夏、小滿、芒種、夏至、小暑、大暑 6 個節氣。
12. **蕃（ㄈㄢ）秀：**蕃，茂盛；秀，華美，植物吐穗開花曰秀。蕃秀，形容萬物生長繁榮的狀態。
13. **天地氣交：**夏至陰氣微上，陽氣微下，故曰天地氣交。
14. **華實：**華，同花；實，果實。華實為名詞作動詞，即開花結果。

15. 無厭於日：不要厭惡夏天晝長天熱。

16. 使華英成秀：秀，秀麗，此處為旺盛之意。此句意為應使人的神氣旺盛飽滿。

17. 使氣得泄，若所愛在外：使體內陽氣宣發於外，好像是「所愛在外」，以與夏季陽盛的環境相適應。

18. 痎（ㄐㄧㄝ）瘧：瘧疾的總稱。

19. 秋三月：包括立秋、處暑、白露、秋分、寒露、霜降 6 個節氣。

20. 容平：容，指生物的形態；平，平定之意。自然界一般的植物到了秋季大都已結果，形態已經平定，故謂之容平。

21. 天氣以急：秋風疾勁之貌。

22. 地氣以明：地氣清肅之象。

23. 與雞俱興：指人的起居時間與雞的起居時間保持一致。

24. 以緩秋刑：秋天肅殺之氣，草木凋零，如刑之相加，故稱「秋刑」。以緩秋刑即緩和秋天肅殺之氣的意思。

25. 收斂神氣，使秋氣平，無外其志，使肺氣清：「收斂神氣」與「無外其志」意近，「秋氣平」與「肺氣清」意近。全句的意思是收斂神氣而勿外露，從而使肺氣清肅。

26. 逆之則傷肺，冬為飧（ㄙㄨㄣ）泄：飧泄，水穀不分的泄瀉；肺屬金，旺於秋，故秋天失養就會傷肺，金生水，肺受傷則腎水失其所生，因此當冬令時發生腎虛洞泄。

27. 冬三月：包括立冬、小雪、大雪、冬至、小寒、大寒 6 個節氣。

28. 閉藏：冬天陽氣已伏，萬物潛藏，因此稱閉藏。

29. 水冰地坼（ㄔㄜˋ）：坼，裂開。形容天寒地凍，水結堅冰，凍土開裂。

30. 無擾乎陽：指氣象而言，謂萬物生機未受到干擾而順利閉藏起來。

31. 使志若伏若匿，若有私意，若已有得：使神志內藏，安靜自若，好像有隱私而不外泄，得到心愛之物而竊喜。

32. 無泄皮膚，使氣亟（ㄑㄧˋ）奪：亟，頻數、屢次；奪，損失、耗傷。意思是說不要使皮膚過度出汗，導致陽氣頻頻耗傷。

33. 痿厥：手足軟弱無力而逆冷。

解析

經文主要討論了四時生長收藏的規律，提出了順應四時變化以調養形體和精神的方法。

一年分為四季，四時陰陽變化，導致氣候有冬寒、春溫、夏暑、秋燥的不同。人的五臟通於四時，亦有生長化收藏的規律，表現為整體上的陽氣升浮降沉的不同趨勢。《內經》在此總結了這一規律，並提出了相應的養生措施。

如春夏在起居上宜夜臥早起，在情志上宜舒緩明快，勵精奮志，使肝氣升發，心氣宣洩，以順應春夏陽氣的生長趨勢；秋日宜早臥早起，寧志斂神，使肺氣肅降，以順應秋日陽氣收斂下降的趨勢；冬日早臥晚起，潛伏志意，固密陽氣，使陽氣閉藏，以順冬日陽氣沉潛的趨勢。此外，四時陰陽盛衰必然導致寒熱變化，人應該根據寒溫酌情加減衣被，注意冬勿令過溫而消灼陰液、耗散陽氣；夏勿令太涼，恐郁遏陽氣，影響陽氣外泄之機。如果違背四時養生、養長、養收、養藏「四氣調神」的規律，就會內傷五臟之氣，減弱人體適應自然環境變化的能力，影響下一季節的身體健康，從而變生諸疾。

因此，指出只有在本季做好了調神養生之道，才能為下一季節防病打下基礎，闡明了《內經》養生「治未病」的預防思想，說明了中醫學的預防思想與養生方法的密切聯繫，也反映了養生理論「天人相應」的學術觀點。

從四時養生的角度強調「治未病」的預防保健思想

原文

逆春氣，則少陽[1]不生，肝氣內變[2]。逆夏氣，則太陽[1]不長，心氣內洞[3]。逆秋氣，則太陰[1]不收，肺氣焦滿[4]。逆冬氣，則少陰[1]不藏，腎氣獨沉[5]。

夫四時陰陽者，萬物之根本也[6]，所以聖人春夏養陽，秋冬養陰[7]，以從其根[8]，故與萬物沉浮於生長之門[9]。逆其根，則伐其本，壞其真[10]矣。故陰陽四時者，萬物之終始也，死生之本也，逆之則災害生，從之則苛疾[11]不起，是謂得道[12]。道者，聖人行之，愚者佩[13]之。

從陰陽則生，逆之則死，從之則治，逆之則亂[14]。反順為逆，是謂內格[15]。是故聖人不治已病治未病，不治已亂治未亂，此之謂也。夫病已成而後藥[16]之，亂已成而後治之，譬猶渴而穿井[17]，鬥而鑄錐[18]，不亦晚乎？（《素問．四氣調神大論》）

注釋

1. **少陽、太陽、太陰、少陰**：古人認為春夏屬陽，秋冬屬陰。一年四季陰陽消長隨時令而變異。並用少陽代表春令的陽氣，太陽代表夏令的陽氣，太陰代表秋令的陰氣，少陰代表冬令的陰氣，用以說明四時陰陽消長的變化。
2. **逆春氣，則少陽不生，肝氣內變**：變，病變。春令屬木，內應肝膽，逆春氣則少陽之氣不能生發，肝氣內鬱而發生病變。
3. **逆夏氣，則太陽不長，心氣內洞**：洞，空虛的意思。逆夏長之氣，則太陽之令不能盛長而心氣內虛為病。

4. **逆秋氣，則太陽不收，肺氣焦滿：** 焦滿，即肺葉焦，肺氣滿。逆秋收之氣，則太陰之令不能收斂而肺氣不利為病。
5. **逆冬氣，則少陽不藏，腎氣獨沉：** 逆冬藏之氣，則少陰之令不能閉藏，腎氣失藏而下泄為病。
6. **四時陰陽者，萬物之根本也：** 世間萬物全賴四時陰陽以化育，故為萬物之根本。
7. **春夏養陽，秋冬養陰：** 春夏養陽，即養生、養長；秋冬養陰，即養收、養藏。
8. **從其根：** 順從四時陰陽變化這個根本。
9. **與萬物沉浮於生長之門：** 沉浮，猶言升降，意為運動；門，門徑、道路。此句是說聖人能同自然界其他生物一樣，在生命的道路上運動不息。
10. **逆其根，則伐其本，壞其真：** 逆四時陰陽這個根本，就會傷伐生命的本元，敗壞人體的真氣。
11. **苛疾：** 苛，通「屙」，疾病之意。苛疾，同義複詞，即疾病。
12. **得道：** 得，在這裡作「合」解。即符合養生之道。
13. **佩：** 古時系在衣帶上的裝飾品。此處用作動詞，作裝飾講。
14. **從之則治，逆之則亂：** 治，正常，身體健康之意；亂，生病之意。
15. **內格：** 即人體內的臟腑氣血活動與自然界陰陽變化不相協調。
16. **藥：** 此處作「治療」解。
17. **穿井：** 即鑿井。
18. **錐：** 泛指兵器。

解析

經文以「四時陰陽者，萬物之根本」為理論依據，列舉違逆四時陰陽變化所發生的病變，從而提出「春夏養陽，秋冬養陰」的養生原則，強調「不治已病治未病」的預防保健思想。

本節論述四時陰陽是萬物生長的根本： 提出「春夏養陽，秋冬養陰」的養生基本法則，目的在於使人體陰陽保持互為生長的連續性，以適應四時陰陽變化，與外環境保持平衡協調。一年四季，由於陰陽的消長，產生寒暑的變化，春夏屬陽，秋冬為陰。人體在春夏容易得到自然界陽氣的資助，此時陽氣易生易長，故宜春夏養陽。同理，人體在秋冬得到自然界中陰氣的資助，陰氣易收易藏，故秋冬宜養陰。春夏養陽之法，主要是使陽氣不過分耗散。對於素體陽虛的人以及慢性陽虛的病人，宜選用食物或藥物進行調補，以助陽氣的生長，使陽氣儲備，到了秋冬才能抵禦寒邪的侵襲。秋冬養陰之法，是使陰精藏而不泄。素體陰虛之人或者慢性陰虛精虧的病人，應抓住此時填補陰精，使陰精積蓄，才能抵禦春夏亢陽對陰精的耗損。這種養生治病的方法，是中醫學的一個特色方法，也是一個行之有效的方法。

經文所強調的「不治已病治未病」的預防保健思想：具體包括未病先防、既病防變、病後防復幾個方面。這一思想以「四時陰陽者，萬物之根本」為理論依據。「四時陰陽者，萬物之根本」，是《內經》「天人相應」整體觀的理論基礎，也是中醫養生學的重要理論支柱，值得繼承、發掘和探討。

參考經文擷萃

- 「故智者之養生也，必順四時而適寒暑，和喜怒而安居處，節陰陽而調剛柔，如是則僻邪不至，長生久視。」（《靈樞・本神》）
- 「一曰治神，二曰知養身，三曰知毒藥為真，四曰制砭石小大，五曰知府藏血氣之診。五法俱立，各有所先。」（《素問・寶命全形論》）
- 「凡此十二官者，不得相失也，故主明則下安，以此養生則壽，歿（ㄇㄛˋ）世不殆，以為天下則大昌；主不明則十二官危，使道閉塞而不通，形乃大傷，以此養生則殃，以為天下者，其宗大危。」（《素問・靈蘭秘典論》）
- 「夫道者，上知天文，下知地理，中知人事，可以長久。」（《素問・氣交變大論》）
- 「夫自古通天者，生之本，本於陰陽。天地之間，六合之內，其氣九州、九竅、五藏、十二節，皆通乎天氣。其生五，其氣三，數犯此者，則邪氣傷人，此壽命之本也。」（《素問・生氣通天論》）
- 「人與天地相參也，與日月相應也。」（《靈樞・歲露論》）
- 「謹候虛風而避之，故聖人曰避虛邪之道，如避矢石然，邪弗能害，此之謂也。」（《靈樞・九宮八風》）
- 「凡陰陽之要，陽密乃固，兩者不和，若春無秋，若冬無夏，因而和之，是謂聖度。」（《素問・生氣通天論》）

- 「夫年長則求之於府，年少則求之於經，年壯則求之於藏。」（《素問·示從容論》）
- 「夫精者，身之本也，故藏於精者春不病溫。」（《素問·金匱真言論》）
- 「血氣者，人之神，不可不謹養。」（《素問·八正神明論》）
- 「中央者，其地平以濕，天地所以生萬物也眾，其民食雜而不勞，故其病多痿厥寒熱，其治宜導引按蹺。」（《素問·異法方宜論》）
- 「是以聖人為無為之事，樂恬憺之能，從欲快志於虛無之守，故壽命無窮，與天地終，此聖人之治身也。」（《素問·陰陽應象大論》）
- 「餘知百病生於氣也。怒則氣上，喜則氣緩，悲則氣消，恐則氣下，寒則氣收，炅則氣泄，驚則氣亂，勞則氣耗，思則氣結。」（《素問·舉痛論》）
- 「靜則神藏，躁則消亡。」（《素問·痹論》）
- 「故陽氣者，一日而主外，平旦人氣生，日中而陽氣隆，日西而陽氣已虛，氣門乃閉。是故暮而收拒，無擾筋骨，無見霧露，反此三時，形乃困薄。」（《素問·生氣通天論》）
- 「故冬不按蹺，春不鼽衄，春不病頸項，仲夏不病胸脅，長夏不病洞泄寒中，秋不病風瘧，冬不病痹厥，飧泄而汗出也。」（《素問·金匱真言論》）
- 「形與氣相任則壽，不相任則夭。皮與肉相果則壽，不相果則夭。血氣經絡勝形則壽，不勝形則夭。」（《靈樞·壽夭剛柔》）
- 「飲食衣服，亦欲適寒溫，寒無悽愴，暑無出汗。食飲者，熱無灼灼，

寒無滄滄。寒溫中適，故氣將持，乃不致邪僻也。」（《靈樞・師傳》）

- 「陰之所生，本在五味，陰之五宮，傷在五味。是故味過於酸，肝氣以津，脾氣乃絕。味過於咸，大骨氣勞，短肌，心氣抑。味過於甘，心氣喘滿，色黑，腎氣不衡。味過於苦，脾氣不濡，胃氣乃厚。味過於辛，筋脈沮弛，精神乃央。是故謹和五味，骨正筋柔，氣血以流，腠理以密，如是，則骨氣以精，謹道如法，長有天命。」（《素問・生氣通天論》）

- 「是故多食鹹則脈凝泣而變色；多食苦則皮槁而毛拔；多食辛則筋急而爪枯；多食酸，則肉胝䐢而唇揭；多食甘則骨痛而發落，此五味之所傷也。故心欲苦，肺欲辛，肝欲酸，脾欲甘，腎欲鹹，此五味之所合也。」（《素問・五臟生成論》）

- 「五穀為養，五果為助，五畜為益，五菜為充，氣味合而服之，以補精益氣。」（《素問・臟氣法時論》）

- 「五味所禁：辛走氣，氣病無多食辛；鹹走血，血病無多食鹹；苦走骨，骨病無多食苦；甘走肉，肉病無多食甘；酸走筋，筋病無多食酸；是謂五禁，無令多食。」（《素問・宣明五氣》）

- 「飲食自倍，腸胃乃傷。」（《素問・痹論》）

- 「肥者令人內熱，甘者令人中滿。」（《素問・奇病論》）

- 「五味入胃，各歸所喜，故酸先入肝，苦先入心，甘先入脾，辛先入肺，鹹先入腎，久而增氣，物化之常也。氣增而久，夭之由也。」（《素問・至真要大論》）

- 「酸走筋，多食之，令人癃。鹹走血，多食之，令人渴。辛走氣，多食之，令人洞心。苦走骨，多食之，令人變嘔。甘走肉，多食之，令

人悗心。」（《靈樞・五味論》）

- 「高粱之變，足生大丁，受如持虛。」（《素問・生氣通天論》）
- 「穀肉果菜，食養盡之，無使過之，傷其正也。」（《素問・五常政大論》）
- 「五勞所傷：久視傷血，久臥傷氣，久坐傷肉，久立傷骨，久行傷筋，是謂五勞所傷。」（《素問・宣明五氣》）
- 「故犯賊風虛邪者，陽受之；食飲不節，起居不時者，陰受之。」（《素問・太陰陽明論》）
- 「起居不節，用力過度，則絡脈傷。」（《靈樞・百病始生》）
- 「能知七損八益，則二者可調，不知用此，則早衰之節也。」（《素問・陰陽應象大論》）
- 「因而強力，腎氣乃傷，高骨乃壞。」（《素問・生氣通天論》）
- 「若醉入房中，氣竭肝傷，故月事衰少不來也。」（《素問・腹中論》）
- 「入房太甚，宗筋弛縱，發為筋痿。」（《素問・痿論》）
- 「有所擊僕，若醉入房，汗出當風，則傷脾。有所用力舉重，若入房過度，汗出浴水，則傷腎。」（《靈樞・邪氣臟腑病形》）

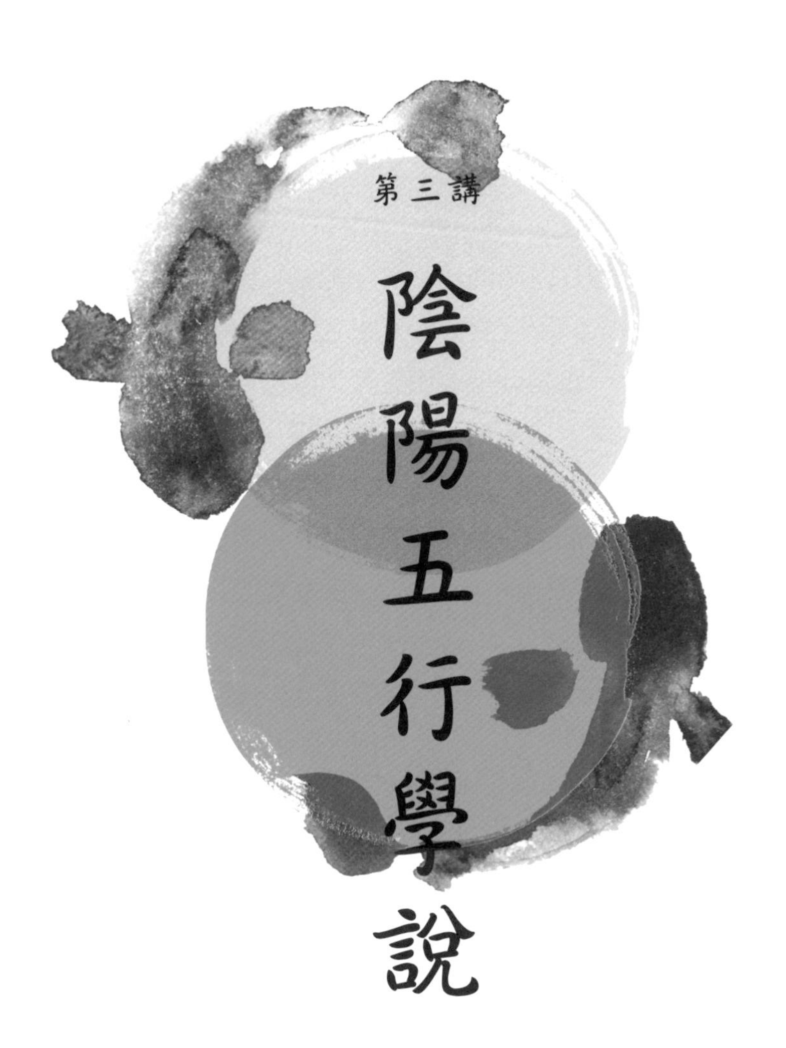

第三講

陰陽五行學說

學術旨要疏義

《內經》認為陰陽是自然界運動變化的客觀規律，是從眾多事物中抽象出來的屬性概括，其「有名而無形，故數之可十，離之可百，散之可千，推之可萬」。陰陽主要代表事物的功能之象，相反相成的兩種功能屬性存在於一切事物之中，因此，用陰陽來說明具體事物可十可百可千可萬，乃至不可勝數。

《內經》把人體看作陰陽的統一體，認為人體生命活動也是按陰陽權衡統一的法則進行的。陰陽雙方的互根互用、制約權衡、消長轉化，是宇宙間的基本規律，也是分析人體生理、診治疾病的根本，所謂「陰陽者，天地之道也，萬物之綱紀，變化之父母，生殺之本始，神明之府也，治病必求於本」（《素問·陰陽應象大論》）。《素問·生氣通天論》中「陰平陽秘，精神乃治」的動態平衡狀態，是人體最佳的生理狀態；各種病變都可以看作是陰陽失調的結果，是在病因作用下，陰陽平衡遭到破壞，陰陽出現偏盛偏衰而引起寒、熱、虛、實的病變，即《素問·陰陽應象大論》所謂「陰勝則陽病，陽勝則陰病，陽勝則熱，陰勝則寒，重寒則熱，重熱則寒」；在診法上，陰陽是辨證的綱領，所謂「察色按脈，先別陰陽」；治療上，調整陰陽是最高準則，透過在新的基礎上恢復陰陽的相對平衡，從而達到治癒疾病的目的，即《素問·至真要大論》所說「謹察陰陽所在而調之，以平為期」。由此，《內經》將陰陽學說引入醫學理論之中，架設了醫學理論與陰陽學說之間的橋樑，用以說明人體的組織結構、生理功能及病理變化，指導疾病的診斷、治療及養生防病，闡釋運氣的變化，使之貫穿於整個《內經》理論體系。

《內經》為了表示出陰陽雙方量的變化，引進了太少陰陽和三陰三陽的模式。太少陰陽多次用於說明五臟，如《靈樞·陰陽系日月》說：「心為陽中之太陽，肺為陽（原本作「陰」，誤）中之少陰，肝為陰中之少陽，脾為陰中之至陰，腎為陰中之太陰。」少為初生，太為盛極，顯示了量的差異。三陰三陽模式多用於說明六氣六經的關係，並直接為經脈命名：一陰為厥陰，二陰為少陰，三陰為太陰；一陽為少陽，二陽為陽明，三陽為太陽。此三陰三陽，也表示量的差異，更突出了陰陽雙方在消長運動中的漸變過程。

《內經》對五行概念的表述，《素問·臟氣法時論》說：「五行者，金木水火土也。更貴更賤，以知死生，以決成敗，而定五臟之氣，間甚之時，死生之期也。」說明五行的構成即金、木、水、火、土；五者相互關係是「更貴更賤」的；以五行為工具可以確定五臟功能，測知疾病發生及其預後。《素問·六節藏象論》進一步闡明五行相互關係並指出「則薄所不勝，而乘所勝也」。薄與乘皆為侵犯之意，侵犯所不勝即反侮，侵犯所勝即相乘。《內經》的五行不是金、木、水、火、土五種具體物質形態，而是五種具體物質形態屬性的抽象，同時也是對事物變化五種基本動態的概括。《內經》認識到五行具有普遍性，是世界萬物的普遍規律，《靈樞·陰陽二十五人》指出：「天地之間，六合之內，不離於五，人亦應之。」世界萬物包含五行，五行存在於世界萬物之中。天地、日月、季節、人體、動植物等世界萬物，無一例外地包含著木、火、土、金、水五種功能屬性的成分或因素，五個方面又按照生克乘侮的規律相互聯繫，成為一個整體功能結構。

應該注意的是，五行在《內經》中主要指風、火、濕、燥、寒五氣常年的運動。一年中，春風、夏火、長夏濕、秋燥、冬寒的依次遞變，反映了常年氣候變化的特點和規律，在這種正常氣候變化的促進下，生物界呈現出生、長、化、收、藏的現象。所以五行之間的相生順序，就是按常年五季的氣候變遷而立的，所謂「五氣更立，各有所先」、「五運相襲，而皆治之」。五行相克，即風、火、濕、燥、寒五氣之間的相互承制、約束的關係，對氣候變化起著一種自然調節作用，即《素問·六節藏象論》所說：「春勝長夏、長夏勝冬、冬勝夏、夏勝秋、秋勝春。」為了說明氣候變化與大地物質在屬性上的對應關係，古人把風與木、熱與火、濕與土、燥與金、寒與水聯繫起來，即《素問·天元紀大論》所說的「在天為風，在地為木」、「在天為熱，在地為火」、「在天為濕，在地為土」、「在天為燥，在地為金」、「在天為寒，在地為水」。

四時氣候變化與人體存在著密切的聯繫和影響，於是《內經》又運用五行歸類方法將人體臟腑組織及與人體生命活動有關的事物，按其屬性進行歸類，進而運用五行的規律來闡明五臟的功能和五臟之間在功能上的聯繫規律。五臟與自然界四時五氣的聯繫，和五臟與四時陰陽的聯繫具有同一性。因此，在四時陰陽的消長變化過程中，肝與春季的少陽之氣相應，心與夏季的太陽之氣相應，肺與秋季的少陰之氣相應，腎與冬季的太陰之氣相應，脾與長夏（或四季）的至陰之氣相應。《內經》把通於春氣的肝稱為風木之臟，通於夏氣的心稱為火臟，通於長夏之氣的脾稱為濕土之臟，通於秋氣的肺稱為燥金之臟，通於冬氣的腎稱為寒水之臟。木的特性是升發、柔和，故肝喜條達而有疏泄的功能；火的特性是陽熱、炎上，故心陽有溫煦的作用；土的特性是生化，故脾主運化為生化之源；金的特性是清肅、堅勁，故肺主肅降、收斂；水的特性是寒潤、下行，故腎有主水、藏精的功能。《素問·六微旨大論》所說的「亢則害，承乃制」是自然界五行的客觀規律，同樣適用於五臟。五臟在生理上必須是相互滋生又相互抑制，方能維持正常的生命活動，如果是有生而無制，就要亢而為害，發生病變，即《素問·六微旨大論》接著所說：「制則生化，外列盛衰，害則敗亂，生化大病。」五臟之間的制化規律在病變上就會出現「氣有餘，則制己所勝而侮所不勝，其不及，則己所不勝侮而乘之，己所勝輕而侮之」（《素問·五運行大論》）的疾病傳變規律。《內經》還將五色、五音分別歸屬於五臟，從而為望診、聞診奠定了理論基礎。

《內經》對五行理論的運用主要體現在兩個方面：一是按五行屬性類分天地人中眾多的事物，從而將人體臟腑器官、四肢百骸及其功能活動按其相關類屬與自然界緊密聯繫起來；二是運用五行的生克乘侮及勝複理論說明五臟相互關係，解釋病機，預測傳變，判斷預後，確立治則。

《內經》更多的是將陰陽學說和五行學說結合在一起說明問題，如《靈樞・官能》說：「言陰與陽，合於五行，五臟六腑，亦有所藏，四時八風，盡有陰陽。」總之，《內經》充分運用了陰陽五行學說，並在運用中加以發展。陰陽五行理論與醫學理論在《內經》中緊密地結合在一起，成為難以分割的渾然一體。

《內經》陰陽五行學說，其內容相當豐富，貫穿於整個理論體系的各個方面，其絕大部分篇章都運用了陰陽學說和五行學說來探討分析，在此只能大要梳理，後面所選篇章主要是闡明陰陽五行的概念、基本內容，以及在生理、病理、診斷、治法中運用的部分原則，要做到深刻理解和掌握陰陽五行學說，還需結合其他篇章參照學習。

代表經文注析

陰陽的基本概念

原文

黃帝曰：陰陽者，天地之道[1]也，萬物之綱紀[2]，變化之父母[3]，生殺之本始[4]，神明之府[5]也。治病必求於本[6]。故積陽為天，積陰為地[7]。陰靜陽躁，陽生陰長，陽殺陰藏[8]。陽化氣，陰成形[9]。寒極生熱，熱極生寒[10]；寒氣生濁，熱氣生清[11]；清氣在下，則生飧泄[12]，濁氣在上，則生䐜脹[13]。此陰陽反作[14]，病之逆從[15]也。（《素問・陰陽應象大論》）

注釋

1. **天地之道**：自然界的法則和規律。天地，泛指自然界。道，法則、規律。
2. **萬物之綱紀**：綱紀，總持為綱，分系為紀，此作綱領解。萬物之綱紀，指一切事物生長、變化、消亡的綱領。
3. **變化之父母**：事物變化的根源。物之漸變（量變）為化，物之突變（質變）為變。父母，根本、本原。
4. **生殺之本始**：生，新生、產生；殺，消滅、死亡。指萬事萬物的產生和消亡，都是源於陰陽的變化。

5. **神明之府**：神，言變化莫測；明，謂形象昭著。此分別指事物內部的變化及外在表像。府，所在之處，引申為關鍵所在。事物內部運動變化和外部表現，關鍵都是陰陽兩方面相互作用的結果，所以稱陰陽為「神明之府」。
6. **治病必求於本**：本，此指陰陽。一切疾病的形成，都是由於陰陽失調所致，所以治療疾病必須尋求陰陽失調這一根本所在而調之。
7. **積陽為天，積陰為地**：積，積聚。陽，輕清上升的物質。陰，重濁下沉的物質。即言宇宙間輕清的物質向上升騰，積聚而成天；重濁的物質向下沉降，凝聚而成地。
8. **陽生陰長，陽殺陰藏**：生與長同義，發生、成長、壯大。殺與藏同義，衰弱、減少、滅亡。意為陰陽兩方面是統一協調、互相依存的，陽生陰亦生，陽殺陰亦殺。
9. **陽化氣，陰成形**：陽，陽氣。化，推動、助長。氣，功能活動。陰，陰精。成，構成、生長。陽氣溫煦，推動人體的功能活動；陰精柔靜，生成和滋養人體的形質。
10. **寒極生熱，熱極生寒**：陰陽之理，極則必變。以寒極互變的現象，說明陰陽在一定的條件下可相互轉化的道理。
11. **寒氣生濁，熱氣生清**：寒氣陰冷凝聚，故可生成濁陰；熱氣溫煦升騰，故可產生清陽。濁，指痰飲水濕之類的病理產物。清，指水穀精微。
12. **飧（ㄙㄨㄣ）泄**：大便瀉下不消化的食物，又叫完穀不化。
13. **䐜（ㄔㄣ）脹**：䐜，脹起。指胸膈脹滿。
14. **反作**：逆行。陽應升在上而反降在下；陰應降在下而反升在上，故謂陰陽反作。
15. **逆從**：偏義複詞，即逆的意思，指前述的飧泄、 脹，都是因陰陽的運行顛倒所致。

解析

本節簡明扼要地闡明了陰陽的基本概念，指出陰陽是一切事物產生、變化、發展、消亡的根源，是自然界的根本法則和規律；簡要概括了陰陽的不同性質及作用；強調指出「治病必求於本」。

（1）「陰陽者……神明之府也」論述了陰陽是自然界的一般規律，是萬物發生發展、運動變化的根本。

作為陰陽理論核心的陰陽概念不但作為自然科學概念，還作為哲學概念而存在。這兩種概念在古代文獻中都有明確而具體的表達，它體現了自然科學與哲學的必然聯繫，也反映了古代自然哲學的特點。從最早的文獻記載來看，陰陽作為自然概念的表述是屢見不鮮的，如《周易．繫辭》說：「陰陽之義配日月。」「易」字從日從月。《說文解字》說：「日月為易，象陰陽也。」《禮記．祭義》也說：「日出於冬，月生於西，陰陽長短，始終相巡，以致天下和。」《禮記．正義》注云：「陰謂夜也，陽謂晝也，夏則陽長而陰短，冬則陽短而陰長，是陰陽長短。」《禮記．月令》又說：「是月也（指仲夏月），日長至，陰陽爭，死生分。」正義注云：「日長至者，謂此月之時，日長之至極……夏至晝陽六十五刻，夜漏三十五刻，是日長至也。死生分者，分半也。陰氣既起，故物半生半死。」可見陰陽概念的產生，是人們在生產實踐中對自然變化長期觀察與認識的結果。為了進一步探索陰陽的運動規律，我國古代天文學透過觀象授時、圭表測影（即用圭表測定太陽投影的長度數值）、漏水計時等方法來考察太陽週期運動及天象變化，藉以制定曆法，指導農事活動。如張介賓說：「天地之道，一陰一陽而盡之，升降有期而氣候行，陰陽有數而次第立。次第既立，則先後因之而定；氣候既行，則節序由之而成。節序之所以分者，由寒暑之再更；寒暑之所以更者，由日行之度異。每歲之氣，陽生於子而極於午，陰生於午而極於子，陽之進者陰之退，陽之退者陰之生，一往一來，以成一歲。」張介賓明確指出太陽在周天運動過程中，由於所在位置的不同，陰陽消長也隨之發生變化，因此表現出時令季節和寒暑的週期變化。這說明陰陽作為自然法則絕不是憑空想像出來的，而是在古代自然科學的基礎上，對自然規律的總結。

哲學概念是從自然科學和社會科學中抽象概括出來的，陰陽作為哲學概念也不例外。由於事物總是處於矛盾運動之中的，因此在用陰陽概念對事物屬性進行分類的同時，陰陽的矛盾性便隨之顯示出來。例如在用陰陽歸屬天地、上下、左右、前後、進退、升降、動靜、明暗、寒熱、溫涼等的同時，也揭示了它們之間的對立統一關係。尤其是日月星辰的運行、四時寒暑的變化、白晝黑夜的交替，以及春生、夏長、秋收、冬藏的物候現象，進而推衍於事物，無不可以用陰陽加以歸屬，無不可以用陰陽對立統一的相互關係加以說明。故老子說「萬物負陰而抱陽」，《周易‧繫辭》說「一陰一陽之謂道」，程顥也說「萬物莫不有對」。這些都清楚地說明宇宙間的事物和現象存在著相互對立統一的兩個方面，任何事物內部也包含著陰和陽兩個方面。正是陰陽的相互依存、相互聯繫、相互制約、相互作用，才導致了事物的運動、發展、變化。陰陽雙方對立統一的辯證思想，是陰陽學說的核心，它的基本內容就是一分為二的，即對立統一的關係，所以張介賓說：「道者，陰陽之理也；陰陽者，一分為二也。」這說明陰陽在作為客觀世界的基本法則時，它又是抽象的哲學概念。

（2）「治病必求於本」強調治病必須探求陰陽的變化，陰陽是自然變化的客觀規律。

基於人與外在環境的統一性，《內經》認為，「人生有形，不離陰陽」（《素問‧寶命全形論》），又說「生之本，本於陰陽」（《素問‧生氣通天論》）。說明人體一切組織結構和整個生命活動都建立在陰陽對立統一的基礎上。生命的本質，就是機體內部陰陽的對立運動和自然界陰陽變化保持統一協調作為基本法則而進行的活動，如果這種有序的、高度的對立統一協調關係被破壞，就會使陰陽失去相對平衡而發生各種各樣的病變。或因陽偏盛而出現熱證，或因陰偏盛而出現寒證，或因陽虛不能制陰而出現虛寒證，或因陰虛不能制陽而出現虛熱證。儘管導致疾病的原因不同，疾病的病理變化也很複雜，但其主要的病理機制，仍然是人體內部的陰陽失調，因此在診斷上如能抓住這一基本病理過程進行辨證，就能把握住疾病的本質。所以《素問・陰陽應象大論》說「察色按脈，先別陰陽」，把辨別陰陽作為診察疾病的綱領，就可起到執簡馭繁的作用。同時，在治療上應採取「寒者熱之，熱者寒之」、「虛者補之，實者瀉之」等方法，糾正陰陽的偏盛偏衰，恢復陰陽的相對平衡，即可達到治癒疾病的目的，所以《內經》把調整陰陽作為治療疾病的基本原則，正如《素問・至真要大論》所說：「謹察陰陽所在而調之，以平為期。」反映了中醫辨證施治的主要特點。可見《內經》強調治病必須探求陰陽變化的觀點，不僅符合中醫學最基本的理論原則，而且有著廣泛的實踐基礎。由於陰陽失調是疾病發生發展的內在根據，因此，臨床上分析病機必須著眼於陰陽兩個方面消長盛衰的變化。故考察疾病的陰陽變化，是中醫辨證論治的關鍵所在，正如張介賓所說：「凡診病施治，必須先審陰陽，乃為醫道之綱領，陰陽無誤，治焉有差。」

(3)「積陽為天……熱極生寒」，闡發了陰陽的不同性質和作用。

積陽為天，積陰為地：《內經》繼承先秦時期天體形成學說的唯物主義觀念，認為世界萬物都是「氣」這個原始物質所構成的。氣的性質可分為陰氣、陽氣兩大類，質地輕清的上浮為天，質地重濁的下凝為地。正如《呂氏春秋・大樂》所說：「太乙出兩儀，兩儀出陰陽，陰陽變化，合而成章。」太乙即混沌未分的氣，兩儀陰陽，即由太極化分的陰陽二氣。最後不斷積聚而成為天地，天地之氣交合變化，於是產生萬物。這就充分肯定了世界的物質性，對「天命論」、「神創論」進行了有力批判。

陰靜陽躁。靜是安靜，躁是躁動：靜與動是相對而言。躁動是指興奮與亢進，安靜是指抑制與衰退。躁動屬陽，多見於熱證、實證；安靜屬陰，多見於寒證、虛證。如少陰虛寒證的「但欲寐」，就是表現為靜；少陽證熱化證的「心中煩不得臥」，就是表現為躁。臨床上，不僅從病人的動態上可以區分陰證和陽證，而且可以考察疾病的機制，幫助判斷疾病的預後，如《傷寒論》第 289 條：「少陰病，惡寒而蜷，時自煩，欲去衣被者可治。」「惡寒蜷臥」是陽虛陰盛；「時自煩，欲去衣被」是陽氣來複，故屬可治。但也有陽證反見安靜、陰證反見煩躁的反常現象，應加以區別。

陽生陰長，陽殺陰藏：歷代注家解釋不完全一致。根據《素問・天元紀大論》「天以陽生陰長，地以陽殺陰藏」之義，主要指上下半年氣候對植物的生長變化而言。天氣主上半年，體現陽生陰長的功能；地氣主下半年，體現陽殺陰藏的作用。從精神實質來理解，即陽可主生主殺，陰可主長主藏。這正是說明陰陽的辯證關係。

陽化氣，陰成形：陽，指氣化功能。陰，指有形物質。就人體來說，陽的化氣過程，即是把體內有形物質，化為無形之氣（肉眼難辨的微小物質），甚至轉化為能量，如「精化為氣」、「水化為氣」等，都是要靠陽氣的作用；陰的成形過程，即是把外界的物質，合成自身的形質，如精血的生成、形體的發育等，都要靠陰的成形作用。總的來說，人的生命過程，就是不斷進行化氣與成形的過程，也是陰陽相互為用的過程。

(4)「寒氣生濁……病之逆從也」。

論述了清陽濁陰升降失常引起的病變，藉以說明陰陽升降反常的病變規律。清陽之氣下陷而不升發生完穀不化的腹瀉主要責之於脾；濁陰之氣上逆而不下降發生胸脘脹滿主要責之於胃。因為脾胃位居中焦，分主升降，為全身氣機升降的樞紐。如果脾氣不升，則清陽之氣下陷，發為泄瀉。故治療因脾虛所致慢性腹瀉，不僅需要健脾益氣、溫運脾陽，更應升陽舉陷，才能收到較好的效果，《內經》所謂「清氣在下，則生飧泄」，正是指此而言。如果胃氣不降，則濁陰之氣上逆，發為胸脘脹滿。此證寒、熱、虛、實均可引起，當分別予以治療，其中寒熱錯雜，虛實相兼者，亦不少見。後世醫家對脾胃的升降功能頗為重視，治療脾胃病也各有千秋。李東垣作《脾胃論》多用升陽一法，葉天士倡養胃陰之說，重以通降為用，故說「脾宜升則健，胃宜降則和」、「太陰濕土，得陽始運；陽明燥土，得陰自安」。《臨證指南醫案》明確指出：「總之脾胃之病，虛實寒熱，宜燥宜潤，固當詳辨，其於『升降』二字，尤為緊要。蓋脾氣下陷固病，即使不病，但不健運，已病矣；胃氣上逆固病，即不上逆，但不通降，亦病矣。」

法陰陽說明人體生理病理變化

原文

故清陽為天，濁陰為地。地氣上為雲，天氣下為雨；雨出地氣，雲出天氣[1]。故清陽出上竅，濁陰出下竅[2]；清陽發腠理，濁陰走五藏[3]；清陽實四支，濁陰歸六府[4]。

水為陰，火為陽。陽為氣，陰為味[5]。味歸形，形歸氣[6]，氣歸精，精歸化[7]；精食氣，形食味[8]，化生精，氣生形[9]。味傷形，氣傷精[10]，精化為氣，氣傷於味[11]。

陰味出下竅，陽氣出上竅[12]。味厚者為陰，薄為陰之陽；氣厚者為陽，薄為陽之陰[13]。味厚則泄，薄則通；氣薄則發洩，厚則發熱[14]。壯火之氣衰，少火之氣壯[15]，壯火食氣，氣食少火，壯火散氣，少火生氣[16]。氣味辛甘發散為陽，酸苦湧泄為陰[17]。

陰勝則陽病，陽勝則陰病。陽勝則熱，陰勝則寒。重寒則熱，重熱則寒[18]。

寒傷形，熱傷氣[19]；氣傷痛，形傷腫[20]。故先痛而後腫者，氣傷形也；先腫而後痛者，形傷氣也。

風勝則動[21]，熱勝則腫[22]，燥勝則乾[23]，寒勝則浮[24]，濕勝則濡寫[25]。

天有四時五行，以生長收藏[26]，以生寒暑燥濕風。人有五藏化五氣，以生喜怒悲憂恐。故喜怒傷氣，寒暑傷形[27]。暴怒傷陰[28]，暴喜傷陽[29]。厥氣上行，滿脈去形[30]。喜怒不節，寒暑過度，生乃不固。故重陰必陽，重陽必陰。故曰：冬傷於寒，春必溫病；春傷於風，夏生飧泄；夏傷於暑，秋必痎瘧；秋傷於濕，冬生咳嗽。（《素問・陰陽應象大論》）

注釋

1. **地氣上為雲，天氣下為雨；雨出地氣，雲出天氣：**此主要說明自然界的陰陽升降運動。地氣受陽熱的蒸騰，上升為雲；天氣受陰寒的凝聚，下降為雨。也就是說，地氣升而復降是為雨，天氣降而復升是為雲。
2. **清陽出上竅，濁陰出下竅：**清陽，此指營養上竅的各種精微物質。濁陰，此指食物的糟粕和廢濁的水液，實指大、小便等下竅排泄物。
3. **清陽發腠理，濁陰走五藏：**清陽，此指衛氣。發和走都有運行、充養之義。腠理，引指皮膚、肌肉、臟腑之間通行元氣的間隙。濁陰，此指精血津液。
4. **清陽實四支，濁陰歸六府：**清陽，此指飲食物化生的水穀精微。實，充實、營養。四支，四肢。濁陰，此指水穀及其剩餘部分。
5. **陽為氣，陰為味：**氣，指藥物、飲食之氣，因其無形而升散，故屬陽。味，指藥物、飲食之味，因其有質而沉降，故為陰。
6. **味歸形，形歸氣：**歸，由此到彼的過程，此引申為滋養、依賴。形，形體，包括臟腑精血等有形物質。氣，此指元氣。此言藥物、飲食之味滋養人的形體，形體還依賴元氣的充養。
7. **氣歸精，精歸化：**氣，藥物、飲食之氣。歸，此指氣化、化生。第二句中的歸，當依賴解。化，氣化。此言藥物、飲食之氣能化生陰精，而陰精還依賴氣化而產生。
8. **精食氣，形食味：**與上文「精歸化」、「味歸形」同義。食，仰飼，即依賴……的飼養（供養）。
9. **化生精，氣生形：**是上文「精歸化」、「形歸氣」的另一種說法。
10. **味傷形，氣傷精：**飲食藥物之味太過或不當會損傷形體；飲食藥物之氣太過或不當會耗傷陰精。味、氣，均指太過或不正當的飲食藥物之味、氣。

11. **精化為氣，氣傷於味**：化，充養。氣，此指元氣。陰精充養人體的元氣，人體的元氣又會被太過的藥物飲食之味耗傷。

12. **陰味出下竅，陽氣出上竅**：凡藥物飲食之味屬陰，多沉降而走下竅；凡藥物飲食之氣屬陽，多升散而達上竅。

13. **味厚者為陰，薄為陰之陽；氣厚者為陽，薄為陽之陰**：味屬陰，味厚者為陰中之陰（純陰），薄為陰中之陽；氣為陽，氣厚者為陽中之陽（純陽），氣薄者為陽中之陰。

14. **味厚則泄，薄則通；氣薄則發洩，厚則發熱**：泄，瀉下；通，利尿；發洩，發散表邪；發熱，助陽生熱。意為藥味厚重的，有瀉下作用，如大黃之類；藥味輕薄的，有通利小便的作用，如木通之類。藥物之氣薄的，有發散表邪的作用，如麻黃之類；藥物之氣厚的，有助陽生熱的作用，如附子之類。

15. **壯火之氣衰，少火之氣壯**：之，使、令，少火，溫和的陽氣；壯，強壯、充沛。意為亢烈的邪火，能使人體的元氣衰減；溫和的陽氣，能使人體的元氣強壯。壯火，亢烈的邪火，即病理之火。

16. **壯火食氣，氣食少火；壯火散氣，少火生氣**：亢烈的邪火能消蝕耗散人體的元氣，而元氣依賴少火（陽氣）的溫養；亢烈的邪火能耗散元氣，溫和的少火能生長元氣。前「食」字當消蝕、耗傷解，後「食」字當養飼、依賴解。

17. **氣味辛甘發散為陽，酸苦湧泄為陰**：湧，催吐。泄，瀉下。藥物飲食之味有五——辛、甘、酸、苦、鹹，皆屬陰，但陰中又有陰、陽之分，辛走氣分而性散，甘走脾胃而灌溉四旁，所以辛甘發散者為陽；苦能通泄，酸主收斂，故酸苦湧泄者屬陰。

18. **重寒則熱，重熱則寒**：重，極也。意為寒到極點可出現假熱現象或轉化為熱證；熱到極點可出現假寒現象或轉化為寒證。

19. 寒傷形，熱傷氣：形，形體。氣，氣分。寒邪傷害人的形體，熱邪侵犯人的氣分。

20. **氣傷痛，形傷腫**：氣傷則氣機阻滯不通，故痛；寒傷形，寒邪鬱而化熱，壅遏營血，故出現腫脹。

21. **動**：指眩暈、震顫、抽搐等動搖不定的症狀。

22. **腫**：癰瘍紅腫。

23. **乾**：指口乾、鼻乾、咽乾、皮膚乾燥等乾燥症狀。

24. **浮**：浮腫。

25. **濡寫**：寫通「瀉」；濡瀉，指大便稀溏。

26. 生長收藏：指生物體的產生、成長、收穫、潛藏四個生化過程。

27. 喜怒傷氣，寒暑傷形：喜怒，指七情。寒暑，指六淫。意為七情失調，損傷五臟氣機；六淫傷人，首先侵犯形體肌表。

28. 暴怒傷陰：暴怒，勃然大怒。陰，此指肝陰。

29. 陽：心陽。

30. 厥氣上行，滿脈去形：厥氣，逆亂之氣。滿脈，逆行之氣充滿脈體。去形，神氣離形。指逆亂之氣上行，充滿脈體，使神氣耗散，去離形體。

 解析

本段透過天地、水火、清濁、氣味以及人體生理病理等方面的論述，進一步闡述陰陽屬性和互根、升降、轉化等陰陽學說的基本內容。

(1)

「清陽出上竅……濁陰歸六府」論述了人體清陽濁陰的升降出入。清陽與濁陰都是相對的概念，用在不同的地方，有著不同的含義。這裡的清陽濁陰，主要指飲食物進入胃腸經過消化、吸收過程以後的物質及能量轉化，根據這些物質的變化，可分為清濁兩部分，清者為陽，或上出於七竅，以維持耳、目、口、鼻感官的正常功能；或外發於腠理，以發揮衛外抗邪的作用；或充實於四肢，使肢體強健，動作有力。濁者為陰，或下出於二陰，則二便通利；或內注於五臟，則陰精氣血有所貯藏；或歸於六腑，則水穀傳化不失其度。總之有升有降，有出有入，才能維持正常的新陳代謝活動，使人體陰陽不斷在新的基礎上趨於平衡。這種清陽之氣向上、向外升發，濁陰之氣向下、向內沉降的生理觀，為後世治療學中多種治療方法提供了理論依據。例如，治療表證的宣肺發散法，治療腸胃積滯的攻下法，治療水腫的利水逐水法，治療脾虛耳鳴的益氣升清法，都是對這一理論的具體發揮。

(2)

「陰味出下竅……厚則發熱」運用陰陽屬性分析藥物的氣味及其主要功能。藥物的氣味性能多具有陰和陽的偏性，利用其偏性來治療疾病，調整人體陰陽，是其主要的作用機制。《內經》提出了藥物氣味陰陽升降的一般規律，後世藥物學在此基礎上又有新的發展，如李東垣在《珍珠囊補遺藥性賦》中說：「服藥有寒、熱、溫、涼之性，酸、苦、辛、咸、甘、淡之味，升、降、浮、沉之能，厚、薄、輕、重之用。或氣一而味殊，或味同而氣異。合而言之，不可混用；分而言之，各有所能。」說明從藥物的氣味陰陽推演到藥物的四氣五味、升降浮沉，以及對藥物氣味的具體分析與運用，都是在《內經》這一理論的啟發下發展起來的。

(3)

「陽為氣……氣傷於味」論述了「陽化氣，陰成形」的過程。本文字論述了食物進入人體之後，味、形、精、氣等物質轉化的全部過程，並據此說明陰陽之間的相互依存、相互為用、相互轉化的關係。後世精氣互根的理論即導源於此。正常狀態下精氣可以相互化生，即精是化生氣的物質基礎，氣是化生精的功能作用。精和氣無論來自先天或後天，兩者不斷地相互資生、促進和轉化。例如，腎精得腎陽之助可以化生腎氣，腎氣又可激發臟腑功能而化生陰精。如張介賓所說：「故先天之氣，氣化為精，後天之氣，精化為氣，精之與氣，本自互生。」因此在臨床上運用「從陰以引陽」、「從陽以引陰」、「陰中求陽」，「陽中求陰」等法則，創左歸丸、右歸丸等方劑以化精生氣、化氣生精，並說：「陰根於陽，陽根於陰，凡病有不可正治者，當從陽以引陰，從陰以引陽，各求其屬而衰之，如求汗於血，生氣於精，從陽引陰也。又如引火歸原，納氣歸腎，從陰引陽也。此即水中取火，火中取水之義。」可見精氣互生的理論在臨床上具有重要的指導意義。

(4)

「壯火之氣衰……少火生氣」說明了火與元氣的消長關係。這裡的火，後世引申為人體的陽氣。如張介賓所說：「火者，陽氣也。天非此火不能生育萬物，人非此火不能生養命根，是以物生必本於陽。」說明此火是指人體陽氣，亦即生命的動力。但火有壯火、少火的區分。壯火為過亢之火，即病理之火，能食氣、散氣；少火為和平之火，即生理之火，能養氣、生氣。故張介賓又說：「但陽和之火則生物，亢烈之火則害物。故火太過則氣反衰，火和平則氣乃壯。壯火散氣，故云食氣；少火生氣，故云食火。」

少火為什麼能化生元氣？因為和平之火即體內平和、正常的陽氣，能促使臟腑功能化生精微物質，並能把陰精轉化為元氣，即《內經》所謂「氣歸精」、「精化為氣」的道理。因此，臨床上治療陽虛之病，不僅用辛溫之藥以溫陽，更需要配伍甘溫之品以益氣，才能增強療效，如理中湯、附子湯等溫陽方劑，皆有補益元氣的人參相配伍，因為陽虛者必有氣虛。

壯火為什麼能耗傷元氣？因為亢盛之火即體內過亢的陽氣，能促進臟腑功能亢進，大量耗傷陰精，精傷無以化生元氣，故《內經》有「精傷則無氣」的說法。由於臨床上常有火盛傷精耗氣的病態出現，所以東垣稱「火為元氣之賊」，即針對壯火而言。因此，臨床上治療陽盛之病，一旦有氣虛現象出現，必須在清熱處方中配伍益氣之品，否則就會帶來嚴重後果。如陽明熱盛，在症見高熱汗出、煩躁口渴的同時，若脈來無力，急宜清泄陽明、益氣生津，主以白虎加人參湯。陽明燥熱內盛，灼傷津液，若脈來洪大有力，則當予白虎湯清泄陽明之熱；若脈來無力，必須加入人參以益氣生津，這是治療成敗的關鍵，甚至有時關係著生命的存亡，絕不可忽視。

關於本段經文「壯火、少火」的理解，過去注家有不同見解，如馬蒔認為壯火、少火是指藥物的氣味厚薄，「蓋以氣味太厚者，火之壯也。

用壯火之品，則吾人不能當之而反衰矣！如用烏、附之類，而吾人之氣不能勝之，故發熱。氣味之溫者，火之少也。用少火之品，則吾人之氣漸爾生旺而益壯矣。如用參、芪之類，而氣漸旺者是也」。惲鐵樵認為壯火、少火是指四時氣候變化規律，「少火為春生之氣，壯火為夏長之氣。少火由生而長，故氣壯而生氣，壯火盛極將衰之候，故氣衰而食氣」。以上二說雖有一定道理，但就對臨床的指導而言，不若前說為勝，故後世醫家多從人體陽氣的角度去理解壯火、少火。

(5)

「陰勝則陽病……陰勝則寒」論述了陰陽失調所引起的主要病理變化。人體陰陽的相對平衡，是維持正常生理活動的必要條件，如果內在或外部致病因素破壞了這一平衡，就會出現陰陽的偏盛偏衰而引起各種病變。

「勝」，偏盛的意思：「陰勝則陽病，陽勝則陰病」是陰陽偏勝偏衰的基本病理。陰和陽如果一方偏勝，常可導致另一方削弱，與下文「陽勝則熱，陰勝則寒」的病理有所不同。陽勝則陰病，是指熱勝傷陰之證。陽勝為熱屬實，陰液耗傷屬虛，實者當瀉，虛者當補，故治宜清熱養陰。陰勝則陽病，是指寒勝傷陽之證。陰勝為寒屬實，陽氣衰微屬虛，寒實宜祛，陽虛宜益，故治當祛寒扶陽。以上均屬虛實相兼的證型，與單純的寒證、熱證有所不同，所以治法也不一樣。總的說來，都是以調整和恢復陰陽的相對平衡為主要目的。

「陽勝則熱，陰勝則寒」，是指陰陽偏勝的基本病理現象：就陰陽的偏勝來講，陽偏勝的疾病多表現為熱象，所謂「陽勝則熱」。其本質為全身或局部功能及代謝活動亢進，常有面色紅赤、發熱、潮熱、煩躁、口渴、咽喉乾痛、目赤唇焦或神昏譫語、大便秘結、小便短赤，舌質紅、苔黃燥、脈數有力等熱證出現。宜採取「熱者寒之」的治法，清熱瀉火，以抑制亢盛之陽。陰偏勝的疾病多表現為寒象，所謂「陰勝則寒」。其本質為全身或局部功能及代謝活動衰退，常有面色蒼白、身寒、肢冷、神倦喜臥、大便溏薄、小便清長、口不渴或喜熱飲、舌質淡、苔白滑、脈遲無力等寒證出現。宜採用「寒者熱之」的治法，祛寒溫陽，以抑制偏盛之陰。

總的說來，糾正陰陽的偏勝，是恢復機體正常生理狀態的必要措施，正如《傷寒尋源》說：「所謂病者，悉由乎陰陽之偏也。仲景治病諸法，第就其陰陽之偏勝者，劑（調節）其偏而病自已。」

(6)

「重寒則熱，重熱則寒」指出陰陽偏盛偏衰在一定條件下向各自相反方向轉化的兩類不同證候。所謂「寒極生熱，熱極生寒」、「重陰必陽，重陽必陰」（《素問・陰陽應象大論》），也都是從物極必反來論述的。在疾病過程中，寒證轉為熱證或熱證轉為寒證，這是疾病性質的根本改變，與真熱假寒證或真寒假熱證不同。真寒假熱，是體內陰寒過盛，陽氣格拒於外，而形成的內真寒而外假熱之證，如《傷寒論》所說的「少陰病，下利清穀，裡寒外熱……身反不惡寒，其人面色赤……或咽痛……通脈四逆湯主之」之類的證候即是。真熱假寒，是體內陽熱過盛，陽氣鬱遏而不能外達，而形成的內真熱而外假寒之證，兩者雖然表現的現象不同，但疾病的本質均未發生改變。所以與上述情況應有所區別。

(7)

「風勝則動……濕勝則濡瀉」對五氣致病的特點進行了高度概括。《內經》關於五氣致病的論述對臨床辨證、探求病因有重要指導意義。但五氣致病有內傷、外感之分，外感為六淫之邪所生，內傷由臟氣失調而致。儘管兩者的臨床表現很相似，但病理特點和治療方法卻截然不同。如外風與內風俱可產生動搖不定的症狀，外風的病變直接由風邪引起，內風則是由陰虛血少或陽氣變動所產生。如張介賓所說：「風之為病最多，誤治者，在不明其表裡耳。蓋外風者，八方之所中也，內風者，五臟之本病也。八風自外而入，必先有惡寒發熱、頭痛身熱等證，顯然可察也。五風由內而病，則絕無外證，而忽病如風，其由內傷可知也。然既非外感，而經曰諸暴強直，皆屬於風，諸風掉眩，皆屬於肝，何也？蓋肝主風而藏血，血病則無以養筋，筋病掉眩強直，諸變百出，此皆肝木之化，故云皆屬於風。」張氏指出對風病的誤治在於不明表裡，或將內風誤作外風、外風誤作內風，這確在臨床上經常發生，特別是對外風引動內風的中風病，更是易為人們所忽視而造成誤診。同理，對寒、濕、燥、熱，也應嚴格區分內外，不能把兩者混同起來，造成辨證施治上的錯誤。

(8)

「冬傷於寒，春必溫病……秋傷於濕，冬生咳嗽」闡明伏邪發病的觀點。所謂「伏邪發病」，是指邪氣外襲，潛藏體內，伏而後發，開始即出現裡證，或表證裡證同時並見，與先見表證的一般外感疾病不同。也可以從《素問·四氣調神大論》「四時養生」的角度來理解，即冬傷於寒而不能藏精，至春季陽氣上升，易患溫熱病；春傷於風而陽氣不生，至夏季陽氣不能旺而生洞泄寒中之病。

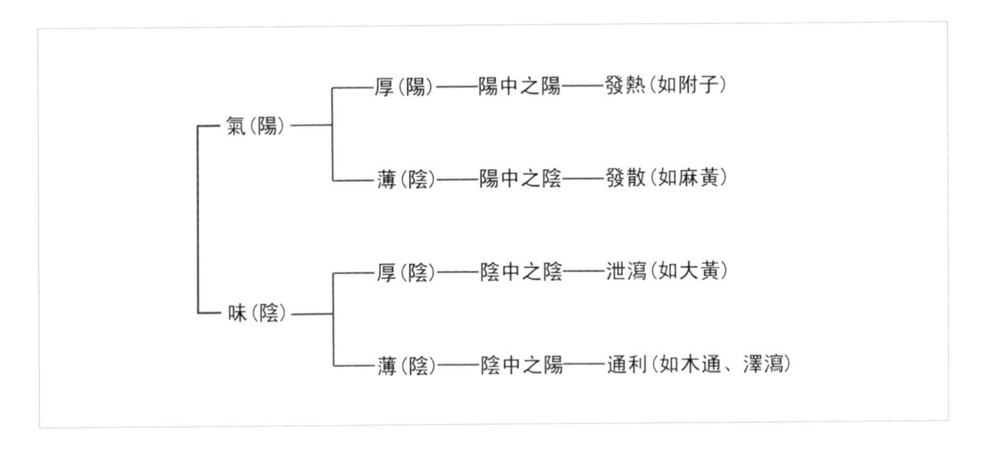

氣味厚薄陰陽分類表

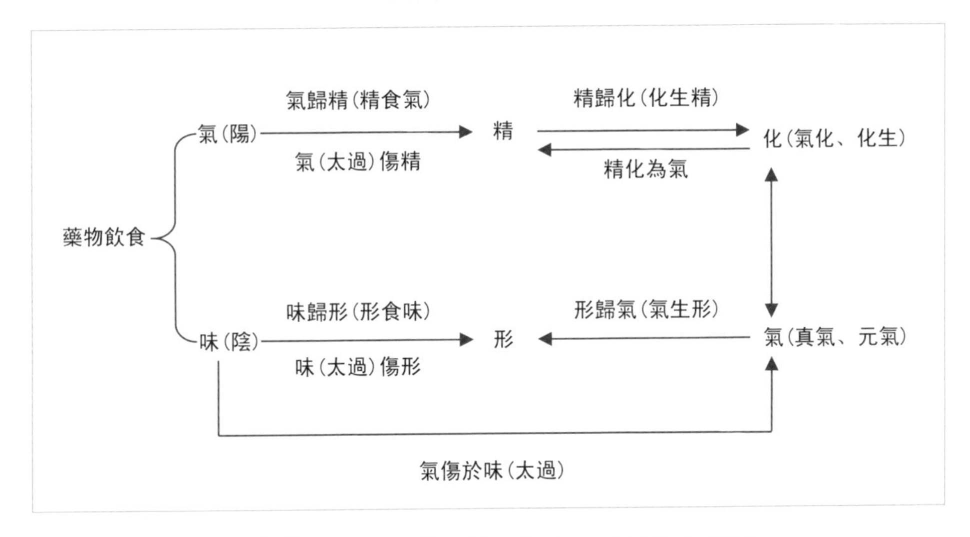

飲食藥物的形、精、氣、化的相互轉化和影響

以五行歸類論五臟陰陽整體系統

原文

帝曰：余聞上古聖人，論理人形[1]，列別藏府[2]，端絡經脈[3]，會通六合[4]，各從其經[5]；氣穴[6]所發，各有處名；溪谷屬骨[7]，皆有所起；分部逆從[8]，各有條理；四時陰陽，盡有經紀[9]；外內之應，皆有表裡，其信然乎？

岐伯對曰：東方生風[10]，風生木[11]，木生酸[12]，酸生肝，肝生筋，筋生心，肝主目。其在天為玄，在人為道，在地為化，化生五味，道生智，玄生神[13]。神在天為風，在地為木，在體為筋，在藏為肝，在色為蒼，在音為角[14]，在聲為呼[15]，在變動為握[16]，在竅為目，在味為酸，在志為怒。怒傷肝，悲勝怒；風傷筋，燥勝風[17]；酸傷筋，辛勝酸[18]。

南方生熱[10]，熱生火[11]，火生苦[12]，苦生心，心生血，血生脾，心主舌。其在天為熱，在地為火，在體為脈，在藏為心，在色為赤，在音為徵[14]，在聲為笑[15]，在變動為憂[16]，在竅為舌，在味為苦，在志為喜，喜傷心，恐勝喜；熱傷氣，寒勝熱[17]，苦傷氣，鹹勝苦[18]。

中央生濕[10]，濕生土[11]，土生甘[12]，甘生脾，脾生肉，肉生肺，脾主口。其在天為濕，在地為土，在體為肉，在藏為脾，在色為黃，在音為宮[14]，在聲為歌[15]，在變動為噦[16]，在竅為口，在味為甘，在志為思。思傷脾，怒勝思；濕傷肉，風勝濕[17]；甘傷肉，酸勝甘[18]。

西方生燥[10]，燥生金[11]，金生辛[12]，辛生肺，肺生皮毛，皮毛生腎，肺主鼻。其在天為燥，在地為金，在體為皮毛，在藏為肺，在色為白，在音為商[14]，在聲為哭[15]，在變動為欬[16]，在竅為鼻，在味為辛，在志為憂。憂傷肺，喜勝憂；熱傷皮毛，寒勝熱[17]；辛傷皮毛，苦勝辛[18]。

北方生寒[10]，寒生水[11]，水生鹹[12]，鹹生腎，腎生骨髓，髓生肝，腎主耳。其在天為寒，在地為水，在體為骨，在藏為腎，在色為黑，在音為羽[14]，在聲為呻[15]，在變動為栗[16]，在竅為耳，在味為鹹，在志為恐。恐傷腎，思勝恐；寒傷血，燥勝寒[17]；鹹傷血，甘勝鹹[18]。

故曰：天地者，萬物之上下也；陰陽者，血氣之男女[19]也；左右者，陰陽之道路[20]也；水火者，陰陽之徵兆[21]也；陰陽者，萬物之能始[22]也。故曰：陰在內，陽之守也；陽在外，陰之使也[23]。（《素問・陰陽應象大論》）

注釋

1. **論理人形**：討論人體的形態器官。
2. **列別藏府**：辨別各臟各腑的形態位置。
3. **端絡經脈**：探求經脈的分佈走向。
4. **會通六合**：融會貫通十二經脈中表裡兩經的六對組合。
5. **各從其經**：各依循經脈及其所屬臟腑的關係。從，依循。
6. **氣穴**：經氣所輸注的孔穴，又稱經穴。
7. **溪谷屬骨**：溪谷，人身的肌肉間隙。屬，連屬。溪谷屬骨，大小肌肉與骨節相連屬。
8. **分部逆從**：分部，皮之分部。皮部中的浮絡，分為三陰三陽，有順行和逆行之別。
9. **四時陰陽，盡有經紀**：四時陰陽都有各自的變化規律。
10. **東方生風、南方生熱、中央生濕、西方生燥、北方生寒**：東、南、中、西、北，稱為五方，也有五時的含義。風、熱、濕、燥、寒，為五時的主氣。古人透過長期的觀察發現：東方和春季氣候溫和，南方和夏季氣候炎熱，中央地域和長夏之季氣候潮濕，西方和秋季氣候乾燥，北方和冬季氣候寒冷。

11. **風生木、熱生火、濕生土、燥生金、寒生水**：風、熱、濕、燥、寒，為在天的五氣。木、火、土、金、水，是在地的五行。在天的五氣，化生在地的五行。即風動則木榮，熱極則生火，濕潤則土氣旺而長養萬物，燥氣剛勁而生金，寒氣陰凝而化為水。

12. **木生酸、火生苦、土生甘、金生辛、水生鹹**：酸、苦、甘、辛、鹹，稱為五味。五行之氣化生五味，是根據實物的滋味總結出來的。

13. **其在天為玄，在人為道，在地為化，化生五味，道生智，玄生神**：此 23 字，與上下文義不符，且與木氣無關，疑為衍文。

14. **角、徵、宮、商、羽**：稱為古代「五音」。五音聲波振盪的特點是角音順應木氣而展放，徵音順應火氣而高亢，宮音順應土氣而平穩，商音順應金氣而內收，羽音順應水氣而下降。它們對人體的影響，則分別作用於肝、心、脾、肺、腎。可參閱前《素問．生氣通天論》中的「討論」。

15. **呼、笑、歌、哭、呻**：稱為「五聲」，是五臟所主的情志活動表現出來的情感特徵。

16. **握、憂、噦、欬、栗**：稱為「五變」，是五臟病變所表現出來的臨床特徵。握，搐搦握拳，筋病的表現。憂氣逆也，心病的表現。噦（ㄩㄝ），呃逆也，胃氣上逆的表現。欬，同咳，肺氣上逆的表現。栗，寒顫發抖，腎陽不足、失於溫煦所致。

17. **風傷筋，燥勝風；熱傷氣，寒勝熱；濕傷肉，風勝濕；熱傷皮毛，寒勝熱；寒傷血，燥勝寒**：按上下文和五行生克關係，「熱傷皮毛」當為「燥傷皮毛」，最後一個「寒勝熱」當為「熱勝燥」。其中的「燥勝寒」當為「濕勝寒」。此指五氣太過自傷以及五氣相互制勝的關係。

18. **酸傷筋，辛勝酸；苦傷氣，鹹勝苦；甘傷肉，酸勝甘；辛傷皮毛，苦勝辛；鹹傷血，甘勝鹹**：此指五味太過自傷及五味相勝的關係。

19. **陰陽者，血氣之男女**：之，和也。在人類，男為陽，女為陰；在人體，氣為陽，血為陰。

20. **左右者，陰陽之道路**：天為陽，左行；地為陰，右行。故左右是陰陽運行的道路。

21. **徵兆**：驗證，見端。

22. **陰陽者，萬物之能始**：能始，元始，本元。意為陰陽是萬物的最終本元。

23. **陰在內，陽之守也；陽在外，陰之使也**：守，守持於內；使，役使於外。陰氣居於內，是陽氣的主持；陽氣居於外，為陰氣的役使。

解析

經文運用陰陽五行學說的理論，把自然界有關事物和人體臟腑組織等，進行有機聯繫，概述了《內經》「四時五臟陰陽」的系統結構，進一步揭示人體與自然界的整體聯繫。

(1)

「余聞上古聖人……甘勝鹹」論述了五行學說的基本概念、豐富內容和廣泛運用。《內經》認為，五行也是宇宙的普遍規律，自然界的事物都按五行法則運動變化、相互聯繫著。五行相生相勝的關係，維持了整個宇宙各事物間的有序運動和相對平衡狀態。五行與陰陽雖有不同，但兩者皆以「氣」為基礎，互相補充，互相滲透，不可分割，誠如張介賓在《類經圖翼》中所說：「五行即陰陽之質，陰陽即五行之氣，氣非質不立，質非氣不行。」陰陽為五行之「氣」，五行屬有形之「質」。《內經》將人體的組織器官、情志、聲、色等與自然界的五方、五時、五氣、五味等聯繫起來，形成以五臟為中心的五個功能系統，並論述了各系統之間的生克乘侮關係。五行在醫學上不僅用於研究人體內部的系統結構關係，還用於研究人與自然環境之間的相互作用和影響，體現出中醫學的整體調控觀。

(2)

「天地者……陰之使也」舉例說明陰陽的對立統一關係。「天地」、「上下」、「男女」、「左右」、「水火」都是既對立又統一的事物和現象，都可以用陰陽來代表和說明。「水火者，陰陽之徵兆也」，說明陰陽是抽象的概念，而「水火」最能代表和說明陰陽相互對立統一的性質與作用。例如，水性寒，質重潤下，是陰的象徵；火性熱，質輕炎上，是陽的象徵。兩者相互對立，即所謂「水火不相容」，但又必須相輔相成，才能起到有利無弊的作用，《易經》稱陰陽協調為「水火既濟」，醫學上亦常以水火立論，藉以說明人體陰陽互根互用的關係，如張介賓所說：「火為水之主，水即火之源，水火原不相離也。」總之，從《內經》直至後世醫家，都常以水火喻人身陰陽，而認為水火是立命之本，「水火宜平不宜偏，宜交不宜分」，這是以水火說明陰陽相互依存、制約的重要意義。臨床虛勞內傷疾病，多見陰陽水火升降失常、心腎不交，甚至導致陰竭陽脫，危及生命。治療上應根據心、腎陰陽偏盛偏衰的不同情況，進行辨證論治。

(3)

「陰在內，陽之守也；陽在外，陰之使也」進一步強調陰陽的相互關係，說明人體內外陰陽必須相互依賴、相互為用，才能共同維持人體的正常生命活動。從總體上看，人體外為陽，內為陰。陰要為陽守持於內，陽要為陰運使於外。這裡的陰指陰精或營血，陽指陽氣或衛氣。高士宗說：「陰者，藏精而起亟，即陰在內而為陽之守也；陽者，衛外而為固，即陽在外而為陰之使也。」陰精藏於內，不斷輸送精氣以供應陽氣的需要，這就是陰在內為陽之守；陽氣行於外要護衛肌表以固密陰精，這就是陽在外而為陰之使。馬蒔則認為：「陰指營，陽指衛」。營血藏於內，是外在衛氣的物質基礎；衛氣行於外，對內在陰精起著護衛作用。兩者的說法雖有所不同，但基本精神是一致的。

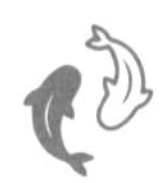

《內經》的五行功能系統

神（陰陽莫測的變化）					
	陽（天、上、氣、火）		陰（地、下、血、水）		
	木	火	土	金	水
方位	東	南	中	西	北
氣候	風	熱	濕	燥	寒
品類	木	火	土	金	水
五味	酸	苦	甘	辛	鹹
五色	青	赤	黃	白	黑
五音	角	徵	宮	商	羽
五臟	肝	心	脾	肺	腎
七竅	目	舌	口	鼻	耳
五體	筋	脈	肉	皮毛	骨
五聲	呼	笑	歌	哭	呻
五志	怒	喜	思	憂	恐
五變	握	憂	噦	咳	栗

取法陰陽闡明病理變化及調治之法

原文

帝曰：法陰陽奈何？岐伯曰：陽勝則身熱，腠理閉，喘粗為之俛仰[1]，汗不出而熱，齒乾以煩冤[2]，腹滿死，能[3]冬不能夏。陰勝則身寒，汗出，身常清[4]，數栗[5]而寒，寒則厥[6]，厥則腹滿死，能夏不能冬。此陰陽更勝之變，病之形能[7]也。

帝曰：調此二者奈何？岐伯曰：能知七損八益[8]，則二者可調，不知用此，則早衰之節[9]也。年四十而陰氣自半[10]也，起居衰矣；年五十，體重，耳目不聰明矣；年六十，陰痿[11]，氣大衰，九竅不利，下虛上實，涕泣俱出[12]矣。故曰：知之則強，不知則老[13]，故同出而名異[14]耳。智者察同，愚者察異[15]。愚者不足，智者有餘；有餘則耳目聰明，身體輕強，老者復壯，壯者益治。是以聖人為無為[16]之事，樂恬憺之能，從欲快志於虛無之守[17]，故壽命無窮，與天地終，此聖人之治身也。

天不足西北，故西北方陰也，而人右耳目不如左明也；地不滿東南，故東南方陽也，而人左手足不如右強也[18]。帝曰：何以然？岐伯曰：東方陽也，陽者其精並於上，並於上，則上明[19]而下虛，故使耳目聰明，而手足不便也；西方陰也，陰者其精並於下，並於下，則下盛而上虛，故其耳目不聰明，而手足便也。故俱感於邪，其在上則右甚，在下則左甚，此天地陰陽所不能全[20]也，故邪居之。

故天有精[21]，地有形；天有八紀[22]，地有五裡[23]，故能為萬物之父母。清陽上天，濁陰歸地，是故天地之動靜，神明為之綱紀，故能以生長收藏，終而複始。唯賢人上配天以養頭，下象地以養足[24]，中傍人事[25]以養五藏。天氣[26]通於肺，地氣通於嗌[27]，風氣通於肝，雷氣通於心，穀氣通於脾，雨氣通於腎[28]。六經為川，腸胃為海，九竅為水注之氣[29]。以天地為之陰陽，陽之汗，以天地之雨名之；陽之氣，以天地之疾[30]風名之。暴氣象雷，逆氣象陽[31]。故治[32]不法天之紀，不用地之理，則災害至矣。（《素問・陰陽應象大論》）

注釋

1. **喘粗為之俛（ㄈㄨˇ）仰**：俛，同俯。喘急氣粗而前俯後仰。
2. **煩冤**：冤，同「悗」（ㄇㄢˊ）。指心胸煩悶。
3. **能**：音、義均同「耐」，耐受。
4. **清**：寒冷。
5. **數栗**：經常寒冷發抖。
6. **厥**：四肢寒冷特甚。
7. **形能**：能，通「態」。形能，即形態，此作表現、症狀解。
8. **七損八益**：指古代房中養生術中 7 種有害於人體精氣的做法和 8 種有益於人體精氣的做法。
9. **早衰之節**：節，訓「信」。早衰之節，早衰的徵信。
10. **陰氣自半**：陰氣，腎中精氣。意為腎臟的精氣自然衰減一半。
11. **陰痿**：陰器痿廢，即陽痿。
12. **氣大衰，九竅不利，下虛上實，涕泣俱出**：腎臟精氣虛衰於下，九竅不利、涕泣俱出表現於上。
13. **知之則強，不知則老**：懂得七損八益這一養生之道的，就身體強壯；不懂得七損八益這一養生之道的，就會過早衰老。
14. **同出而名異**：人體雖同由精氣充養，但因養生的當與不當，而有強壯和早衰的差異。
15. **智者察同，愚者察異**：善於養生的人注重培養精氣，不善養生的人只注重年老後身體強壯與衰弱的差異。
16. **無為**：道家語，強調順物之自然，此作「思想安閒清靜，沒有一絲雜念」解。

17. 從欲快志於虛無之守：守，當作「宇」字，居也。指在安閒清靜、沒有雜念的精神狀態中，保持少欲從心、樂觀達志的情緒。

18. 天不足西北，故西北方陰也……而人左手足不如右強也：陽東升而西落，升時陽漸盛而陰漸衰，故日升的東南方屬陽；落時陽漸衰而陰漸盛，故日落的西北方屬陰。人與之相應，人若面南而立，右側對應陽氣不足的西北方，清陽上升不足，上竅失養，則右耳目不聰明；左側對應陰氣不足的東南方，陰精下降不足，手足失養，則運動不便。

19. 明：當是「盛」字之誤。

20. 天地陰陽所不能全：指自然界的陰陽不可能是絕對平衡的。

21. 精：精氣、精微。

22. 八紀：指立春、立夏、立秋、立冬、春分、秋分、夏至、冬至 8 個節氣。

23. 五裡：裡，當為「理」，道理。五裡，東、南、中、西、北五方五行的道理。

24. 上配天以養頭，下象地以養足：上，身半以上，下，身半以下。身半以上像天的清輕，猶天氣宣降；身半以下像地的靜藏，猶地氣上升。清靜有常，升降有序，則頭目清明，腰腿輕便。

25. 中傍人事：中，軀幹部位的臟腑組織。傍，依附。人事，指人體生理、心理、倫理、社會學等意義上的綜合情況，以及人體與天地陰陽相應變化的有關規律。

26. 天氣：清氣，即肺吸入的氣。

27. 地氣通於嗌：地氣，濁氣，即飲食之氣。嗌，咽。此句意為飲食之氣透過咽的吞咽作用進入胃中。

28. 風氣通於肝……雨氣通於腎：風、雷、穀、雨分別指木、火、土、水，與肝、心、脾、腎相通應。

29. 九竅為水注之氣：九竅是排泄水液代謝產物的器官，如淚、涕、唾、涎、二便等是從九竅排出的。

30. 疾：此為衍字。

31. 暴氣象雷，逆氣象陽：性情暴躁易怒，好像自然界雷霆發作，其上逆之氣，好像自然界的亢陽。

32. 治：指養生和治病。

解析

本段本於「人與天地相參應」的學術觀點，取法陰陽，從陰陽的盛衰闡發了人體生長發育過程、左右耳目手足的功能差異、臟腑的生理病理；提出了「陽盛病耐冬不耐夏，陰盛病耐夏不耐冬」，不知調陰陽則「早衰之節」、「天地陰陽所不能全」、「治不法天之紀，不用地之理，則災害至」等觀點。

(1) 經文指出陰陽偏勝的病變表現。

「陽勝則身熱……能冬不能夏」，指出患者陽熱偏勝，症見身熱、喘促氣粗、呼吸困難，以致身體前俯後仰，汗不出而熱甚，胃津傷而齒乾，陽熱內鬱而心中煩悶。如果熱結於裡，腑氣不通，出現腹部脹滿，則有死亡的危險。此證陽熱極盛，陰液耗傷，所以能耐受冬天的寒冷，不能耐受夏天的炎熱。但文中既見喘促氣粗的肺熱證，又見腹滿的腑實證，如此內熱蒸騰，反而腠理閉，汗不出。究其原因，多因表寒不解，或溫熱感寒，寒邪外束，衛陽之氣不得泄越，漸致內熱壅盛，或於此時過用寒涼，以致表邪遏郁於內，化熱內結，所以陽勝反見「腠理閉，汗不出」。此證之所以成為死候，是因外閉內結、表裡不通、熱邪無從泄越的緣故。《素問．玉機真臟論》說：「身汗得後利，則實者活。」邪氣盛實之證，得身汗則表邪解，得後利（大便通利）則裡邪除，內外通和，邪有出路，則實者可活。而上述見證卻相反，所以「腹滿死」。此證表裡閉結，熱邪充斥三焦，邪無去路，治宜表裡兩解，如用三黃石膏湯（麻黃、淡豆豉、梔子、石膏、黃連、黃芩、黃柏）加入大黃、芒硝之類，熱傷氣陰者加麥冬、玄參之類，尚可圖治。

「陰勝則身寒……能夏不能冬」，指出患者陰寒偏勝，陽氣受損，症見身寒。陽不外固則汗出，肌表失於溫煦，故身常清冷，惡寒戰慄。

腎陽衰微，陽氣不能達於四末，故四肢逆冷。如果肢冷的同時又出現腹滿，說明脾腎陽氣衰敗，先後天不得相互溫養，則有死亡的危險。此證陰寒極盛，陽氣大傷，所以能耐受夏天的炎熱，不能耐受冬天的寒冷。面臨此證，後世醫家治以溫補脾腎，用桂附理中湯獲效。

（2）「調此二者奈何……此聖人之治身也」強調了調攝陰陽的重要意義。

《素問．生氣通天論》指出「生之本，本於陰陽」，可見調攝陰陽對整個生命活動有至關重要的意義。怎樣調攝陰陽？《內經》在此指出：「能知七損八益，則二者可調。」何謂「七損八益」？過去注家解釋不一（見後面討論），長沙馬王堆漢墓出土的文物中，古醫籍竹簡《養生方．天下至道談》，指的是古代養生法中的「房中術」。從經文中也可以看出，這確實是指一種具體的養生法，只是不好體會和運用罷了。

本段經文所說的早衰現象，還可以聯繫《素問．上古天真論》中腎氣決定人體生長發育衰老過程來理解，這在臨床上也是有指導意義的。經文「年四十而陰氣自半也，起居衰矣」，與《上古天真論》「五八（四十歲）腎氣衰，發墮齒槁」是符合的。「五八（四十歲）」，是由盛到衰的轉捩點，因為「四八筋骨隆盛，肌肉滿壯」，五八就出現衰老現象了。所以這裡的陰氣可理解為腎氣。腎氣在整個生命活動中是起主導作用的，人體的生長盛衰與腎氣的盛衰是同步的。腎氣包含的陰精陽氣，既是維持生命的物質基礎，也是生命活動的原動力，同樣是人體生命活動的根本。所以，要推遲衰老的到來，首先要著眼於腎的陰精與陽氣，要善於調攝腎中陰陽。另外，經文還強調養生尚須重視調攝精神情志，要「樂恬憺之能，從欲快志於虛無之守」，以期「盡終其天年，度百歲乃去！」

關於「七損八益」，歷代注家有 5 種解釋：①《黃帝內經太素》承上文陰陽更勝之變，認為八益指陽盛的 8 個症狀（身熱、腠理閉、喘粗、俯仰、汗不出而熱、齒乾、煩惋、腹滿），七損指陰盛的7個症狀（身寒、汗出、身常清、數栗、而寒、寒厥、腹滿）。陽盛為實，故稱益；陰盛為虛，故稱損。②王冰以「男精女血」立說，認為七損者，女子經血貴於二七時下，八益者，男子精氣貴於二八時充滿。「陰七可損，則海滿而血自下；陽八宜益，交會而泄精。由此則七損八益，理可知矣」。③張介賓以「陽不宜消，陰不宜長」作注曰：「七為少陽之數，八為少陰之數，七損者言陽消之漸，八益者言陰長之由也。夫陰陽者，生殺之本始也，生從乎陽，陽不宜消也；死從乎陰，陰不宜長也。使能知七損八益之道，而得其消長之機，則陰陽之柄，把握在我，故二者可調，否則未央而衰矣。」④張志聰《黃帝內經集注》云：「言陽常有餘而陰常不足」，故「陽宜損，陰宜益」。⑤丹波元簡《素問識》以「男女生長衰老之階段」立論，注曰：「天真論云，女子五七，陽明脈衰；六七，三陽脈衰於上；七七，任脈衰。此女子有三損矣。丈夫五八，腎氣衰；六八，陽氣衰於上；七八，肝氣衰；八八，腎氣衰齒落。此丈夫有四損也。三、四合為七損矣。女子七歲腎氣盛，二七天癸至，三七腎氣平均，四七筋骨堅，此女子有四益也。丈夫八歲腎氣實，二八腎氣盛，三八腎氣平均，四八筋骨隆盛，此丈夫有四益也。四、四合為八益矣。」

以上五說，除《太素》注似與下文文義不相貫外，其餘諸說，於義皆通，尤以丹波之注義長。但據文意來看，「七損八益」顯然是一種養生的方法。湖南長沙馬王堆出土竹簡《養生方・天下至道談》記載：「氣有八益，有七孫（損），不能用八益去七孫，則四十而陰氣自半也，五十而起居衰，六十耳目不蔥（聰）明，七十下枯上（脫），陰氣不用，淉（灌）泣留（流）出。令之復壯有道，是故老者復壯，壯不衰……八益：一曰治氣，二曰致沫，三曰智時，四曰畜氣，五曰和沫，六曰竊氣（積氣），七曰寺贏，八曰定頃。七孫：一曰閉，二曰泄，三曰渴，四曰勿（又作帶），五曰煩，六曰絕，七曰費。」現用教材據此注釋為古代的房中術，可信。

（3）「天不足西北……故邪居之」，闡明人體左右手足、耳目功能之所以有差異的原因。

「天不足西北，地不滿東南」一句，具有古代天文、地理的背景。以天文來說，西北正當立秋至大寒的十二節氣，時值秋冬涼寒二季；東南正當立春至大暑的十二節氣，時值春夏溫熱二季。以地理而論，西北高而多山，高者多寒，寒氣下行；東南低而多水，低者多熱，熱氣上行。因此，「天不足西北，地不滿東南」具有陰陽消長和寒熱更迭的基本含義。以天地陰陽不平衡的現象解釋人體左右不平衡的生理差異，則是基於人體與自然界統一的觀點考慮的。另外，經文還指出，人體精氣比較充足的部位生理活動較強，抗禦外邪的能力也較強，所以邪氣不易停留；精氣比較薄弱的部位生理活動較弱，抗禦外邪的能力也較差，所以邪氣就會乘虛而停留在那裡。

（4）「故天有精……則災害至矣」論述了治法天地陰陽的意義。

經文在天地陰陽為萬物之父母這一觀點的基礎上，應用自然界的事物取象比類，論證人體臟腑組織的生理功能和病理現象，提出了「治不法天之紀，不用地之理，則災害至矣」的治身理論。這不僅為探索人體生命活動規律必須與自然界的影響結合起來考慮提供了啟示，而且也為臨床辨證論治必須與天地陰陽結合起來分析奠定了基礎。

診治之道取法陰陽

原文

故邪風[1]之至，疾如風雨，故善治者治皮毛，其次治肌膚，其次治筋脈，其次治六府，其次治五藏。治五藏者，半死半生也。故天之邪氣，感則害人五藏；水穀之寒熱[2]，感則害於六府；地之濕氣，感則害皮肉筋脈。

故善用針者，從陰引陽，從陽引陰[3]，以右治左，以左治右[4]，以我知彼[5]，以表知裡，以觀過與不及之理，見微得過[6]，用之不殆[7]。善診[8]者，察色按脈，先別陰陽[9]；審清濁而知部分[10]；視喘息，聽音聲而知所苦[11]；觀權衡規矩[12]而知病所主；按尺寸[13]，觀浮沉滑濇而知病所生；以治無過[14]，以診則不失矣。（《素問．陰陽應象大論》）

注釋

1. **邪風**：泛指六淫邪氣。
2. **寒熱**：指飲食物性質的寒熱溫涼。
3. **從陰引陽，從陽引陰**：引，引經絡之氣來調節虛實。由於人身的陰陽氣血內外上下是相互貫通的，所以針刺陽分或陰分，能夠調節相對應的另一方經脈的虛實盛衰。
4. **以右治左，以左治右**：由於三陰三陽經脈是左右交叉、互相貫通的，所以針刺法可以左病刺右、右病刺左。
5. **以我知彼**：我，醫生，代表正常人。彼，病人。此句意為以正常人的生理情況去衡量病人的病情，即以常測變。
6. **見微得過**：微，病之初起。過，病的發展變化。觀察疾病的初期表現，能測知其發展經過。
7. **用之不殆**：殆，危。運用上述的治法，就沒有延誤病情的危險。
8. **診**：診察病情，包括四診。
9. **察色按脈，先別陰陽**：觀察面色，切按脈搏，首先應區別它們的陰陽屬性。
10. **審清濁而知部分**：面部色診時，既要審察五色的清濁明暗，又要觀察五色所顯的部位。
11. **視喘息，聽聲音而知所苦**：觀看喘息時的輕重表現，聆聽病人訴說病情時聲音的大小強弱和病變發出的聲響，可測知痛苦所在。

12. **權衡規矩**：權，秤錘；衡，秤桿；規，作圓之器；矩，作方之器。此指四時正常脈象，即脈象春應中規而圓滑；夏應中矩而洪大滑數、秋應中衡而輕浮、冬應中權而沉伏。

13. **尺寸**：尺，尺膚，指前臂內側自肘關節至腕關節的皮膚。寸，寸口，指兩手橈骨頭內側橈動脈的診脈部位。按尺膚而觀滑澀，按寸口而觀浮沉。

14. **過**：差錯。

解析

經文論述了診治之道取法陰陽的重要性，並舉例說明其具體運用。

(1)

「邪風之至……半死半生也」告誡人們，凡病要爭取早期治療。因為疾病早期病邪侵襲人體的部位尚淺，病變單純輕微，正氣尚強，治療容易獲效。而當病邪由表入裡、由淺入深，傷及五臟時，病邪隱伏體內，正氣大傷，抗邪無力，不但難收治療之功，甚則危及生命。不僅外感病是這樣，內傷雜病也是這樣，《金匱要略》指出「見肝之病，知肝傳脾，當先實脾」，臨床治療肝病，常常根據不同的情況，採取肝脾同治或肝胃同治的方法。所以，高明的醫生不是見病治病，而是在掌握病情變化規律的前提下，爭取治療上能及早控制病變的發展。這種早期治療的思想，《內經》曾多篇論及，成為後世醫家遵循的治療大法則。

(2)

「善用針者……以左治右」論述了「從陰引陽，從陽引陰」的針刺治療原則。從陰引陽，即病在陽，從陰來引導；從陽引陰，即病在陰，從陽來引導。如可取背部的腧穴以治五臟之病；也可以取陽經的穴位治療陰經的病；也可以取上部的穴位治療下部的疾病；以取右側穴位治療左側病變，取左側穴位治療右側病變。這是因為，人身的陰陽氣血是外內上下左右相貫通的，正如張志聰注：「此言用針者，當取法乎陰陽也。夫陰陽氣血、外內左右，交相貫通。」上述治則雖然主要用來指導針法，但對臨床用藥也有廣泛而實際的指導意義。治療的要旨，在於協調陰陽，恢復陰陽平衡。所以病在陽分，可以從陰來引導之；病在陰分，可以從陽來引導之。如針灸頭部的百會穴治療脫肛，針刺足部的內庭穴治療牙痛，針刺左側的頰車穴、地倉穴治療右側面癱等，均屬此類治法的具體運用。

(3)

「以我知彼……用之不殆」論述了早期診斷及治療的重要性。疾病初起的症狀和體徵往往不太顯著，醫者必須善於應用以常達變、以表知裡的方法，即以正常生理狀態（我）為標準，來衡量比較患者（彼），然後以表現於外的徵象推測病人內部的病變，瞭解疾病的邪正虛實，早期診斷，早期治療，才能防微杜漸，使疾病早愈。

(4)

「善診者……以診則不失矣」論述了診斷疾病的關鍵在於辨別證候與病證的陰陽屬性。本文透過「察色」、「按脈」、「審清濁」、「視喘息」、「聽聲音」、「觀權衡規矩」、「按尺寸」等診斷方法搜集疾病的症狀與體徵，並將診察所得相互參合，進行分析綜合，辨別證候與病證的陰陽屬性，如此就可執簡馭繁，抓住了疾病的本質，診斷就正確，治療則不會出錯。

辨別證候的陰陽屬性，是診察疾病的重要綱領和關鍵所在。因為人體一切病理變化，都表現為陰陽的偏盛偏衰，透過四診瞭解和分析病情的陰陽變化，這是治療疾病的必要前提。正如張介賓所說：「凡診病施治，必須先審陰陽，乃為醫道之綱領，陰陽無謬，治焉有差。」

四時八風之邪的一般致病規律

原文

黃帝問曰：天有八風[1]，經有五風[2]，何謂？岐伯對曰：八風發邪[3]，以為經風，觸五藏，邪氣發病。所謂得四時之勝[4]者，春勝長夏[5]，長夏勝冬，冬勝夏，夏勝秋，秋勝春，所謂四時之勝也。

東風生於春[6]，病在肝[7]，俞在頸項[8]；南風生於夏，病在心，俞在胸脅；西風生於秋，病在肺，俞在肩背；北風生於冬，病在腎，俞在腰股；中央為土，病在脾，俞在脊。故春氣[9]者，病在頭；夏氣者，病在藏[10]；秋氣者，病在肩背；冬氣者，病在四支[11]。故春善[12]病鼽衄[13]，仲夏善病胸脅，長夏善病洞泄寒中[14]，秋善病風瘧，冬善病痹厥[15]。故冬不按[16]蹻，春不鼽衄，春不病頸項，仲夏不病胸脅，長夏不病洞泄寒中，秋不病風瘧，冬不病痹厥，飧泄而汗出也[17]。夫精[18]者，身之本也，故藏於精者，春不病溫[19]；夏暑汗不出者，秋成風瘧。此平人脈法也[20]。（《素問・金匱真言論》）

注釋

1. **八風：**指東、東南、南、西南、西、西北、北、東北的八方之風。為正常氣候時，主萬物生長，叫做實風；若不依時令而至，就成為邪風，能使人致病，叫做虛風。即下文所說的「八風發邪」。
2. **五風：**五臟之風，即心風、肝風、脾風、肺風、腎風。
3. **八風發邪：**八方發生的不正常邪風。
4. **勝：**克制。

5. **長夏**：夏秋之間的 52 天。
6. **東風生於春**：馬蒔認為「春主甲乙木，其位東，故東風生於春」。以下南風、西風、北風，可以此類推。
7. **病在肝**：馬蒔認為「在天為風，在臟為肝。故人之受病，當在於肝」。以下各臟病，亦可仿此類推。
8. **俞在頸項**：俞，俞穴，是經氣輸注之處，也是邪氣易入之地。頸項，疑是頭之誤，因下文說：「春氣者，病在頭。」且頸項無肝膽經的俞穴。
9. **氣**：外界的異常氣候。
10. **藏**：此指心臟。因心通夏氣，所以夏季氣候異常，多致心病。
11. **支**：同「肢」。
12. **善**：此作容易解。
13. **鼽（ㄑㄧㄡˊ）衄**：鼽，病證名，指經常鼻塞、流涕、打噴嚏的一種疾病。衄，鼻中出血。
14. **寒中**：寒氣在中焦，亦可作裡寒證解。
15. **痺厥**：偏義複詞，此指痺證，主要表現是關節疼痛、手足麻木。
16. **按**：按，按摩。又名導引，指矯捷舉動手足，即按摩、氣功、保健操等養生方法。但此指擾動筋骨、過分運動。
17. **飧泄而汗出也**：此六字為衍文。
18. **精**：陰精。包括兩個方面：一是生殖之精，二是飲食物化生的精華。
19. **溫**：溫病。
20. **夏暑汗不出者，秋成風瘧。此平人脈法也**：疑有脫文，故不譯。

解析

本段論述了四時八風之邪的致病特點和發病規律。

(1)

「八風發邪……所謂四時之勝也」論述四時八風之邪的致病特點。自然界的異常氣候，能侵犯經脈，進而損害臟腑，引起病變。同時還指出四時氣候之間存在著互相制約的關係。正是由於這種關係，才使得春溫、夏熱、秋冷、冬寒維持在相對正常的範圍內。在此環境中，一切生物便能生、長、壯、老、已，一切植物才會生、長、化、收、藏。如果這種制約關係遭到破壞，四時氣候就會太過或不及。四時的氣候反常，便是致病因素。如近年出現的暖冬，就是由於冬季的寒冷不能制約長夏的濕熱氣候所致。這時的外感疾病，就多溫熱性質。

(2)

「東風生於春……冬善病痹厥」論述了人與外環境相應。五臟應五季，同氣相求，因此病位各不相同。春季的風邪常侵害肝臟，夏季的暑邪常侵害心臟，長夏的濕邪常侵害脾臟，秋季的燥邪常侵害肺臟，冬季的寒邪常侵害腎臟。這一發病規律，很有臨床意義。如慢性支氣管炎多是冬季發作，這與冬季寒邪傷害腎臟有關；又如有些心臟病證夏季發作，這與夏季暑邪傷害心臟有關……總之，季節性發作的病證，與該季節的時邪和與它相關的臟腑有關。明確這一點，就能採用相應的治法和方藥。

(3)

關於「冬不按蹻」。「按蹻」，王冰注為按摩、導引的養生方法，但於原文不通。故教材引張介賓注：「三冬元氣伏藏在陰，當伏藏之時而擾動筋骨，則精氣泄越，以致春夏秋冬各生其病。故冬宜養藏，則春時陽氣雖升，陰精自固，何有鼽衄及如下文之患。」引申「按蹻」為過度勞作。因腎為作強之官，過勞則耗傷腎中精氣。如果冬季順乎天時養生，使腎精伏藏，則春不病鼽衄等頭部疾患，仲夏不病胸脅脹滿，長夏不病洞泄寒中，秋不病風瘧，冬不病痹厥，意在強調腎精對四時發病的重要意義。但是「冬不藏精」僅是發病之內因，疾病之成，與外因也有關係，如「風瘧」除腎精虧耗之外，還與「夏暑汗不出」有關，實為內外相因發病。

(4)

「夫精者……春不病溫」論述了腎藏精則不易生溫病的機制。精是人體生命的根本，它不僅是構成生命的基本物質，也是維持生命活動所必需的營養物質，故精足則生命力強，精虧則生命力弱。在疾病的發生發展過程中，精足則正氣勝於邪氣，就能控制疾病的發生和發展。特別是溫熱病邪最易耗損陰精，如果陰精不足，又易招致溫邪的侵襲，所謂「陰虛者，陽必湊之」。所以說，「藏於精者，春不病溫」。善養生者，既注重保養陽氣，又重視顧護陰精，陰陽平和，方可萬全。

人體組織結構的陰陽屬性

原文

故曰：陰中有陰，陽中有陽。平旦至日中[1]，天之陽，陽中之陽也；日中至黃昏[2]，天之陽，陽中之陰也；合夜至雞鳴[3]，天之陰，陰中之陰也；雞鳴至平旦[4]，天之陰，陰中之陽也，故人亦應之。

夫言人之陰陽，則外為陽，內為陰；言人身之陰陽，則背為陽，腹為陰；言人身之藏府[5]中陰陽，則藏者為陰，府者為陽，肝、心、脾、肺、腎五藏皆為陰，膽、胃、大腸、小腸、膀胱、三焦[6]六府皆為陽。所以欲知陰中之陰，陽中之陽者何也？為冬病在陰[7]，夏病在陽[8]，春病在陰[9]，秋病在陽[10]，皆視其所在，為施針石[11]也。故背為陽，陽中之陽心也[12]；背為陽，陽中之陰肺也[13]；腹為陰，陰中之陰腎也[14]；腹為陰，陰中之陽肝也[15]；腹為陰，陰中之至陰脾也[16]。此皆陰陽表裡內外雌雄相輸應也[17]，故以應天之陰陽也。（《素問・金匱真言論》）

注釋

1. **平旦至日中**：指卯時至午時，即 6 ～ 12 時。
2. **日中至黃昏**：指午時至酉時，即 12 ～ 18 時。黃昏，日落之時。
3. **合夜至雞鳴**：合夜，黃昏。合夜到雞鳴，指酉時到子時，即 18 ～ 24 時。
4. **雞鳴至平旦**：指子時至卯時，即 0 ～ 6 時。
5. **藏府**：同臟腑。
6. **三焦**：六腑之一，是臟腑週邊最大的腑。有主持諸氣、總司全身的氣機和氣化、運行水液的作用。按其部位劃分，又分為上、中、下三焦。上焦，橫膈以上的部位；中焦，膈下臍上的部位；下焦，臍以下的部位。
7. **冬病在陰**：冬病多在腎，腎居下焦，屬陰中之陰，故冬病在陰。
8. **夏病在陽**：夏病多在心，心處上焦，屬陽中之陽，故夏病在陽。
9. **春病在陰**：春病多在肝，肝居下焦，屬陰中之陽，故春病在陰。
10. **秋病在陽**：秋病多在肺，肺處上焦，屬陽中之陰，故秋病在陽。
11. **針石**：針刺、砭石療法。
12. **陽中之陽心也**：心系於背，居上焦陽位；外應於夏，夏季炎熱屬陽，故心為陽中之陽。
13. **陽中之陰肺也**：肺系於背，居上焦陽位；外應於秋，秋季涼爽屬陰，故肺為陽中之陰。
14. **陰中之陰腎也**：腎系於腹，居下焦陰位；外應於冬，冬季寒涼屬陰，故腎為陰中之陰。
15. **陰中之陽肝也**：肝系於腹，居膈下陰位；外應於春，春季溫熱屬陽，故肝為陰中之陽。
16. **陰中之至陰脾也**：脾系於腹，居腹中陰位；外應長夏，長夏是春夏與秋冬之交，由陽入陰，故脾為陰中之至陰。
17. **此皆陰陽表裡內外相輸應也**：雌雄，雄性屬陽，雌性屬陰，此指臟腑而言，臟屬陰為雌，腑屬陽為雄。此句是對前半段人體陰陽屬性劃分的概括，即言人體表與裡、內與外、臟與腑（雌與雄）皆有相對應的陰陽劃分。

解析

本段是陰陽學說運用於人體最基本的內容之一，以人之陰陽應天之陰陽的「天人相應」觀，具體闡發了人體組織結構的陰陽屬性，說明了人體陰陽的可分性和相對性，所論內容對人體的生理、病理和辨證都有著重要的意義，應牢固掌握。

「平旦至日中……故人亦應之」論述晝夜陰陽的消長，並指出人體陰陽之氣具有與之相應的節律變化。晝夜陰陽消長與人體的關係，無論在生理活動或病理變化方面，都有比較明顯的反映。

天時陰陽變化

四季	春	夏	秋	冬
晝夜	雞鳴→平旦	平旦→日中	日中→黃昏	合夜（黃昏）→雞鳴
時辰	子→卯	卯→午	午→酉	酉→子
陰陽變化	陰中之陽 陽氣始生	陽中之陽 陽氣正隆	陽中之陰 陽氣始衰	陰中之陰 陽氣在內

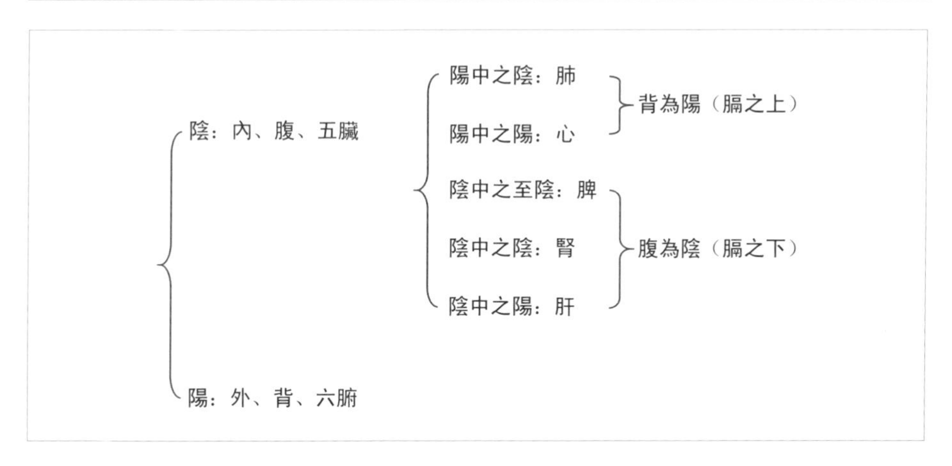

人體組織結構的陰陽屬性

不僅《內經》有許多具體論述，而且兩千多年的醫學實踐，又大大豐富了它的內容，並顯示出它在生命科學的研究中，具有重要的現實意義。繼《內經》之後，張仲景早已把這一理論運用於臨床，提出了六經病欲解的具體時間，這對於把握病理機轉，大有裨益。

「夫言人之陰陽……故以應天之陰陽也」論述了人體陰陽的可分性。由於事物之間與事物內部的相互對立、相互統一現象是普遍存在的，不論是陰的一面或陽的一面，都包含著陰陽對立統一的兩方面，所以陰陽可以再分出陰陽。由於人體表裡、內外，五臟、六腑等各個部分，都具有陰陽對立統一的關係，並透過經脈的聯繫、氣血的貫注，與自然界四時晝夜陰陽變化相通相應，因此人體陰陽與外界陰陽變化才能保持有序的、高度的動態平衡，所以經文最後認為，以陰陽歸屬人體內外表裡的意義是「以應天之陰陽也」。

五臟應四時，各有收受

原文

帝曰：五藏應四時，各有收受[1]乎？岐伯曰：有。東[2]方青色，入通於肝，開竅[3]於目，藏精於肝[4]，其病發驚駭[5]，其味酸，其類草木[6]，其畜雞[7]，其穀麥[8]，其應四時，上為歲星[9]，是以春氣在頭也，其音角[10]，其數八[11]，是以知病之在筋也[12]，其臭臊[13]。

南[14]方赤色，入通於心，開竅於耳[15]，藏精於心，故病在五藏[16]，其味苦，其類火，其畜羊，其穀黍，其應四時，上為熒惑星[17]，是以知病之在脈也，其音徵，其數七，其臭焦。

中央[18]黃色，入通於脾，開竅於口，藏精於脾，故病在舌本

[19]，其味甘，其類土，其畜牛，其穀稷，其應四時，上為鎮星[20]，是以知病之在肉也，其音宮，其數五，其臭香。

西[21]方白色，入通於肺，開竅於鼻，藏精於肺，故病在背，其味辛，其類金，其畜馬，其穀稻，其應四時，上為太白星[22]，是以知病之在皮毛也，其音商，其數九，其臭腥。

北[23]方黑色，入通於腎，開竅於二陰[24]，藏精於腎，故病在谿[25]，其味鹹，其類水，其畜彘[26]，其穀豆，其應四時，上為辰星[27]，是以知病之在骨也，其音羽，其數六，其臭腐。

故善為脈[28]者，謹察五藏六府，一逆一從，陰陽表裡，雌雄之紀，藏之心意[29]，合心於精，非其人勿教，非其真勿授，是謂得道。（《素問．金匱真言論》）

注釋

1. **收受**：相通、相應。
2. **東**：在五行中為木，在臟與肝相應。
3. **開竅**：與竅相互連通。
4. **藏精於肝**：指精氣藏於肝。
5. **其病發驚駭**：據下文各方文例，當是「故病在頭」四字。
6. **其類草木**：肝性柔和，能曲能直，所以其類如草木。
7. **其畜雞**：畜，五畜，即雞和下文中的羊、牛、馬、彘（豬）。《易經》中認為：八卦中的巽為雞，雞是東方木畜。
8. **其穀麥**：穀，五穀，即麥和下文中的黍、稷（小米）、稻、豆。因麥為五穀之長，故東方應之。
9. **歲星**：即木星，為五星之一。與下文中的熒惑星、鎮星、太白星、辰星，合稱五星。
10. **其音角**：角，五音（宮、商、角、徵、羽）之一，為東方春木之音。
11. **其數八**：數，成數，下文中的「其數七」、「其數五」、「其數九」、「其數六」均是。

12. **知病之在筋也**：因肝主筋，故肝之病常在筋。又，丹波元簡認為此句當在「上為歲星」之後。
13. **臊**：一種難聞的氣味，如尿臊味、狐臭等。臊為五臭（臊、焦、香、腥、腐）之一。氣因木變，則為臊。
14. **南**：在五行中為火，在臟與心相應。
15. **耳**：應作「舌」。
16. **病在五藏**：心為五臟之主，故外邪傷心，則五臟皆病。
17. **熒惑星**：即火星，為五星之一。
18. **中央**：在五行中為土，在臟與脾相應。
19. **舌本**：舌根。脾之經脈與舌根相連，故脾病可反映在舌根。
20. **鎮星**：即土星，為五星之一。
21. **西**：在五行中為金，在臟與肺相應。
22. **太白星**：即金星，為五星之一。
23. **北**：在五行中為水，在臟與腎相應。
24. **二陰**：指前陰外生殖器和後陰肛門。
25. **谿（ㄒㄧ）**：指肉之小會，肌肉之間相接的小縫隙或凹陷部位。
26. **彘**：豬，又稱「豕」。
27. **辰星**：即水星，為五星之一。
28. **為脈**：切脈。此處引申為診察病情。
29. **心意**：猶意「胸臆」。

解析

本篇是重點闡發「四時五臟陰陽」理論的重要篇章。自然界五時、五方、五味與人體五臟密切相關，五臟功能活動時刻都受到外環境變化的影響而反映於相應的體竅部位。經文將五畜、五穀等也分別歸屬於五時五行，這是五行學說在生物生態學中的具體運用。

經文提出「心開竅於耳」，這與《素問・陰陽應象大論》的「心在竅為舌」、「腎在竅為耳」不符，一般多遵從《素問・陰陽應象大論》之說。事實上，五臟開竅的理論應該辯證地看待：一方面，這一理論指出了某一官竅與某一臟腑的關係最為密切。臨床實踐證明，某一臟腑受病的症狀體徵往往首先反映於相應的形體官竅，臨證時審察形體官竅的症狀體徵是辨臟腑病位病性的重要依據。另一方面，這一理論不是絕對化的，《靈樞・脈度篇》指出「五臟常內閱於上七竅」、「五臟不和則七竅不同」，可見七竅與五臟均有密切關係，例如：《素問・五臟別論》有「心肺有病，而鼻為之不利」之說，《素問・氣厥論》則謂「膽移熱於腦則辛鼻淵」，《靈樞・口問》則指出「胃中空則宗脈虛，虛則下溜，脈有所竭者，故耳鳴」。因此，臨證時應綜合分析所有症狀體徵以辨明所涉及的臟腑及其主次關係。

經文提到的「其數八」、「其數七」、「其數五」、「其數九」、「其數六」等，出自「河圖」。「河圖」是我國古代「象數」理論的代表，是《黃帝內經》理論形成的基礎之一。「河圖」中一、三、五、七、九 5 個奇數為天數，屬陽；二、四、六、八、十 5 個偶數為天數，屬陰。陰陽交感，生成分佈於東、西、南、北；中而定五方之位。其具體情況是：天一生水，地六成之於北；地二生火，天七成之於南；天三生木，地八成之於東；地四生金，天九成之於西；天五生土，地十成之於中。其中，一、二、三、四、五為陰陽之生數，六、七、八、九、十為陰陽之成數，天生則地成，地生則天成，如此以象數推演，於是陰陽演繹，五行布化，萬千氣象由此而生。

陰陽的可分性與統一性

原文

黃帝問曰：余聞天為陽，地為陰，日為陽，月為陰，大小月三百六十日成一歲，人亦應之。今三陰三陽，不應陰陽，其故何也？岐伯對曰：陰陽者，數之可十，推之可百，數之可千，推之可萬，萬之大，不可勝數，然其要一也。

天覆地載，萬物方生[1]，未出地者，命曰陰處[2]，名曰陰中之陰；則出地者，命曰陰中之陽。陽予之正，陰為之主[3]。故生因春，長因夏，收因秋，藏因冬，失常則天地四塞[4]。陰陽之變，其在人者，亦數之可數。（《素問・陰陽離合論》）

注釋

1. **天覆地載，萬物方生**：指在天地之間，有了四時陰陽的變化才有萬物的生、長、收、藏。
2. **陰處**：地表以下，尚未露出地面。
3. **陽予之正，陰為之主**：萬物的生長成形要靠陰陽之氣的作用，其中陽氣主發生，陰氣主成形。
4. **四塞**：指生、長、收、藏的變化停止了。

解析

本段主要討論了兩個問題：一是闡發了陰陽的可分性與統一性，指出自然界陰陽雖然千變萬化，但其要任在於一陰一陽，從而充實《素問・陰陽應象大論》的內容；二是闡明陰陽應之於人，有其一定的物質基礎，並提出「陽予之正，陰為之主」，指出了陰陽二氣對萬物生長成形的作用。

陰陽作為一種方法論，認為自然界一切事物之間以及事物的內部都可以在一定的條件下劃分為兩方面，並且任何一方都可以照此無限地劃分下去，故謂之「數之可十，推之可百，數之可千，推之可萬，萬之大，不可勝數」；陰陽分離雖然是無限的，但其劃分的標準（或稱為基本方法）卻只有一個，即「相反相成、權衡統一」，故謂「然其要一也」。陰陽作為一種分析認識事物的基本方法具有普遍性，適用於一切事物和現象，故謂「不可勝數」；當其運用於某一具體事物的時候，因其具有一定的物質基礎，故又是「數之可數」的。

「陽予之正，陰為之主」意謂萬物的生長衰亡，皆為陰陽兩方互化而成，缺一不可；但是陰與陽在其中所起的作用是不同的，陽主動散升發，陰主凝斂收藏，陽賦予氣質，陰為之成形。例如，一年四季中生物的生、長、收、藏變化，就是因為氣候有春溫、夏熱、秋涼、冬寒的變化，而四季的氣候變化是陰陽二氣相互作用的結果，如果陰陽變化紊亂，就會導致萬物生、長、化、收、藏的停止。

參考經文擷萃

- 「水火者，陰陽之徵兆也；金木者，生成之終始也。」（《素問・天元紀大論》）
- 「陰陽之往復，函數彰其兆。」（《素問・氣交變大論》）
- 「陽之動，始於溫，盛於暑；陰之動，始於清，盛於寒。春夏秋冬，各差其分。」（《素問・至真要大論》）
- 「五行以東方甲乙木王春，春者，蒼色，主肝，肝者，足厥陰也。今乃以甲為左手之少陽，不合於數，何也？岐伯曰：此天地之陰陽也，非四時五行之以次行也。且夫陰陽者，有名而無形，故數之可十，推之可百，數之可千，推之可萬，此之謂也。」（《靈樞・陰陽系日月》）
- 「夫陰陽者，數之可十，推之可百，數之可千，推之可萬。天地陰陽者，不以數推，以象之謂也。」（《素問・五運行大論》）
- 「陽氣者若天與日，失其所，則折壽而不彰，故天運當以日光明。」（《素問・生氣通天論》）
- 「天為陽，地為陰，日為陽，月為陰。」（《素問・六節藏象論》）
- 「陽者主上，陰者主下。」（《靈樞・口問》）
- 「所謂陰陽者，去者為陰，至者為陽；靜者為陰，動者為陽；遲者為陰，數者為陽。」（《素問・陰陽別論》）
- 「陰者主臟，陽者主府，陽受氣於四末，陰受氣於五臟。」（《靈樞・

終始》）

- 「陽中有陰，陰中有陽。」（《素問・天元紀大論》）
- 「陰者，藏精而起亟也，陽者，衛外而為固也。」（《素問・生氣通天論》）
- 「至陰虛，天氣絕；至陽盛，地氣不足。」（《素問・方盛衰論》）
- 「凡陰陽之要，陽密乃固，兩者不和，若春無秋，若冬無夏，因而和之，是謂聖度。故陽強不能密，陰氣乃絕，陰平陽秘，精神乃治，陰陽離決，精氣乃絕。」（《素問・生氣通天論》）
- 「陰不勝其陽，則脈流薄疾，並乃狂。陽不勝其陰，則五臟氣爭，九竅不通。是以聖人陳陰陽，筋脈和同，骨髓堅固，氣血皆從。如是則內外調和，邪不能害，耳目聰明，氣立如故。」（《素問・生氣通天論》）
- 「是故冬至四十五日，陽氣微上，陰氣微下；夏至四十五日，陰氣微上，陽氣微下。」（《素問・脈要精微論》）
- 「日中而陽隴為重陽，夜半而陰隴為重陰。故太陰主內，太陽主外，各行二十五度，分為晝夜。夜半為陰隴，夜半後而為陰衰，平旦陰盡而陽受氣矣。日中而陽隴，日西而陽衰，日入陽盡而陰受氣矣。夜半而大會，萬民皆臥，命曰合陰，平旦陰盡而陽受氣，如是無已，與天地同紀。」（《靈樞・營衛生會》）
- 「四時之變，寒暑之勝，重陰必陽，重陽必陰，故陰主寒，陽主熱。故寒甚則熱，熱甚則寒。故曰：寒生熱，熱生寒，此陰陽之變也。」（《素問・論疾診尺》）

- 「升已而降，降者謂天；降已而升，升者謂地。天氣下降，氣流於地；地氣上升，氣騰於天。故高下相召，升降相因，而變作矣。」（《素問·六微旨大論》）

- 「故陽氣者，一日而主外，平旦人氣生，日中而陽氣隆，日西而陽氣已虛，氣門乃閉。是故暮而收拒，無擾筋骨，無見霧露，反此三時，形乃困薄。」（《素問·生氣通天論》）

- 「陰之所生，和本曰和。是故剛與剛，陽氣破散，陰氣乃消亡。淖則剛柔不和，經氣乃絕。」（《素問·陰陽別論》）

- 「用陰和陽，用陽和陰。」（《靈樞·五色》）

- 「陰陽已張，因息乃行，行有經紀，周有道理，與天合同，不得休止。」（《靈樞·癰疽》）

- 「黃帝問曰：合人形以法四時五行而治，何如而從，何如而逆，得失之意，願聞其事。岐伯對曰：五行者，金木水火土也，更貴更賤，以知死生，以決成敗，而定五藏之氣，間甚之時，死生之期也。」（《素問·臟氣法時論》）

- 「木曰敷和，火曰升明，土曰備化，金曰審平，水曰靜順。帝曰：其不及奈何？岐伯曰：木曰委和，火曰伏明，土曰卑監，金曰從革，水曰涸流。帝曰：太過何謂？岐伯曰：木曰發生，火曰赫曦，土曰敦阜，金曰堅成，水曰流衍。」（《素問·五常政大論》）

- 「先立五形金木水火土，別其五色，異其五形之人，而二十五人具矣。」（《靈樞·陰陽二十五人》）

- 「肝為牡藏，其色青，其時春，其音角，其味酸，其日甲乙。心為牡藏，其色赤，其時夏，其日丙丁，其音徵，其味苦。脾為牝藏，其色黃，其時長夏，其日戊己，其音宮，其味甘。肺為牝藏，其色白，其音商，其時秋，其日庚辛，其味辛。腎為牝藏，其色黑，其時冬，其日壬癸，其音羽，其味鹹，是為五變。」（《靈樞・順氣一日分為四時》）

- 「上徵與右徵同，穀麥，畜羊，果杏。手少陰藏心，色赤，味苦，時夏。上羽與太羽同，穀大豆，畜彘，果栗。足少陰藏腎，色黑，味鹹，時冬。上宮與太宮同，穀稷，畜牛，果棗。足太陰藏脾，色黃，味甘，時季夏。上商與右商同，穀黍，畜雞，果桃。手太陰藏肺，色白味辛，時秋。上角與太角同。穀麻，畜犬，果李。足厥陰藏肝，色青，味酸，時春。」（《靈樞・五音五味》）

- 「色味當五藏：白當肺，辛，赤當心，苦，青當肝，酸，黃當脾，甘，黑當腎，鹹，故白當皮，赤當脈，青當筋，黃當肉，黑當骨。」（《素問・五臟生成》）

- 「人生有形，不離陰陽，天地合氣，別為九野，分為四時，月有小大，日有短長，萬物並至，不可勝量，虛實呿吟，敢問其方。岐伯曰：木得金而伐，火得水而滅，土得木而達，金得火而缺，水得土而絕，萬物盡然，不可勝竭。」（《素問・寶命全形論》）

- 「氣有餘，則制己所勝而侮所不勝；其不及，則己所不勝侮而乘之，己所勝輕而侮之。」（《素問・五運行大論》）

- 「春勝長夏，長夏勝冬，冬勝夏，夏勝秋，秋勝春，所謂得五行時之勝……未至而至，此謂太過，則薄所不勝，而乘所勝也，命曰氣淫。不分邪僻內生，工不能禁。至而不至，此謂不及，則所勝妄行，而所生受病，所不勝薄之也，命曰氣迫。」（《素問・六節藏象論》）

- 「亢則害，承乃制，制則生化，外列盛衰，害則敗亂，生化大病。」（《素問・六微旨大論》）

- 「相火之下，水氣承之；水位之下，土氣承之；土位之下，風氣承之；風位之下，金氣承之；金位之下，火氣承之；君火之下，陰精承之。」（《素問・六微旨大論》）
- 「五行有序，四時有分，相順則治，相逆則亂。」（《靈樞・五亂》）

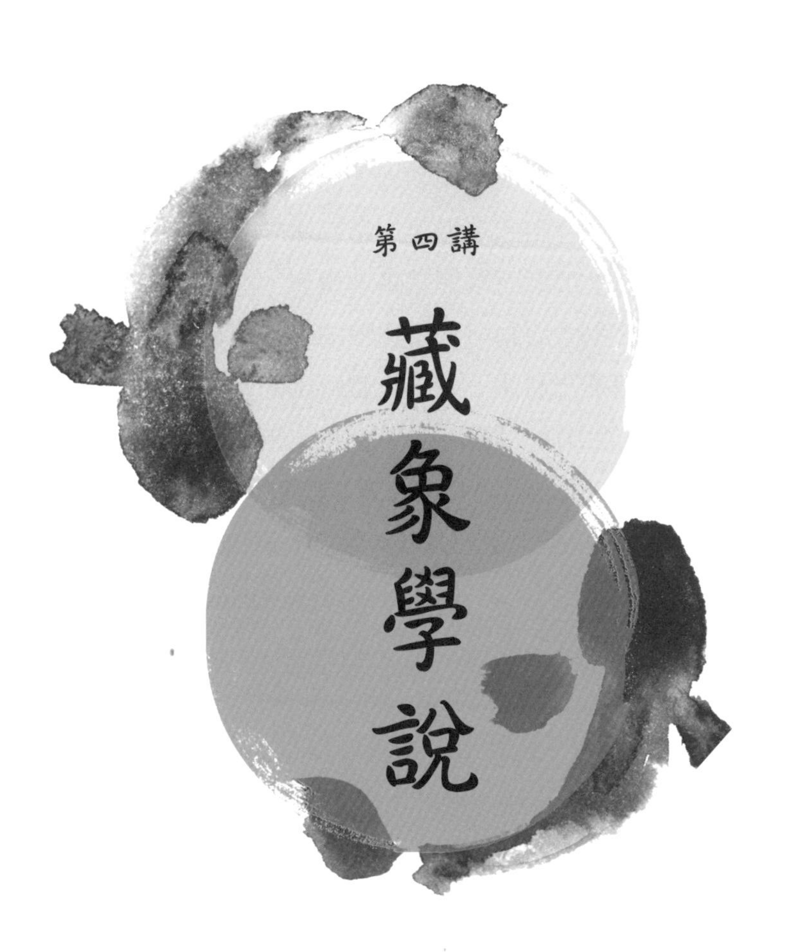

第四講

藏象學說

學術旨要疏義

藏象學說的概要，參見第一講「《黃帝內經》理論體系的主要內容」中的相關介紹。

《內經》藏象學說的核心，概括起來主要有五方面：①臟腑生理活動以氣、精、血、津、液為基礎和動力，以神進行調控，臟腑經絡四肢百骸為生命基礎物質升降出入之場所。透過研究在神的調控下氣血津液等在臟腑組織中的活動現象而掌握其基本規律。②在天人一體觀的指導下，研究臟腑組織的生命活動與外界環境的聯繫規律。③以陰陽五行理論為工具來闡明五臟系統規律。④在大體解剖的基礎上，透過「司外揣內」、「取類比象」等方法，觀察、認識、把握臟腑組織生命活動規律。⑤人體以五臟為中心，透過經絡聯繫六腑、肢節、筋骨、皮肉、官竅等，形成肝、心、脾、肺、腎五大生理系統。強調心神的主宰作用，提出「主明則下安」、「主不明則十二官危」。另外，《內經》有「十一臟取決於膽」的論點，對此後世李東垣的解釋較為妥切，指出：「膽者，少陽春生之氣，春氣生則萬化安，故膽氣春生，餘臟從之。」

《靈樞·本臟》指出血氣精神是奉養與維持生命活動的物質和動力。《靈樞·決氣》指出，構成人體與維持生命活動的基本物質是精、氣、津、液、血、脈，此六者名為六氣，都是由生命本原物質一氣所化生，故有一氣「辨為六名」之說。六氣的運動變化都有其各自所主與所藏部位，即「六氣者，各有部主」。六氣都有各自的性質和功能，氣、精、津、液、血、脈的關係是一個既相互化生又有機結合的整體。神是六氣所化生，又是氣的功能活動的徵象，同時又對六氣起著調攝作用。

《內經》認為人體氣的來源有二：其一是稟受於先天之真氣，即《靈樞・刺節真邪》所謂「真氣者，所受於天」。其二來源於後天。後天之氣來源又分為二：一是「五氣入鼻，藏於心肺」所指的自然界之清氣；二是「人之所以受氣者，穀也」所指的水穀精微之氣。所謂：「天食人以五氣，地食人以五味。」天之五氣屬陽，地之五味屬陰，人體得五氣五味陰陽之氣的充養，在生命活動中產生功能。這種生命活動的功能，在臟腑為臟腑之氣，在經絡為經絡之氣，從而分化出不同的多種氣的命名，如「真氣」、「經氣」、「宗氣」、「營氣」、「衛氣」等。人體內的各種氣一刻不停地運動著，如水之流，如日月之行，各有其功能特性和規律。

精是構成和維持生命活動的根本物質。《內經》中的「精」也是有多重分化和所指。「精者，身之本也」的精是指「常先身生」之精和腎中所封藏的生殖之精，通常稱為「先天之精」；「呼吸精氣」、「食氣入胃，散精於行」、「淫精於脈」、「飲入於胃，遊溢精氣」、「營衛者，精氣也」的精或精氣，是概指精微物質，常為「後天之精」；「腎者主水，受五臟六腑之精而藏之」的精、是指臟腑之精氣；「兩精相搏謂之神」的兩精，是指不同屬性的陰陽精氣；「汗者，精氣也」，是指汗乃水穀精微之所化，「陰陽離決，精氣乃絕」的精氣，則統指人體的精、血、津、液和氣。概括而言，廣義之精包括精、血、津、液，是人體生命活動的基本物質和動力；狹義之精為腎精。先天之精或腎精乃是後天之精或其他臟腑之精的基礎和原動力。

精的主要功能有三：①主生殖與生長發育，即《靈樞・經脈》所謂「人始生，先成精」，《素問・上古天真論》所論女七、男八的生長壯老規律。②生腦髓，為思想意識的物質基礎，即「夫心者，五臟之專精也」、「五臟者，所以藏精神血氣魂魄者也」、「五臟六腑之精氣……上屬於腦」。③化生元氣，即《素問・陰陽應象大論》在肯定氣能生精生形後，又肯定「精化為氣」。

血，即脈道中流動的血液，是組成形體和維持生命活動的重要物質。血在胚胎發育過程中由精氣所化生，即《靈樞・天年》所說的血氣和而後成人。出生後主要由中焦脾胃運化的水穀精微而化生，所謂「中焦受氣取汁，變化而赤，是謂血」。水穀精微所化生的營氣、津液滲入血脈都能轉化為血，「營氣者，泌其津液，注之於脈，化以為血」、「津液和調，變化而赤為血」。《黃帝內經》認為「心生血」，心陽能促進血液的化生和運行，有生養運行血脈之功。

血的生理功能：①營養全身。「和調於五臟，灑陳於六府」、「血和則經脈流通，營復陰陽，筋骨勁強，關節清利」、「肝受血而能視，足受血而能步，掌受血而能握，指受血而能攝」，臟腑形體官竅皆受血的濡養以發揮功能。②載氣。「營衛者，精氣也，血者神氣也。故血之與氣，異名同類焉」，血屬陰能載氣，氣屬陽能帥血，氣血相依而存。「宗氣積於胸中……以貫心脈」、「血和則經脈流行，營復陰陽」，氣屬陽，血屬陰，陽有鼓動溫化之功，氣能促進血的化生、運行與調攝，血又為氣的物質基礎，血與氣互依互用地存在。③舍神。神賴血的舍藏以彰其用，所謂「血氣者人之神」、「血者，神氣也」。

津液泛指體液，其來源主要為水穀精微。津與液同出一源，但質地清濁稠薄不同，所處部位、功能各異。津，清而質稀，能經三焦升降發越而布散於諸陽部位，功可滋養周身。液，濁而質稠，隨氣血運行淖澤灌滲，功可濡灌腦髓空竅。

兩者共同功能主要有三：①充養潤澤。所謂「津液布揚，各知其常，故能久長」。津能「溫腸肉，充皮膚」，液能「灌精濡空竅」、「淖澤注於骨……補益腦髓，皮膚潤澤」。②化生精血，「津液和調，變化而赤為血」。③調節機體功能。津液布散於周身，透過臟腑活動，化生汗、涕、淚、涎、唾，具濡潤和保護作用，增強相關組織的功能及抗禦外界刺激的能力。如目為「上液之道」、「廉泉玉英者，津液之道也」、「陰精之候，津液之道也」、「天暑衣厚則腠理開，故汗出……天寒則腠理閉……則為溺與氣」、「膀胱者……津液藏焉，氣化則能出矣」、「汗出溱溱，是謂津」。

神之所指，在《黃帝內經》中可以概括為三方面：①萬物發生之樞機，生化之外顯。即《素問．天元紀大論》所謂：「物生謂之化，物極謂之變，陰陽不測謂之神。」②生命活動的集中表現，為人體的功能與精神狀態。即所謂「得神者昌，失神者亡」、「合形與氣，使神內藏」。③精神思維意識活動，即《素問．本病論》所謂：「神游上丹田，在帝太一帝君泥丸宮下。」神是生命活動徵象的概括，故《靈樞．天年》說：「失神者死，得神者生。」《素問》移精變氣論和本病論皆謂「得神者昌，失神者亡」。神的來源主要由精氣化生，但氣精血津液皆為生神的物質基礎。「兩精相搏謂之神」、「血氣已和，榮衛已通，五臟已成，神氣舍心，魂魄畢具，乃成為人」，說明神在胚胎發育過程中與生命活動同時存在。「血氣者，人之神」、「神者，水穀之精氣也」、「血者，神氣也」，神是精與氣血榮衛的運動變化所產生，神的生成要靠臟腑和調，氣血津液充盈，所謂「氣和而生，津液相成，神乃自生」。

臟腑包括五臟、六腑和奇恒之腑，是《內經》藏象學說的主要部分。《內經》對臟腑位置形態的論述，一方面是基於臟腑實體的形態位置，是在「其死可解剖而視之」的思想指導下，進行實體解剖觀察所得。如《靈樞．胃腸》、《靈樞．平人絕穀》中論述，基本上符合客觀實際。另一方面，更基於臟腑功能活動所涉範圍，如「肝生於左，肺生於右，心布於表，腎治於裡」。因此，《內經》構建的是形體與功能活動相結合的藏象學說。

《內經》對臟腑陰陽屬性的劃分，是根據臟實腑空的形態特點和臟主藏、腑主瀉的功能作用，將臟概歸為「陰」，把腑概歸為「陽」。然後再進一步根據陰陽可分的理論和五臟所在不同部位及功能特點，分劃

「心為陽中之太陽」、「肺為陽中之少陰」、「肝為陰中之少陽」、「脾為陰中之至陰」、「腎為陰中之太陰」。五臟的五行屬性則運用五行歸類方法，根據五臟的功能特點，以及與自然界的關係規律來確定。肝為風木、心為熱火、脾為濕土、肺為燥金、腎為寒水。根據臟與腑表裡配屬關係，各腑的五行屬性，與其相表裡的臟相同。

《內經》對於臟腑聯繫，運用陰陽五行理論，闡釋諸內臟間相互影響、緊密配合的內在聯繫，透過這種聯繫來達到整體的協調統一。《內經》的論述，可分為三方面：①臟腑相合。以陰陽概括臟腑並說明臟與腑具有在部位上表裡相應、在功能上相互配合的內在聯繫，「肺合大腸」、「心合小腸」、「肝合膽」、「脾合胃」、「腎合膀胱」。②五臟生制：以五行配屬五臟，並說明五臟間存在相互化生、相互制約的內在聯繫。如「肝生筋，筋生心」、「心生血，血生脾」、「脾生肉，肉生肺」、「肺生皮毛，皮毛生腎」、「腎生骨髓，髓生肝」，即五臟之間的相互生化作用。③六腑傳化：以陰陽升降說明六腑之間傳化水穀的內在聯繫。「六府者，傳化物而不藏，故實而不能滿也」、「胃滿則腸虛，腸滿則胃虛，更虛更滿，故氣得上下」。

對《內經》藏象學術相關經旨要義大致梳理於此，對於五臟、六腑、奇恒之腑的具體內容在此不逐一累述，下面我們重點選讀其中部分內容。

代表經文注析

「藏象」的概念、各臟腑的功能及屬性

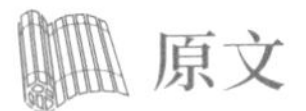

原文

帝曰：藏象[1]何如？岐伯曰：心者，生之本，神[2]之變也；其華[3]在面，其充在血脈，為陽中之太陽[4]，通於夏氣。肺者，氣之本，魄[2]之處也；其華在毛，其充在皮，為陽中之太陰，通於秋氣。腎者，主蟄[5]，封藏之本，精之處也；其華在發，其充在骨，為陰中之少陰[4]，通於冬氣。肝者，罷極之本[6]，魂[2]之居也；其華在爪，其充在筋，以生血氣，其味酸，其色蒼[7]，此為陽中之少陽[4]，通於春氣。脾、胃、大腸、小腸、三焦、膀胱者，倉廩之本，營[8]之居也，名曰器[9]，能化糟粕，轉味而入出者也；其華在唇四白，其充在肌，其味甘，其色黃[7]，此至陰之類，通於土氣。凡十一藏取決於膽也。（《素問・六節藏象論》）

注釋

1. **藏象**：藏，藏於內的臟腑；象，臟腑功能活動表現在外的徵象。
2. **神、魄、魂**：均屬於神志活動的範疇，詳見《靈樞・本神》。
3. **華**：臟腑精氣表現在外的色澤光彩，詳見《素問・五臟生成》。
4. **陽中之太陽、陰中之少陰、陽中之少陽**：各句前一個「陰」或「陽」指臟腑所處的部

位；後一個「陰」或「陽」，指臟腑的陰陽屬性。根據《黃帝內經》上為陽、下為陰的觀點和所論各臟腑的功能特徵、《靈樞·陰陽系日月》、有關文獻所載本節的原文、前人的看法，這三句應改為：陽中之少陰，陰中之太陰、陰中之少陽。

5. **蟄**：藏伏土中而越冬的昆蟲。這裡比喻腎的封閉貯藏功能。
6. **罷（ㄆㄧˊ）極之本**：罷，作「疲」字講。意思是說肝是人體任疲耐勞的根本。
7. **其味酸，其色蒼；其味甘，其色黃**：這兩句與上下文義不銜接，前人認為是衍文，當刪。
8. **營**：營氣，中醫氣的一種，來源於水穀精氣，分佈在血脈之中，具有營養全身的作用，所以叫營氣。
9. **器**：指胃、大腸、小腸、膀胱都是空腔器官，像盛物的容器。

解析

本段經文首先提出「藏象」的名稱，而後重點闡明五臟的性能，並聯繫五體、五華以及四時陰陽等，揭示五臟為中心的功能系統。本段經文體現了中醫學「天人相應」的生理觀，是藏象學說的基本內容之一。

（1）經文以五臟為中心，論述了五臟六腑的主要功能，與形體組織、精神活動及四時氣候等方面的聯繫，進而說明人體內外環境的統一性。

五臟在人體的重要性：五臟是人體生命活動的中心，分別與各器官組織相聯繫，構成一個有機的統一整體。所以本文提出以五臟為本，《素問·脈要精微論》也有類似的記載：「五臟者，中之守也。得守則生，失守則死」，同樣說明五臟在人體的重要性。五臟之所以這樣重要，是因為它分別貯藏和主管人體賴以維持生命活動的精、神、氣、血、水穀精微（營）等重要物質及精神活動。「心者，生之本」更是強調了心在五臟六腑中的重要地位。心不僅具有「藏神」、「主心脈」的作用，張介賓認為這些功能都是在心陽的主導下進行的，他說：「心為陽，陽主生，萬物系之以存亡，故曰生之本。」心之所以能夠主宰全身精神活動和推動血液的運行，主要依靠心陽的作用，心陽虛則精神衰憊，血行遲滯，生命活動也隨之減弱，如果心陽虛脫，就會危及生命，導致死亡，所以應及時回陽救脫。

五臟與形體組織的關係：五臟與所屬外在形體組織建立的密切聯繫，主要是在本臟的物質基礎上實現的，例如腎「主骨」、「華髮」的作用，就是在藏精的基礎上產生的。由於腎精滋生骨髓，充養骨骼，所以骨的生長、發育、修復與腎有密切的聯繫。如果腎臟精氣虧虛，就可出現下肢痿弱、腰脊不能屈伸等症。發的營養來源於血，但發之生機根源於腎，因為精血是相互滋生的，故腎精充沛，則頭髮的生長狀態良好，反之，則易於枯槁脫落。又如肝「主筋」、「華爪」的作用，就是在藏血的基礎上實現的。因為筋要依靠肝血的濡養，肝臟具有貯藏血液和調節血量的作用。當人們安靜時，大部分血液回流到肝臟貯藏起來；活動時，血又從肝臟排出去，以供全身、四肢、內臟活動的需要，所以肝血充足，肢體的筋膜得到充分濡養，才能運動有力。爪（指、趾甲）是筋所屬的部分。肝血的盛衰，也會影響爪甲的枯榮變化，故謂「其充在筋」、「其華在爪」。如果肝血不足，則筋失所養，多見肢體屈伸不利、痙攣拘急等病。若病變及於爪甲，則指甲多薄而軟，甚至變形而易於脆裂。可見五臟與形體組織在生理上的協同作用，在病理上的相互影響，都與五臟所藏的精、血、營氣、血脈等密切有關。

五臟與四時陰陽的關係：人體內臟活動必須與四時陰陽（即春溫、夏熱、秋涼、冬寒的氣候）相適應，從而保持外在環境的統一協調狀態，否則就會導致疾病的發生。所以《內經》認為四時陰陽是萬物死生之本。為什麼五臟會與四時陰陽相應？這是人體陽氣適應自然變化的結果。陽氣升發於春，盛長於夏，收斂於秋，閉藏於冬，所以五臟之氣與四時陰陽的升浮降沉具有相應的節律性。因此，在臨床上，應注意因時制宜，結合時令季節、氣候變化進行辨證施治，就能收到事半功倍的效果。《素問．臟氣法時論》所說的「合人形以法四時五行而治」正是強調順應自然變化，使人體五臟之氣與四時陰陽保持協調平衡的重要性。

（2）關於「人體以六腑為器」。

六腑指胃、大腸、小腸、三焦、膀胱和膽（膽為特殊之腑，經文單述）。器猶器皿，謂六腑為暫時盛貯水穀精微和糟粕的組織器官。六腑的主要功能是「化糟粕，轉五味」，因其能轉五味而濡養五臟，出糟粕而淨化五臟，故六腑「器」的作用與五臟「本」的作用是相輔相成的，共同維持了人體新陳代謝的順利進行，但與五臟之「藏」是有區別的。

（3）關於「十一臟取決於膽」的問題。

「凡十一臟取決於膽」有 4 種解釋：一是認為膽主少陽春生之氣（李東垣）；二是認為膽主決斷（王冰）；三是認為膽能壯氣抗邪（程杏軒引《醫參》）；四是認為膽主半表半裡，通達陰陽（張介賓）。以上四種解釋都有一定的道理，但是結合本段篇章的《六節藏象論》的主題思想來看，重點是討論人體內外環境的統一性，因此，李東垣的見解就顯得更為貼切，並且在臨床上有重要的指導意義。因為人體陽氣根源於腎，運行於三焦，寄藏於肝膽，而少陽又主半表半裡，是三焦的門戶，陽氣出入的樞紐，所以人體陽氣由此升發，布達全身，以促進各臟陽氣的運行。特別是脾氣的升騰，更要依靠膽氣的升發，否則脾就不能散精歸肺以營養全身，致使水穀下流，形成飧泄腸澼。故李東垣說：「膽氣不升，則飧泄腸澼，不一而起矣。」補中益氣湯之所以用升麻還要配柴胡，目的就是升發少陽之氣以助脾氣上升，故又說：「脾胃不足之源，乃陽氣不足，陰氣有餘。當從元氣不足，升降浮沉法，隨證治之。」

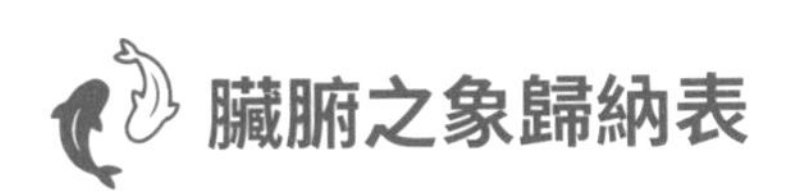

臟腑之象歸納表

心	生之本	神之變	華在面	充在血脈	陽中之太陽	通於夏火（熱）之氣
肺	氣之本	魄之處	華在毛	充在皮	陽中之太（少）陰	通於秋涼（燥）之氣
腎	主蟄，封藏之本	精之處	華在髮	充在骨	陰中之少（太）陰	通於冬寒之氣
肝	霸極之本	魂之居	華在爪	充在筋	陰中之少陽	通於春溫之氣
脾 胃 大腸 小腸 三焦 膀胱	倉廩之本	營之居，名曰器，能化糟粕、轉味而出入	華在唇四白	充在肌	至陰之類	通於長夏濕土之氣
膽	十一臟取決於膽，功能特殊而重要					

臟腑的生理功能及其相互之間的聯繫

原文

黃帝問曰：願聞十二藏之相使[1]，貴賤[2]何如？岐伯對曰：悉乎哉問也！請遂言之。心者，君主之官也，神明[3]出焉。肺者，相傅[4]之官，治節[5]出焉。肝者，將軍之官，謀慮出焉。膽者，中正[6]之官，決斷出焉。膻中[7]者，臣使[8]之官，喜樂出焉。脾胃者，倉廩[9]之官，五味出焉。大腸者，傳道[10]之官，變化[11]出焉。小腸者，受盛[12]之官，化物[13]出焉。腎者，作強[14]之官，伎巧[15]出焉。三焦者，決瀆[16]之官，水道出焉。膀胱者，州都[17]之官，津液藏焉，氣化則能出矣[18]。凡此十二官者，不得相失[19]也。故主明則下安，以此養生則壽，歿世不殆[20]，以為天下則大昌。主不明則十二官危，使道[21]閉塞而不通，形乃大傷，以此養生則殃，以為天下者，其宗[22]大危，戒之戒之！（《素問．靈蘭秘典論》）

注釋

1. **十二藏之相使**：指十二臟腑的功能及其相互關係。
2. **貴賤**：重要和次要。
3. **神明**：精神意識、思維活動。
4. **相傅**：宰相。
5. **治節**：治理調節。
6. **中正**：剛正果斷。
7. **膻中**：心包絡。
8. **臣使**：君主的貼身內臣。

9. **倉廩**：糧食倉庫。
10. **傳道**：傳導。
11. **變化**：大腸將食物殘渣變化為糞便。
12. **受盛**：接受、容納。
13. **化物**：腐化食物。
14. **作強**：運用強力，指人的體力。
15. **伎巧**：指人的智力。
16. **決瀆**：通行水道。
17. **州都**：水液會聚之處。
18. **氣化則能出矣**：指透過膀胱的排尿功能，小便才能排出。
19. **相失**：失去正常的協調關係。
20. **歿世不殆**：終生不受危害。
21. **使道**：臟腑聯繫的道路。
22. **宗**：宗廟、國家、政權。

解析

本段經文用比喻的方法闡述了十二臟腑的主要生理功能特點及其相互之間的聯繫，是藏象學說的主要理論內容之一。

(1)

本段經文認為人體是一個有機的整體，體內各組織器官雖然有其各自的特點，但彼此相互關聯。因此，經文指出「凡此十二官者，不得相失也」，強調臟腑之間必須相互為用、密切合作、分工協調，才能維持生命的正常。譬如，心主血，為君主之官；肺主氣，為相傅之官。肺主宣降，而朝百脈，其宗氣貫心脈，具有促進心運行血液的作用，是血液正常運行的必要條件。如果肺氣失宣，或肺氣不足，均可影響心的行血功能，導致血液運行失常，出現心悸不寧、胸悶刺痛，甚則唇青舌紫等心血瘀阻的病理表現。所以臨床凡因肺氣失宣或不足所導致的瘀血之證，應側重宣通肺氣或補益肺氣。另一方面，心主行血，血為氣母，血至氣亦至。如果心氣不足，心陽不振，心脈瘀阻，也會導致肺氣宣降功能失常，而出現肺氣上逆、喘咳氣促等危急的證候，治療當以強心益氣、保肺祛瘀為法。又如，肝主謀慮，膽主決斷。肝膽在臟腑的關係上互為表裡，兩者相互結合，才能在謀慮的基礎上作出正確的決斷。張介賓說：「膽稟剛果之氣，故為中正之官而決斷所出。膽附於肝，相為表裡，肝氣雖強，非膽不斷，肝膽相濟，勇敢乃成。」如果膽氣虛，兩者功能不相協調，就會出現謀慮不決的病理現象，如《素問·奇病論》所說：「此人者，數謀慮不決，故膽虛，氣上溢而口為之苦。」謀慮雖為肝所主，但是必須與膽主決斷的功能密切配合才能正常進行，所以臨床凡因膽虛上逆，濁邪內擾導致謀慮不決者，當從膽論治。再如胃主腐熟水穀，脾主運化精微，共為後天之本。脾病能影響到胃，胃病也能影響及脾，不論脾病或胃病，都能使後天供養不足。所以臨床凡見脾胃虛弱，後天失養者，當分辨是脾病及胃、胃病及脾還是脾胃同病，選擇適當的治療措施。

(2)

《內經》認為心是五臟六腑中最重要的一臟，《素問·六節藏象論》將其列為「生之本」，本篇則喻為「君主」統轄一切。「心」的主導作用主要體現在兩方面：一是透過「主血脈」而維持保證全身組織器官的物質基礎代謝；二是透過所藏之「神」協調全身組織器官的功能聯繫以及人體與外環境的關係。所謂「主明」就是「心」的功能正常，「主不明」就是「心」的功能失常。「心主血脈」和「心藏神」之間的關係是物質與功能的關係，兩者相互依存而相互影響，「血脈」是「神明」的物質基礎，「神明」是「血脈通達」的動力，兩者共同維持「心」的正常功能，缺一不可。若心的功能失常，就會導致臟腑功能不能各司其職，失去協調，人體生命活動失常，《黃帝內經》所謂「主明則下安」、「主不明則十二官危」，此時治療當從心入手。如心位居上屬陽，主火，心火必須下降於腎，才能水火既濟，心腎相交。又如脾主運化，生化氣血，但是須賴心血的滋養與心陽的推動，所謂心火能生脾土。所以凡心病不能下交於腎，心火不能生脾土，而形成的滑泄、夢遺等有關精的病證，怔忡、驚悸等有關神的病證，都可以從心論治。

五臟、六腑、奇恒之腑的分類和生理功能特點

原文

黃帝問曰：余聞方士，或以腦髓為藏，或以腸胃為藏，或以為府。敢問更相反[1]，皆自謂是。不知其道，願聞其說。岐伯對曰：腦、髓、骨、脈、膽、女子胞[2]，此六者地氣之所生也，皆藏於陰而象於地，故藏而不寫，名曰奇恒之府。夫胃、大腸、小腸、三焦、膀胱，此五者，天氣之所生也，其氣象天，故寫而不藏。此受五臟濁氣，名曰傳化之府，此不能久留，輸寫者也。魄門[3]亦為五臟使，水穀不得久藏。所謂五臟者，藏精氣而不寫也，故滿而不能實。六府者，傳化物而不藏，故實而不能滿也。所以然者，水穀入口，則胃實而腸虛；食下，則腸實而胃虛。故曰：實而不滿，滿而不實也。（《素問・五臟別論》）

注釋

1. **敢問更相反**：敢，自謙之詞，冒昧的意思；更（ㄍㄥ），改變。全句意為我冒昧地提出質問，想用相反的意見去改變他們的看法。
2. **女子胞**：又名胞宮，即子宮。
3. **魄門**：糟粕排泄之門戶，古時「魄」與「粕」二字相互通用，魄門即粕門，也就是肛門。

解析

本段經文概述了五臟、六腑、奇恒之腑的分類和生理功能特點。

五臟總的功能特點是「藏精氣而不瀉」、「滿而不能實」；六腑總的功能特點是「傳化物而不藏」、「實而不能滿」。其中的「滿」，指精氣的盈滿；「實」指水穀的充實。五臟藏蓄精氣，精氣宜藏不宜瀉，故曰「滿而不能實」；六腑傳化水穀津液，水穀必須在六腑中有規律地受納傳化，故曰「實而不能滿」。但是，對臟、腑的「藏」、「瀉」不能絕對化。實際上，五臟中亦有濁氣，臟中之濁氣由腑輸泄而出，故經文說：「此受五臟濁氣，名曰傳化之府，此不能久留，輸瀉者也。」六腑中亦有精氣，腑中精氣輸於臟而藏之。所以張琦說：「精氣化於府而藏於臟，非腑之化則精氣竭，非臟之藏則精氣泄。」同理，精氣的盈滿和水穀的充實也是變化著的，如「水穀入口，則胃實而腸虛；食下，則腸實而胃虛」。虛實交替，水穀得以轉化。

奇恒之腑，即異於正常六腑之意，其所異之處在於形態結構和功能特點兩方面。張介賓注曰：「凡此六者，原非六腑之數，以其藏蓄陰精，故曰地氣所生，皆稱為腑。」指出其在性能上屬陰象地，主藏蓄陰精，與五臟相似；但在形態上則中空，又與六腑相似。正因為其與一般的臟、腑有相似之處，又有不同之處，而命名為「奇恒之腑」。

經文「魄門亦為五臟使，水穀不得久藏」有重要的臨床意義。「魄門」即肛門，為六腑的最下端，其功能是大腸的延續，傳化水穀而不得久藏。但魄門的啟閉受五臟役使調節，即受心神主宰、肝氣調達、脾氣升提、肺氣宣降、腎氣固攝的共同作用。所以臨證時，無論是大便秘結不通，或是大便洞泄不止，不應只局限於胃腸病變，還應注意考慮其他臟腑病變。

人的生成和神對生命的重要性

原文

黃帝問於岐伯曰：願聞人之始生，何氣築為基[1]？何立而為楯[2]？何失而死？何得而生？岐伯曰：以母為基，以父為楯，失神[3]者死，得神者生也。

黃帝曰：何者為神？岐伯曰：血氣已和，榮衛已通，五藏已成，神氣舍心，魂魄[4]畢具，乃成為人。

黃帝曰：人之壽夭各不同。或夭壽，或卒死，或病久，願聞其道。岐伯曰：五藏堅固，血脈和調，肌肉解利[5]，皮膚緻密，營衛之行，不失其常，呼吸微徐，氣以度行，六府化穀，津液布揚，各如其常，故能長久。

黃帝曰：人之壽百歲而死，何以致之？岐伯曰：使道隧以長，基牆[6]高以方，通調營衛，三部三裡[7]起，骨高肉滿，百歲乃得終。（《靈樞・天年》）

注釋

1. **基**：基礎、根本。
2. **楯**（ㄕㄨㄣˇ）：欄杆，這裡是遮蔽、護衛的意思。
3. **神**：廣義指人體生命活動，狹義指思維意識活動，這裡指廣義的神。
4. **魂魄**：屬於精神活動的一部分，詳見《靈樞・本神》篇。
5. **解利**：通利流暢的意思。
6. **基牆**：這裡指整個面部。
7. **三部三裡**：把面部分成上、中、下三部，分別以額角、鼻頭、下頜為標誌。

解析

經文提出了「以母為基，以父為楯」的胚胎發生理論，認為人的生成本於先天，所謂「先天」，是指父母的生殖之精。父母生殖之精相結合，形成胚胎，然後凝聚精氣構成人體。所以人體有生，是先天兩性陰陽生殖之精相結合的結果，父與母的關係，猶如基與楯、土地與種子的關係，母基為大地，父楯如播入土地的種子。必須父母兩精相搏，基楯相抱，才有人的生成，正如張介賓所說：「人之生也，合父母之精而有其身……故以母為基，以父為楯，譬之稼穡者，必得其地，乃施以種。」

父母之精相合，形成胚胎，凝聚先、後天精氣構成人體。精氣不但具有物質性，是構成人體的基本物質，而且還具有無限的生命力，人的生命活動就是構成人體精氣的生命力的具體表現，所以稱為神氣。人有神氣才能維持生命，失神氣就會導致死亡。但應該指出的是，人的壽夭不僅與先天有關，後天的充養和調攝也十分重要，例如經文中「呼吸微徐，氣以度行」既取決於肺的先天發育基礎，又與後天氣息調攝有關。人的生命源於先天之精，精化氣生神，是生命活動的基礎，古人稱之為「先天生後天」；而此精、氣、神必受後天滋養培育，才能源源不斷地化生，維持生命活動，此稱為「後天生先天」。因此，為維持生命活動的充沛旺盛，盡終天年，當須先後天並重，精、氣、神並養。重先天者，優生，責在父母；重後天者，調攝，責在自身。

另外，《內經》認為，從面部的特徵可以判斷人的壽夭。骨為腎所主，腎為先天之本；肉為脾所主，脾為後天之本。如果人中溝深而長，面部肌肉高厚，輪廓方正，面部上、中、下三部聳起而不平陷，肌肉豐滿，骨骼高起者，則提示先後天精氣皆旺盛，所以人能長壽，活百歲而終其天年。當然，透過望面部特徵，測候先後天精氣盛衰的方法，判斷壽夭有一定的道理，但是不能將面部特徵與壽夭的關係絕對化，應結合全身其他方面情況綜合考慮。

關於頭面形態的長壽特徵，除本篇外，《靈樞》還有《五閱五使》、《五色》等篇可資參考。頭面形態是先天發育情況的標誌，方面大耳，五官端正，說明發育良好；反之，顏面狹小，頭部畸形，五官不正，是先天發育不良的表現。發育是否良好，是決定能否健康長壽的重要條件，這是古人經過長期觀察之後獲得的認識，是有著客觀依據而合乎科學的結論，不應與預言窮通禍福的「相面術」等同看待。

生命不同階段的特點和不能盡終天年的原因

原文

黃帝曰：其氣之盛衰，以至其死，可得聞乎？岐伯曰：人生十歲，五藏始定，血氣已通，其氣在下，故好走。二十歲，血氣始盛，肌肉方長，故好趨。三十歲，五臟大定，肌肉堅固，血脈盛滿，故好步。四十歲，五藏六府，十二經脈，皆大盛以平定，腠理始疏，榮華頹落，發頗斑白，平盛不搖[1]，故好坐。五十歲，肝氣始衰，肝葉始薄，膽汁始滅，目始不明。六十歲，心氣始衰，苦憂悲，血氣懈惰，故好臥。七十歲，脾氣虛，皮膚枯。八十歲，肺氣衰，魄離，故言善悞[2]。九十歲，腎氣焦，四臟經脈空虛。百歲，五藏皆虛，神氣皆去，形骸獨居而終矣。

黃帝曰：其不能終壽而死者，何如？岐伯曰：其五藏皆不堅，使道不長，空外以張，喘息暴疾；又卑基牆，薄脈少血，其肉不石[3]，數中風寒，血氣虛，脈不通，真邪相攻，亂而相引[4]，故中壽而盡也。（《靈樞‧天年》）

注釋

1. **發頗斑白，平盛不搖：**發頗斑白，即頭髮花白。頗，參《素問‧上古天真論》有「面焦，髮鬢頒白」、「天癸盡矣，故髮鬢白」，而《太素》此處亦作「鬢」，可從；平盛不搖，指生長發育已達到極度，不再發育。
2. **悞：**同「誤」。
3. **石：**據有關文獻所載原文，作「實」為是。
4. **亂而相引：**正氣紊亂導致邪氣深入。

解析

本段討論了人體出生後各階段乃至於死的生命全過程及其規律，闡明了不能盡終天年而中年即亡的原因。

(1)

經文以十歲為一階段，論述人體成長、壯盛、衰老及死亡各階段和臟腑、經絡、氣血及神的變化，以及與這些變化相應的外在特徵。人自出生之後，到十歲左右，正處於生長發育的開端，五臟開始健全，血氣運行已經通暢，這時腎臟精氣逐漸充盛，自下而上發散全身。腎氣既是維持生命活動的基本物質，又是生命活動的原動力，所以不但能促進人體的生長發育，而且還可見到喜走動等外部表現。到了二十歲左右，發育已經成熟，血氣開始旺盛，肌肉也趨發達，行動更為敏捷，愛好疾行。三十歲，進入壯年期，五臟已經發育健全，肌肉堅固發達，血脈旺盛充滿，愛好從容不迫地步行。為什麼在這個時期，身體發育隆盛，而行動上反表現為好步行呢？《內經》認為，少年時代，血氣通暢，腎氣升發，所以性情活潑，喜走動；到了青年時期，血氣開始旺盛，肌肉日趨發達；進入壯年，肌肉堅固，血脈盛滿。而另一方面，性情也相應發生改變，日趨穩重，在行動上由好趨而變為好步。在這裡《內經》生動地描述了生長發育過程中性情的變化。人到四十歲，五臟六腑和十二經脈都已到了旺盛的極點，生長發育達到極限，鬢髮開始花白。張介賓注：「天地消長之道，物極必變，盛極必衰，日中則昃，月盈則虧，人當四十，陰氣已半，故發頗斑白而平盛不搖好坐者，衰之漸也。」腎氣是人體生長發育的根本，人體發育由壯盛而進入衰老，腎氣開始衰退，水不生木，首先影響肝，導致肝氣衰減，肝葉開始薄弱，膽汁逐漸減少，目為肝之竅，所以兩眼視力也開始減退。同時由於肝氣衰減，木不生火，繼則到六十歲，又會導致心氣衰減，然後依五行相生的次序，七十脾氣衰，八十肺氣衰，九十腎氣衰。正如朱永年注：「人之生長，先本於腎臟之精氣，從水火而生木金土，先天之五行也。人之衰老，從肝木以及於火土金水，後天之五行也。」人至百歲，到了衰老的最終階段，五臟臟氣虛衰，功能活動停止，所謂「神氣皆去」，只剩下軀殼，終天年而死。

本段與《素問・上古天真論》「人年老而無子者」一段均論述生命過程及其階段性，但《素問・上古天真論》以女七男八為階段，重點闡發人體生殖功能盛衰規律，自一七、一八而到七七、八八，是生命的部分過程，而本段則以十歲為階段，著重闡發人體整體生理功能變化規律，是生命的全過程。然則彼此皆以先天精氣的自然盛衰規律立論，可以互相發明。

(2)

「其不能終壽而死者……故中壽而盡也」論述了人的壽夭不僅與先天有關，而且與後天也有關，如果先後天失調，就會中壽而夭。首先，不能長壽的人，大多先天稟賦不足，主要表現為五臟脆弱不堅固，外部特徵多表現為人中溝不長，鼻孔向外開張，肺氣外泄，呼吸喘促急暴疾速。或者表現為面部瘦薄不豐，脈體薄弱，脈中血少而不充盈，肌肉不堅實等不足徵象。先天稟賦虛弱，如能注意後天的調攝資培，也未必不能盡享天年。如先天稟賦不足，又不注意後天的充養與調攝，致使腠理鬆弛，衛外不密，屢被風寒侵襲，損傷正氣，血氣空虛，經脈不暢，正氣不足以抗邪，外邪更易侵入，正邪交爭，真氣敗亂，不但不能拒邪於外，反而引邪深入，擾亂於體內，所以只能活到中等的年壽就死亡。指出先天不足，後天失養，先後天不相協調，會導致中壽而終的結果，強調了先、後天關係協調與否是壽夭關鍵的基本觀點。故張志聰說：「此言人秉先天之氣虛薄而後天猶可資培，更能無犯賊風虛邪，亦可延年益壽。若秉氣虛弱，而又不能調養，兼之數中風寒，以致中道夭而不能盡其天年矣。」因此為維持生命活動的充沛旺盛，盡終天年，當須先後天並重，精、氣、神並養。

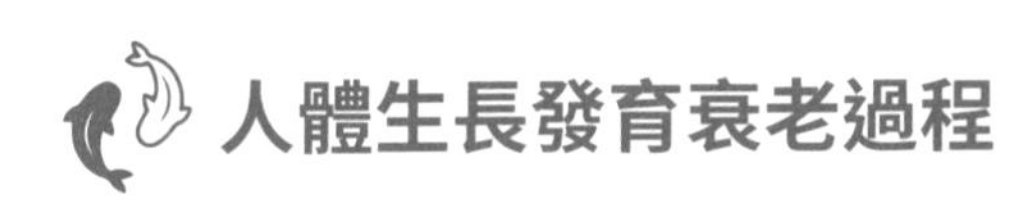

人體生長發育衰老過程

年歲	生理特點	生命表現特點
十	五臟始定，血氣已通，其氣在下	好走
二十	血氣始盛、肌肉方長	好趨
三十	五臟大定，肌肉堅固，血脈盛滿	好步
四十	五臟六腑、十二經脈、皆大盛以平定	腠理始疏，榮華頹落，髮頗班白，平盛不搖，好坐
五十	肝氣始衰，肝業始薄，膽汁始減	目始不明
六十	心氣始衰，血氣懈惰	苦憂悲、好臥
七十	脾氣虛	皮膚枯
八十	肺氣衰、魄離	言善誤
九十	腎氣焦、四臟經脈空虛	—
百歲	五臟皆虛，神氣皆去	形骸獨居而終

胃的重要作用，營氣、衛氣、宗氣與胃的密切關係

原文

黃帝曰：願聞穀氣有五味；其入五藏，分別奈何？伯高曰：胃者，五藏六府之海也，水穀皆入於胃，五藏六府皆稟氣於胃。五味各走其所喜，穀味酸，先走肝；穀味苦，先走心；穀味甘，先走脾；穀味辛，先走肺；穀味鹹，先走腎。穀氣津液已行，營衛大通，乃化糟粕，以次傳下。

黃帝曰：營衛之[1]行奈何？伯高曰：穀始入於胃，其精微者，先出於胃之兩焦，以溉五藏，別出兩行，營衛之道。其大氣[2]之摶而不行者，積於胸中，命曰氣海，出於肺，循喉咽，故呼則出，吸則入。天地之精氣[3]，其大數常出三入一，故穀不入，半日則氣衰，一日則氣少矣。（《靈樞・五味》）

注釋

1. **之**：到。
2. **大氣**：即水穀精氣和吸入的清氣結合而成的宗氣。
3. **天地之精氣**：指吸入的大自然中的清氣和飲食攝入的水穀精微之氣。

解析

本段著重論述了味的重要作用，提出了胃為「五臟六腑之海」的論點，論證了營氣、衛氣、宗氣與胃的密切關係。

「胃者，五臟六腑之海也」，強調胃在維持人體正常生理功能上的重要性。胃以受納和消化水穀為其主要功能，所以胃是五臟六腑的營養彙集之處，故稱為五臟六腑之海。飲食水穀進入胃中，五臟六腑都要稟受胃中所化生的精微之氣，才能維持正常的生理功能，所以人以胃氣為本，如果胃氣衰敗，臟腑組織無從獲得滋養，抗病能力衰退，藥物治療也不能發揮應有的作用。因此歷來醫家十分重視顧護胃氣，所謂「有胃氣則生，無胃氣則死」。

「五味各走所喜……」論述了五味歸屬五臟的一般規律。五味入胃後，對五臟所起的作用各不相同，反映出五味對五臟具有一定的選擇性。味酸的入胃後，先入肝；味苦的，先入心；味甘的，先入脾；味辛的，先入肺；味鹹的，先入腎。所以偏食五味，會導致五臟功能的異常，如多食酸味，能使肝氣偏盛，影響及脾，而使脾氣衰竭。所以瞭解五味與五臟的關係，有助於認識疾病的病機，這也為後世藥物歸經理論提供了依據。但五味歸屬五臟不是絕對的，《內經》強調「先走」，既有先入之臟，也有後入之臟，所以不能機械地認為某味只能入某臟，而不能入他臟。

「四海」的分佈和腧穴

原文

黃帝問於岐伯曰：余聞刺法於夫子，夫子之所言，不離於營衛血氣。夫十二經脈者，內屬於府藏，外絡於肢節，夫子乃合之於四海乎？岐伯答曰：人亦有四海、十二經水。經水者，皆注於海，海有東西南北，命曰四海。黃帝曰：以人應之奈何？岐伯曰：人有髓海，有血海，有氣海，有水穀之海，凡此四者，以應四海也。

黃帝曰：遠乎哉，夫子之合人天地四海也，願聞應之奈何？岐伯答曰：必先明知陰陽表裡滎輸[1]所在，四海定矣。黃帝曰：定之奈何？岐伯曰：胃者，水穀之海，其輸上在氣街，下至三裡；沖脈者，為十二經之海，其輸上在於大杼，不出於巨虛之上下廉；膻中[2]者，為氣之海，其輸上在於柱骨之上下[3]，前在於人迎；腦為髓之海，其輸上在於其蓋[4]，下在風府[5]。（《靈樞·海論》）

注釋

1. **滎（ㄧㄥˊ）輸：**這裡指「四海」精氣輸送、注入的地方。
2. **膻中：**這裡指整個胸腔。
3. **柱骨之上下：**柱骨，即天柱骨，這裡指第 7 頸椎；上，指天柱骨上面的「啞門穴」，位於第 1、第 2 頸椎之間；下，指天柱骨下面的大椎穴，位於第 7 頸椎、第 1 胸椎之間，均屬於督脈。
4. **蓋：**這裡指百會穴，位在頭頂中央，屬於督脈。
5. **風府：**穴位名，位於後正中線上、入髮際 1 寸處，屬於督脈。

解析

本段闡述了人體胃、沖脈、膻中、腦是水穀、血、氣、髓的彙聚之所，以自然界東、南、西、北四海作比喻，提出人身「四海」的概念，表明人體四海在生命活動的重要作用。

經文所提出的胃和沖脈的稱謂與《黃帝內經》中其他篇章不盡相符。本篇稱胃為「水穀之海」，而《靈樞·動輸》、《靈樞·五味》、《素問·

太陰陽明論》等皆謂之「五臟六腑之海」。沖為「血海」、「十二經之海」，而《靈樞·順逆肥瘦》則稱之為「五臟六腑之海」。對於這種差異，張介賓作了較為清楚的解釋：「若此諸說，則胃與沖脈皆為五臟六腑之海，又將何以辨之？故本篇有水穀之海、血海之分。水穀之海者，言水穀盛貯於此，營衛由之而化生也；血海者，言受納諸經之灌注，精血於此而蓄藏也，此固其辨矣。及考之《痿論》曰：『陽明者，五臟六腑之海，主潤宗筋，宗筋主束骨而利機關也。沖脈者，經脈之海也，主滲灌溪穀，與陽明合於宗筋。陽明總宗筋之會，會於氣街，而陽明為之長。』蓋陽明為多血多氣之府，故主潤宗筋而利機關；沖脈為精血所聚之經，故主滲灌溪穀。且沖脈起於胞中，並少陰之大絡而下行；陽明為諸經之長，亦會於前陰。故男女精血皆由前陰而降者，以二經血氣總聚於此，故均稱為五臟六腑十二經之海，誠又非他經之可比也。」

人體四海的病象和治療原則

原文

黃帝曰：凡此四海者，何利何害？何生何敗？岐伯曰：得順者生，得逆者敗；知調者利，不知調者害。

黃帝曰：四海之逆順奈何？岐伯曰：氣海有餘者，氣滿胸中，悗息[1]面赤；氣海不足，則氣少不足以言。血海有餘，則常想其身大，怫然[2]不知其所病；血海不足，亦常想其身小，狹然[3]不知其所病。水穀之海有餘，則腹滿；水穀之海不足，則饑不受穀食。髓海有餘，則輕勁多力，自過其度；髓海不足，則腦轉耳鳴，脛酸眩冒，目無所見，懈怠安臥。

黃帝曰：余已聞逆順，調之奈何？岐伯曰：審守其輸，而調其虛實，無犯其害，順者得復，逆者必敗。黃帝曰：善。（《靈樞・海論》）

注釋

1. **悗息**：悗，就是「悶」字，胸中煩悶；息，呼吸喘急。
2. **怫然**：煩躁易怒的樣子。
3. **狹然**：緊悶不舒的感覺。

解析

本段論述了人體四海有餘和不足的病象及其治療原則。

經文所述的四海有餘（髓海有餘除外）、不足的證候表現，實質上還與肺、胃、腎等臟腑的病變有關。以不足為例：氣海不足的氣少不足與肺氣不足多有密切關係；水穀之海不足的饑不受穀食多屬脾胃之氣虛弱；髓海不足的腦轉耳鳴則多與腎陰虧損相關。至於血海不足的常想其身小，是患者的幻覺，可與「肝主血海」聯繫起來理解。對於「髓海有餘，則輕勁多力，自過其度」，馬蒔認為：「此言髓海之偏勝而病者，見其所以為逆，反此則為順也。」證之臨床，痰火犯腦、邪氣有餘而實的精神狂躁患者，常有逾垣上屋、登高疾走等症，病發所為較其平素輕勁力大，就是「自過其度」的一種表現。由於胃為水穀之海，是受納腐熟水穀的臟器，與脾相表裡，所以水穀之海的病證，就是脾胃的疾患。水穀之海有餘的證候，如食滯胃脘，可見脘腹脹痛拒按、吞酸噯腐、嘔吐、不思飲食、大便不通或滯下不爽等症，治宜消食導滯；其不足的證候，如脾胃氣虛，症見納減、饑不欲食、食後作脹等，治療又當補益中氣，用補中益氣湯之類。如《靈樞．海論》後文所說：「水穀之海有餘，則腹滿；水穀之海不足，則饑不受穀食。」

沖脈為十二經脈之海，為氣血的要衝，又稱血海。沖脈起於胞中，隨腹直上，有調節月經的作用。沖脈空虛，血海不足，會使經量減少，但陰血化生於脾，而藏於肝，所以血海不足，都責之於肝脾，臨床常從健脾益氣、養肝補血入手治療。如是寒邪等外邪侵入沖脈，經脈不通，經氣因之攻沖上逆，則可見腹痛、痛處築動應手等症，治療又當以祛寒降逆為法。

腦為精髓彙集之處，與肢體的動作、七竅的功能，保持頭部清醒有關。髓海有餘，精髓充沛，則肢體活動有力、耳目聰明、頭腦清醒；髓海不足，精髓空虛，就會出現自覺頭腦旋轉耳鳴、小腿酸軟無力、眩暈、站立不穩、目視昏花、精神萎靡等症。如同篇下文所說：「髓海有餘，則輕勁多力，自過其度；髓海不足，則腦轉耳鳴，脛酸眩冒，目無所見，懈怠安臥。」腦為髓海，髓又為腎精所化，所以腦髓不足，責之腎精命火虧損，臨床常用補腎的方法治療。膻中為宗氣生成和彙聚之處，其有餘不足，常是肺臟病變的延續。氣海有餘，有如外邪束肺，肺氣失宣之證，可見胸中氣滿、煩悶喘息等症，治療應當以祛邪宣肺為主。氣海不足，有如肺氣不足之證，可見精神倦怠、短氣懶言、語言低微等症，治療又當以補益肺氣為主。

綜上所述，四海的病證，大多由肺、脾、肝、腎等臟腑病變導致，所以，對其病機的認識不能脫離臟腑，治療也大多以調治臟腑入手。

人生四海的部位、病象、俞穴和治療原則

名稱	部位	俞穴	病理現象	治則
水穀之海	胃	上：氣街（氣沖穴） 下：足三里	有餘：腹滿 不足：肌不受穀食	審受其輸，而調其虛實，無犯其害
血海 （十二經之海）	沖脈	上：大杼 下：上巨虛、下巨虛	有餘：常想其身大，怫然不知其所病 不足：常想其身小，狹然不知其所病	
氣海	膻中	上：啞門、大椎 下：人迎	有餘：氣滿胸中，悗息面赤 不足：氣少不足以言	
髓海	腦	上：蓋（百會穴） 下：風府	有餘：輕勁有力，自過期度 不足：腦轉耳鳴，脛酸眩冒，目無所見，懈怠安臥	

六腑的生理功能及其與五臟的陰陽表裡配合關係

原文

肺合大腸，大腸者，傳道之府。心合小腸，小腸者，受盛之府。肝合膽，膽者，中精之府[1]。脾合胃，胃者，五穀之府。腎合膀胱，膀胱者，津液之府也。少陰屬腎，腎上連肺，故將兩臟。三焦者，中瀆之府[2]也，水道出焉，屬膀胱，是孤之府也。是六府之所與合者。（《靈樞・本輸》）

注釋

1. **中精之府：**古人認為膽內所藏之膽汁為肝之精氣所化，與其他六腑所藏水穀、濁物有所不同，所以稱為中精之腑。
2. **中瀆之府：**瀆，水道、水溝。三焦是人體水液通行的道路，所以稱為中瀆之腑。

解析

本段經文論述了六腑的生理功能及其與五臟的陰陽表裡配合關係。

臟腑相合的基礎是經絡的聯繫和生理功能的配合。臟腑相合，組成了一個小系統，在生理和病理上都有密切聯繫，為臨床辨證施治提供了思路和依據。臨證常用的「臟病治腑、腑病治臟」的治則都是以此理論為依據。例如，肺與大腸相表裡，大腸的傳導功能，有賴於肺氣的肅降，肺氣下降，大腸才能傳送糟粕；反之，大腸傳導失常，大便不通，也會影響肺氣的肅降。所以，邪熱乘肺，腑道不通，大便秘結，導致胸滿喘逆等症，治療應注意通腑瀉熱，只要大腸恢復傳導，雖不治肺而喘滿自止。如唐容川所說：「痰飲實熱，氣逆而咳血者，揚湯止沸，不如釜底抽薪。」而對於肺氣不足所導致的腑氣不通、大便秘結之證，不能一味攻下，治宜補益肺氣，用補中益氣湯之類。又如心與小腸相表裡，心陽為君火，是人體臟腑功能的主宰，心火下移小腸，小腸才能受盛化物，分清泌濁，對經胃腑下傳小腸的飲食物繼續進行消化。小腸濟泌別汁，吸收清者，經脾氣升清，上輸心肺，化赤為血，使心血不斷得到補充。在病理上，心與小腸相互影響，心火可以移熱小腸，而見小便赤澀、臍腹作脹等症，治療宜清心火、導熱下行；反之，小腸實熱，也可上熏於心，出現心煩、心悸、口瘡、少寐等症，治療宜用導赤散、涼膈散之類清利實熱。再如腎與膀胱相表裡，腎主水液，司開合，膀胱為水液貯藏及氣化的場所。必須腎氣充盛，膀胱才能化氣行水，固攝有權；反之，膀胱水液停滯，也可影響腎氣化津液、司關門開合的作用。所以，因腎氣不足，命門火衰所致的小便不利或閉結、頻數或失禁，應從腎治。如陳士鐸《辨證錄》說：「夫膀胱者，決瀆之官，腎中氣化而能出。此氣，即命門之火也。命門火旺，而膀胱之水通；命門火衰，而膀胱之水閉矣……治法必須助命門之火，然徒助命門之火，恐有陽旺陰消之慮，必須於水中補火，則火生於水中，水即通於火之內耳。方用八味地黃湯。」而對於太陽之邪隨經入腑，邪與水結、氣化不行的膀胱蓄水證，又當在通陽的同時，通利小便，導水下行，以恢復腎氣化氣行水的作用。如五苓散，在用桂枝通陽的前提下，又用茯苓、豬苓、澤瀉利水。再如，肺為水之上源，腎為水之下源，必須腎上連肺，肺與腎相互配合，才能統攝三焦、膀胱，維持水液代謝平衡。所以，臨床治療水液代謝失常的病證，要注意肺腎同治。如遺尿，證候屬肺腎兩虛者，不能一味固澀，要注意貫徹「治腎者必須治肺」的原則。

經文指出膽為「中精之府」。膽屬六腑之一，因其貯藏、疏泄精汁，而不是傳化水穀，功能特殊，故又屬奇恒之腑。膽中精汁清淨不濁，源於肝臟氣血所化，故名「中精之府」。古人認為膽汁很重要，不僅能助脾胃消化食物，且膽為「中正之官」，參與精神活動而「決斷出焉」。膽汁宜清不宜濁，膽汁變濁，不僅滋生濁物聚積之病（如結石、硬變等），而且經脈氣血變濁，常導致心、腦、腎、血管的許多病變，臨床應當引起重視。

「少陰屬腎，腎上連肺，故將兩臟」，原文為「少陽屬腎」，此據《太素》直改為「少陰屬腎」。「少陽屬腎」是否有理？注家也有贊同者，如《類經》曰：「三焦為中瀆之府，膀胱為津液之府，腎以水臟而領水府，理之當然，故腎將兩臟……《本臟》篇曰：『腎合三焦膀胱』，其義即此。」水要氣化，有賴陽氣，故少陽屬腎。《靈樞集注》則另有解釋：「一腎配少陽而主火，一腎上連肺而主水，故腎將兩臟也。」腎為水火之臟，張氏之說不無道理。總之，此句經文說明了腎與肺在生理功能上關係密切，兩者在病理狀態下可相互影響。

「孤之府」的「孤」有二義：一指孤獨無偶，三焦無配合，屬於膀胱，故曰孤；二謂其獨特，如《類經》注曰：「十二臟之中，唯三焦獨大，諸臟無與匹者，故名……唯三焦者，雖為水瀆之府，而實總護諸陽，亦稱相火，是又水中之火府。」故在本篇曰：「三焦屬膀胱。」在《素問·血氣形志》曰：「少陽與心主為表裡。蓋其在下者為陰，屬膀胱而合腎水；在上者為陽，合包絡而通心火。此三焦之所以標上極下，象同六合，而無所不包也。」《素問·玉機真臟論》中言脾為「孤臟」，也指其功能獨特而灌溉四旁，與此同義。

太陰、陽明陰陽不同之理

原文

黃帝問曰：太陰陽明為表裡，脾胃脈也，生病而異者何也？岐伯對曰：陰陽異位[1]，更虛更實[2]，更逆更從[3]，或從內，或從外，所從不同，故病異名也。

帝曰：願聞其異狀也。岐伯曰：陽者，天氣也，主外；陰者，地氣也，主內。故陽道實，陰道虛。故犯賊風虛邪[4]者，陽受之；食飲不節，起居不時者，陰受之。陽受之則入六府，陰受之則入五臟。入六府則身熱，不時臥，上為喘呼。入五臟則滿閉塞，下為飧泄，久為腸澼。故喉主天氣，咽主地氣。故陽受風氣，陰受濕氣。故陰氣從足上行至頭，而下行循臂至指端；陽氣從手上行至頭，而下行至足。故曰：陽病者，上行極而下；陰病者，下行極而上。故傷於風者，上先受之；傷於濕者，下先受之。（《素問．太陰陽明論》）

注釋

1. **陰陽異位**：脾為臟屬陰，它的經脈循行於身體的陰分，由下往上行；胃為腑屬陽，它的經脈循行於身體的陽分，由上往下行。
2. **更虛更實**：春夏為陽，陽明之氣旺盛於春夏，所以春夏陽明氣實而太陰氣虛；秋冬為陰，太陰之氣旺盛於秋冬，所以秋冬太陰氣實而陽明氣虛。更：交替不同。
3. **更逆更從**：春夏為陽，陽明氣盛為從，太陰氣盛為逆；秋冬為陰，太陰氣盛為從，陽明氣盛為逆。
4. **賊風虛邪**：泛指一切外來有害的致病邪氣。

解析

本節以太陰、陽明為例，論述了由於經脈、臟腑、陰陽不同產生的病理變化各異的問題。

陰經和五臟屬陰，陽經和六腑屬陽。外邪侵犯，先入在表在陽之陽經六腑；內傷飲食起居，直犯在裡在陰的陰經五臟。本節謂受賊風虛邪者，病「入六腑」，飲食起居失調者，病「入五臟」，正與《素問·陰陽應象大論》「天之邪氣，感則害於五臟，水穀之寒熱，感則害於六腑」相反。張琦在《素問釋義》中說：「以形氣言，邪氣無形故入臟，水穀有形故入腑；以表裡言，腑陽主外，故賊風虛邪從外而受，臟陰主內，故飲食不節從內而受。實則臟腑皆當有之。」不可拘泥，當以證為准。

「陽道實，陰道虛」，乃陰陽學說的一個基本觀點，廣義而言，凡事物之屬於陽者，必有強壯、盛滿、向外等特點；事物之屬於陰者，必具柔弱、不足、向內等特性。朱丹溪《格致余論》曾說：「天地為萬物之父母，天大也，為陽，而運於地之外，地居於天之中，為陰，天之大氣舉之。日，實也（正圓不缺），亦屬陽，而運於月之外；月，缺也，屬陰，稟日之光以為明也。」可見「陽道實，陰道虛」是陰陽的一個普遍規律，一實一虛，相反相成，才能化生萬物，平衡氣機。由於脾胃生理上「法天地」，病理上表現出「實則陽明，虛則太陰」的特點，故「陽道實，陰道虛」就成為脾胃發病的總規律。從經脈臟腑而言，陽經和六腑多實證，陰經和五臟多虛證。從外感內傷來說，外感多有餘，內傷多不足。但是陰陽概念並不是固定的，認識上應知常達變，從多角度進行考察。如因「喉主天氣，咽主地氣」，天之無形邪氣可從喉入肺，地之有形水穀由咽到胃，是從形氣的角度來看的。再如，風濕外邪屬陽，然亦有陰陽之分，風性輕揚，易犯人體上部，故為陽邪；濕性重濁，易傷人體下部，故為陰邪，此乃同氣相求也。而且疾病的陰陽上下可以「邪隨氣轉」而發生變化。所以對於「陽道實，陰道虛」規律的認識也不可過於拘泥。

 脾胃在生理、病理上的密切關係

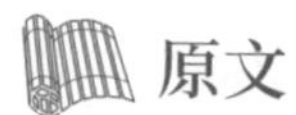 原文

帝曰：脾病而四支不用，何也？岐伯曰：四支皆稟氣於胃，而不得至經，必因於脾，乃得稟也。今脾病不能為胃行其津液，四支不得稟水穀氣，氣日以衰，脈道不利，筋骨肌肉，皆無氣以生，故不用焉。

帝曰：脾不主時，何也？岐伯曰：脾者土也，治中央，常以四時長四藏，各十八日寄治，不得獨主於時也。脾藏者，常著胃，土之精也。土者生萬物而法天地，故上下至頭足，不得主時也。

帝曰：脾與胃以膜相連耳，而能為之行其津液，何也？岐伯曰：足太陰者，三陰也，其脈貫胃屬脾絡嗌，故太陰為之行氣於三陰。陽明者，表也，五藏六府之海也，亦為之行氣於三陽。藏府各因其經而受氣於陽明，故為胃行其津液。四支不得稟水穀氣，日以益衰，陰道[1]不利，筋骨肌肉無氣以生，故不用焉。（《素問．太陰陽明論》）

注釋

1. **陰道**：這裡指血脈，與上文的「脈道不利」相同。

解析

本節透過分析「脾病而四肢不用」的機制，闡述了脾胃在生理、病理上的密切關係。

從解剖上來看，脾與胃之間有系膜相連；經脈上，足太陰脾經屬脾絡胃，足陽明胃經屬胃絡脾，兩經相互絡屬，從而構成表裡關係，脾經又貫通於胃。這些都是兩者關係緊密的物質基礎。胃主受納，為水穀之海、臟腑氣血之源，其氣應天主降，脾主運化，其氣應地主升。胃需要透過脾的運化，才能把水穀精氣輸布到四肢百骸，所以原文強調脾「為胃行其津液」的機制，脾需要胃的受納，才獲得運化轉輸之質。脾升則精氣得以上輸，胃降則糟粕得以下行；胃為陽腑而喜濕惡燥，脾為陰臟而喜燥惡濕，脾與胃合，納運相依，升降相因，燥濕相濟，以維持人體的消化吸收功能。由於脾胃處於中焦這一特殊部位，具有生萬物、長養四臟的特殊作用，其氣化「法天地」之陰陽，故成為整個機體氣機升降運動之樞紐。中醫治病（特別是內傷雜病）尤重調理脾胃，透過調理脾胃的氣化功能，不僅可以治療脾胃系統自身的許多疾病，而且可以治癒許多上焦的病證（如心、肺、腦、五官等方面的病證）和下焦的病證（如泌尿生殖系統的某些病證）。例如，臨床上對四肢枯痿不能隨意運動的病證，運用調治脾胃的方法常有一定的療效，《素問．痿論》提出的「治痿獨取陽明」的論點，也是注重調理脾胃。

本文提出「脾者土也，治中央，常以四時長四臟，各十八日寄治，不得獨主於時也」的觀點，說明脾氣四季皆旺，每個臟腑都離不開脾所運化的水穀精氣的滋養。故《素問．玉機真臟論》有「脾脈者土也，孤臟以灌四旁也」之說，旨在突出脾在臟腑中的重要地位，提示臨床調治臟腑疾病要注意對脾胃之氣的調養。金元醫家李東垣以此理論，結合臨床實踐，著《脾胃論》一書，成為補土學派的代表者，其重視脾胃的學術思想，對中醫學的發展產生了深遠的影響。至於脾與四季的關係，本段經文曰：「脾不主時」、「各十八日寄治」，是以「土者，生萬物而法天地」立論；《素問·金匱真言論》、《素問·六節藏象論》云脾「主長夏」，是根據陰陽五行學說，按五臟應五季（氣）的理論排列而成。立論依據不同，故結論有別。

水穀的輸布及生化過程

原文

食氣入胃，散精於肝，淫[1]氣於筋。食氣入胃，濁氣歸心，淫精於脈。脈氣流經，經氣歸於肺，肺朝百脈，輸精於皮毛。毛脈合精，行氣於府[2]。府精神明[3]，留於四藏[4]，氣歸於權衡。權衡以平，氣口成寸，以決死生。

飲入於胃，遊溢精氣，上輸於脾，脾氣散精，上歸於肺，通調水道，下輸膀胱。水精四布，五經並行，合於四時五藏陰陽，揆度以為常也。（《素問·經脈別論》）

注釋

1. **淫**：過甚、浸溢的意思，這裡指將滿盈的精氣輸送出去。
2. **府**：這裡指血脈。
3. **神明**：這裡指血脈中氣血的流行變化正常不亂。
4. **四藏**：具體所指，前人爭論不一。這裡泛指所有的臟腑。

解析

本段論述了穀食和水飲入胃後其精氣輸布運行的過程。

(1)

「濁氣歸心，淫精於脈……留於四臟」指出精氣入於心，透過經脈朝會於肺，由肺輸布全身，直至皮毛，經氣血相合，再還於經脈中而流於四臟。「毛脈合精」，張介賓的注釋為：「肺主皮毛，心主血脈，肺藏氣，心藏血。毛脈合精，即氣血相合。」指出肺心氣血必須相互配合，才能使經脈中之食物精微運行於全身，敷布均衡，表現於氣口，意在強調肺心氣血運行協調對食物精氣的正常敷布有重要意義。《素問譯釋》則直解「毛脈合精」為「皮毛和經脈的精氣會合」。其實，這個過程含有古人對血液循環的認識，「毛脈」為「絡脈」（毛細血管），意為經氣歸於肺，由於肺朝百脈，所以食物之精微隨經脈輸送到皮毛，再次進行氣體和營養物質的交換，又回到經脈，經脈（府）中的精氣在神明（心）的作用下，留（流）注四臟，如此則臟腑經脈之氣歸於平衡狀態，現於氣口。這種認識遠早於 17 世紀西方醫學的血液循環理論。這段經文提示了「氣口」能「決死生」兩點原因：其一，氣口脈的搏動由三個因素組成，即肺氣、心血和胃中的食氣（胃氣），包含了精、氣、神三大生命物質元素；其二，氣口脈可以反映「氣歸於權衡」的狀態，「權衡以平」為其常，權衡不平則為病，甚則為死。

(2)

「飲入於胃，遊溢精氣……揆度以為常也」揭示了在體內水液代謝的整個過程，說明脾胃、肺都參與了代謝，而其中肺的宣發通調水道的作用尤顯重要。透過肺的宣發敷布作用，水穀精氣得以布散全身；經肺的肅降作用使代謝後多餘的水液下輸於膀胱。這些論述啟發後世認識到「肺為水之上源」，在治療水腫的病證中用「提壺揭蓋法」宣肺發越水氣。脾在水液代謝中起運化、轉輸的作用，透過「脾氣散精」，津液才得以「上歸於肺」。若脾氣升清散精作用減退，則水濕不得上歸於肺，停聚於體內而成水腫，故臨床治療水腫亦有用培土制水法。

(3)

本節還提出了「四時五臟陰陽」的問題，強調人的生理活動及病理變化，受自然界四時陰陽消長變化的制約和影響，體現了「人與天地相應」的整體觀點。整體觀是《內經》理論體系最顯著的學術特徵，首先，本節從飲食物的消化吸收、精氣的轉輸、津液的輸布以及診病方法諸方面反映了這一特徵。穀食經胃腸消化吸收後，在脾的運化作用下，將其精微輸之於肝，有的輸布於肺，有的直歸於心脈，借助經脈輸送、升散、會合而發揮其作用。其水液的代謝，亦先經脾的運化，復由肺氣通調、三焦決瀆、腎及膀胱的氣化作用而完成。《內經》在此尤其強調，只有五臟功能活動能適應四時氣候的變化，作出適當的調節，才能保持水液代謝的正常，維持陰陽之間的相對平衡。例如，天熱或活動量大時，汗多而小便少;天冷或活動量小時，汗少而小便多，就是五臟隨四時寒暑的變遷做出適當的調節，透過水液代謝來維持體內陰陽平衡的明顯例子。

七竅的功能源於五臟精氣的奉養

原文

五藏常內閱[1]於上七竅也，故肺氣通於鼻，肺和則鼻能知香臭矣；心氣通於舌，心和則舌能知五味[2]矣；肝氣通於目，肝和則目能辨五色[3]矣；脾氣通於口，脾和則口能知五穀[4]矣；腎氣通於耳，腎和則耳能聞五音[5]矣。五藏不和則七竅不通，六府不和則留為癰。（《靈樞‧脈度》）

注釋

1. **閱：**這裡是通達、布散的意思，與下文的「通」字意義相同。
2. **五味：**酸、苦、甘、辛、鹹五種味道，這裡泛指各種味道。
3. **五色：**青、赤、黃、白、黑五種顏色，這裡泛指各種顏色。
4. **五穀：**秔米（粳米）、麻（芝麻）、大豆、小麥、黃黍（玉米）5 種糧食，這裡泛指各種糧食。
5. **五音：**古代樂理中的 5 個音階，即角、徵、宮、商、羽，這裡泛指各種聲音。

解析

本段經文闡明人體官竅的生理功能和病理變化與五臟六腑有密切的關係。

五臟在內在下，七竅在外在上，五臟的經脈上連於七竅，五臟與七竅相通應，在病理情況下，五臟氣機不和，可表現為七竅病變，因此經文曰「五臟常內閱於上七竅」，臨證時可從七竅的功能改變測知五臟的病變，從五臟入手進行調治。如肺開竅於鼻，肺氣失宣，常見鼻塞流涕、嗅覺失靈，可用辛散宣肺的方法治療。「心氣通於舌，心和則舌能知五味矣」是強調心與舌有較為密切的關係。如心氣不足，血行不暢，可見舌質紫暗；心火上炎，可見舌赤生瘡、潰爛疼痛；痰迷心竅或熱陷心包，可引起舌強語謇。這些都是心的病變在舌體上的反映，治療都要從心入手。肝開竅於目，臨床不少眼病與肝有關。如肝火上炎引起目赤腫痛；肝血不足可見眼目乾澀、視物模糊；肝風內動出現目睛上吊、目斜等，中醫治療目疾，往往從肝著手。脾開竅於口，飲食、口味與脾的運化功能密切相關，所以根據口味的變化推斷脾臟的病變，在臨床上有一定的診斷意義。食欲旺盛，口味正常，表示脾氣健旺；脾經有熱，則口有甜味；脾有濕邪，則口中黏膩不清；脾虛不能健運，則口淡無味。腎的精氣上通耳竅，耳的聽覺與腎臟的精氣盛衰密切相關。如腎氣充沛，則聽覺靈敏；腎的精氣不足，可出現耳鳴、聽力減退等症，臨床治療當用補益腎氣的方法。由於人體是一個統一的整體，臟腑功能之間具有密切的聯繫，所以每一個體表器官與臟腑的聯繫也是非常複雜的。五臟開竅理論只說明某一臟器與某一體表器官具有較為密切的聯繫，不能機械地理解為是唯一的聯繫。如耳不但開竅於腎，與其他臟腑也有一定的聯繫，臨床應根據具體情況，透過臟腑辨證，選擇適當的治法。

由於七竅皆稟氣於五臟，故五臟不和，則精氣不能暢通於上七竅，故七竅之感覺功能減退或消失；六腑不和（指傳化功能紊亂），則水穀留滯，氣血鬱結化熱而為癰腫瘡瘍。故經文曰「五臟不和則七竅不通，六腑不和則留為癰」。至於癰瘍部位，張介賓認為：「肌腠留為癰瘍」，但本段主要是在論官竅，似指七竅生癰瘍，也符合臨床實際。總之，五臟不和與六腑不和，皆能導致七竅發生病變，但因臟與腑的功能不同，所以影響七竅發病亦有所區別，這是應當分辨的。

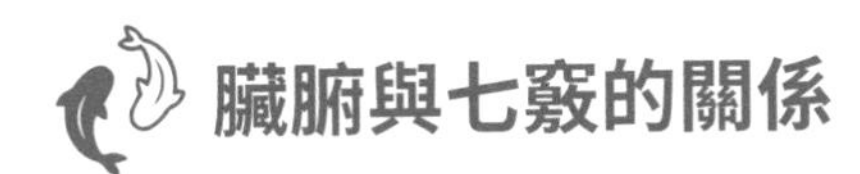

臟腑與七竅的關係

臟腑	上七竅	關係
肺	鼻	肺氣通於鼻，肺和則鼻能知香臭
心	舌	心氣通於舌，心和則舌能知五味
肝	目	肝氣通於目，肝和則目能辨五色
脾	口	脾氣通於口，脾和則口能知五穀
腎	耳	腎氣通於耳，腎和則耳能聞五音
五臟不合則七竅不通，六腑不合則留為癰		

眼睛與五臟在生理上的密切關係

原文

五藏六府之精氣，皆上注於目而為之精[1]。精之窠為眼[2]，骨之精為瞳子[3]，筋之精為黑眼[4]，血之精為絡[5]，其窠[6]氣之精為白眼[7]，肌肉之精為約束[8]，裹擷[9]筋骨血氣之精而與脈並為系，上屬於腦，後出於項中。（《靈樞・大惑論》）

注釋

1. **精**：這裡指眼睛的視覺功能。

2. **精之窠（ㄎㄜ）為眼**：窠，窩穴也，也引申為彙集的意思。全句意為五臟六腑的精氣彙集於目，眼睛的各組成部分才能發揮正常的生理作用。

3. **骨之精為瞳子**：骨之精，指腎的精氣，因腎主骨而名。瞳子，又名瞳神或瞳仁，即瞳孔。全句意為腎的精氣充養瞳孔。

4. **筋之精為黑眼**：筋之精，指肝的精氣，因肝主筋而名。黑眼，指瞳子週邊黑色的部分，又叫黑睛，即角膜。全句意為肝的精氣充養黑睛。

5. **血之精為絡**：血之精，指心的精氣，因心主血而名。絡，指眼角的血絡。全句意為心的精氣充養眼的血絡。

6. **其窠**：依據上下文例，此二字疑為衍字。

7. **氣之精為白眼**：氣之精，指肺的精氣，因肺主氣而名。白眼，又叫白睛，眼球的白色部分，即鞏膜。全句意為肺的精氣充養白眼。

8. **肌肉之精為約束**：肌肉之精，指脾的精氣，因脾主肌肉而名。約束，指眼胞，即上下眼瞼，因其能開能合而名。全句意為脾的精氣充養眼瞼。

9. **裹擷（ㄒㄧㄝˊ）**：用衣襟包裹東西，這裡比喻眼胞的作用。

解析

本段經文指出眼睛的精明作用是五臟六腑之精氣灌注的結果，眼結構的不同部分與相應的臟氣聯繫。

瞳仁屬腎之精，黑眼屬肝之精，眥內血絡屬心之精，白眼屬肺之精，眼胞屬脾之精，目系則由肝、腎、心、肺之精氣裹於經脈之中而形成，故目系實為一特殊的經脈，內含肝、腎、心、肺四臟之精，且上連於腦。這些理論為後世《銀海精微》創立「五輪學說」奠定了基礎，如以上下胞瞼為肉輪，屬脾，脾與胃相表裡，肉輪疾患每與脾胃有關；兩眥血絡為血輪，屬心，心與小腸相表裡，血輪疾患多與心或小腸的病變有關；白睛為氣輪，屬肺，肺與大腸相表裡，氣輪的疾患多與肺或大腸的病變有關；黑睛為風輪，屬肝，肝與膽相表裡，風輪的疾患多與肝或膽的病變有關；瞳神為水輪，屬腎，腎與膀胱相表裡，故水輪的疾患多與腎或膀胱有關。如眼瞼紅赤糜爛，多因脾經實熱所致；白睛紅赤，血絲滿布，羞明流淚是肺經風熱所致；內眥血絲紅赤較粗為心火上炎所致；黑睛見鮮紅積血，多因肝經受熱、血熱妄行所致；瞳孔縮小，視物不明，常由腎陰不足、虛火上炎所致。

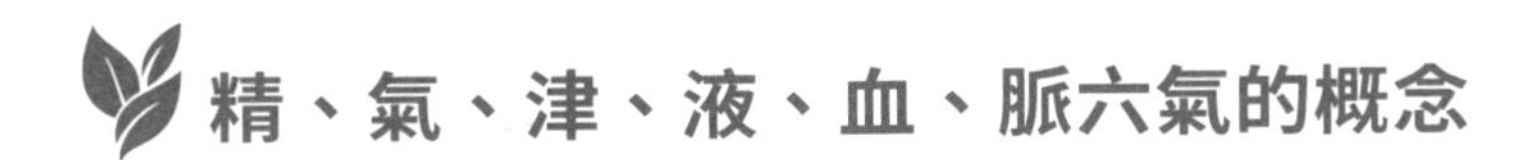

精、氣、津、液、血、脈六氣的概念

原文

黃帝曰：余聞人有精、氣、津、液、血、脈，餘意以為一氣耳，今乃辨為六名，餘不知其所以然。岐伯曰：兩神相搏，合而成形，常先身生，是謂精。何謂氣？岐伯曰：上焦開發，宣五穀味，熏膚，充身，澤毛，若霧露之溉，是謂氣。何謂津？岐伯曰：腠理發洩，汗出溱溱[1]，是謂津。何謂液？岐伯曰：穀入氣滿，淖澤[2]注於骨，骨屬屈伸，泄澤補益腦髓，皮膚潤澤，是謂液。何謂血？岐伯曰：中焦受氣，取汁，變化而赤，是謂血。何謂脈？岐伯曰：壅遏營氣，令無所避，是謂脈。（《靈樞・決氣》）

注釋

1. 溱（ㄓㄣ）溱：形容汗出很多。
2. 淖（ㄋㄠˋ）澤：這裡指水穀精微中濃稠而滑膩的部分。

解析

本段介紹了精、氣、津、液、血、脈六氣的概念。

人身之氣，根據其來源，有來自於父母的先天元氣和來自於水穀化生的水穀精氣以及自然界的清氣，三者合而為一，名曰元真之氣。但究其根源，無論是與生俱來，還是後天形成，機體生命之氣都是由自然界的有關物質透過機體自身的生化作用而形成的，所以從此種意義講，叫做「一氣」（或曰元真之氣）。但由於「氣」分佈的部位和功能作用的不同，故又有6種不同的名稱，即本節所謂精、氣、津、液、血、脈「六氣」（其中的「氣」屬狹義之氣，指膻中氣海之氣）。「六氣」中的「精」屬先天之精，為父母之精血所化，故先身而生。氣的部位很廣，功能很多，本節舉膻中之氣（宗氣）的功能表現，說明「氣」雖微小難見，但其開發上焦、宣達五穀之氣味、溫暖薰蒸皮膚、充斥全身、光澤毛髮等功能是隨時可以見到和察覺到的，有如霧露之灌溉。這種論「氣」的方法，是從「象」測「臟」的典範。津液屬有形之營養水液，津為其中之清輕者，故以走表之「汗」為其象徵；液為濃濁部分，故以內注關節、腦髓為主，亦能潤澤皮膚。血是由水穀經中焦脾胃所化生的營氣和津液為其基本物質，並透過心肺的系列變化而成的一種紅色液體。脈有脈管和脈氣之分，脈管屬奇恒之腑，此指脈氣。脈氣有約束營氣、推動營血按一定方向運行的作用。一氣分而為六，六氣合而為一，說明六氣之間關係至為密切，所以發生病變時亦必然會相互影響。例如，大汗不僅傷津傷氣，亦可傷及營血，突然大失血者，津氣亦同時大虧，故治療必須顧及氣血津液諸方面，才能取得滿意療效。

六氣不足的病理表現

原文

黃帝曰：六氣者，有餘不足，氣之多少，腦髓之虛實，血脈之清濁，何以知之？岐伯曰：精脫者，耳聾；氣脫者，目不明；津脫者，腠理開，汗大泄；液脫者，骨屬屈伸不利，色夭，腦髓消，脛酸，耳數鳴；血脫者，色白，夭然不澤，其脈空虛，此其候也。

黃帝曰：六氣者，貴賤[1]何如？岐伯曰：六氣者，各有部主[2]也，其貴賤善惡[3]，可為常主[4]，然五穀與胃為大海也。（《靈樞·決氣》）

注釋

1. **貴賤**：這裡指作用的主要與次要。
2. **部主**：統領六氣的臟腑，如腎主精、肺主氣、脾主津液、肝主血、心主脈。
3. **善惡**：有益與有害的作用，或言正常與異常。
4. **常主**：指六氣均有固定的所主臟腑，參「部主」注釋。

解析

本段論述了六氣不足的病理表現，提出六氣各有部主，以五穀與胃為大海的論點。

六氣各有部主，指出了六氣與臟腑之間的關係，即腎主精、脾主津液、肺主氣、肝主血、心主脈。前述人體生命之氣來源有三，此句獨尊

「五穀與胃為大海」，是因為腎中所藏的先天之精氣必須依賴脾胃運化生成的水穀精氣的不斷充養，才能發揮其生理效應。同時，脾胃不斷將水穀精氣上輸於肺，為肺的生理活動提供必需的營養物質，才能使肺發揮正常呼吸功能而吸入清氣。六氣以五穀與胃為大海道出了六氣最主要的來源。六氣化源於胃的觀點，為臨床治療六氣虧損從補益脾胃、資其化源方面著手提供了理論根據。

六氣理論的主要內容

六氣	概念	部主	病理表現	來源
精	兩神相搏，合而成形，常先身生	腎	耳聾	「一氣」所化，以「五穀與胃為大海」
氣	上焦開發，宣五穀味，薰膚，充身，澤毛，若霧露之溉	肺	目不明	
津	腠理發泄，汗出溱溱	脾	腠理開、汗大泄	
液	穀入氣滿，淖澤注於骨，骨屬屈伸，泄澤補益腦髓，皮膚潤澤	脾	骨屬屈伸不利，色夭，脛酸，耳數鳴	
血	中焦受氣，取汁，變化而赤	肝	色白，夭然不澤	
脈	壅遏營氣，令無所避	心	其脈空虛	

營衛的生成運行與會合

原文

黃帝問於岐伯曰：人焉受氣？陰陽焉會？何氣為營？何氣為衛？營安從生？衛於焉會？老壯不同氣，陰陽異位，願聞其會。岐伯答曰：人受氣於穀，穀入於胃，以傳與肺，五藏六府，皆以受氣，其清者為營，濁者為衛，營在脈中，衛在脈外，營周不休，五十而復大會，陰陽相貫，如環無端。衛氣行於陰二十五度，行於陽二十五度，分為晝夜，故氣至陽而起，至陰而止。故曰：日中而陽隴[1]為重陽，夜半而陰隴為重陰。故太陰主內，太陽主外，各行二十五度，分為晝夜。夜半為陰隴，夜半後而為陰衰，平旦陰盡，而陽受氣矣。日中為陽隴，日西而陽衰，日入陽盡，而陰受氣矣。夜半而大會，萬民皆臥，命曰合陰，平旦陰盡而陽受氣，如是無已，與天地同紀。（《靈樞·營衛生會》）

注釋

1. **隴**：作「隆」字講，強盛的意思。

解析

本段經文論述了營與衛的生成、性能、分佈及交會等方面的不同特點。

（1）

營衛生化於飲食水穀，透過脾胃的消化，將所化生的精微部分，從胃上注於肺，其清純部分化為營氣，濁厚部分化為衛氣，分別從脈內、脈外兩條途徑運行於全身，以維持機體的正常生命活動。營衛要發揮其正常功能，需要保持運行暢通和彼此相互協調。兩者的性能不同，營氣柔順、精專，為陰，營行於脈中，具有營養的作用，主內守；衛氣慓悍、滑疾，為陽，行於脈外，具有捍衛功能，主外禦。兩者的運行是營行脈中，衛行脈外，一晝夜各循行 50 周次，然後會合於手太陰肺經，如此陰陽表裡依次相貫，周而復始，永無休止。正如《難經．一難》所說：「營衛行陽二十五度，行陰亦二十五度，為一周也，故五十度復會於手太陰。」據《靈樞．營氣》記載，營氣行於經脈之中，周而復始，其循行按十二經脈的循行貫注次序進行，始於手太陰、終於手太陰為一周，一日一夜以此次序運行 50 周。本篇下文指出，衛氣一日一夜循行 50 周次，白天行於陽分 25 周，夜間行於陰分 25 周。據《靈樞．衛氣》記載，平旦陰盡，衛氣先從目內眥睛明穴出陽，上行至頭部，然後循手足三陽經向下運行，最終由足陽明達足心，入足少陰經，循少陰之別蹺脈，上行復交會於目內眥足太陽睛明穴，衛氣白天循此路線運行 25 周。衛氣夜行於陰，由足少陰腎經傳注於腎臟，由腎臟注入心臟，由心臟注入肺臟，由肺臟注入肝臟，由肝臟注入脾臟，由脾臟再傳至腎臟為一周，衛氣夜間以此次序運行 25 周。

（2）

本節提示營衛之氣運行具有晝夜變化節律。自然界陰陽之氣的消長具有晝夜變化的規律，原文說：「夜半為陰隴，夜半後而為陰衰，平旦陰盡，而陽受氣矣；日中為陽隴，日西而陽衰，日入陽盡，而陰受氣矣」。夜屬陰，晝屬陽，夜半子時為陰中之陰，陰氣最盛，夜半後陰氣漸衰，及至黎明日出陰氣盡而陽氣漸盛，中午為陽中之陽，陽氣最盛，日落山時陽氣盡而陰漸盛。人身陰陽之氣的消長「與天地同紀」，即人身的陰陽變化與天地運轉遵循著同一自然規律，「故太陰主內，太陽主外，各行二十五度，分為晝夜」。說明《內經》的作者透過長期實踐觀察，對人體生命節律有了相當的認識。

營衛與睡眠的關係

原文

黃帝曰：老人之不夜瞑[1]者，何氣使然？少壯之人不晝瞑者，何氣使然？岐伯答曰：壯者之氣血盛，其肌肉滑，氣道通，營衛之行，不失其常，故晝精[2]而夜瞑。老者之氣血衰，其肌肉枯，氣道澀，五藏之氣相搏，其營氣衰少而衛氣內伐，故晝不精，夜不瞑。（《靈樞・營衛生會》）

注釋

1. **瞑**：這裡是睡覺的意思。
2. **精**：這裡是精力充沛的意思。

解析

本段以老人與少壯之人的精力和睡眠情況為例，說明營衛二氣與人體生理活動的關係。

衛氣循脈而行，「至陽而起，至陰而止」，無論任何原因，只要影響衛氣運行，使其不能順利地入於陰分，就會出現睡眠不安或失眠；若使其不能順利地出於陽分，則會出現多寐或嗜睡。少壯之人氣血旺盛，氣道通暢，營衛之氣運行正常，故白天精力充沛，精神飽滿，夜則衛氣運行於陰，故夜能安眠；老年人氣血衰憊，氣道不暢，營氣不能和調於五臟六腑，五臟之氣不相協調，衛氣白天不能正常地行於陽，故晝日精神不振，夜不能正常行於陰，故不能熟睡。據此提示，臨床上老年人由氣血虛衰、營衛運行失調所致的精神不振、夜眠不安之證，治當益氣血、調營衛。由於衛氣自陽入陰的最後一條經脈是手陽明大腸經，自陰出於陽的最後之臟是脾臟。因此，雖然諸臟腑經脈失調皆可影響衛氣陰陽出入運行，但以脾、胃、大腸及其經脈最為突出，若三者有病，最容易引起睡眠異常。所以，《內經》論睡眠時，多從脾、胃、大腸與衛氣關係方面分析。

營衛與三焦的關係

原文

黃帝曰：願聞營衛之所行，皆何道從來？岐伯答曰：營出於中焦，衛出於下焦。

黃帝曰：願聞三焦之所出。岐伯答曰：上焦出於胃上口，並咽[1]以上，貫膈而布胸中，走腋，循太陰之分而行，還至陽明，上至舌，下足陽明，常與營俱行[2]於陽二十五度，行於陰亦二十五度，一周也。故五十度而復大會於手太陽矣。

黃帝曰：人有熱飲食下胃，其氣未定，汗則出，或出於面，或出於背，或出於身半，其不循衛氣之道而出，何也？岐伯曰：此外傷於風，內開腠理，毛蒸理泄，衛氣走之，固不得循其道，此氣慓悍滑疾，見開而出，故不得從其道，故命曰漏泄[3]。

黃帝曰：願聞中焦之所出。岐伯答曰：中焦亦並胃中，出上焦之後[4]，此所受氣者，泌糟粕，蒸津液，化其精微，上注於肺脈，乃化而為血，以奉生身，莫貴於此，故獨得行於經隧，命曰營氣。

黃帝曰：夫血之與氣，異名同類，何謂也？岐伯答曰：營衛者，精氣也；血者，神氣[5]也。故血之與氣，異名同類焉。故奪血者無汗，奪汗者無血。故人生有兩死，而無兩生[6]。

黃帝曰：願聞下焦之所出。岐伯答曰：下焦者，別回腸[7]，注於膀胱，而滲入焉。故水穀者，常並居於胃中，成糟粕而俱下於大腸，而成下焦，滲而俱下，濟泌別汁[8]，循下焦而滲入膀胱焉。

黃帝曰：人飲酒，酒亦入胃，穀未熟而小便獨先下，何也？岐伯答曰：酒者熟穀之液也，其氣悍以清，故後穀而入，先穀而液出焉。

黃帝曰：善。余聞上焦如霧，中焦如漚，下焦如瀆，此之謂也。（《靈樞·營衛生會》）

注釋

1. **咽**：這裡指整個食管。
2. **常與營俱行**：上焦產生並發佈宗氣，宗氣源於胃中的水穀精氣，由肺所生成並發佈，聚積在胸，貫入血脈，推動營氣運行全身，所以說「常與營俱行」。
3. **漏泄**：皮毛腠理被風邪所傷，衛氣不能固護體表，汗水大量外泄如同漏水。
4. **後**：這裡作「下」字講，下面。

5. **神氣**：水穀精微必須經過心的作用，才能赤化而成為血，因心主神，所以說血是神氣。
6. **有兩死，而無兩生**：既奪血，又奪汗，兩證同時出現，難免死亡，所以叫兩死；只奪血而不奪汗，只奪汗而不奪血，兩證不同時出現，就還有生機，如今，這兩種情況都不見，所以叫無兩生。奪，嚴重的虧虛。
7. **回腸**：大腸的上段。
8. **濟泌別汁**：濟泌，過濾的意思；別汁，使水之清者與濁者分別開來。

解析

（1）三焦的部位劃分及功能特點

上焦：本節指出「上焦出於胃上口，並咽以上，貫膈而布胸中……」所以一般將膈以上的胸部，包括心、肺兩臟，以及頭面部，稱作上焦。上焦的生理功能，《靈樞．決氣》說：「上焦開發，宣五穀味，熏膚，充身，澤毛，若霧露之溉，是謂氣。」說明上焦的功能主要是宣發衛氣，布散水穀精微以營養全身。本節概括為「上焦如霧」，形容上焦宣發敷布水穀精氣如霧露那樣彌漫灌溉至全身，實際上主要是心肺輸布氣血的作用。

中焦：本節說「中焦亦並胃中，出上焦之後」，所指是胃。現一般認為中焦是指膈以下、臍以上的部位。其所屬臟腑主要是脾胃。其功能本節指出：「此所受氣者，泌糟粕，蒸津液，化其精微，上注於肺脈，乃化而為血，以奉生身，莫貴於此。」說明中焦有腐熟消化、吸收並輸布水穀精微和化生血液的功能。所謂「中焦如漚」，實際上是指脾胃對飲食物的腐熟消化、吸收和輸布水穀精微的功能，指出中焦是氣血生化之源。

下焦：本節說「下焦者，別回腸，注於膀胱，而滲入焉」。明代摶謂：「臍之下曰下焦。」現一般以臍以下的部位為下焦，包括小腸、大腸、腎、膀胱等臟腑。肝的解剖部位雖在臍之上、膈之下，但從肝腎精血同源的觀點出發，特別是清代溫病學說的三焦辨證將溫病後期出現肝的病證列入「下焦病」範圍後，肝亦歸屬於下焦。下焦的功能，本節指出：「濟泌別汁，循下焦而滲入膀胱焉。」即將胃傳下的穀食經小腸分清別濁，其清者即水液滲入膀胱排出體外，其濁者即糟粕歸入大腸排出體外。所以概括為「下焦如瀆」。

（2）關於「營出中焦，衛出下焦」

本篇一開始即指出「人受氣於穀，穀入於胃，以傳於肺，五臟六腑，皆以受氣，其清為營，濁者為衛」，說明營衛之氣均化生於水穀精微，而水穀精微由中焦脾胃所化生，為何又提出「營出中焦，衛出下焦」的觀點呢？「營出中焦」的立論有二：一從營氣的化源；二從營氣的運行始於手太陰肺經，而手太陰肺經起於中焦。「衛出下焦」的立論也有二：一是衛氣根於腎中陽氣；二是衛氣的運行白晝始於足太陽膀胱經而行於陽分，夜晚始於足少陰腎經而行於陰分，其經氣自下焦腎和膀胱出。

另外，還有人提出「衛出上焦」的觀點。《靈樞・集注》云：「下當作上。」指出「衛者，陽明水穀之悍氣，從上焦而出，衛於表陽，故曰衛出上焦」，並引《靈樞・決氣》等篇內容作證。從有關文獻分析，實際上衛氣乃生發於下焦腎氣，化源於中焦脾胃，宣發於上焦心肺。這些只是從不同的角度來認識，不可膠執拘泥。據此，不必將原文「衛出下焦」逕自改動，否則改不勝改。

（3）關於汗血同源

本節提出「血之與氣，異名同類」的問題，營衛之氣來源於水穀精氣，血的生成在《靈樞・決氣》中說得很明確：「中焦受氣，取汁，變化而赤，是謂血。」即中焦所化生的水穀精氣和津液，經過生化變赤成血。從化生之源論血與氣同出一端。在此基礎上本節進而提出「奪血者無汗，奪汗者無血」的論點，汗乃津液所化，血亦由水穀精微和津液化合而成，可見汗血同源。在病理情況下，多汗必傷其血，失血亦必傷津，汗血兩傷必致陰液枯竭，生命堪虞，單傷汗或單傷血，經及時治療，尚有生機。因此，在治療中必須遵循「奪血者無汗，奪汗者無血」的原則，才能保全陰液，留得一份生機。《傷寒論》中「瘡家不可發汗」、「衄家不可汗」等說法，可視作對《內經》理論的運用和發揮，其對現今臨床實踐仍有指導價值。

附：營衛之氣的運行與交會的規律

- 營氣由宗氣推動，運行於脈中，白晝 25 周次，黑夜 25 周次，其運行次序如下（據《靈樞・營氣》）：始於手太陰肺→手陽明大腸→足陽明胃→足太陰脾→手少陰心→手太陽小腸→足太陽膀胱→足少陰腎→手厥陰心包→手少陽三焦→足少陽膽→足厥陰肝→復入手太陰肺。

- 衛氣白晝人寤時行於體表三陽經二十五周次，黑夜人寐時行於五臟二十五周次，其運行次序如下（據《靈樞・衛氣行》）：①白晝運行次序為足太陽膀胱→手太陽小腸→足少陽膽→手少陽三焦→足陽明胃→手陽明大腸→復入足太陽膀胱。②黑夜運行次序為足少陰腎→手少陰心→手太陰肺→足厥陰肝→足太陰脾→復入足少陰腎。③衛氣晝夜的交會：平旦，循陰分盡而上出於目；白晝，行於陽二十五周；入夜，循陽分盡而注於腎；夜間，行於陰二十五周。

- 營衛之氣的交會，每晚夜半子時（零時）大會於手太陰肺，此時命之曰「合陰」。

- 營衛之間的聯繫，營衛雖異道而行，但兩者並非互不相關。《靈樞・集注》說它們「相將而行」，《類經》說「分之則二，合之則一」，故營衛二氣在脈管內外是相互滲透、彼此轉化的，而且是協調的。

- 營衛運行的特殊情況。人體在某些因素的影響下，其營衛運行的速度會發生改變，這種變化，有的屬生理，有的為病態，本篇舉出三種情況予以說明：①老人氣血衰，氣道澀，五臟之氣不協調，引起營氣衰少而衛氣內伐，故晝日當精明而不得，夜晚當安臥而不能。提示治療老人不寐，當辨證處理補虛與通絡、升陽與潛陽的對立統一關係。②熱飲食下胃，或外傷於風，導致「內開腠理，毛蒸理泄」，衛氣不得從其道，故發生漏泄病證，此證頗似「熱傷風」，治當以清泄裡熱為主。③酒入胃，酒性悍而滑疾，能助衛氣速行，故雖後穀而入，但能使小便先穀而出。

津液各走其道所產生的不同功能

原文

黃帝問於岐伯曰：水穀入於口，輸於腸胃，其液別為五。天寒衣薄，則為溺與氣[1]。天熱衣厚，則為汗。悲哀氣並，則為泣。中熱胃緩，則為唾。邪氣內逆，則氣為之閉塞而不行，不行則為水脹。餘知其然也，不知其何由生，願聞其道。

岐伯曰：水穀皆入於口，其味有五，各注其海[2]，津液各走其道。故三焦出氣，以溫肌肉，充皮膚，為其津，其流[3]而不行者為液。天暑衣厚，則腠理開，故汗出，寒留於分肉之間，聚沫則為痛。天寒則腠理閉，氣濕[4]不行，水下留[5]於膀胱，則為溺與氣。

五藏六府，心為之主，耳為之聽，目為之候[6]，肺為之相，肝為之將，脾為之衛，腎為之主外。故五藏六府之津液，盡上滲於目，心悲氣並，則心系急，心系急則肺舉，肺舉則液上溢。夫心系與肺，不能常舉，乍上乍下，故欬而泣出矣。中熱則胃中消穀，消穀則蟲上下作，腸胃充郭，故胃緩，胃緩則氣逆，故唾出。

五穀之津液，和合[7]而為膏者，內滲入於骨空，補益腦髓，而下流於陰股[8]。

陰陽不和，則使液溢而下流於陰，髓液皆減而下，下過度則虛，虛故腰背痛而脛痠。陰陽氣道不通，四海閉塞，三焦不寫，津液不化，水穀並行腸胃之中，別於回腸，留於下焦，不得滲膀胱，則下焦脹，水溢，則為水脹，此津液五別之逆順也。（《靈樞·五癃津液別》）

注釋

1. **溺與氣**：溺，在此指「尿」字；氣，這裡指排出體外的水氣。
2. **海**：聯繫本篇下文有「四海閉塞」語，當指氣海、血海、髓海、水穀之海而言，詳見本書《海論》。
3. **流**：據有關文獻所載原文作「留」字，而本句為「流而不行」，故「留」字為是，語譯改作「留」。
4. **濕**：據有關文獻所載原文作「澀」字，而本句為「氣濕不行」，故「澀」為是，語譯改作「澀」。
5. **留**：據有關文獻所載原文作「流」字，而本句為「水下留於膀胱」，故「流」字為是，語譯改作「流」。
6. **候**：這裡是「視」、「看」的意思。
7. **和合**：這裡指氣化的合成過程和作用。
8. **陰股**：大腿的內側。這裡當指大腿中的股骨，進而泛指整個下肢的骨骼。

解析

本段經文論述了水穀所化的津液，各走其道所產生的不同功能。

津液是人體內一切正常水液的總稱，是構成人體和維持人體生命活動的基本物質之一。津液來源於飲食水穀，生成於胃腸，輸布於三焦，排泄於諸多孔竅，整個新陳代謝過程是在五臟六腑的協調作用下完成的，其中「心為之主，肺為之相，肝為之將，脾為之衛，腎為之主外」。津液發病，或由外感六淫，或由內傷七情、房事不節等所致，其病理變化不外虛實兩途，虛者腰脛酸痛，實者不通而脹。津與液從性能來看，津較清稀，流動性強，主要運行於體表，具有溫潤肌肉、充養皮膚的功能；液較稠濁，「流而不行」，主要運行於內部，能濡潤骨節、腦髓、孔竅。從整體功能來看，津與液異名而同類，每多相互影響、相互轉化，所以常津液並稱。津液在代謝過程中，又分化出汗、尿、唾、泣、水等，以濡潤孔竅、滑利關節、補益腦髓。經文指出了五液受季節寒暑、衣著厚薄的影響，在體內發生汗與溺的相互轉化，從而說明了《素問·湯液醪醴論》中「開鬼門，潔淨府」以治療水腫的機制。

宗氣、營氣、衛氣的循行分佈和主要生理功能

原文

伯高曰：五穀入於胃也，其糟粕、津液、宗氣分為三隧[1]。故宗氣積於胸中，出於喉嚨，以貫心脈，而行呼吸焉。營氣者，泌其津液，注之於脈[2]，化以為血，以榮四末，內注五藏六府，以應刻數[3]焉。衛氣者，出其悍氣之慓疾，而先行於四末分肉皮膚之

間而不休者也。晝日行於陽，夜行於陰，常從足少陰之分間，行於五藏六府。（《靈樞・邪客》）

注釋

1. **隧**：地下的暗道。此指糟粕、津液、宗氣在體內運行的途徑。
2. **脈**：據有關文獻所載原文，應作「肺」字為是。
3. **刻數**：古代的計時單位。古人把一晝一夜分為一百刻，大約四刻多一點為今之 1 小時。營氣每兩刻行一周，一晝夜行於全身 50 周次，恰與百刻之數相應。

解析

本段經文論述了宗氣、營氣、衛氣的循行分佈和主要生理功能。飲食入胃，經機體消化、吸收、利用後，大約分為三個部分，分道而行。津液透過中焦脾的輸送，以三焦為通道布散全身。水谷精微化生的營衛之氣上行胸中，與肺吸入之清氣相結合，形成宗氣。宗氣主要分佈於心、脈、肺和呼吸道以「貫心脈」、「行氣血」、「出於喉嚨」、走息道「而行呼吸」，出語聲。糟粕則由下焦透過二便排出體外。

營氣能入脈化血，是血液的組成成分，能營養周身臟腑組織，其運行由中焦注於手太陰肺經，循十四經之道，晝夜不息，營運於周身上下各部，「以應刻數」；衛氣由於慓疾滑利，不入脈中，故先行於四肢肌表，是人體陽氣的一部分，有溫煦肌膚、調節汗孔啟閉的作用，其運行是晝行於三陽經 25 周次，夜行於五臟 25 周次，晝夜交接之處在足少陰腎經的照海穴和足太陽膀胱經的申脈穴之間。

神的產生概念及對養生的意義

原文

黃帝問於岐伯曰：凡刺之法，先必本於神。血脈營氣精神，此五藏之所藏也。至其淫泆[1]離藏則精失，魂魄飛揚，志意恍亂，智慮去身者，何因而然乎？天之罪與？人之過乎？何謂德氣生精神魂魄心意志思智慮？請問其故。

岐伯答曰：天之在我者德[2]也，地之在我者氣[3]也，德流氣薄而生者也。故生之來謂之精，兩精相搏[4]謂之神，隨神往來者謂之魂，並精而出入者謂之魄，所以任物[5]者謂之心，心有所憶謂之意，意之所存謂之志，因志而存變謂之思，因思而遠慕謂之慮，因慮而處物謂之智。故智者之養生也，必順四時而適寒暑，和喜怒而安居處，節陰陽而調剛柔，如是，則僻邪[6]不至，長生久視[7]。（《靈樞・本神》）

注釋

1. **淫泆**：淫，溢也；泆與「溢」相通。兩者作為同義複詞，形容太過。
2. **德**：指天之陽氣，包括陽光、雨露等。
3. **氣**：指地之陰氣，包括水、穀等。
4. **兩精相搏**：兩精，指男女雙方的生殖之精；搏，搏結，結合。
5. **任物**：任，接受、擔任的意思；物即外界的客觀事物。
6. **僻邪**：這裡泛指外界各種致病的邪氣。
7. **長生久視**：視，活的意思。全句指壽命很長。

解析

本節主要討論了神的產生及人的思維過程，強調了神在針刺治療中的重要作用。

「神」原本是古代原始宗教天命神權論中的一個虛幻名詞，最初它的含義不外兩個方面，即「天神」與人的「神靈」。隨著生產力的發展，人們逐漸對客觀世界採取現實態度，當時雖然認識到並沒有真正的「神」的存在，但在遇到無法解釋的自然變化時，便借用了當時的哲學語言「神」，來解釋變化莫測的自然現象及其根源，如《易・繫辭》說「陰陽不測之謂神」（《素問・天元紀大論》亦有此說）。故「神」的廣義概念是統指各種變化莫測的現象及其本源，遠至天體宇宙，近到人體自身，尤其是心腦的功能活動，從古至今都還有許多未被認識的領域，這些都叫做「神」。《內經》吸取了古代的哲學概念，廣泛地將「神」引入醫學領域，用來研究人的精神意識思維活動，可稱之曰「人神」，或叫狹義之神，本篇即是研究「人神」的專篇。《內經》論述的醫學之「神」主要包括三個方面：一指人的精神意識思維活動，簡稱「思維之神」；二指人的情志活動，簡稱「情志之神」；三指表情氣色，如眼神、色神、脈神等，簡稱「氣色之神」。這些「神」都統屬於心，為人體生命活動之主宰。

人之神並不是虛無縹緲的東西，而是在一定的物質基礎上產生的。首先，人之神是自然界中天地之「德」與「氣」相互作用的結果；其次，人之神是由父母陰陽兩精相結合的產物，《靈樞・決氣》也說：「兩神相搏，合而成形。」父精母血相結合後，產生了新的生命體，形具而神生，所以說，形是神的物質基礎。與此同時，古人又特別強調了神對形的反作用，認為神在疾病的針刺治療中起著重要的作用，故提出「凡刺之法，先必本於神」的觀點。臨床上病人是否具有回應針刺治療，恢復陰陽平衡的自我調節能力，即有否神氣？病人的精神情志狀態對病情及治療有何影響？醫生如何全神貫注地調節病人精神情志以引導經氣？這一系列問題都與療效的產生有直接關係，故「本於神」對於疾病治療意義重大。

神的屬性有陰陽之分，張介賓已作注解，故魂又稱「陽神」，是神活動中比較縹緲不定的現象和動作，如夢話、夢遊、幻覺等。魄又稱「陰神」，是神活動中比較固定不變的現象和動作，如聽覺、觸覺、視覺、嬰兒吮乳、眨眼反應、痛癢反應等。

隨著人體的生長發育，「神」也經歷了一個由初級到高級、由簡單到複雜的發展進化成熟過程。魂魄衍生於先天的精和神，是本能的、初級的、簡單的「神」活動。「神」的高級階段表現為思維、思辨過程，文中責之於「心」任物的能力，是後天經過學習、教育、實踐而逐步獲得的。這個「任物」的過程，就是認識和處理事物的過程，本文論述十分確切，即心接受外界事物留下感性的印象，由印象保存積累起來形成初步的概念，進而對積累起來的經驗進行分析思考，並做由近及遠、由此及彼的推理，探求事物之間的內部聯繫，在此基礎上對事物做出正確的判斷，然後去處理該事物。兩千多年前的古人能夠有此見解，實屬難能可貴。

關於養生，本節指出了養生的目的，即防止邪氣的侵襲（僻邪不至），達到健康長壽（長生久視）的目的；養生的原則是調節陰陽剛柔；陰陽的和諧是健康的標誌；養生的方法是外順四時，內和喜怒。這些論述可謂言簡意賅，含義深刻，給人以啟迪。

情志致病的機制、症狀及一般規律

原文

是故怵惕思慮者則傷神，神傷則恐懼，流淫而不止。因悲哀動中者，竭絕而失生。喜樂者，神憚散而不藏。愁憂者，氣閉塞而不行。盛怒者，迷惑而不治。恐懼者，神蕩憚而不收。

心怵惕思慮則傷神，神傷則恐懼自失，破䐃脫肉[1]，毛悴色夭，死於冬。脾愁憂而不解則傷意，意傷則悗亂[2]，四肢不舉，毛悴色夭，死於春。肝悲哀動中則傷魂，魂傷則狂忘不精，不精[3]則不正[4]，當人陰縮而攣筋，兩脅骨不舉，毛悴色夭，死於秋。肺喜樂無極則傷魄，魄傷則狂，狂者意不存人，皮革焦，毛悴色夭，死於夏。腎盛怒而不止則傷志，志傷則喜忘其前言，腰脊不可以俛仰屈伸，毛悴色夭，死於季夏[5]。恐懼而不解則傷精，精傷則骨酸痿厥，精時自下。是故五藏主藏精者也，不可傷，傷則失守而陰虛，陰虛則無氣，無氣則死矣。是故用針者，察觀病人之態，以知精神魂魄之存亡，得失之意，五者已傷，針不可以治之也。（《靈樞・本神》）

注釋

1. **破䐃（ㄐㄩㄣˋ）脫肉：**結聚豐滿之肌肉稱為肉，破䐃脫肉指肌肉消失、消瘦猶如皮包骨頭。
2. **悗（ㄇㄧㄣˇ）亂：**心中煩悶、意亂神迷。
3. **不精：**指神的精明喪失，不能理事。

4. **不正**：指神志狂亂，言行妄為，超越常理。

5. **季夏**：農曆的六月。

解析

本節論述了七情過激或持續不解，可以導致五臟功能失調、氣機紊亂，產生不同的情志症狀和形體症狀，突出了情志因素在發病中的作用。

(1)

情志過激、過久可影響五臟氣化，五臟氣化太過、不及又可反映出不同的情志變化，這為臨床的辨證施治提供了理論依據。大凡情志致病可以出現以下三方面的病理變化。

氣機紊亂：如《素問‧舉痛論》所說「怒則氣上」、「喜則氣緩」、「悲則氣消」、「恐則氣下」、「驚則氣亂」、「思則氣結」，以及本文的「愁憂者，氣閉塞而不行」等。氣機紊亂日久又產生瘀、痰、水、火等變證，導致臟腑功能失調。

直接損傷臟腑：如《素問‧陰陽應象大論》的怒傷肝、喜傷心、思傷脾、悲傷肺、恐傷腎，以及本篇的怵惕思慮傷心、愁憂傷脾、悲哀傷肝、喜樂傷肺、大怒傷腎。兩者情志與五臟的對應關係雖然不同，但都說明不管情志傷人多麼錯綜複雜，神傷直接導致臟傷是其基本機制之一。

神志異常：情志過度可直接導致神志的病變，如本篇的「怵惕思慮則傷神，神傷則恐懼」、「喜樂者，神憚散而不藏」、「盛怒者，迷惑而不治」、「恐懼者，神蕩憚而不收」等。

(2)

對於情志致病的預後，本節的闡述頗為深刻，認為五臟藏精化氣生神，情志過極而傷臟，臟傷則精氣失守，而神氣絕，故可能危及生命。現代心身醫學中的「心身疾病」，就是指由心理因素所致的軀體疾病，從中醫學的角度審視，大致屬於神傷形的範疇，也即張志聰所謂「情志傷而及於形」的病變。可見，中醫學關於心身關係的認識發端於《內經》。形神俱傷的重病，「針不可以治之也」，對此，後人理解不一。從文義看，是指精氣衰敗，形銷骨立，針刺等皆難奏效。亦有認為針不可治虛損，須以藥補，如張介賓的《類經·藏象類》：「設或五臟精神已損，必不可妄用針矣。故五閱五使篇曰：血氣有餘，肌肉堅致，故可苦以針。邪氣臟腑病形篇曰：諸小者陰陽形氣俱不足，勿取以針而調以甘藥也。根結篇曰:形氣不足,病氣不足,此陰陽氣俱不足也,不可刺之。觀此諸篇之訓，可見針能治有餘，而不可治虛損明矣。凡用針者，當知所慎也。」可見，對形神重病，尚須尋求各種有效療法，或針藥並用，或移情藥治兼施，以力挽頹勢，提高療效。

五臟所藏不同及其虛實病證

原文

肝藏血，血舍魂，肝氣虛則恐，實則怒。脾藏營，營舍意，脾氣虛則四肢不用，五藏不安，實則腹脹經溲不利。心藏脈，脈舍神，心氣虛則悲，實則笑不休。肺藏氣，氣舍魄，肺氣虛則鼻塞不利，少氣，實則喘喝胸盈仰息。腎藏精，精舍志，腎氣虛則厥，實則脹，五藏不安。必審五藏之病形，以知其氣之虛實，謹而調之也。（《靈樞·本神》）

解析

本節回顧前文，對精神活動和各種情志發病進行了再度歸納，概括了五臟所藏，並提出五臟虛實的主症。

經文所提出的「五神臟」的理論，既反映了《內經》對人體生理功能以五臟為中心的特點，又突出了五臟所藏的精氣營血是「五神」的物質基礎。「五神」的活動是依附於五臟的正常生理功能，因此，當臟腑發生病變，往往會出現情志的異常，如經文所說的「肝氣虛則恐，實則怒」、「心氣虛則悲，實則笑不休」等。可見，臨床上重視病人的精神情志變化，對分析病因病機，確定治療方案具有重要意義。前文強調情志過極可傷及五臟，並出現情志異常的症狀，本節則揭示臟腑虛實也可產生情志異常的情況，提示《內經》認識論中的辯證思想。從臨床實踐分析，前者屬原發性精神異常，後者屬繼發性精神異常。治療時前者可調神以安臟，後者則著重調臟以安神。另外，五臟虛實病證中，心、肝兩臟以精神症狀為主，肺、脾、腎以軀體症狀為主，這與臨床是相符合的。其中值得注意的是，脾、腎兩臟都提到了「五臟不安」的情況，提示調治五臟虛實，可著重從脾、腎入手，後世醫家李東垣的「治脾可以安五臟」的觀點，即源於此。

血氣、精神、經脈、衛氣、意志的重要作用

原文

黃帝問於岐伯曰：人之血氣精神者，所以奉[1]生而周[1]於性命者也。經脈者，所以行血氣而營陰陽，濡筋骨，利關節者也。衛

氣者，所以溫分肉，充皮膚，肥[2]腠理，司關闔[3]者也。志意者，所以御精神，收魂魄，適寒溫，和喜怒者也。是故血和則經脈流行，營復陰陽[4]，筋骨勁強，關節清[5]利矣。衛氣和則分肉解利，皮膚調柔，腠理緻密矣。志意和則精神專直，魂魄不散，悔怒不起，五藏不受邪矣。寒溫和則六府化穀，風痹[6]不作，經脈通利，肢節得安矣。此人之常平也。五藏者，所以藏精神血氣魂魄者也。六府者，所以化水穀而行津液者也。此人之所以具受於天也，無愚智賢不肖，無以相倚也。（《靈樞·本臟》）

注釋

1. **奉、周：**奉，滋養；周，周全、維持的意思。
2. **肥：**肥沃，這裡作充養、滋養講。
3. **關闔：**根據《黃帝內經》全書所論，以及有關前人所引本句作「開合」，文義更順，故語譯作「開合」。開合，指汗孔的開放與閉合。
4. **營復陰陽：**營，營運、運行；復，周而復始、循環往返；陰陽，身體的內外，內屬陰，外屬陽。與前句「經脈者，所以行血氣而營陰陽」中的「營陰陽」義同。
5. **清：**據有關文獻所載原文作「滑」字，義順，故語譯作「滑」。
6. **風痹：**痹證的一種，以關節疼痛、功能不利、痛處遊走不定為特點，又稱行痹，詳見《素問·痹論》。風，這裡指風邪，也泛指一切外邪；痹，這裡泛指氣血阻滯、閉阻不通。

解析

本段經文論述了血氣、精神、經脈、衛氣在生命活動中的重要作用，認為此四者是維持生命的基本物質，各自功能有所不同。①經脈：行血氣，營陰陽，濡筋骨，利關節。經脈是血氣運行之道，透過經脈將血氣敷布到全身，從而達到濡潤筋骨、滑利關節的作用。②衛氣：溫分肉、充皮膚、肥腠理、司開合。衛氣行於陽，故具有溫煦肌肉、充養皮膚的作用，因其在表，還對腠理有滋潤及開合的作用，所以衛氣可以抗禦外邪的侵入。③志意：御精神、收魂魄、適寒溫、和喜怒。志意在此概括了神氣的作用。神氣不僅可調節、控制精神、魂魄、情感等活動，還能調節機體對外界寒熱變化的適應，如春夏時節天氣暖和，人體經脈氣血運行加速，並趨於外；秋冬季節，則氣血運行減緩，趨於內，故從四時脈象的上下浮沉可以看到機體內神氣的調節作用。

本段原文還非常簡要地概括了五臟六腑的功能。五臟以藏為主，「所以藏精神血氣魂魄者也」。故上文所言的各種生理功能實質上均與五臟功能緊密聯繫。經脈運行血氣，與心主血脈、肝藏血、脾統血的功能相關；衛氣溫分肉、充皮膚、肥腠理、司開合的功能與肺宣發衛氣、主皮毛的功能相聯繫；「志意」的諸多作用與心主神明、肝藏魂、肺藏意、腎藏志的作用相關聯。六腑的功能是以通利、轉輸水穀為主，「所以化水穀而行津液者也」。因此六腑是水穀受納、變化、傳化、轉輸、排泄的場所。

本節經文還認識到調和暢通既是人體健康無病的保證，也是生命不息的象徵。經文提出四個「和」字，即「血和」、「衛氣和」、「志意和」、「寒溫和」。這裡所說的「血和」、「衛氣和」，可概括為血氣運行和暢；「志意和」，指精神活動正常；「寒溫和」，指人能適應外界寒溫環境。

從中可歸納出健康的標準有三條：一是人體功能活動正常，以氣血運行和暢為標準，具體表現在「經脈流行，營復陰陽，筋骨勁強，關節清利」、「分肉解利，皮膚調柔，腠理緻密」；二是人的精神活動正常，即「志意和」，具體表現在「精神專直，魂魄不散，悔怒不起，五臟不受邪」；三是人體能適應外界的環境，即「寒溫和」，具體表現在「六府化穀，風痹不作，經脈通利，肢體得安」。

此三條內容與世界衛生組織關於健康的定義是一致的，即：①軀體無異常；②心理活動正常；③能夠適應外界環境。漢代張仲景《金匱要略》：「五臟元真通暢，人即安和」，後世有的醫家也說：「得和則為正，失和則為邪」，均是對此論點的繼承和發展。

參考經文擷萃

- 「藏府之在胸脅腹裡之內也，若匣匱之藏禁器也，各有次舍，異名而同處，一域之中，其氣各異，願聞其故。黃帝曰：未解其意，再問。岐伯曰：夫胸腹，藏府之郭也。膻中者，心主之宮城也。胃者，太倉也。咽喉小腸者，傳送也。胃之五竅者，閭裡門戶也。廉泉玉英者，津液之道也。故五臟六府者，各有畔界，其病各有形狀。」（《靈樞・脹論》）

- 「余願聞六府傳穀者，腸胃之小大長短，受穀之多少奈何？伯高曰：請盡言之，穀所從出入淺深遠近長短之度，唇至齒，長九分，口廣二寸半，齒以後至會厭，深三寸半，大容五合，舌重十兩，長七寸，廣二寸半。咽門重十兩，廣一寸半，至胃長一尺六寸。胃紆曲屈，伸之，長二尺六寸，大一尺五寸，徑五寸，大容三斗五升。小腸後附脊，左環回周疊積，其注於回腸者，外附於齊上，回運環十六曲，大二寸半，徑八分分之少半，長三丈三尺。回腸當齊左環，回周葉積而下，回運環反十六曲，大四寸，徑一寸寸之少半，長二丈一尺。廣腸傅脊，以受回腸，左環葉脊上下辟，大八寸，徑二寸寸之大半，長二尺八寸。腸胃所入至所出，長六丈四寸四分，回曲環反，三十二曲也。」（《靈樞・腸胃》）

- 「願聞人之不食，七日而死，何也？伯高曰：臣請言其故。胃大一尺五寸，徑五寸，長二尺六寸，橫屈受水穀三斗五升，其中之穀，常留二斗，水一斗五升而滿。上焦泄氣，出其精微，慓悍滑疾，下焦下溉諸腸。小腸大二寸半，徑八分分之少半，長三丈二尺，受穀二斗四升，水六升三合合之大半。回腸大四寸，徑一寸寸之少半，長二丈一尺，受穀一斗，水七升半。廣腸大八寸，徑二寸寸之大半，長二尺八寸，受穀九升三合八分合之一。腸胃之長，凡五丈八尺四寸，受水穀九斗二升一合合之大半，此腸胃所受水穀之數也。平人則不然，胃滿則腸虛，腸滿則胃虛，更虛更滿，故氣得上下，五臟安定，血脈和利，精神乃居，故神者，水穀之精氣也。故腸胃之中，當留穀二斗，水一斗五升，故平人日再後，後二升半，一日中五升，七日五七三斗五升，而留水穀盡矣。故平人不食飲七日而死者，水穀精氣津液皆盡故也。」（《靈樞・平人絕穀》）
- 「心之合脈也，其榮色也，其主腎也。肺之合皮也，其榮毛也，其主心也。肝之合筋也，其榮爪也，其主肺也。脾之合肉也，其榮唇也，其主肝也。腎之合骨也，其榮發也，其主脾也。」（《素問・五臟生成》）
- 「肺合大腸，大腸者，皮其應。心合小腸，小腸者，脈其應。肝合膽，膽者，筋其應。脾合胃，胃者，肉其應。腎合三焦膀胱，三焦膀胱者，腠理毫毛其應。」（《靈樞・本臟》）
- 「五臟者，所以藏精神血氣魂魄者也。六府者，所以化水穀而行津液者也。此人之所以具受於天也，無愚智賢不肖，無以相倚也。」（《靈

樞・本臟》）

- 「是故五臟，主藏精者也。」（《靈樞・本神》）

- 「五臟所惡：心惡熱，肺惡寒，肝惡風，脾惡濕，腎惡燥，是謂五惡。五臟化液：心為汗，肺為涕，肝為淚，脾為涎，腎為唾，是謂五液……五臟所藏：心藏神，肺藏魄，肝藏魂，脾藏意，腎藏志，是謂五臟所藏。五臟所主：心主脈，肺主皮，肝主筋，脾主肉，腎主骨，是謂五主。五勞所傷：久視傷血，久臥傷氣，久坐傷肉，久立傷骨，久行傷筋，是謂五勞所傷。五脈應象：肝脈弦，心脈鉤，脾脈代，肺脈毛，腎脈石，是謂五臟之脈。」（《素問・宣明五氣》）

- 「五臟常內閱於上七竅也，故肺氣通於鼻，肺和則鼻能知臭香矣；心氣通於舌，心和則舌能知五味矣；肝氣通於目，肝和則目能辨五色矣；脾氣通於口，脾和則口能知五穀矣；腎氣通於耳，腎和則耳能聞五音矣。」（《靈樞・脈度》）

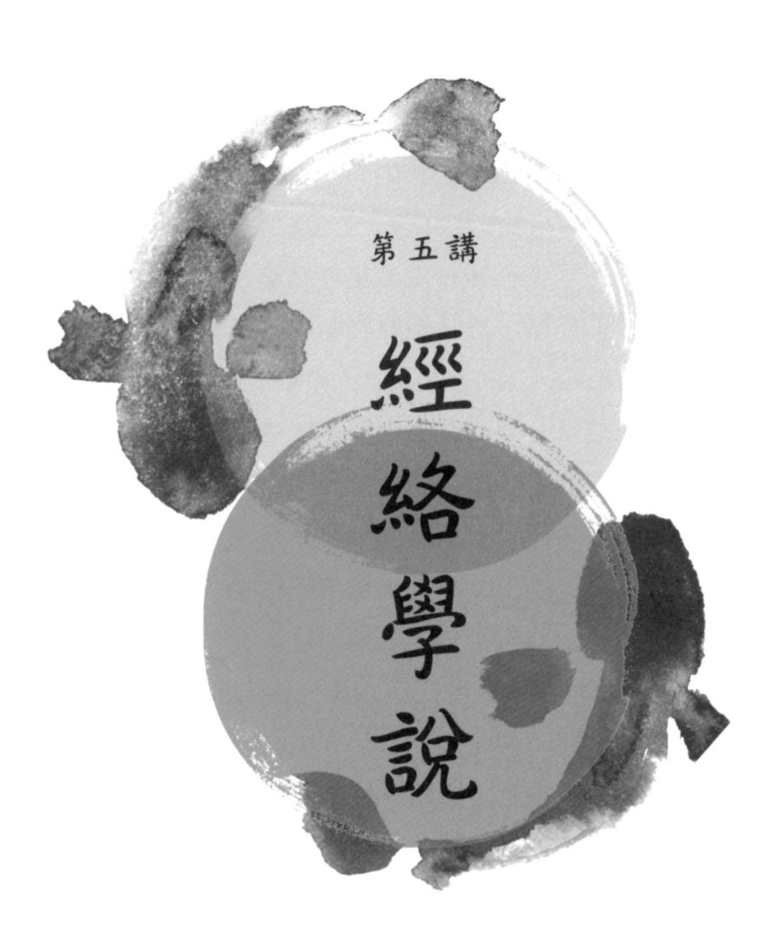

第五講

經絡學說

學術旨要疏義

《內經》經絡學說的概要，參見第一講「《內經》理論體系的主要內容」中的相關介紹。經絡是經脈和絡脈以及經筋、經別、皮部的總稱。經絡是人體組織結構和氣化功能的一個龐大系統，它的主要作用是聯絡臟腑組織，運行氣血津液，調節人體內外，從而使人體形成為一個有機的整體。

《內經》指出：「經脈為裡，支而橫者為絡，絡之別者為孫。」在形態上，經脈是較大的徑路，絡脈是經脈的橫行分支，絡脈別出的細小分支為孫絡。經絡的組成，《內經》謂：「經脈十二，絡脈十五」、「絡脈三百六十五。」指的是有大的主體經脈十二條（正經），別出的大絡十五條（別絡）和三百六十五條孫絡。此外還有奇經八脈、十二經別、十二經筋及十二皮部等。應當指出，《內經》所提出的 12、365 等具體數位，是古人根據手足三陰三陽及天人相應的理論，演繹比類於經絡而得。所謂「孫絡三百六十五穴會，亦以應一歲。」、「經脈十二，外合於十二經水……此人之所以參天地而應陰陽也。」關於經絡的分佈，「經脈十二者，伏行分肉之間，深而不見」，經脈多縱行深伏於裡，「常不可見」；「諸脈之浮而常見者，皆絡脈也」，絡脈一般分佈較淺，其中浮於體表者稱浮絡，浮絡中顯而可見者稱為血絡。需要說明的是，這種分佈上的經深絡淺，只是相對而言。臟腑組織深部也有絡脈，而淺露體表的也有經脈，如經脈「其常見者，足（當作手）太陰過於外踝之上，無所隱故也。」（《靈樞・經脈》）

「經脈者，所以行血氣而營陰陽，濡筋骨，利關節者也。」（《靈樞・本臟》）經絡是人體運行氣血、聯繫臟腑肢體的道路，起著濡養全身、溝通聯絡，使之協調，以維持正常生命活動的重要作用。「五臟之道，皆出於經隧以行血氣，血氣不和，百病乃變化而生。」（《素問·調經論》）如果經絡功能失調，便可引起疾病。由於經絡「內屬於臟腑，外絡於肢節」，所以一旦經絡受病就能循經入裡，傳於臟腑，同時內臟病變也可以循經反映於體表，故經絡又是傳導病邪、反映病候的主要途徑。臨床觀察經絡循行部位的變化表現，可以測知機體內部的不同病變。所謂「五臟有疾也，應於十二原，而原各有所出，明知其原，睹其應，而知五臟之害。」中醫這種獨特的「以外揣內」的診斷方法，就是以藏象經絡為理論依據的。例如頭痛一證，前額痛病在陽明，頭項痛病在太陽，偏頭痛病在少陽，巔頂痛病在厥陰。這都是根據經脈的循行部位而確立的診斷，從而為分經施治提供了理論根據。所以《內經》強調「能別陰陽十二經者，知病之所生，候虛實之所在者，能得病之高下」，「能知六經標本者，可以無惑於天下」。經絡學說對臨床有廣泛的指導意義。後世《傷寒論》的六經辨證，治療上的藥物歸經、按經選藥，針刺的循經選穴、分經施治，以及按摩、推拿等都是在經絡學說的理論基礎上發展起來的。

《內經》中明確記載了十二經脈和督、任、沖三脈的起止、循行路線、生理功能和有關病候；對陰蹺、陽蹺、帶脈和維脈的部位、功用也有粗略的描述；所載的絡脈包括十五別絡、胃之大絡、浮絡和孫絡；辟有專篇記述了十二經筋、十二經別、十二經水、十二皮部的名稱、循行及病候。腧穴，在《內經》中有俞（腧、輸）、節、氣穴和氣府等名稱，《內經》中說其總數為 365 個，但各篇所載不盡一致，且穴名總數遠不足 365 之數。《內經》對一些特殊的腧穴如井穴、滎穴、原穴、經穴、合穴以及背俞穴等，進行了專門論述。

經脈分正經、奇經兩類。正經為三陰三陽經脈，手足各一，合稱十二經脈，即手太陰肺、手陽明大腸、足陽明胃、足太陰脾、手少陰心、手太陽小腸、足太陽膀胱、足少陰腎、手厥陰心包、手少陽三焦、足少陽膽、足厥陰肝。十二經脈流注始於手太陰肺經，按前面手足經相交的順序，依次傳入足厥陰肝經後回歸手太陰肺經，終而復始，運行全身。十二經脈的走向有一定的規律，《靈樞・逆順肥瘦》指出：「手之三陰，從臟走手；手之三陽，從手走頭；足之三陽，從頭走足；足之三陰，從足走腹。」於是形成了手足相接、陰陽相貫的循環系統。十二經脈是人體氣血運行的主要通道。手足三陰三陽，透過經脈和別絡的聯繫，又分別相互絡屬，與臟腑構成相互絡屬配合的表裡關係。

奇經八脈的分佈絡屬有別於十二經脈。督脈統督諸陽，行於背部正中；任脈任養諸陰，行於腹部正中；沖脈調節十二經氣血，行於腹部兩側；帶脈約束諸經，橫繞腰腹猶如束帶；陽蹺、陰蹺分主一身左右之陰陽，起於足踝而上行頭部；陽維、陰維分別維繫全身陰陽表裡，起於足而上至頭頸。總之，奇經八脈對人體陰陽氣血起著重要的調節作用。

絡脈中的十五別絡，由十二經脈、任脈、督脈分出的別絡以及脾之大絡組成，對十二經脈的氣血起著溝通轉輸的作用。腧穴位於體表，是經氣輸注出入的處所。腧穴透過經絡與臟腑建立密切聯繫，因此可接受各種刺激。如針灸、按摩等，產生感應傳導作用，調節人體機能活動達到治療目的。

對於各經脈腧穴的具體內容，在此不一一累述，後面我們重點選讀部分篇段，以觀大概。

代表經文注析

經絡的重要性

原文

雷公問於黃帝曰：《禁脈》[1]之言，凡刺之理，經脈為始，營其所行，制[2]其度量，內次五藏，外別六府，願盡聞其道。黃帝曰：人始生，先成精，精成而腦髓生，骨為幹，脈為營[3]，筋為剛[4]，肉為牆[5]，皮膚堅而毛髮長，穀入於胃，脈道以通，血氣乃行。雷公曰：願卒聞經脈之始生。黃帝曰：經脈者，所以能決死生，處百病，調虛實，不可不通。（《靈樞・經脈》）

注釋

1. **《禁脈》**：據本書《禁服》及有關文獻看法當改作「禁服」。
2. **制**：據本書《禁服》及有關文獻所載原文當改作「知」。
3. **營**：營養與流通之義。
4. **剛**：據有關文獻的看法，似應作「綱」，綱者，網路維繫之意。筋，相當於今說之肌腱，有聯繫關節、維持關節之功能，故叫「綱」。
5. **肉為牆**：指皮肉在外，好似牆壁一樣保護著內在的臟腑。

解析

本段指出了經絡學說在診斷、治療等方面的重要價值，強調了掌握經絡學說的重要性。

經脈作為人體的一類組織結構，與機體的其他結構一樣，其來源都是先天父母之精氣與後天自身吸取的精氣，合化生長發育而成。文中所謂「人始生，先成精」為先天之精，「穀入於胃，脈道以通」為後天水穀之精。誠如張介賓所說：「前言成形始於精，此言養形在於穀。」

經文指出「凡刺之理，經脈為始」，因為針灸施術的穴位都在經脈循行線上，所以如果不明經脈循行的部位，氣血流注的力向、時間，腧穴的位置、作用等，是不可能施行針灸術的，故經絡學說是學習、運用針灸的基本功。實際上，經絡與臟腑、精氣神共同構成「藏象學說」的內容，故引申而言，凡業醫者，必明經絡。本段的中心思想就是指出經絡學說在診斷、治療等方面的應用價值，強調臨床上掌握經絡學說的重要性。實踐證明，一般疾病發生後，既可由表入裡（外邪），又可由裡出表，內外的入裡出表，多以經絡為傳變的途徑。在傳變過程中所產生的證候，又循著經絡的通路反映到體表來，所以經絡系統能比較有規律地反映出若干病候，以這些病候為依據，從而對疾病進行定位、定性、定預後的凶吉。故它是臨床辨證的重要理論之一，也就是經絡辨證。在治療方面，可普遍應用於臨床各科，尤其是針灸的循經取穴治療原則，完全是以經絡學說為根據的。此外，中藥學的歸經學說亦是以經絡理論為指導的。正因為它有如此重要的作用，故經文強調只有精通經脈，才能「決死生，處百病，調虛實」。歷代醫家都相當重視經絡學說，如明代李梴曾說：「醫者不明經絡，猶人夜行無燭。」

十二正經的循行及其病候

原文

肺手太陰之脈，起於中焦，下絡[1]大腸，還循[2]胃口，上膈屬[3]肺，從肺系[4]橫出腋下，下循臑[5]內，行少陰心主之前，下肘中，循臂內上骨下廉[6]，入寸口，上魚，循魚際，出大指之端；其支者，從腕後直出次指內廉，出其端。

是動則病[7]肺脹滿，膨膨而喘欬，缺盆中痛，甚則交兩手而瞀[8]，此為臂厥。是主肺所生病[7]者，欬，上氣喘渴[9]，煩心胸滿，臑臂內前廉痛厥，掌中熱。氣盛有餘，則肩背痛風寒[10]，汗出，中風[11]，小便數而欠[12]。氣虛則肩背痛寒，少氣不足以息，溺色變。為此諸病，盛則寫之，虛則補之，熱則疾之，寒則留之，陷下則灸之，不盛不虛，以經取之。盛者，寸口大三倍於人迎；虛者，則寸口反小於人迎也。

大腸手陽明之脈，起於大指次指[13]之端，循指上廉，出合谷兩骨之間[14]，上入兩筋之中[15]，循臂上廉，入肘外廉，上臑外前廉，上肩，出髃骨[16]之前廉，上出於柱骨之會上[17]，下入缺盆，絡肺，下膈屬大腸；其支者，從缺盆上頸貫頰，入下齒中，還出挾口，交人中，左之右，右之左，上挾鼻孔。

是動則病齒痛頸腫，是主津液所生病[18]者，目黃，口乾，鼽衄[19]，喉痹，肩前臑痛，大指、次指痛不用。氣有餘則當脈所過者熱腫，虛則寒栗不復[20]，為此諸病，盛則寫之，虛則補之，熱則疾之，寒則留之，陷下則灸之，不盛不虛，以經取之。盛者人迎大三倍於寸口，虛者人迎反小於寸口也。

胃足陽明之脈，起於鼻之[21]交頞中[22]，旁納太陽之脈，下循鼻外，入上齒中，還出挾口環唇，下交承漿，卻循頤後下廉，出大迎，循頰車，上耳前，過客主人，循髮際，至額顱；其支者，從大迎前下人迎，循喉嚨，入缺盆，下膈屬胃絡脾；其直者，從缺盆下乳內廉，下挾臍，入氣街[23]中；其支者，起於胃口，下循腹裡，下至氣街中而合，以下髀關[24]，抵伏兔，下[25]膝臏中，下循脛外廉，下足跗，入中指內間；其支者，下廉[26]三寸而別，下入中指外間；其支者，別跗上，入大指間，出其端。

是動則病灑灑振寒，善呻[27]數欠顏黑，病至則惡人與火，聞木聲則惕然而驚，心欲動[28]，獨閉戶塞牖而處，甚則欲上高而歌，棄衣而走，賁響腹脹，是為骭厥[29]。是主血所生病者[30]，狂瘧溫淫[31]汗出，鼽衄，口喎唇胗，頸腫喉痹，大腹水腫，膝臏腫痛，循膺、乳、氣街、股、伏兔、骭外廉、足跗上皆痛，中指不用。氣盛則身以前皆熱，其有餘於胃，則消穀善饑，溺色黃。氣不足則身以前皆寒栗，胃中寒則脹滿。為此諸病，盛則寫之，虛則補之，熱則疾之，寒則留之，陷下則灸之，不盛不虛，以經取之。盛者人迎大三倍於寸口，虛者人迎反小於寸口也。

脾足太陰之脈，起於大指之端，循指內側白肉際[32]，過核骨[33]後，上內踝前廉，上踹[34]內，循脛骨後，交出厥陰之前，上[35]膝股內前廉，入腹屬脾絡胃上膈，挾咽，連舌本，散舌下；其支者，復從胃別上膈，注心中。

是動則病舌本強，食則嘔，胃脘痛，腹脹善噫，得後與氣[36]則快然如衰，身體皆重。是主脾所生病者，舌本痛，體不能動搖，食不下，煩心，心下急痛，溏、瘕泄[37]、水閉、黃疸，不能臥，強立股膝內腫厥，足大指不用。為此諸病，盛則寫之，虛則補之，熱則疾之，寒則留之，陷下則灸之，不盛不虛，以經取之。盛者寸口大三倍於人迎，虛者寸口反小於人迎也。

心手少陰之脈，起於心中，出屬心系[38]，下膈絡小腸；其支者，從心系上挾咽，系目系；其直者，復從心系卻上肺，下[39]出腋下，下循臑內後廉，行太陰、心主之後，下肘內，循臂內後廉，抵掌後銳骨之端，入掌內後[40]廉，循小指之內出其端。

是動則病嗌乾心痛，渴而欲飲，是為臂厥。是主心所生病者，目黃脅痛，臑臂內後廉痛厥，掌中熱痛。為此諸病，盛則寫之，虛則補之，熱則疾之，寒則留之，陷下則灸之，不盛不虛，以經取之。盛者寸口大再倍於人迎，虛者寸口反小於人迎也。

小腸手太陽之脈，起於小指之端，循手外側上腕，出踝[41]中，直上循臂骨下廉，出肘內側兩筋[42]之間，上循臑外後廉，出肩解，繞肩胛，交肩上，入缺盆絡心，循咽下膈，抵胃屬小腸；其支者，從缺盆循頸上頰，至目銳眥，卻入耳中；其支者，別頰上䪼[43]抵鼻，至目內眥，斜絡於顴。

是動則病嗌痛頷腫，不可以顧，肩似拔，臑似折。是主液所生病者[44]，耳聾目黃頰腫，頸頷肩臑肘臂外後廉痛。為此諸病，盛則寫之，虛則補之，熱則疾之，寒則留之，陷下則灸之，不盛不虛，以經取之。盛者人迎大再倍於寸口，虛者人迎反小於寸口也。

膀胱足太陽之脈，起於目內眥，上額交巔；其支者，從巔至耳上角；其直者，從巔入絡腦，還出別下項，循肩髆內，挾脊抵腰中，入循膂[45]，絡腎屬膀胱；其支者，從腰中下挾脊貫臀，入膕中；其支者，從髆內左右，別下貫胛，挾脊內，過髀樞[46]，循髀外從[47]後廉下合膕中，以下貫踹[48]內，出外踝之後，循京骨[49]，至小指[50]外側。

是動則病沖頭痛，目似脫，項如拔，脊痛，腰似折，髀不可以曲，膕如結，踹如裂，是為踝厥[51]。是主筋所生病者[52]，痔、瘧、狂、癲疾，頭顖項痛，目黃，淚出，鼽衄，項、背、腰、尻[53]、膕、踹、腳皆痛，小指不用。為此諸病，盛則寫之，虛則補之，熱則疾之，寒則留之，陷下則灸之，不盛不虛，以經取之。盛者人迎大再倍於寸口，虛者人迎反小於寸口也。

腎足少陰之脈，起於小指之下，邪[54]走足心，出於然谷[55]之下，循內踝之後，別入跟中，以上踹內，出膕內廉，上股內後廉，貫脊屬腎絡膀胱；其直者，從腎上貫肝膈，入肺中，循喉嚨，挾舌本；其支者，從肺出絡心，注胸中。

是動則病饑不欲食，面如漆柴，咳唾則有血，喝喝而喘，坐而欲起，䀮䀮目[56]如無所見，心如懸若饑狀，氣不足則善恐，心惕惕如人將捕之，是為骨厥[57]。是主腎所生病者，口熱舌乾，咽腫上氣，嗌乾及痛，煩心心痛，黃疸腸澼，脊股內後廉痛，痿厥嗜臥，足下熱而痛。為此諸病，盛則寫之，虛則補之，熱則疾之，寒則留之，陷下則灸之，不盛不虛，以經取之。灸則強食生肉，緩帶披髮，大杖重履而步。盛者寸口大再倍於人迎，虛者寸口反小於人迎也。

心主手厥陰心包絡之脈，起於胸中，出屬心包絡，下膈，歷絡三焦；其支者，循胸出脅，下腋三寸，上抵腋，下循臑內，行太陰、少陰之間，入肘中，下臂行兩筋之間，入掌中，循中指出其端；其支者，別掌中，循小指次指出其端。

是動則病手心熱，臂肘攣急，腋腫，甚則胸脅支滿，心中憺憺大動，面赤目黃，喜笑不休。是主脈所生病者[58]，煩心心痛，掌中熱。為此諸病，盛則寫之，虛則補之，熱則疾之，寒則留之，陷下則灸之，不盛不虛，以經取之。盛者寸口大一倍於人迎，虛者寸口反小於人迎也。

三焦手少陽之脈，起於小指次指之端，上出兩指之間，循手錶腕，出臂外兩骨之間，上貫肘，循臑外上肩，而交出足少陽之後，入缺盆，布膻中，散落[59]心包，下膈，循[60]屬三焦；其支者，從膻中上出缺盆，上項，系[61]耳後直上，出耳上角，以屈下頰至；其支者，從耳後入耳中，出走耳前，過客主人前，交頰，至目銳眥。

是動則病耳聾，渾渾焞焞[62]，嗌腫喉痹。是主氣所生病者[63]，汗出，目銳眥痛，頰痛，耳後肩臑肘臂外皆痛，小指次指不用。為此諸病，盛則寫之，虛則補之，熱則疾之，寒則留之，陷下則灸之，不盛不虛，以經取之。盛者人迎大一倍於寸口，虛者人迎反小於寸口也。

膽足少陽之脈，起於目銳眥，上抵頭角，下耳後，循頸行手少陽之前，至肩上，卻交出手少陽之後，入缺盆；其支者，從耳後入耳中，出走耳前，至目銳眥後；其支者，別銳眥，下大迎，合於手少陽，抵於䪼，下加頰車，下頸合缺盆以下胸中，貫膈絡肝屬膽，循脅裡，出氣街，繞毛際，橫入髀厭[64]中；其直者，從缺盆下腋，循胸過季脅，下合髀厭中，以下循髀陽[65]，出膝外廉，下外輔骨之前，直下抵絕骨[66]之端，下出外踝之前，循足跗上，入[67]小指次指之間[67]；其支者，別跗上，入大指之間，循大指歧骨內出其端，還貫爪甲，出三毛[68]。

是動則病口苦，善太息，心脅痛不能轉側，甚則面微有塵，體無膏澤，足外反熱，是為陽厥[69]。是主骨所生病者[70]，頭痛頷痛，目銳眥痛，缺盆中腫痛，腋下腫，馬刀俠癭[71]，汗出振寒，瘧，胸脅肋髀膝外至脛絕骨外髁前及諸節皆痛，小指次指不用。為此諸病，盛則寫之，虛則補之，熱則疾之，寒則留之，陷下則灸之，不盛不虛，以經取之。盛者人迎大一倍於寸口，虛者人迎反小於寸口也。

肝足厥陰之脈，起於大指叢毛[72]之際，上循足跗上廉，去內踝一寸，上踝八寸，交出太陰之後，上膕內廉，循股陰入毛中，過[73]陰器，抵小[74]腹，挾胃屬肝絡膽，上貫膈，布脅肋，循喉嚨之後，上入頏顙[75]，連目系，上出額，與督脈會於巔；其支者，從目系下頰裡，環唇內；其支者，復從肝別貫膈，上注肺。

是動則病腰痛不可以俛仰，丈夫㿗疝[76]，婦人少腹腫，甚則嗌乾，面塵脫色。是主肝所生病者，胸滿嘔逆飧泄[77]，狐疝[78]遺溺閉癃。為此諸病，盛則寫之，虛則補之，熱則疾之，寒則留之，陷下則灸之，不盛不虛，以經取之。盛者寸口大一倍於人迎，虛者寸口反小於人迎也。（《靈樞．經脈》）

注釋

1. **絡**：聯絡、網路的意思，經脈凡與本經相表裡的臟腑相連者叫絡。
2. **循**：沿著循走的意思。
3. **屬**：本屬、屬於的意思，凡屬於、連接、本經的臟腑叫屬。如手太陰經屬於肺、絡於大腸，而手陽明經屬於大腸、絡於肺。
4. **肺系**：指與肺相連的氣管、喉嚨等組織。
5. **臑（ㄋㄠˋ）**：指上臂肩至肘處。
6. **廉**：邊緣、邊側。
7. **是動則病、所生病**：歷代看法很多，各說不一。縱觀《內經》原文所論各經是動病、所生病的證候表現，大體指沿經脈循行所過的病證，及其由此而影響到該經所屬臟腑的病證，即由經傳至臟腑者，叫是動病；而臟腑本身所發的病證，及其由此而影響到該臟腑所屬經脈循行部位的病證，即由臟腑傳至經者，叫所生病。
8. **瞀（ㄇㄠˋ）**：視物模糊不明，神識昏亂不清。
9. **渴**：據有關文獻所載原文當作「喝」。喝，形容呼吸喘促的聲音。
10. **寒**：文義不通，據有關文獻所載原文宜刪。
11. **中風**：文義不通，據有關文獻所載原文宜刪。

12. **欠**：在《內經》有呵欠、缺乏等義，此處指後者，即小便量少。

13. **大指次指**：大指，大拇指；次指，食指。

14. **兩骨之間**：第一、二掌骨之間，俗稱虎口。

15. **兩筋之中**：腕骨橈側兩筋之間的凹陷中。

16. **髃骨**：肩胛骨與鎖骨連接之處。

17. **柱骨之會上**：柱骨，指頸椎骨；會上，指大椎穴，因諸陽脈皆會於此，故名。

18. **是主津液所生病**：肺主通調水道，敷布津液，與大腸相表裡，故大腸的所生病與津液有關。

19. **鼽（ㄑㄧㄡˊ）衄（ㄋㄩˋ）**：鼽，鼻塞；衄，鼻出血。

20. **寒栗不復**：寒栗，寒冷顫抖；不復，感覺不到溫暖。

21. **之**：據有關文獻所載原文，當刪。

22. **頞（ㄜˋ）中**：，鼻樑；中，鼻樑上端的凹陷處。

23. **氣街**：這裡指腹股溝下方的動脈搏動處，又叫氣沖。

24. **髀（ㄅㄧˋ）關**：大腿前外側、與會陰平行之處。

25. **下**：據有關文獻所載原文加，「下」字後面宜加一「入」字。

26. **廉**：據有文獻所載原文當改作「膝」。

27. **呻**：據有關文獻所載原文當改作「伸」。

28. **心欲動**：據有關文獻所載原文當改作「心動」，「欲」字當與下文聯句。

29. **骭（ㄍㄢˋ）厥**：骭，脛骨；脛部之氣上逆，稱骭厥。

30. **是主血所生病者**：胃為水穀之海，營血化生之源，多氣多血之經，故胃的所生病與血有關。

31. **狂瘧溫淫**：狂，狂病，表現為言行狂亂失常；瘧，這裡指病情嚴重，肆瘧之義，非指瘧疾病；溫淫，嚴重的溫病。

32. **白肉際**：又稱赤白肉際，即手足掌的邊緣，是手足掌心與掌背的分界處，掌背為赤肉，掌心白肉。

33. **核骨**：足大趾本節後內側凸出的高骨，形圓如核故名。

34. **踹（ㄔㄨㄞˋ）**：據有關文獻所載原文當改作「腨」。腨，腓腸，俗稱小腿。

35. **上**：據有關文獻所載原文「上」字後面當加一「循」字。

36. **後與氣**：後，大便；氣，矢氣，俗稱放屁。

37. 溏、瘕泄：溏，大便稀軟如溏泥；瘕泄，痢疾。

38. 心系：指心與其他臟器相聯繫的脈絡。

39. 下：據有關文獻所載原文當刪。

40. 後：據有關文獻所載原文當刪。

41. 踝：這裡指手腕後方尺側的高骨。

42. 兩筋：兩，據有文獻所載原文當改作「骨」。

43. 䪼（ㄓㄨㄛ）：眼眶下方，顴骨內連及上牙床的部位。

44. 是主液所生病者：小腸主泌別清濁，水穀之精氣上輸於脾，糟粕下走大腸，水液歸於膀胱，因此小腸的所生病與水液有關。

45. 膂（ㄌㄩˇ）：脊柱兩旁的肌肉。

46. 髀（ㄅㄧˋ）樞：股骨上端的關節，因髀骨嵌入，有轉樞的作用，故名。

47. 從：據有關文獻所載原文當刪。

48. 踹：即「腨」。

49. 京骨：足小趾外側本節後高突的半圓骨，又是穴位的名稱。

50. 小指：據有關文獻所載原文此後當加「之端」二字。

51. 踝厥：因本經經氣從踝部上逆而名。

52. 是主筋所生病者：太陽屬水，水虧致使筋失濡養，所以膀胱的所生病與筋有關。

53. 尻（ㄎㄠ）：尾骶骨。

54. 邪：與「斜」字相通。

55. 然谷：又名「然骨」，穴名，在內踝下前方凹陷處。

56. 䀮（ㄇㄤˊ）：視物不明。

57. 骨厥：腎主骨，因本經經氣上逆所致之病叫骨厥。

58. 主脈所生病者：心主身之血脈，而心包絡是心的外衛，代心受邪而病，因此心包絡的所生病與脈有關。

59. 落：據有關文獻所載原文當改作「絡」。

60. 循：據有關文獻所載原文當改作「曆」。

61. 系：據有關文獻所載原文當改作「俠」。

62. 渾渾焞焞：自覺耳內有轟轟響聲，以致聽覺模糊不清。

63. 是主氣所生病者：三焦是水液運行的通道，而水液的運行有賴於氣化，水液病變則多由氣化失常所致，故所生病與氣有關。

64. 髀厭：就是髀樞。

65. 髀陽：大腿的外側。

66. 絕骨：外踝直上三寸許腓骨的凹陷處。

67. 入、間：據有關文獻所載原文當分別改作「入」、「端」。

68. 三毛：指足大趾背面第一節皮膚處，因長有毫毛數根而名，又叫叢毛，聚毛。

69. 陽厥：足少陽之氣厥逆為病。

70. 是主骨所生病者：膽藏膽汁，其味苦，苦走骨，故所生病與骨有關。

71. 馬刀俠癭：馬刀，指瘰鬁，生於頸項，數似於今之頸淋巴結核；俠癭，生於喉結兩旁的癭瘤，類似於今之甲狀腺腫大。

72. 叢毛：即三毛。

73. 過：據有關文獻所載原文當改作「環」。

74. 小：據有關文獻所載原文當改作「少」。少腹，小腹兩側，即腹股溝部。

75. 頏（ㄏㄤˊ）顙（ㄙㄤˇ）：喉嚨上口。

76. 癀（ㄊㄨㄟˊ）疝：疝氣的一種，發病時陰囊腫痛下墜。

77. 飧（ㄙㄨㄣ）泄：大便清稀，夾有未被消化的食物殘渣。

78. 狐疝：疝氣的一種，因其陰囊時上時下，有如狐狸出入無常而名。

解析

經文論述了十二經脈的循行以及病候，並指出對病候虛實寒熱、不盛不虛等的針灸治療原則。

（1）關於十二經脈的命名

十二經脈分為手三陰經、手三陽經、足三陰經、足三陽經四組。這是根據各經所屬內在臟腑的陰陽屬性及其循行肢體的位置而分別以手足陰陽命名的。陽經屬腑，行於四肢外端，陰經屬臟，行於四肢內側，手經行過手，足經行過下肢。三陰、三陽主要是依據古代陰陽演繹之理，認為陰陽既是萬物發生變化的動力，同時，也是萬物成長，毀滅的根源，因而將陰陽演變的過程，劃分為三個階段。陰氣初升時叫做少陰，大盛時叫做太陰，消盡時叫做厥陰（含有太、少兩陰交盡的意思）；陽氣初生時做少陽，大盛叫做太陽，盛極時叫做陽明（含有太、少兩陽合明的意思）。合稱為六氣，古代醫家借用這六個名稱來命名人體的經脈。由於經脈有屬絡臟腑的陰陽表裡關係及循行手或足的區別，從而決定了包括手足陰陽臟腑在內的十二經的名稱。

（2）十二經脈的循環方向

十二經脈循環的方向是前人經過不斷觀察總結出來的，《靈樞・逆順肥瘦》「手之三陰，從臟走手；手之三陽，從手走頭；足之三陽，從頭走足；足之三陰，從足走腹」的記載，說明了十二經脈是由陰入陽，由陽入陰，從表走裡，從裡達表，自上而下，自下而上順著一定的方向和次序連接起來的，所以《靈樞・衛氣》作「陰陽相隨，外內相貫，如環之無端」的描述，由於每一經所走的路線不同，且各有支絡聯繫著身體各部分，這樣就把全身上下表裡都緊密地聯繫起來，發揮了整體作用。

（3）十二經脈理論的運用

十二經脈是人體運行氣血的主要通路，故又稱十二正經。它與臟腑有直接的聯繫，陰經屬臟絡腑，陽經屬腑絡臟。臟腑相合，以及組織器官的內在聯繫，主要是透過十二經脈在其間溝通和維繫，故有「十二經脈者，內屬於臟腑，外絡於肢節」的論說。因此，在臨床應用時，應將經絡學說與藏象學說結合起來。這樣，在分析病理，診斷和治療疾病時，便能打開思路，擴大治療方法。十二經脈各經的主病不外本經所過部位的病變和本經所屬臟腑的病變。即以手太陰肺經為例，所主病候中的缺盆中痛，甚則交兩手而瞀，臑臂內前廉痛厥，掌中熱等，便是經脈所過部位的病變；病肺脹滿，膨膨而喘欬，上氣喘喝，煩心胸滿等，便是臟腑所產生的病變。這些都是臨床辨證的基礎，更有單從經脈循行分佈作為診斷的主要依據的，如頭痛的六經辨證，手指麻木不用的區分，以及四肢痹痛的部位等。其餘諸經的病證，都具有同樣意義。這種辨證的診斷學統稱為經絡辨證。

(4) 「是動病」和「所生病」

「是動病」、「所生病」歷代有許多爭論，迄今尚難給以確切的定義。歷代醫家的論述大致可歸納為 5 種見解。

氣血先後說：如《難經．二十二難》說：「經言是動者，氣也；所生者，血也……故先為是動，後所生病也。」隋代楊上善、明代張世賢均宗此說，並推演及陰陽營衛。

經絡臟腑說：明代張介賓認為所生病在本臟。並說「其他諸病，皆本經之脈所及」。又有「在經在臟之辨。」清代張山雷說：「大抵各經為病，多在本經循行所過之部位，而關及於本臟腑。」認為是指本經所屬臟之病而言。清代徐大椿說：「經脈篇是動諸病，乃本經之病；所生諸病，則以類推而旁及他經者。」認為本經病為「是動病」，旁及他經的為「所生病」。幾家之言雖皆立論於經絡臟腑，但亦有不同。

內因外因先後病說：清代張志聰說：「夫是動者，病因於外。所生病者，因於內。凡病有因於外者，有因於內者，有因於外而及於內者，有因於內而及於外者，有外內之兼病者……當隨其所見之證，以別外內之因，又不必先為是動，後及所生，而病證之畢具也。」此外，近人陳壁琉認為：「是動，就是指本經經脈因外邪的引動而發生的疾病；所生病，是指與本經相連屬的臟腑所發生的疾病。」

發病緩急說：該說認為「是動」病多是疾病發展早期階段或急性階段，其病情或重或輕。「所生」病多是疾病的中後期，慢性階段或較重階段，是病邪人裡損及臟腑之表現。一般「是動」病可因正氣虛弱或邪氣太盛，損及臟腑而轉成「所生病」。

證候與疾病說：如南京中醫藥大學李鋤認為「是動」就是脈動，「所生病」是疾病。「是動、所生病，基本上是證候與疾病之分，前者是證，後者是病，兩者都包括其有關的經脈臟腑而言。」

綜上，各家或從病因分內外，或從病位分經絡臟腑，或從病機分在氣在血，或從辨證分證候與疾病，或從發病分先後緩急等，單獨強調某一點似都不夠全面。因為經絡與臟腑結構相近，功能相關，氣化一體，其發病必然相互影響其證候也必然混雜而見。何況經絡之間還存在交叉、並行等各種聯繫，故臨證時只有綜合分析，全面考慮，分清主次，才能擬定出相應的治療措施。至於丹波氏「未知孰是」的表態，意在留待後人研究，亦屬客觀。丹波元簡云：「馬（蒔）以此一句為結文（馬注：「是皆肺經所生之病耳」），張（介賓）則按下節為解，楊殉則肺下為句。蓋是動所生，其義不明晰，亦未知孰是。」目前不必勉強地去適從，關鍵在於理解和掌握經絡辨證的方法和綱領，並注意把經絡辨證和其他辨證方法結合起來，運用於臨床，以提高診治水準。

絡脈與經脈的區別及其診法、刺法

原文

經脈十二者，伏行分肉之間，深而不見；其常見者，足太陰過於外[1]踝之上，無所隱故也。諸脈之浮而常見者，皆絡脈也。六經絡陽手明少陽之大絡，起於五指間，上合肘中。飲酒者，衛氣先行皮膚，先充絡脈，絡脈先盛，故衛氣已平，營氣乃滿，而經脈大盛。脈之卒然動[2]者，皆邪氣居之，留於本末；不動則熱，不堅則陷且空，不與眾同，是以知其何脈之動也。雷公曰：何以知經脈之與絡脈異也？黃帝曰：經脈者常不可見也，其虛實也以氣口知之，脈之見者，皆絡脈也。雷公曰：細子[3]無以明其然也。黃帝曰：諸絡脈皆不能經大節之間，必行絕道[4]而出，入復合於皮中，其會皆見於外。故諸刺絡脈者，必刺其結上[5]，甚血者雖無結，急取之以寫其邪而出其血，留之發為痹也。

凡診絡脈，脈色青則寒且痛，赤則有熱。胃中寒，手魚之絡多青矣；胃中有熱，魚際絡赤；其暴[6]黑者，留久痹也；其有赤有黑有青者，寒熱氣也；其青短者，少氣也。凡刺寒熱者皆多血絡，必間日而一取之，血盡而止，乃調其虛實，其小而短者少氣，甚者寫之則悶，悶甚則僕不得言，悶則急坐之也。（《靈樞·經脈》）

注釋

1. **外**：據有關文獻所載原文當改作「內」。
2. **動**：據有關文獻所載原文當改作「病」。
3. **細子**：自謙語，「小人」之意。黃帝為君，雷公為臣，故自稱「小人」。
4. **絕道**：與縱行經脈相橫行截斷的路徑。
5. **結上**：絡脈上有血聚結之處。
6. **暴**：據有關文獻所載原文當改作「魚」字。

解析

本節主要論述了絡脈和經脈的區別，以及絡脈的診法和刺法。

經脈與絡脈雖相互聯絡成網，但兩者又有所不同。經脈大而直。伏行於裡，不可見，主氣主動；絡脈小而曲，浮現於體表，常可見，主血主靜。經脈氣血較通暢，絡脈氣血易阻塞。絡脈、經脈的這一區分，從葉天士經、絡的分治得到了證實。葉氏認為「經主氣，絡主血」、「初病在經，久病入絡」，所以他對絡病基本上是採用活血化瘀；而活血化瘀，也就是他通絡的主要治法。

絡脈既有異於經脈，又與經脈有著不可分割的聯繫。在生理上能補充十二經脈之不足，起著重要的樞紐作用，從而使人體氣血通暢和內臟上下各組織器官相貫。故張志聰說：「血絡者，外之絡脈，孫脈，見於皮膚之間。血氣有所留積，則失其內外出入之機。」文中所述診絡脈法和刺絡脈法，對臨床具有指導作用。經脈主氣主動，是切診的主要部位。如氣口、趺陽、人迎等（胃之大絡——虛裡也是切診之部），絡脈主血，部位表淺，為望診血分寒熱虛實和刺絡放血療法的主要部位。其中診手魚絡脈法為絡脈望診之代表，不僅可作為診斷寒熱、痹阻的體徵，而且還可診察胃氣（從胃氣主手太陰的理論）的盛衰。其他部位凡皮薄之處，浮絡可見者，也可進行望診。

刺絡放血是一種取效較快的治療方法，屬瀉法，宜於實證，凡體虛者宜慎用。經文指出：「其小而短者少氣，甚則瀉之則悶，悶甚者僕不得言」是提示臨床時凡遇體質素虛、元氣虧損的患者，不能貿然針刺，因針瀉後其氣更虛，可發生悶甚僕不能言的暈針現象。若發生悶僕現象則應立即停針，使之安靜，或扶之靜坐（最好使之平臥）。對此，臨床針刺時應予足夠的重視。

「脈之卒然動者，皆邪氣居之」句，楊上善、張介賓皆認為導致經脈突然發生異常搏動的邪氣，就是酒氣。《黃帝內經太素》卷九《經絡別異》注：「十二絡脈有卒然動者，皆是營衛之氣將邪氣入此脈中，故此脈動也。本末，即是此經本末也。絡脈將邪入於衛氣，衛氣將邪入於此脈本末之中，留而不也，故為動也。酒即邪也。」《類經》七卷第六注：

「上文言飲酒者能致經脈之盛，故脈之平素不甚動而卒然動者，皆邪氣居之，留於經脈之本末而然耳。邪氣者，即指酒氣為言。」

十五絡脈的名稱、部位、循行和病證

原文

手太陰之別[1]，名曰列缺，起於腕上分間[2]，並太陰之經直入掌中，散入於魚際。其病實則手銳[3]掌熱，虛則欠㰦[4]，小便遺數，取之去腕半寸[5]，別走陽明也。

手少陰之別，名曰通裡，去腕一寸半[6]，別而上行，循經入於心中，系舌本，屬目系。其實則支膈，虛則不能言，取之掌[7]後一寸，別走太陽也。

手心主之別，名曰內關，去腕二寸，出於兩筋之間[8]，循經以上，系於心包絡、心系。實則心痛，虛則為頭強[9]，取之兩筋間也。

手太陽之別，名曰支正，上[10]腕五寸，內注少陰；其別者，上走肘，絡肩髃。實則節弛肘廢；虛則生肬[11]，小者如指痂疥，取之所別也。

手陽明之別，名曰偏曆，去腕三寸，別入[12]太陰；其別者，上循臂，乘肩髃，上曲頰偏[13]齒；其別者，入耳合於宗脈[14]。實則齲聾，虛則齒寒痹隔，取之所別也。

手少陽之別，名曰外關，去腕二寸，外繞臂，注胸中，合心主。病實則肘攣，虛則不收，取之所別也。

足太陽之別，名曰飛陽，去踝七寸，別走少陰。實則鼽窒頭背痛，虛則鼽衄，取之所別也。

足少陽之別，名曰光明，去踝五寸，別走厥陰[15]，下絡足跗。實則厥，虛則痿躄，坐不能起，取之所別也。

足陽明之別，名曰豐隆，去踝八寸，別走太陰；其別者，循脛骨外廉，上絡頭項，合諸經之氣，下絡喉嗌。其病氣逆則喉痹瘁瘖[16]，實則狂巔[17]，虛則足不收，脛枯，取之所別也。

足太陰之別，名曰公孫，去本節之後一寸，別走陽明；其別者，入絡腸胃。厥氣上逆則霍亂[18]，實則腸[19]中切痛，虛則鼓脹，取之所別也。

足少陰之別，名曰大鐘，當踝後繞跟，別走太陽；其別者，並經上走於心包，下外貫腰脊。其病氣逆則煩悶，實則閉癃，虛則腰痛，取之所別者也。

足厥陰之別，名曰蠡溝，去內踝五寸，別走少陽；其別考，徑脛[20]上睾，結於莖。其病氣逆則睾腫卒疝，實則挺長，虛則暴癢，取之所別也。

任脈之別，名曰尾翳，下鳩尾，散於腹。實則腹皮痛，虛則癢搔，取之所別也。

督脈之別，名曰長強，挾膂上項，散頭上，下當肩胛左右，別走太陽，入貫膂。實則脊強，虛則頭重，高搖之，挾脊之有過者，取之所別也。

脾之大絡，名曰大包，出淵腋下三寸，布胸脅。實則身盡痛，虛則百節盡皆縱，此脈若羅絡之血者，皆取之脾之大絡也。

凡此十五絡者，實則必見，虛則必下，視之不見，求之上下，人經不同，絡脈異所別也。（《靈樞・經脈》）

注釋

1. **別**：指由本經分出之支絡而別走鄰經，與「絡」義同。
2. **分間**：即分肉之間，也就是紅肉白肉之間。
3. **手銳**：手掌後小指側的高骨。
4. **㰦（ㄑㄩ）**：同「呿」，張口。
5. **半寸**：據有關文獻所載原文當改作「一寸半」。
6. **一寸半**：據有關文獻所載原文當改作「一寸」。
7. **掌**：據有關文獻所載原文當改作「腕」。
8. **兩筋之間**：據有關文獻所載原文當改作「一寸」。
9. **頭強**：據有關文獻所載原文當改作「煩心」。
10. **上**：據有關文獻所載原文當改作「去」。
11. **肬（ㄧㄡˊ）**：同「疣」，贅生肉，即瘤子之類。
12. **入**：據有關文獻所載原文當改作「走」。
13. **偏**：即「遍」字。
14. **宗脈**：宗，眾之義。宗脈，這裡指分佈在眼、耳部很多經脈彙聚而成的主脈或大脈。
15. **厥陰**：據有關文獻所載原文此之後，當補「並經」二字。
16. **瘁瘖（ㄧㄣ）**：瘁，這裡作「猝、卒（ㄘㄨˋ）」，突然；瘖，失音、嘶啞。
17. **巔**：這裡作「癲」，病名，指精神失常一類病證，詳見《靈樞・癲狂》。
18. **霍亂**：中醫病名，以病起突然，大吐大瀉，煩悶不舒為特徵，因其「揮霍之間，便致繚亂」而名，與西醫之同名疾病的表現有相似之處。
19. **腸**：據有關文獻所載原文當改作「腹」。
20. **徑脛**：據有關文獻所載原文當改作「循經」。

解析

本節論述了十五絡脈的名稱、部位，循行經路和虛實病證，亦是經絡辨證的內容之一。

(1)

十五絡脈系自十四經脈別出的絡脈，與一般的絡脈不同，在生理上有其特殊的作用，是陰陽經脈表裡之間的樞紐。文末所論「人經不同，絡脈異所別也」，提示我們對經絡生理、病理的認識乃至臨床辨證和治療，必須遵循「因人制宜」的原則。十五別絡的經穴，在治療上對該經所表現的虛證和實證，都有其治療作用，因其具有調節陰陽經氣的功能。

(2)

關於尾翳的名稱和部位，有幾種不同的觀點。第一種，認為尾翳即會陰穴。如《類經》七卷第六注曰：「尾翳，誤也，任脈之大絡名屏翳，即會陰穴，在大便前，小便後，兩陰之間，任督沖三脈所起之處。」第二種，認為尾翳即鳩尾，如《黃帝內經太素》卷九《十五絡脈》注曰：「尾則鳩尾，一名尾翳，是心之蔽骨……」《針灸甲乙經》卷三第十九「鳩尾，一名尾翳……任脈之別」，但從《素問．骨空論》「任脈者，起於中極之下，以上毛際，循腹裡」和本節「下鳩尾，散於腹」之言，《類經》所云似不可從，《黃帝內經太素》與本經之說也非貼切，考會陰穴也並非主治腹皮痛、瘙癢之症。第三種，張志聰認為，「所謂尾翳者，即鳩尾之上，蓋任脈之別絡」，此說似較妥。

營氣循脈運行規律

原文

黃帝曰：營氣之道，內[1]穀為寶，穀入於胃，乃傳之肺，流溢於中，布散於外，精專者，行於經隧[2]，常營無已，終而復始，是謂天地之紀。故氣從太陰出，注手陽明，上行注足陽明，下行至跗上，注大指間，與太陰合，上行抵髀[3]，從脾注心中，循手少陰，出腋下臂，注小指，合手太陽，上行乘腋出䪼[4]內，注目內眥，上巔下項，合足太陽，循脊下尻，下行注小指之端，循足心注足少陰，上行注腎，從腎注心，外散於胸中；循心主脈出腋下臂，出兩筋之間，入掌中，出中指之端，還注小指次指之端，合手少陽，上行注膻中，散於三焦，從三焦注膽，出脅，注足少陽，下行至跗上，復從跗注大指間，合足厥陰，上行至肝，從肝上注肺，上循喉嚨，入頏顙[5]之竅，究於畜門[6]；其支別者，上額循巔下項中，循脊入骶，是督脈也，絡陰器，上過毛中，入臍中，上循腹裡，入缺盆，下注肺中，復出太陰。此營氣之所行也，逆順之常也。（《靈樞·營氣》）

注釋

1. **內**：就是「納」字，受納的意思。
2. **經隧**：氣血運行的道路，即經脈，因位置較深，伏而不見，所以叫經隧。
3. **髀（ㄅㄧˋ）**：大腿外側。文中所述，營氣循行從足陽明胃經交注給足太陰脾經，而足太陰脾經的循行在大腿的內側，不在外側，因此，根據有關文獻所載原文，應改作「脾」字。語譯作「脾」。
4. **䪼（ㄓㄨㄛ）**：顴上目下之處。
5. **頏（ㄏㄤˊ）顙（ㄙㄤˇ）**：鼻內的上竅，也就是咽後壁上面的後鼻道，相當於鼻咽部。
6. **究於畜門**：究，終止的意思；畜，作「嗅」字講；畜門，這裡指鼻的外孔道。

解析

經文重點論述了營氣在人體中的循行規律。指出營氣的循行路徑與十二經脈流注順序是一致的，不同之處僅在於，十二經脈的流注始於肺，漸次傳注於肝，由肝復入於肺，如此循行不息。而營氣的循行是由肝別出，向上經額、巔，下項入督脈，再繞陰器而交任脈，由任脈流注於肺，再開始新的循環。經氣循行為何始於手太陰經？張介賓解釋頗精，他說：「此十二經者，即營氣也。營行脈中而序必始於肺經者，以脈氣流經，經氣歸於肺，肺朝百脈以行陰陽，而五臟六腑皆以受氣，故十二經以肺經為首，循序相傳，盡於之厥陰肝而又傳於肺，終而復始。是為一周。」營氣的循行路徑與十二經脈的流注順序是一致的，為何又有不同之處？張志聰認為，獨行於經隧之營氣，與十二經脈的流注順序一致，而與宗氣偕行之營氣，則行於二十八脈以應二十八宿，張介賓也說：「前經脈篇末及任督，而此始全備，是十四經營氣之序」。

文中「營氣之道，內穀為寶」的論點，說明營氣來源於水穀，化生於中焦脾胃。營氣所以能夠生生不息，常營無已，終而復始，都是由於飲食入胃，化生精微，不斷補充的結果。這一論點，為臨床治療營血不足從調理脾胃著眼，提供了理論根據。

十二經氣血多少和表裡配合關係

原文

陽明多血多氣，太陽多血少氣，少陽多氣少血，太陰多血少氣，厥陰多血少氣，少陰多氣少血。故曰刺陽明出血氣，刺太陽出血惡[1]氣，刺少陽出氣惡血，刺太陰出血惡氣，刺厥陰出血惡氣，刺少陰出氣惡血也。足陽明太陰為表裡，少陽厥陰為表裡，太陽少陰為表裡，是謂足之陰陽也。手陽明太陰為表裡，少陽心主為表裡，太陽少陰為表裡，是謂手之陰陽也。（《靈樞·九針論》）

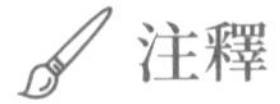

注釋

1. **惡**：這裡是不要、不宜的意思。

解析

本節論述了十二經氣血多少的不同，以及陰經陽經之間的表裡配合關係，對臨床辨證論治，特別是針刺療法，有一定的指導作用。在針刺治療運用虛實補瀉方法時，也應當適當注意經絡氣血多少的情況，但可瀉其多，不可瀉其少；一陰一陽表裡配合的兩經，在病理變化上多相互影響，故治療時見陽經病變的，配合取陰經穴位，或陰經病變，配合取陽經的穴位，往往可以提高治療效果。

本節所言十二經氣血多少和《素問·血氣形志》、《靈樞·五音五味》所論略有差異，據有些醫家考證，認為《素問·血氣形志》所載較為正確。

五臟背俞、大杼、膈俞等腧穴的定位和取穴方法

原文

黃帝問於岐伯曰：願聞五藏之俞，出於背者。岐伯曰：胸中大俞[1]在杼骨[2]之端，肺俞在三焦[3]之間[4]，心俞在五焦之間，膈俞在七焦之間，肝俞在九焦之間，脾俞在十一焦之間，腎俞在十四焦之間。皆挾脊相去三寸所[5]，則欲得而驗之，按其處，應在中[6]而痛解，乃其俞也。（《靈樞・背腧》）

注釋

1. **胸中大俞**：即大杼穴，因在背俞穴之中，大杼的穴位高居於五臟六腑各俞穴之上，所以稱為大俞。
2. **杼骨**：第一椎骨。
3. **焦**：根據有關文獻所載原文及前人看法，當作「椎」字，為是，語譯改。以下「焦」字同此。
4. **間**：根據前人所引原文及看法，當作「旁」字，為是，語譯改。以下「間」字同此。
5. **所**：地方。
6. **應在中**：用手指按壓穴位，有酸脹疼痛的反應處即為穴位。

解析

本節闡述的五臟背俞、大杼、膈俞等腧穴的位置，是中醫學中對背部腧穴的較早的記載，一直為後世臨床醫家廣泛採用。經文指出的「按

其處，應在中而痛解，乃其腧也」的取穴方法，迄今針灸醫生都應用這種取穴法。這是因為腧穴是臟氣彙聚之處，內應五臟，五臟有病，必然會反映到腧穴上來。但人體臟腑的位置、大小不盡一致，因而腧穴位置也不盡相同，應在相當的位置上去尋找反應點，以確定不同個體腧穴的所在。這種方法較為準確，有利於提高療效，因而後人把這種取穴法，稱之謂「以痛為腧」和「以快為腧」。

有人據此在臨床實踐中選擇一些已確診的典型病例，反復檢查對該病有治療作用的經脈和穴位，有意識地去尋找穴位及其規律，發現了一些常見病與某些穴位上出現的壓痛反應有一定的內在聯繫，從而進一步將穴位壓痛作為辨病的一種方法。若在壓痛明顯的穴位上針刺，則針感強，效果好。

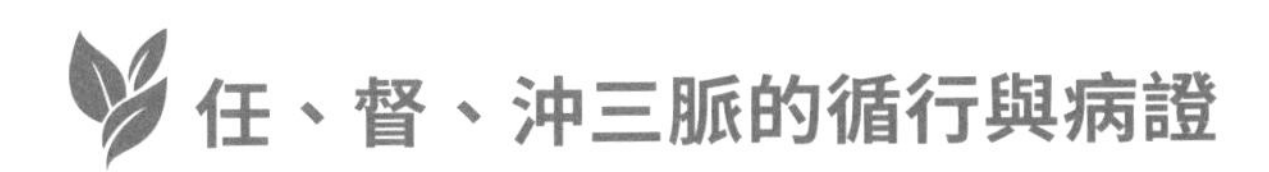

任、督、沖三脈的循行與病證

原文

任脈者，起於中極之下[1]，以上毛際，循腹裡，上關元[2]，至咽喉，上頤[3]循面入目。沖脈者，起[4]於氣街，並少陰之經，俠臍上行，至胸中而散。任脈為病，男子內結七疝[5]，女子帶下瘕聚。沖脈為病，逆氣裡急[6]。督脈為病，脊強反折。督脈者，起於少腹以下骨中央[7]，女子入系廷孔[8]，其孔，溺孔之端也。其絡循陰器合篡[9]間，繞篡後，別繞臀，至少陰與巨陽中絡[10]者合，少陰上股內後廉，貫脊屬腎，與太陽起於目內眥，上額交巔上，入絡腦，還出別下項，循肩髆內，俠脊抵腰中，入循膂絡腎。其男子循莖下至篡，與女子等；其少腹直上者[11]，貫臍中央，上貫心入喉，上頤環唇，上系兩目之下中央。此生病，從少腹上沖心而痛，不得前後[12]，為沖疝[13]；其女子不孕，癃痔遺溺嗌乾。（《素問·骨空論》）

注釋

1. **中極之下**：張介賓注：「中極，任脈穴名，在曲骨上一寸。中極之下，即胞宮之所。」
2. **關元**：經穴名。為小腸募穴，位於腹正中線臍下三寸。
3. **頤（一ˊ）**：指頦部的外上方，口角的外下方，腮部前下方的部位。
4. **起**：張介賓注：「起，言外脈之所起，非發源之謂也。」下仿此。
5. **七疝**：諸說不一，多數認為指寒疝、筋疝、水疝、氣疝、血疝、狐疝、㿗疝。張介賓注：「云七疝者，乃總諸疝而言。」
6. **裡急**：丹波元簡援引丁德用注《難經·二十九難》說：「裡急，腹痛也」。
7. **起於少腹以下骨中央**：張介賓注：「少腹，小腹也，胞宮之所居。骨中央，橫骨下近外之中央也。」
8. **廷孔**：張介賓注：「廷，正也，直也。廷孔，言正中之直孔，即溺孔也。」
9. **篡（ㄘㄨㄢˋ）**：會陰部，位於前後陰之間。
10. **巨陽中絡**：指足太陽經的中絡。
11. **其少腹直上者**：指督脈的一個分支。王冰注：「自其少腹直上，至兩目之下中央，並任脈之行，而云是督脈所系。由此言之，則任脈、沖脈、督脈，名異而同體也。」
12. **不得前後**：指大小便不通。
13. **沖疝**：疝氣之一種。高世栻注：「謂不但疝病於內，而且不得前後，不但疝結於內，而且上沖也。」丹波元簡說：「後世或呼為奔豚疝氣。」張介賓注：「此督脈自臍上貫於心，故其為痛如此，名為沖疝，蓋兼沖任而為病者。」

解析

本節主要論述了任、沖、督脈的循行部位及其常見病證。任、沖、督三脈均屬於奇經。奇經的主要功能是調節正經之氣血，十二經氣血滿溢，就蓄藏於奇經。任，有「總任」、「好養」之義，其脈行身之前，貫臍中央直上，總任一身之陰經，故稱之為「陰脈之海」；又因任脈與胎孕關係密切，故後世有「任主胞胎」之說。督，有「總督」之義，其脈行身之後，貫脊上行，能總督一身之陽經，故稱之為「陽脈之海」。沖，有總領諸經氣血之功，為十二經氣血之要衝，故沖脈又有「血海」、「經脈之海」等稱謂。沖脈循行部位廣泛，有行身之前者，有行身之後，有上行於唇口者，有下行至足趾間者，不僅聯絡於任督帶脈，並注於少陰，會於陽明，及於太陽。（除本篇外，可參《素問・痿論》、《靈樞・五音五味》、《靈樞・逆順肥瘦》、《靈樞・動輸》、《靈樞・海論》等篇）由於任、督、沖三脈均為人身之「海」，故對某些內科、男科、婦產科「久發」、「頻發」的疑難病證從奇經辨證治療提供了根據，尤其是在婦科胎產與月經病的調治中更為重要，具有較大的臨床指導意義。

文中所述任、沖、督三脈均起於少腹，止於會陰，上行於腹正中、腹兩側及背正中，一源而三歧，由此說明它們在生理、病理上有著必然的聯繫。臨床應用任、沖、督脈的理論來指導實踐，須與有關臟器聯繫起來，方能理解其病變發生的緣由。此外，此三經經脈的循行與其他經脈的維繫也很值得注意。以沖脈而言，其循行分佈是較為廣泛的，所以又稱它為「十二經之海」，在十二經中又與足少陰、足陽明經的關係最為密切。因沖脈既並足少陰經，又隸屬於足陽明。這對沖脈生理的認識、病機的分析、以及婦女胎前病、月經病等治療方法的確定，或對前人治法處方的理解，都有一定的幫助。

沖脈的循行部位及生理功能

原文

黃帝曰：少陰之脈獨下行何也[1]？岐伯曰：不然，夫沖脈者，五藏六府之海也，五藏六府皆稟焉。其上者，出於頏顙，滲諸陽，灌諸精；其下者，注少陰之大絡[2]，出於氣街，循陰股[3]內廉，入膕中，伏行骭骨[4]內，下至內踝之後屬而別[5]；其下者，並於少陰之經，滲三陰；其前者，伏行出跗屬[6]，下循跗入大指間，滲諸絡而溫肌肉。（《靈樞・逆順肥瘦》）

注釋

1. **少陰之脈獨下行何也**：此少陰之脈，實是指沖脈而言。因其注於足少陰之別絡，且與足少陰經並行，不易辨，故帝發此問。張介賓注：「足之三陰，從足走腹，皆自下而上，獨少陰之脈有下行者，乃沖脈也。」
2. **注少陰之大絡**：從大鐘穴處注入足少陰腎經之別絡。
3. **陰股**：同股陰，即大腿內側。
4. **骭骨**：即脛骨。
5. **下至內踝之後屬而別**：《太素》無「後」字。楊上善注：「脛骨與跗骨相連之處曰屬也，至此分為二道。」跗骨，即蹠骨。
6. **跗屬**：跗，同肘、趺，指足背部。跗屬，指足跟骨結節上緣，在跟腱附著處。《靈樞・骨度》：「膝膕以下至跗屬，長一尺六寸，跗屬以下至地，長三寸。」

解析

論沖脈的循行部位及生理功能。本節提出沖脈為「五臟六腑之海」的論點，對後世有深遠影響。由於沖脈為總領諸經氣血之要衝，其脈上至於頭，下至於足，能調節十二經氣血，上灌諸陽，下滲諸陰，故又有「十二經之海」和「血海」之稱。

蹺脈的循行和功用

原文

黃帝曰：蹺脈安起安止？何氣榮水[1]？岐伯答曰：蹺脈者，少陰之別，起於然骨之後[2]，上內踝之上，直上循陰股入陰[3]，上循胸裡入缺盆，上出人迎之前，入頄[4]屬目內眥，合於太陽。陽蹺而上行，氣並相還則為濡目[5]，氣不榮則目不合。黃帝曰：氣獨行五藏，不榮六府，何也？岐伯答曰：氣之不得無行也，如水之流，如日月之行不休，故陰脈榮其藏，陽脈榮其府，如環之無端，莫知其紀，終而復始。其流溢之氣，內溉藏府，外濡腠理。黃帝曰：蹺脈有陰陽，何脈當其數[6]？岐伯答曰：男子數其陽，女子數其陰，當數者為經，其不當數者為絡也。（《靈樞・脈度》）

注釋

1. **何氣榮水：**水，《針灸甲乙經》作「也」。意思是問蹺脈是借何經之氣而營運不休的。
2. **然骨之後：**然骨，足少陰腎經然谷穴的別名，又稱龍淵。穴在足內側緣，內踝前下方舟骨結節下方的凹陷處。然谷之後，指照海穴，屬足少陰腎經。位於足跟內側，內踝尖直下一寸處，為陰蹻脈的起始部。張介賓注：「然骨之後，照海也，足少陰穴，即陰蹻之所生。」

3. **入陰**：指進入前陰，楊上善注：「入陰者，陰蹻脈入陰器也。」
4. **頄（ㄑㄧㄡˊ）**：指目下顴部。
5. **氣並相還則為濡目**：陰、陽二蹻脈交會於目內眥，並行環繞於目，有濡潤兩目的作用。
6. **當其數**：數，是指全身經脈長一十六丈二尺的總數。因其中僅指出蹻脈長七尺五寸，左右共合一丈五尺，如包括陰蹻和陽蹻在內，則左右共四條，這樣就和脈長的總數不相符合。所以陰蹻、陽蹻的長度雖是一樣，但計算在總數之內是指男子的陽蹻，女子的陰蹻，稱為當其數。當其數的就稱為經；不當其數的則稱絡，絡是不許計算在經脈長度總數之內的。

解析

本節對蹻脈的循行、功用，以及男子以陽蹻為經、女子以陰蹻為經等問題做了具體分析。本節所論可與《難經》中的有關記載互參，以便對蹻脈的生理、病理有一個比較全面的理解。《難經．二十八難》曰：「陽蹻者，起於跟中，循外踝上行入風池；陰蹻者，亦起於跟中，循內踝上至咽喉，交貫沖脈。」蹻，有輕健蹻捷之義。蹻脈也屬於奇經，兩蹻脈均起於跟中，陰蹻為少陰之別，起於照海，沿內踝上行；陽蹻為太陽之別，起於申脈，沿外踝上行。兩經均上達目內眥，為衛氣循行晝夜交會之所。衛氣由足少陰腎經內灌臟腑，自足太陽膀胱經外濡腠理，陽升陰降，內外陰陽平衡，營衛運行協調，則睡眠寤寐合乎天地之紀，精神煥發，肢體運動自然蹻健輕捷。可見陰蹻、陽蹻也是人體的一個調節小系統。經文所謂「當其數」，只是一種統計方法，男子計算陽蹻，女子計算陰蹻，入總數者算經脈，不入總數者算絡脈。

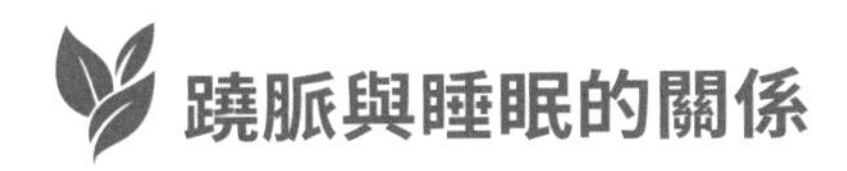

蹺脈與睡眠的關係

原文

陰蹺、陽蹺，陰陽相交，陽入陰，陰出陽，交於目銳眥[1]，陽氣盛則瞋目[2]，陰氣盛則瞑目[3]。（《靈樞・寒熱病》）

注釋

1. **目銳眥**：當為目內眥。張介賓注：「《脈度》篇言蹺脈屬目內眥，合於太陽。下文《熱病》篇曰目中赤痛，從目內眥始，取之陰蹺。然則此云銳眥者，當作內眥也。」
2. **瞋（ㄔㄣ）目**：即睜開眼睛。
3. **瞑目**：即閉上眼睛。

解析

本節指出了陰蹺、陽蹺的交會處，論述了兩脈陰陽偏盛和睡眠的關係，這對失眠病育陰潛陽的治法，提供了理論根據。《難經・二十九難》對兩脈的病理變化作了補充，指出「陰蹺為病，陽緩而陰急；陽蹺為病，陰緩而陽急」。

參考經文擷萃

- 「經脈為裡，支而橫者為絡，絡之別者為孫。」（《靈樞・脈度》）
- 「經脈者，所以行血氣而營陰陽，濡筋骨，利關節者也。」（《靈樞・本臟》）
- 「夫十二經脈者，內屬於府藏，外絡於支節。」（《靈樞・海論》）
- 「夫十二經脈者，人之所以生，病之所以成，人之所以治，病之所以起，學之所始，工之所止也，粗之所易，上之所難也。」（《靈樞・經別》）
- 「手之六陽，從手至頭，長五尺，五六三丈。手之六陰，從手至胸中，三尺五寸，三六一丈八尺，五六三尺，合二丈一尺。足之六陽，從足上至頭八尺，六八四丈八尺。足之六陰，從足至胸中，六尺五寸，六六三丈六尺，五六三尺，合三丈九尺。蹻脈從足至目，七尺五寸，二七一丈四尺，二五一尺，合一丈五尺。督脈任脈各四尺五寸，二四八尺，二五一尺，合九尺。凡都合一十六丈二尺，此氣之大經隧也。」（《靈樞・脈度》）
- 「十二經脈，三百六十五絡，其血氣皆上於面而走空竅，其精陽氣上走於目而為睛，其別氣走於耳而為聽，其宗氣上出於鼻而為臭，其濁氣出於胃，走唇舌而為味。」（《靈樞・邪氣臟腑病形》）
- 「經脈十二者，外合於十二經水，而內屬於五藏六府。夫十二經水者，其有大小、深淺、廣狹、遠近各不同，五藏六府之高下、小大、受穀之多少亦不等，相應奈何？夫經水者，受水而行之；五藏者，合神氣魂魄而藏之；六府者，受穀而行之，受氣而揚之；經脈者，受血而營之。」（《靈樞・經水》）

- 「經脈十二者，以應十二月，十二月者，分為四時，四時者，春秋冬夏，其氣各異，營衛相隨，陰陽已和，清濁不相干，如是則順之而治。」（《靈樞・五亂》）

- 「五藏有疾也，應出十二原，而原各有所出，明知其原，睹其應，而知五藏之害矣。」（《靈樞・九針十二原》）

第六講

病因病機學說

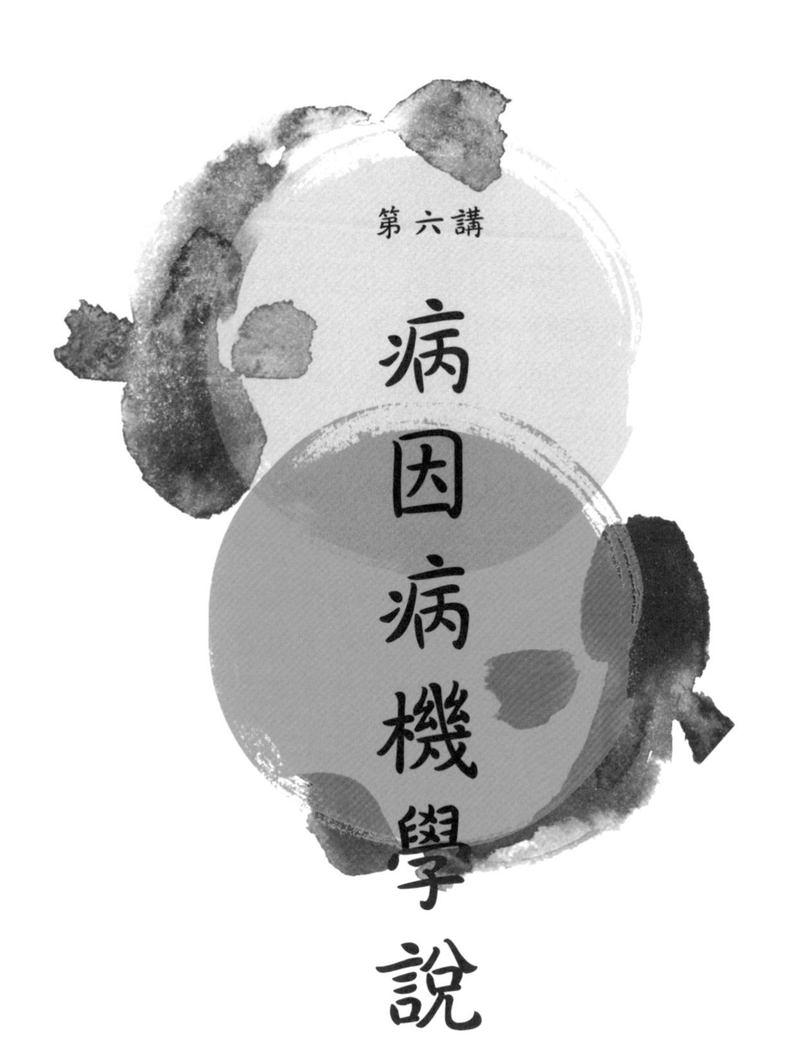

學術旨要疏義

《內經》病因病機學說的概要，參見第一講「《內經》理論體系的主要內容」中相關介紹。

《內經》擺脫了鬼神致病的迷信思想，在天人相應和形神統一觀念的指導下，指出：「夫百病之始生也，皆生於風雨寒暑，陰陽喜怒，飲食居處，大驚卒恐。」說明自然氣候的異常，人體自身的情志過激，以及飲食不節、勞逸失當、房事過度等，都可成為致病因素。根據這些病因的來源，《素問·調經論》指出：「夫邪之生也，或生於陰，或生於陽。其生於陽者，得之風雨寒暑；其生於陰者，得之飲食居處，陰陽喜怒。」將病因分為陰、陽兩大類：風、寒、暑、濕、燥、火等，從外入而侵犯人體，屬陽邪，為外感病因；七情、飲食、居處、勞倦等，自內生而損害健康，屬陰邪，為內傷病因。《靈樞·百病始生》則提出三部分類法，將源於天的「風雨寒暑」等邪歸於「上部」病因；源於天地之間的人為生活因素，如喜怒、飲食、起居失調等，歸於「中部」病因；源於地的「清濕」邪氣所傷歸於「下部」病因。《內經》的病因分類是中國最早的病因分類法，為後世三因學說的形成奠定了理論基礎。應該特別指出的是，《內經》所奠定的中醫病因學說，對病因的認識常透過類比、推理等審證求因獲得，其病因不僅包括具體的致病因素，還包括一些病理變化和病理產物，例如「內生之邪」的風火寒濕等。

《內經》大量闡述了不同病因的致病特點和發病規律。例如《素問·陰陽應象大論》指出「風勝則動，熱勝則腫，燥勝則乾，寒勝則浮，濕勝則濡泄」；《素問·舉痛論》則論述說：「寒則氣收，炅則氣泄。」此外，風邪尚有「善行數變」、「為百病之長」（《素問·風論》）的特性；六淫邪氣傷人途徑又有所不同，「傷於風者，上先受之；傷於濕者，下先受之」、「陽受風氣，陰受濕氣」（《素問・太陰陽明論》）。情志失常，則易傷五臟，「喜怒不節則傷臟，臟傷則病起於陰也」（《靈樞・百病始生》）。七情過激就導致氣機失調，「怒則氣上，喜則氣緩，悲則氣消，恐則氣下……驚則氣亂……思則氣結」（《素問・舉痛論》）。總之，《內經》的病因學說的內容和理論原則，是臨床分析疾病、探求病因、辨證論治的主要依據。

「病機」二字在《內經》中僅見於《素問・至真要大論》，是指疾病發生、發展、變化的內在機制。病機學說，是研究和探討疾病發生、病理變化、病證傳變轉歸的機理和規律的一門學問。

《內經》把人體對各種致病因素的防禦能力，稱之「正氣」，將致病因素稱之「邪氣」。疾病能否發生，取決於正邪力量的對比，「正氣存內，邪不可干」、「邪之所湊，其氣必虛」，人體正氣旺盛，邪氣就不易侵入，或雖有邪氣侵襲，也不會發生疾病；當人體正氣相對虛弱，不足以抵抗邪氣時，邪氣才能為害而致病。因此，《內經》強調人的體質狀態與疾病的發生與演變有著密切的關係，提出「生病起於過用」的觀點。同時，《內經》也看到人體的正氣是有一定限度的，如果邪氣的致病能力大大超越了人體的防禦能力，同樣可以導致疾病的發生。所以《內經》也強調要「避其毒氣」，重視對疾病的預防。

《內經》認為，疾病是「正邪相搏」破壞了人體陰陽動態平衡的結果，是由於「正邪相搏」，使人體陰陽失衡，導致臟腑經絡氣機升降以及氣血運行紊亂，從而產生一系列病理變化。疾病的病理變化雖極為複雜，但都是邪盛正衰、陰陽失調的反映，概括起來主要有寒、熱、虛、實四個方面。

寒與熱，是陰陽失調的主要表現，也是辨別一切疾病屬性的兩大綱領。這兩種病變，既可由外來寒邪或熱邪引起，也可由人體內臟功能失調所產生。一般說來，熱是陽偏盛的表現，寒是陰偏盛的表現。在疾病發展過程中，熱盛又可導致陰傷，寒盛又可導致陽損，所謂「陽勝則陰病，陰勝則陽病」。寒熱的病理，並不是一成不變的，在一定條件下，可以相互轉化，或由寒轉熱，或由熱轉寒，使疾病的性質發生根本改變，所謂「寒極生熱，熱極生寒」。

虛與實，是邪正盛衰的主要表現。虛，主要指正氣不足。局部或整體的陰陽氣血虧損，正氣不能與邪氣抗爭，便是屬虛的病理變化，即所謂「精氣奪則虛」。實，主要指邪氣有餘。邪氣盛，正氣未衰，邪正相爭，便是屬實的病理變化，即所謂「邪氣盛則實」。虛實也可以相互轉化，如病邪久留，正氣耗損，可以由實致虛；也有正氣不足，痰、食、水、血留滯，以致因虛致實。虛實不僅可以交錯出現，有時還可出現「真虛假實」或「真實假虛」的現象，所謂「大實有羸狀，至虛有盛候」。

對於病證的傳變，《內經》著重提出了表裡相傳、循經傳變、臟腑相移和循生克之次第傳變等多種模式，皆示人以規矩。疾病的轉歸，取決於邪正雙方力量的對比：正勝邪卻，則病癒；邪勝正衰，則病重。

總之，《內經》的病因病機學說內容是相當豐富的，後面我們重點選讀部分篇段，以觀大概。

代表經文注析

人與自然界的密切聯繫

原文

黃帝曰：夫自古通天者，生之本，本於陰陽[1]。天地之間，六合[2]之內，其氣九州[3]、九竅[4]、五藏、十二節[5]，皆通乎天氣。其生五，其氣三[6]，數[7]犯此者，則邪氣傷人，此壽命之本也。

蒼天[8]之氣，清淨則志意治[9]，順之則陽氣固，雖有賊邪[10]，弗能害也，此因時之序[11]。故聖人傳精神[12]，服天氣[13]，而通神明[14]。失之則內閉九竅，外壅[15]肌肉，衛氣散解[16]，此謂自傷，氣之削[17]也。（《素問・生氣通天論》）

注釋

1. **生之本，本於陰陽**：生命的根本在於陰陽雙方的協調統一。
2. **六合**：指上下和東、南、西、北四方，泛指天下或宇宙。
3. **九州**：王冰注：「九州，謂冀、兗、青、徐、揚、荊、豫、梁、雍也。」然俞樾《內經辯言》注：「九州即九竅……古謂竅為州。」如此，「九州」與下文「九竅」義重，疑衍。
4. **九竅**：人體的九個孔竅，即眼二、耳二、鼻孔二、口一、前陰、後陰。

5. **十二節**：即雙側腕、肘、肩、踝、膝、髖等 12 個大關節。

6. **其生五，其氣三**：其，指自然界的陰陽。五，即木火土金水五行。三，即三陰三陽。其生五，其氣三，意為自然界的陰陽化生木火土金水五行，分為三陰三陽。

7. **數**：多次、經常。

8. **蒼天**：張介賓注：「天色深玄，故曰蒼天。」此處指自然界。

9. **清淨則志意治**：淨，通靜。志意，指人的精神活動。治，正常。即自然界陰陽之氣清靜而無異常變化，則人的精神活動就能保持正常。

10. **賊邪**：賊，傷害也。賊邪，即傷害人的邪氣。

11. **此因時之序**：因，順也；序，次序、規律。因時之序，即順應四時氣候變化的規律。

12. **傳精神**：俞樾《內經辯言》注：「傳，讀為摶，聚也。」傳精神，即聚精神，精神專一的意思。

13. **服天氣**：服，順也。服天氣，即順應自然界陰陽之氣的變化。

14. **通神明**：通，此處作統一解；神明，即陰陽變化。通神明，言人體陰陽之氣與自然界陰陽之氣變化相統一。

15. **壅**：腫脹。

16. **衛氣散解**：指衛氣離散而不固。衛氣，屬陽氣的一種，具有護衛肌表，抗禦外邪入侵的作用。散解，耗散、解離。

17. **氣之削**：即陽氣被削弱。削：損傷，減弱。

解析

本段論述了人與自然界的密切關係，以及生命的根本在於陰陽二氣的協調統一。

作為該篇的總綱，明確地答覆了生命的本源是什麼的問題。指出：「生之本，本於陰陽」，確立了「生命的本源是自然物質」這個唯物觀點，這對中國醫學理論體系的創立和發展起到了巨大的作用。經文「其生五，其氣三」是陰陽五行學說對於自然界萬物構成的一種認識。這種認識對當時盛行的萬物由神創造的神權迷信思想，無疑是十分沉重的打擊。

經文著重說明人體生命的根本在於陰陽，因此人體陰陽之氣與自然界陰陽是相互通應，密不可分的。這是《內經》的基本學術思想之一，有關內容在《內經》中記載頗多，貫穿於養生、防治疾病等理論的各個方面，如《素問．四氣調神大論》的四時調神，「春夏養陽，秋冬養陰」之類。人類為萬物之靈，與萬物一同生存於天地之間，以自然界的物質為其生存條件，也必須與自然界的變化規律保持協調和適應，而人之區別於其他萬物者，在於適應自然方面具有主動性與自覺性。本段正是從時間（因時之序）、空間（天地、六合）及其他物質條件（九州、賊邪）等方面，概括地論證了人類應如何主動地適應自然規律而保持健康的道理。自然界的變化雖複雜多樣，甚至人們在對它的認識上仍難免有「神明」莫測者，但就認識方法而言，卻可以運用陰陽五行的理論加以歸納分析，尤以「陰陽」為本。對人體中的陰陽，本段則提出順應自然「則陽氣固」，失之則「衛氣散解」，提示應以保養陽氣作為養生的重點。篇中「傳精神，服天氣，而通神明」，乃本篇眼目，昭示養生要旨，內則精神專一，外則順應自然，保持人與自然的和諧。若違背了這一規律，則邪氣為害，正氣削弱，導致疾病而短折壽命。所以經文強調，自然界的陰陽變化正常而不亂，即「蒼天之氣清靜」，是人體健康的重要條件；同時，人們如果注重因時之序而養生，即使「有大風苛毒」，亦「弗之能害」，從而可以保持健康。但若人們不遵循自然規律，違背因時養生的原則，則會「自傷」其陽氣，雖無強大外邪，卻也難免生病。

陽氣在人體生理、病理中的重要作用及其臨床意義

原文

陽氣者，若天與日，失其所[1]則折壽而不彰[2]，故天運[3]當以日光明。是故陽因而上[4]，衛外者也。

因於寒，欲如運樞[5]，起居如驚，神氣乃浮[6]。因於暑，汗，煩則喘喝，靜則多言[7]，體若燔炭，汗出而散[8]。因於濕，首如裹，濕熱不攘[9]，大筋緛短，小筋弛長[10]，短為拘，弛長為痿。因於氣[11]，為腫，四維相代[12]，陽氣乃竭。

陽氣者，煩勞則張[13]，精絕[14]，辟積[15]於夏，使人煎厥[16]。目盲不可以視，耳閉不可以聽，潰潰乎若壞都，汩汩乎不可止[17]。陽氣者，大怒則形氣絕[18]，而血菀[19]於上，使人薄厥[20]。有傷於筋，縱[21]，其若不容[22]，汗出偏沮[23]，使人偏枯。汗出見濕，乃生痤疿[24]。高粱之變，足生大丁[25]，受如持虛[26]。勞汗當風，寒薄為皶[27]，鬱乃痤。

陽氣者，精則養神，柔則養筋[28]。開闔不得[29]，寒氣從之，乃生大僂[30]；陷脈為瘺[31]。留連肉腠[32]，俞氣化薄[33]，傳為善畏[34]，及為驚駭。營氣不從，逆於肉理[35]，乃生癰腫。魄汗[36]未盡，形弱而氣爍[37]，穴俞以閉，發為風瘧[38]。

故風者，百病之始也，清靜[39]則肉腠閉拒[40]，雖有大風苛毒[41]，弗之能害，此因時之序也。故病久則傳化[42]，上下不並[43]，良醫弗為。故陽畜積病死，而陽氣當隔，隔者當寫，不亟正治，粗乃敗之[44]。

故陽氣者，一日而主外，平旦[45]人氣生，日中而陽氣隆，日西而陽氣已虛[46]，氣門[47]乃閉。是故暮而收拒[48]，無擾筋骨，無見霧露，反此三時[49]，形乃困薄[50]。（《素問・生氣通天論》）

注釋

1. **失其所：**所，場所。謂陽氣運行、作用失常，失去其應居場所。
2. **折壽而不彰：**折壽，即短壽；不彰，不顯著。指人身陽氣若功能失常可導致短折壽命的結果。
3. **天運：**即天體的運行。
4. **陽因而上：**因，依靠，憑藉。陽氣憑藉其上升外越之性發揮衛外的作用。
5. **欲如運樞：**運，運轉；樞，戶樞，即門軸。欲如運樞，是指衛陽之氣如戶樞般開合運轉自如。吳昆將「欲如運樞，起居如驚，神氣乃浮」移至「陽因而上，衛外者也」句下，可參。
6. **起居如驚，神氣乃浮：**神氣，即指陽氣。意為外邪侵犯，生活起居被擾，神情不安，衛陽之氣則上浮與邪氣抗爭。又，驚，王冰注「暴卒也」，即起居動作卒暴無常，泛指生活作息沒有規律，致使陽氣開合失序而浮散損傷。
7. **煩則喘喝，靜則多言：**煩，煩躁不安；喘喝，氣喘氣急，喝喝有聲。煩則喘喝，為陽熱內盛所致。靜，相對煩而言，指神昏嗜臥；多言，指神昏譫語、鄭聲之類。靜則多言，為暑熱傷陰所致。
8. **體若燔（ㄈㄢˊ）炭，汗出而散：**燔，焚燒的意思。形容身熱如焚燒的炭火一樣，汗出之後，隨汗而解。據吳昆將此二句移至前文「因於寒」句下。
9. **攘：**消除的意思。
10. **大筋緛短，小筋弛長：**緛，收縮的意思。本句作互文解，即大筋、小筋或為收縮而短，或為弛緩而長。
11. **氣：**即風。高士宗注：「氣，猶風也，《陰陽應象大論》云：『陽之氣，以天地之疾風名之。』故不言風而言氣。」
12. **四維相代：**四維，四方四時，此處指四時邪氣；代，更代。謂四時邪氣更替傷人。
13. **張：**亢盛的意思。

14. 精絕：陰精衰竭。

15. 辟積：辟，通襞，即衣裙褶。辟積，重複的意思。

16. 煎厥：病名。指勞傷陽亢傷陰，陰精竭絕而致的昏厥病證。

17. 潰潰乎若壞都，汩（ㄍㄨˇ）汩乎不可止：潰潰，形容洪水氾濫的樣子；壞都，防水堤潰破；汩汩，水急流的聲音。本句以洪水決堤來形容煎厥病證來勢兇猛的發病特點。

18. 形氣絕：形，即形體，此處主要指臟腑經絡。形氣絕，即臟腑經絡之氣阻絕不通。

19. 菀：同「鬱」。瘀積的意思。

20. 薄厥：病名。指大怒而氣血上逆所致的昏厥病證。

21. 縱：弛緩。此指肢體痿軟。

22. 不容：容，通「用」。不容，即不用，指肢體不能隨意運動。

23. 汗出偏沮（ㄐㄩˇ）：沮，阻止。意為汗出而半身無汗。

24. 痤（ㄘㄨㄛˊ）疿（ㄈㄟˋ）：痤，即小癤。疿，即汗疹，痱子。

25. 高梁之變，足生大丁：高，通膏，即脂膏類食物；粱，精細的食物；足，可以；丁，通疔，此泛指瘡瘍。本句說明過食膏粱厚味，內熱蓄積，日久生變，可以使人發生疔瘡。吳昆注：「膏粱之人，內多滯熱，故其病變，能生大疔。」

26. 受如持虛：形容得病容易，猶如持空虛之器受物一樣。

27. 皶（ㄓㄚ）：即面部生長的粉刺。一說為酒齇鼻。

28. 精則養神，柔則養筋：當作「養神則精，養筋則柔」解。精，指精神爽慧；柔，即筋脈柔和，活動自如。意為筋脈得到陽氣的溫養，才會柔和靈動。

29. 開闔不得：指汗孔的開閉失常。從後文「寒氣從之」來看，當是開而不閉。

30. 大僂：僂，通「呂」，曲背的意思；大僂，指陽氣不能溫養筋脈，所導致的形態傴僂、不能直立的病證。

31. 陷脈為瘺：邪氣內陷經脈，日久而成瘺。瘺，經常漏下膿水、不易收口的瘡瘍的瘺管。

32. 肉腠：肌肉之間。

33. 俞氣化薄：俞，通「輸」（腧），是經脈之氣輸注出入之處，內通五臟。化，傳化，此當傳導解。薄，同迫。指邪氣透過經腧傳入，內迫五臟。

34. 傳為善畏：善畏，易於懼怕。五臟主藏神，臟氣被邪所迫，故見心神不安之善畏。

35. 肉理：肌肉的紋理。

36. 魄汗：魄與「白」通，魄汗即白汗，指不因暑熱而汗的自汗。

37. 氣爍：爍，消鑠。氣爍，此指陽氣被邪熱所消耗。

38. 風瘧：瘧疾之一，以寒熱往來、惡風汗出為主症。

39. 清靜：陽氣正常、充盛。

40. 肉腠閉拒：陽氣充盛，衛氣堅固，腠理密閉，自然拒邪於外。

41. 大風苛毒：大風，強烈的風邪。苛，暴也；苛毒，厲害的毒邪。大風苛毒，泛指一切強烈的致病因素。

42. 傳化：傳變，即病情發生變化。

43. 上下不並：並，交並，交通之意。上下不並，指人體上部與下部之氣不相交通、相互阻隔的病理變化。

44. 陽畜積病死，而陽氣當隔，隔者當寫，不亟正治，粗乃敗之：畜，同蓄，蓄積的意思；隔（鬲）：阻隔、隔拒；寫，即瀉，指汗、吐、下等驅邪法；亟，急也；粗，粗工，即醫療水準低劣的醫生。全句意為陽氣蓄積不行，可以導致死亡，可於陽氣擋隔之時採用瀉法，疏通陽氣；若醫療水準低劣的醫生不迅速給予正確治療，可使病情敗壞、惡化。

45. 平旦：日出之時。

46. 虛：黃昏時，相對白天而言，體表的陽氣減少了，故曰「虛」。

47. 氣門：此處指汗孔。

48. 收拒：收，陽氣收藏於體內。拒，拒絕邪氣於體外。

49. 三時：即上文的平旦、日中、日西。

50. 形乃困薄：指形體困頓而衰薄。馬蒔注：「未免困窘而衰薄矣」。

解析

本段概括地論述了人體中陽氣的功能特點及其重要性，並列舉有關病證、治法以及因時養生的要點。

(1)

經文把人身陽氣比作天體中的太陽，認為陽氣為人身之本，陽氣於人，「若天與日」，陽能化氣、生津、行血、熏膚、充身、澤毛，「若霧露之溉」。故神得其養，則精神煥發，思維正常；筋得其養，則能維絡全身關節，屈伸活動自如；腦得其養，則五官靈敏，耳目聰明；形得其養，則肢體溫暖，肌膚固密，外邪不易入侵；脈得其養，則氣血流暢，布達周身……。總之，陽氣之性，主升主動，具有溫養固護功能，對人體的生理、病理變化都起著主導性作用。故張介賓在《類經》中說：「陽化氣，陰成形。形本屬陰，而凡通體之溫者，陽氣也；一生之活者，陽氣也；五官五臟之神明不測者陽氣也；及其既死，則身冷如冰，靈覺盡滅，形固存而氣則去，此以陽脫在前，而陰留在後。」「天之陽氣，唯日為本，天無此日，則晝夜無分，四時失序，萬物不彰矣。其在於人，則自表至裡，自上至下，亦唯此陽氣而已。人無此陽，猶天之無日，欲保天年，其可得乎？《內經》162篇，天人大義，此其最要者也，不可不詳察之。」張介賓據此強調陽氣乃生命之氣，撰《大寶論》，提出「天之大寶，只此一丸紅日；人之大寶，只此一息真陽」的「陽非有餘」之說，主張以補陽護陽為防病治病之要務。總之，《內經》的陽氣學說，對後世溫補學派的創立和發展具有深遠影響。

（2）

經文詳細討論了陽氣病理變化。從病因而言，有勞倦過度之煩勞；有情志過極之大怒；有飲食不節之高粱之變；再加之風、寒、暑、濕外邪的侵襲，易引起人體陽氣的病理變化。從病機而言，可以概括為陽亢精絕、陽氣厥逆、陽氣偏阻、陽氣鬱遏、陽熱內盛等多種情況。

由於外邪侵襲，衛外功能失常的寒邪侵犯，腠理閉塞，陽氣不泄，鬱而發熱，治療宜發汗解表，邪從汗解而熱平；暑為陽邪，易傷陰津，實則邪熱內盛而多汗煩喘，虛則陰傷神擾而神昏譫語；濕邪重濁，易傷陽氣，故頭重，陽氣不能溫養筋脈，或為攣急，或為筋痿；風性輕揚，易致頭面浮腫；如風寒暑濕，交替為病，陽氣反復受損，可使陽氣衰竭。

平素煩勞過度，陽氣過亢，陰精虧損，復加暑熱煎灼，致陰精衰憊，發生突然昏厥，古人稱為「煎厥」。其臨床表現除昏厥外，還有耳閉、目盲。此病來勢急驟，類似於今之中暑。由大怒而致氣上逆，血隨氣升，氣血逆亂，出現突然昏厥，古人名為「薄厥」。其臨床表現除昏厥外，可見筋脈弛縱不收，類似於今之中風。陽氣不足，偏阻一側，不能溫運全身，表現為汗出而半身無汗，有可能出現局部肢體枯萎不用的病證。汗出見濕，當陽氣宣洩時，受水濕之氣鬱遏，宣洩不暢，或形勞汗出，坐臥當風，迫聚於皮腠，形成痤瘡，鬱而化熱而成瘡癤。嗜食膏粱厚味，陽熱蓄積，熱毒逆於肉裡，易生疔瘡。

如果陽氣開合不得，邪氣留戀而入裡，會導致各種病證。邪入筋，陽虛寒邪痹阻於背，筋失溫養，不能運動自如，出現背曲不能直立之症；邪入脈中，陽虛邪陷經脈，經脈敗漏，日久成瘺管，久不收口；邪入臟腑，陽虛邪氣留戀肉腠，由腧穴侵入，內傳迫及五臟，陽氣不能養神，出現善畏、驚駭等症；邪入肉裡，營衛失調，營氣不從，阻逆於肌肉之間，發生癰腫；邪入腧穴，陽氣被熱邪所耗傷，汗出不止，風邪入侵，腧穴閉阻，發生風瘧；當陽氣發生阻隔，上下不相交通，病情危重，急當用瀉法以祛除實邪，疏通陽氣，當能挽救。

(3)

經文指出了陽氣隨晝夜陰陽消長而變化的規律。陽氣在一晝夜中有生發、隆盛、虛衰的變化規律。提示人身陽氣與自然界陰陽變化息息相關。人要隨自然界的陰陽變化來調節生活起居，以保持陽氣的充沛，防止疾病的發生。病理上，《靈樞．順氣一日分為四時》有「旦慧、晝安、夕加、夜甚」的疾病變化規律，其內在機制就是陽氣晝夜消長的節律性變化。這種認識與現代人體生物鐘理論相似，值得進一步探討和研究。

人體內陰氣與陽氣的相互關係

原文

岐伯曰：陰者藏精而起亟[1]也，陽者衛外而為固也。陰不勝其陽，則脈流薄疾[2]，並乃狂[3]。陽不勝其陰，則五藏氣爭[4]，九竅不通。是以聖人陳陰陽[5]，筋脈和同[6]，骨髓堅固，氣血皆從。如是則內外調和，邪不能害，耳目聰明，氣立如故[7]。

風客淫氣[8]，精乃亡[9]。邪傷肝也，因而飽食，筋脈橫解[10]，腸澼為痔[11]。因而大飲，則氣逆。因而強力[12]，腎氣乃傷，高骨乃壞[13]。

凡陰陽之要，陽密乃固[14]，兩者不和，若春無秋，若冬無夏，因而和之，是謂聖度[15]。故陽強不能密，陰氣乃絕[16]，陰平陽秘，精神乃治[17]，陰陽離決，精氣乃絕[18]。

因於露風[19]，乃生寒熱。是以春傷於風，邪氣留連，乃為洞泄[20]，夏傷於暑，秋為痎瘧[21]。秋傷於濕，上逆而欬[22]，發為痿厥[23]。冬傷於寒，春必溫病[24]。四時之氣，更傷五藏[25]。（《素問・生氣通天論》）

注釋

1. **起亟（ㄑㄧˋ）**：亟，頻數也。起亟，指陰精不斷地起而與陽氣相應，以供養陽氣，說明陰為陽之基。
2. **脈流薄疾**：薄，迫也。脈流薄疾，指陽氣偏盛，使脈中氣血流動急迫而快速。
3. **並乃狂**：並，交並，引申為重複、加甚。並乃狂，此指陽熱極盛，上擾神明，而出現狂亂的表現。
4. **五藏氣爭**：爭，不和之意。五藏氣爭，指五臟功能失調，氣機失和。

5. **陳陰陽**：陳，順應、調和。陳陰陽，調和陰陽。
6. **筋脈和同**：和同，即和諧。筋脈和同，指筋脈功能和諧，柔和靈活。
7. **氣立如故**：立，行也。氣立如故，指臟腑經絡之氣運行正常。
8. **風客淫氣**：風，風邪；客，動詞，指邪從外入，留居體內，好像客人從外而來；淫氣，淫亂之氣。風客淫氣，指風邪侵入人體，而成為淫亂之氣。
9. **亡**：耗傷的意思。
10. **筋脈橫解**：橫，放縱的意思；解，通懈，即鬆弛。筋脈橫解，即筋脈縱弛不收。
11. **腸澼為痔**：腸澼，病名，即下利膿血的痢疾等病；為，與也；痔，痔瘡。
12. **強力**：勉強用力。又指房事，王冰注：「強力，謂強力入房也。」
13. **高骨乃壞**：高骨，腰間之脊骨。壞，損傷、敗壞。
14. **陽密乃固**：陽氣緻密於外，陰氣才能固守於內。
15. **聖度**：最好的養生法度。
16. **陽強不能密，陰氣乃絕**：陽強，陽氣亢盛。陽氣若緻密於外，則陰氣能固守於內。今陽氣亢盛，不能為陰氣緻密於外，則陰氣亦不能內守而外泄，以致衰竭亡絕。
17. **陰平陽秘，精神乃治**：陰平陽秘為互文，即陰陽平秘。平秘，平和協調之意；治，正常之意。
18. **陰陽離決，精氣乃絕**：離，分離；決，決裂。陰陽分離決裂，則孤陽不生，獨陰不長，精氣無以滋生而竭絕。
19. **露風**：泛指一般外感病的致病因素。又，露，觸冒；露風，即觸冒風邪之意。
20. **洞泄**：指水穀不化、下利無度的重度泄瀉。
21. **痎瘧**：瘧疾的總稱。
22. **秋傷於濕，上逆而欬（ㄎㄜˊ）**：張介賓注：「濕土用事於長夏之末，故秋傷於濕也。秋氣通於肺，濕鬱成熱，則上乘肺金，故氣逆而為咳嗽。」
23. **痿厥**：偏義複詞，偏在「痿」，即肢體枯萎不用的病證。
24. **冬傷於寒，春必溫病**：因冬不藏精，感受寒邪，伏藏於裡，鬱久化熱，至春天陽氣升發，或又感新邪，引動伏熱，發為溫病。
25. **四時之氣，更傷五藏**：更，更替。指四時不正之氣，交替地損傷五臟。

解析

本段透過對生理、病理及養生等有關內容的論述，重點說明了陰精與陽氣關係。

陰精與陽氣之間，具有互生、互用、互制而宜保持協調的關係。「陰者藏精而起亟也，陽者衛外而為固也」，即言其互生、互用。陰是內臟的精氣，供應體內應急之用，陰精需不斷地供給陽氣，陽氣才能發揮其功能；陽氣能保衛體表、抵禦外邪，陽氣需護衛於外，使機體固密，陰精才能守於中而不致洩漏，正常化生。只有陰氣和平，陽氣固密，才是正常生理，人體才有健康可言。《素問‧陰陽應象大論》所謂「陰在內，陽之守也，陽在外，陰之使也」。如果陰精和陽氣的關係遭到破壞，則會導致「孤陽不生，獨陰不長」的病理變化，臨床可見「陽損及陰」、「陰損及陽」的病理變化。

「陰不勝其陽，則脈流薄疾，並乃狂；陽不勝其陰，則五藏氣爭，九竅不通」，提示陰陽之間存在著相互制約關係，陰不勝陽則陽亢盛，陽不勝陰則陰偏盛。

「陰平陽秘，精神乃治」說明陰陽平和協調、精神情志活動正常和諧是萬物自身運動所形成的最佳狀態。它體現著陰陽雙方的相互作用在消長狀態中，仍保持某種穩定。對人體來說，陰平陽秘是健康的象徵。所以「聖人」養生「陳陰陽，筋脈和同，骨髓堅固，氣血皆從。如是則內外調和，邪不能害，耳目聰明，氣立如故」。一有失調，即為病理狀態，其失調超出一定限度，就會表現出疾病，陰陽離決，即為死候。從陰陽「互生」分析，則一方不足，就其本質而言，另一方也必然不足。從「互制」分析，則一方過盛，必然導致另一方不足；而一方不足，則會表現為另一方的相對過盛，本段所舉「陰不勝其陽」、「陽不勝其陰」諸病，即指此類。從「互用」分析，本段所謂「陽強不能密，陰氣乃絕」，即指陽氣過盛失其固密之能，陰精因之走泄，如內熱者多汗、火亢者遺精之類，其陰精之「絕」，不在於熱耗，而是由陽氣內擾所致，瀉其陽熱，則陰精自安。

「陰陽之要，陽密乃固」強調陰陽關係中以陽氣為主導，說明陽氣在陰陽關係中的重要作用。張介賓注：「陽為陰之衛，陰為陽之宅。必陽氣閉密於外，無所妄耗，則邪不能害，而陰氣完固於內。此培養陰陽之要，即生氣通天之道也。」

陰陽失和則會產生疾病，甚至引起死亡。若陽氣過盛而陰不濟，陰不勝其陽，則陽用事，可出現「脈流薄疾，並乃狂」等病證，甚至「陽強不能密，陰氣乃絕」。若陰氣過盛而陽不能制，陽不勝其陰，則陰用事，可見「五藏氣爭，九竅不通」。若陰陽離決，則危及生命。此外，陰陽失和的情況十分複雜，如同自然界「若春無秋，若冬無夏」那樣，使生長化收藏的正常規律遭到破壞。在疾病發生與變化方面，一個季節受邪，可以在下一個季節發生疾病，而表現出陰陽失調，所謂「春傷於風，邪氣留連，（夏）乃為洞泄……冬傷於寒，春必溫病」。

因此若養生失當，多種原因皆可傷精耗氣而引發疾病。關於四時之氣的發病形式，本篇論述了「感而即發」和「伏而後發」兩種情況。感而即發（冬病）：因於寒，體若燔炭，汗出而散。寒伏而後發（春病）：冬傷於寒，春必溫病。感而即發（暑病）：因於暑，汗，煩則喘喝，靜則多言。暑伏而後發（秋病）：夏傷於暑，秋為痎瘧。感而即發（秋病）：因於濕，首如裹，濕熱不攘，大筋軟短，小筋弛長，軟短為拘，弛長為痿。濕伏而後發（冬病）：秋傷於濕，上逆而咳，發為痿厥。感而即發（春病）：因於氣，為腫；因於露風，乃生寒熱。風伏而後發（夏病）：春傷於風，邪氣留連，乃為洞泄。這說明，外感時邪，不僅可以感而即發，傷害本臟；也可以伏而後發，損害他臟，其發生的病證都有一定的規律。另外，某些疾病的發生具有季節性特點。如春夏多溫熱病，夏季多暑病、泄瀉，夏秋季多濕病、瘧疾，冬季多傷寒、咳嗽、痿厥。

《內經》中類似文字凡三見。除本篇外，《素問．陰陽應象大論》云：「冬傷於寒，春必溫病；春傷於風，夏生飧泄；夏傷於暑，秋必痎瘧；秋傷於濕，冬生咳嗽。」《靈樞．論疾診尺》云：「冬傷於寒，春生癉熱；春傷於風，夏生後泄腸澼；夏傷於暑，秋生痎瘧；秋傷於濕，冬生咳嗽。是謂四時之序也。」以上三處，文字略異，但內容無別。對上述記載，可從兩方面理解：其一，是講陰陽關係在疾病發生、發展中的反映。即春夏秋冬四季分陰陽，而分主生、長、收、藏之氣，若春受風邪，陽氣當生而不生，到夏季則陽氣不能長，故可成為「洞泄」寒中之病……冬季感受寒邪，則陰精不能藏而虧虛，到春季陽氣生發而陰精不能相濟，若再受外邪，極易發病，故曰「春必溫病」。《素問．金匱真言論》「藏於精者，春不病溫」，正是從養生方面說明了「冬傷於寒，春必溫病」的道理。其二，從疾病的發生而言，本段所說「春傷於風，邪氣留連，乃為洞泄」，確指外感時邪侵入人體，延期而發病。故「冬傷於寒，春必溫病」一語，也可以理解為「寒邪內伏」延期發病，這也正是後世溫病學派「伏氣溫病」說的理論來源。

陰精的作用及五味所傷

原文

陰之所生，本在五味[1]，陰之五宮[2]，傷在五味。是故味過於酸，肝氣以津，脾氣乃絕[3]。味過於鹹，大骨氣勞，短肌，心氣抑[4]。味過於甘，心氣喘滿，色黑，腎氣不衡[5]。味過於苦，脾氣不濡，胃氣乃厚[6]。味過於辛，筋脈沮弛，精神乃央[7]。是故謹和五味[8]，

骨正筋柔，氣血以流，腠理以密，如是，則骨氣以精[9]，謹道如法[10]，長有天命[11]。（《素問・生氣通天論》）

注釋

1. **陰之所生，本在五味：**陰，即陰精；五味，即酸、苦、甘、辛（辣）、鹹五種食物味道，此處泛指飲食物。言陰精的產生，本源於飲食五味。
2. **陰之五宮：**五宮，即五臟。陰之五宮，即藏蓄陰精的五臟。
3. **味過於酸，肝氣以津，脾氣乃絕：**津，滿溢、過盛之意。酸味本有滋養肝臟的作用，但過食酸味，導致肝氣過盛，肝木乘脾土，而使脾氣衰竭。
4. **味過於鹹，大骨氣勞，短肌，心氣抑：**張志聰注：「大骨，腰高之骨，腎之府也：過食鹹則傷腎，故骨氣勞傷；水邪盛則侮土，故肌肉短縮；水上淩心，故心氣抑鬱也。」
5. **味過於甘，心氣喘滿，色黑，腎氣不衡：**甘，《太素》「苦」。喘，此指心跳急促；滿，通懣，煩悶也；衡，平也。苦入心，味過於苦則反傷心氣，故心跳急促而煩悶；黑為水色，火不足則水氣乘之，故見黑色，心火虛衰則腎水偏盛，故言腎氣不衡。
6. **味過於苦，脾氣不濡，胃氣乃厚：**苦，《太素》作「甘」，且無「不」字；濡，濕也；厚，此指脹滿。甘入脾，味過於甘則傷脾，脾傷不運則生濕，濕阻脾胃則生脹滿。
7. **味過於辛，筋脈沮弛，精神乃央：**沮，敗壞；央，通殃。辛入肺，味過於辛則傷肺，肺傷則津液不布，筋失所養而敗壞弛緩；辛性走散，神氣耗傷，故殃及精神。
8. **謹和五味：**謹慎地適當調和飲食五味。
9. **骨氣以精：**骨氣，泛指上文的骨、筋、氣、血、腠理諸氣；精，強盛。骨氣以精，是指骨、筋、氣、血、腠理均得到五味的滋養而強盛不衰。
10. **謹道如法：**按照養生的方法去調和五味。
11. **天命：**自然賦予人的壽命。

解析

本段重點討論有關陰精的問題，論及陰精的化生、作用以及五味過食為害等內容。

飲食五味是人賴以生存的基本條件，是五臟精氣之本源，故經文曰：「陰之所生，本在五味。」飲食五味經脾胃的腐熟運化，其精微輸布於臟腑周身以資營養，正如《素問・五臟別論》所說：「胃者，水穀之海，六腑之大源也。五味入口，藏於胃，以養五臟氣。」五臟主藏精而不瀉，故稱之為「陰之五宮」。但是，水能載舟，亦能覆舟，雖然飲食五味能化生陰精，而為生命的本源之一，但若偏食過用，則反為害，而致多種疾病，成為損傷五臟精氣的重要原因。故經文指出：「陰之五宮，傷在五味。」

《素問・至真要大論》云：「夫五味入胃，各歸所喜。故酸先入肝，苦先入心，甘先入脾，辛先入肺，鹹先入腎。久而增氣，物化之常也；氣增而久，夭之由也。」由於五味有選擇地「先入」某臟，故久食過用某味，除能直接傷害腸胃以影響五臟外，還可透過五味與五臟的相合關係，先傷其相應之臟，繼則損傷相關之臟。其損害相關之臟的機制，本段則用五行乘侮加以分析。酸味先走肝，可養肝資筋，但酸味太過，則肝氣亢盛，易乘脾土，致脾氣衰竭。鹹味先走腎，可養腎資骨，若鹹味太過，損傷腎氣，大骨氣勞，氣化失司，水邪偏盛，侮土則傷肌，淩心則心氣抑。苦味先走心，可養心資血，若苦味太過，損傷心氣，則心悸煩悶，心腎相交，水火既濟，今心火不足，腎水上乘，故色黑而腎氣不衡。甘味先走脾，可養脾資肉，若甘味太過，損傷脾氣，脾失健運，則濕阻中焦而脘腹脹滿。辛味先走肺，可養肺資氣，若辛味太過，肺氣受損，津液不布，肝筋失養，故筋脈沮弛，肝主魂，肺主魄，魂魄失藏，故精神乃殃。

所以，要想達到健康長壽，就必須謹慎地調和五味，勿使過偏，則五臟之氣得養而和平。因而腎主之骨堅，肝主之筋柔，肺主之氣與心主之血流行通暢，脾主之肌腠緻密。彼此調和，不失常度，則邪不能侵，而能享盡自然所賦予的壽命。

本段關於五味太過對五臟危害的論述，對臨床用藥及飲食保健都有重要的指導意義。飲食五味若有偏嗜，就會導致人體陰陽的失調，從而引起疾病，說明人體中陰陽之氣「得和則為正，失和則為邪」，邪正之分，全在調順與否。其「過則為害」的觀點，與《素問·經脈別論》「生病起於過用」之論，彼此互證。

體質強弱與發病的關係

原文

黃帝問於少俞[1]曰：余聞百疾之始期[2]也，必生於風雨寒暑，循毫毛而入腠理，或復還[3]，或留止，或為風腫汗出[4]，或為消癉[5]，或為寒熱，或為留痹[6]，或為積聚[7]，奇邪[8]淫溢，不可勝數，願聞其故。夫同時得病，或病此，或病彼，意者天之為人生風乎[9]？何其異也？少俞曰：夫天之生風者，非以私百姓也[10]，其行公平正直[11]，犯者得之，避者得無殆，非求人而人自犯之[12]。

黃帝曰：一時遇風，同時得病，其病各異，願聞其故。少俞曰：善乎哉問！請論以比匠人[13]。匠人磨斧斤[14]，礪刀削[15]，斫[16]材木。木之陰陽，尚有堅脆[17]，堅者不入，脆者皮弛[18]，至其交節[19]，而缺斤斧[20]焉。夫一木之中，堅脆不同，堅者則剛，脆者易傷，況其材木之不同，皮之厚薄，汁之多少，而各異耶。夫木之蚤花[21]

先生葉者，遇春霜烈風，則花落而葉萎；久曝大旱，則脆木薄皮者，枝條汁少而葉萎；久陰淫雨[22]，則薄皮多汁者，皮潰而漉[23]；卒[24]風暴起，則剛脆之木，枝折杌[25]傷；秋霜疾風，則剛脆之木，根搖而葉落。凡此五者，各有所傷，況於人乎？

黃帝曰：以人應木奈何？少俞答曰：木之所傷也，皆傷其枝，枝之剛脆而堅，未成傷[26]也。人之有常病也，亦因其骨節、皮膚、腠理之不堅固者，邪之所舍也，故常為病也。（《靈樞・五變》）

注釋

1. **少俞**：歷史傳說中黃帝的臣子，精通醫理。
2. **始期**：開始發生的時候。
3. **復還**：邪氣入侵人體後，在正氣的抵抗下而退卻，離開了人體。
4. **風腫汗出**：與後文的「風厥汗」為同一個病證，因風邪入侵腠理，使得汗水特多，或肌膚有腫脹。本篇的「風厥」與《素問》的《陰陽別論》、《評熱病論》中的「風厥」名同實異，可參見各篇。
5. **消癉（ㄉㄢˋ）**：病名，即消渴病，是上、中、下三消的總稱。
6. **留痹**：痹，原作「癉」，今據元刊本改，以與後文相合。指痹證，因邪氣留滯、經脈氣血閉阻不通而名，詳見《素問・痹論》、《靈樞・周痹》等篇。
7. **積聚**：病證名，指腹內結塊，或脹或痛的病證。一般以積塊明顯，脹痛較甚，固定不移的為積；積塊隱現，遊竄作脹，痛無定處、時有時消的為聚。多由氣鬱、血瘀、寒凝、痰滯日久而成。詳見《靈樞・百病始生》等篇。
8. **奇邪**：奇，亦邪也。奇邪，同義複詞。
9. **同時得病，或病此，或病彼，意者天之為人生風乎**：意，料想、猜測。天，指自然界。意為同在一個時間得病，有的人患這種病，有的人患那種病，我想這是否是自然界給人類產生了各種不同性質的風邪的緣故？
10. **非以私百姓也**：並不是偏愛某一部分人。
11. **其行公平正直**：風對任何人的作用都是一樣的。

12. **犯者得之，避者得無殆，非求人而人自犯之**：誰觸犯了風，誰就會生病；誰避開了風，誰就不會受危害；不是風要侵犯人，而是人觸犯了風。

13. **請論以比匠人**：請讓我以匠人伐木為喻來說明這個問題。

14. **斧斤**：即斧頭。

15. **礪（ㄌㄧˋ）刀削**：礪，在石頭上摩擦的意思；削，刀的別名；礪刀削，就是磨刀。

16. **斫（ㄓㄨㄛˊ）**：砍伐。

17. **木之陰陽，尚有堅脆**：樹木質地堅硬者屬陽，質地鬆脆者屬陰。

18. **堅者不入，脆者皮弛**：質堅的樹木，斧斤難以砍削；質脆的樹木，其皮鬆弛而易裂。皮，這裡不是指樹皮，而是剝離的意思，弛，這裡是鬆散的意思；形容木質不堅，極易鬆散裂開。

19. **交節**：樹木枝幹交接處的樹節。

20. **缺斤斧**：使斧斤缺損。

21. **蚤花**：蚤，通早。早花，即開花早。

22. **淫雨**：即久雨。

23. **皮潰而漉**：樹皮潰爛，樹汁外滲。漉，滲出。

24. **卒（ㄘㄨˋ）**：就是「猝」字，突然。

25. **杌（ㄨˋ）**：指沒有葉子，光禿禿的樹幹。張介賓注：「木之無枝者也。」

26. **未成傷**：未必受到傷害。成，這裡作「必」字用。

解析

體質是一個古老的生物學命題。體質的形成，主要取決於父母的遺傳基因，但又受後天諸多因素的影響。體質形成之後，一般相對穩定，所以醫學中研究人的體質狀況，對掌握其人的發病規律，具有重要意義。經文指出：同時得病，病因相同，或病於此，或病於彼，是因為「犯者得之，避者得無殆，非求人而人自犯之」。說明人的稟賦強弱與是否發病，及發病程度、發病種類有相當關係。經文以樹木質地有堅脆之異作樸素比喻，說明人的體質有強弱之別。樹木質脆者易傷，體質弱的人易病，故人是否發病，在很大程度上取決於體質的強弱。而不同的體質類型，也有不同的多發病種，即「人之有常病也」。這些認識和理論，實為中醫體質學說之基礎，對病因病機的分析具有重要意義。

外、內病因的性質、致病特點，病起於三部的發病規律

原文

黃帝問於岐伯曰：夫百病之始生也，皆生於風雨寒暑，清濕[1]喜怒。喜怒不節則傷藏，風雨則傷上，清濕則傷下。三部之氣[2]，所傷異類，願聞其會[3]。岐伯曰：三部之氣各不同，或起於陰，或起於陽[4]，請言其方。喜怒不節則傷藏，藏傷則病起於陰也；清濕襲虛[5]，則病起於下；風雨襲虛，則病起於上，是謂三部。至於其淫泆[6]，不可勝數。（《靈樞・百病始生》）

注釋

1. **清濕：**清，寒也。清濕，即寒濕之邪。
2. **三部之氣：**指傷於上部的風雨之邪，傷於下部的寒濕之氣，以及傷於五臟的暴喜暴怒之氣。
3. **會：**會通，即明白、會通其中的道理。
4. **或起於陰，或起於陽：**這裡指發病的部位。陰，指裡、體內；陽，指表、體表。
5. **襲虛：**乘人體虛衰而襲入。
6. **淫泆（一ˋ）：**同義複詞，其義均同「溢」，有過盛而擴散之意，這裡指病邪逐步傳變擴散，在體內猖獗播散。

解析

本段主要闡述了病因與發病部位的關係。

經文根據不同的病因和不同的病位，將發病分為三部，風雨主要病發於上部，寒濕起病多在下部，而情志不節則多見內傷臟氣。這種分類法為後世醫家認識病因奠定了基礎。漢代張仲景按病因的傳變概括為三條途徑，他說：「千般疢（ㄔㄣ ㄋ）難，不越三條：一者，經絡受邪入臟腑，為內所因也；二者，四肢九竅，血脈相傳，壅塞不通，為外皮膚所中也；三者，房室、金刃、蟲獸所傷。以此詳之，病由都盡。」宋代陳無擇則更明確地提出「三因學說」。他說：「六淫，天之常氣，冒之則先自經絡流入，內合於臟腑，為外所因；七情，人之常性，動之則先自臟腑鬱發，外形於肢體，為內所因；其如飲食饑飽，叫呼傷氣，金瘡踒折，疰忤附著，畏壓溺等，有悖常理，為不內外因。」

實際上，此病因分類仍以陰陽為綱。病邪傷人部位之不同，主要與邪氣的屬性有關，風雨之邪輕清，屬陽中之陽，故傷人之外上；寒濕之邪重濁凝滯，屬陽中之陰，故傷人之外下；喜怒不節，情志過激，屬陰，故傷其藏神之五臟。總之，陽邪傷陽分，陰邪傷陰分，同氣相求，以類相從也。關於病因分類及其發病情況，《內經》類似論述尚多，如「夫邪之生也，或生於陰，或生於陽。其生於陽者，得之風雨寒暑；其生於陰者，得之飲食居處，陰陽喜怒」（《素問・調經論》），又如「傷於風者，上先受之；傷於濕者，下先受之」（《素問・太陰陽明論》）等當參閱理解。

外感疾病的發生和傳變規律，積的病因病機和證候

原文

黃帝曰：餘固不能數，故問先師，願卒聞其道。岐伯曰：風雨寒熱，不得虛，邪不能獨傷人。卒然逢疾風暴雨而不病者，蓋無虛，故邪不能獨傷人。此必因虛邪[1]之風，與其身形，兩虛相得，乃客其形[2]。兩實相逢，眾人肉堅[3]。其中於虛邪也，因於天時，與其身形，參以虛實，大病乃成[4]，氣有定舍，因處為名[5]，上下中外，分為三員[6]。是故虛邪之中人也，始於皮膚，皮膚緩[7]則腠理開，開則邪從毛髮入，入則抵深，深則毛髮立，毛髮立則淅然[8]，故皮膚痛[9]。留而不去，則傳舍於絡脈，在絡之時，痛於肌肉，其痛之時息[10]，大經乃代[11]。留而不去，傳舍於經，在經之時，灑淅喜驚[12]。留而不去，傳舍於輸[13]，在輸之時，六經不通四肢，則肢節痛，腰脊乃強。留而不去，傳舍於伏沖之脈[14]，在伏沖之時，體重身痛。留而不去，傳舍於腸胃，在腸胃之時，賁響[15]腹脹，多寒則腸鳴飧泄，食不化；多熱則溏出糜[16]。留而不去，傳舍於腸胃之外，募原之間[17]，留著於脈，稽留而不去，息而成積[18]。或著孫脈，或著絡脈，或著經脈，或著輸脈[19]，或著於伏沖之脈，或著於膂筋[20]，或著於腸胃之膜原，上連於緩筋[21]，邪氣淫泆，不可勝論[22]。

黃帝曰：願盡聞其所由然。岐伯曰：其著孫絡之脈而成積者，其積往來上下，臂手孫絡之居[23]也，浮而緩，不能句積[24]而止之，故往來移行腸胃之間，水湊滲注灌，濯濯有音[25]，有寒則䐜䐜滿雷引[26]，故時切痛。其著於陽明之經，則挾臍而居，飽食則益大，

饑則益小。其著於緩筋也，似陽明之積，飽食則痛，饑則安。其著於腸胃之募原也，痛而外連於緩筋，飽食則安，饑則痛。其著於伏沖之脈者，揣之應手而動[27]，發手則熱氣下於兩股[28]，如湯沃[29]之狀。其著於膂筋，在腸後者，饑則積見，飽則積不見，按之不得[30]。其著於輸之脈者，閉塞不通，津液不下，孔竅乾壅。此邪氣之從外入內，從上下也。

黃帝曰：積[31]之始生，至其已成，奈何？岐伯曰：積之始生，得寒乃生，厥乃成積[32]也。

黃帝曰：其成積奈何？岐伯曰：厥氣生足悗[33]，悗生脛寒，脛寒則血脈凝澀，血脈凝濇則寒氣上入於腸胃，入於腸胃則䐜脹[34]，脹則腸外之汁沫迫聚不得散[35]，日以成積。卒然多食飲，則腸滿[36]，起居不節，用力過度，則絡脈傷，陽絡[37]傷則血外溢，血外溢則衄血[38]；陰絡[37]傷則血內溢，血內溢則後血[39]。腸胃[40]之絡傷，則血溢於腸外，腸外有寒，汁沫與血相摶，則併合凝聚不得散，而積成矣。卒然外中於寒，若內傷於憂怒，則氣上逆，氣上逆則六輸[41]不通，溫氣[42]不行，凝血蘊裡[43]而不散，津液澀滲[44]，著[45]而不去，而積皆成矣。（《靈樞・百病始生》）

注釋

1. **虛邪**：可以使人致病的四時不正之氣。
2. **兩虛相得，乃客其形**：兩虛，虛邪和正氣虛弱；相得，相合；客，侵犯。言虛邪與正氣虛弱兩種情況相合，虛邪就會侵犯人體致病。
3. **兩實相逢，眾人肉堅**：兩實，言六氣正常和正氣充實；肉堅，指肌膚固密不易受邪發病。
4. **參以虛實，大病乃成**：參，參合；虛，正氣虛；實，邪氣盛實。正氣虛與邪氣實兩種情況相參合，外感病證即形成。

5. **氣有定舍，因處為名**：氣，邪氣；定舍，停留之處。即根據邪氣入侵後的停留的部位命名疾病。
6. **三員**：即上文所言三部之氣，見第 278 頁。
7. **皮膚緩**：緩者，不堅也，指表虛。張介賓注：「表虛則皮膚緩，故邪得乘之。」
8. **淅然**：怕冷的樣子。
9. **皮膚痛**：張介賓注：「寒邪傷衛則血氣凝滯，故皮膚為痛。」
10. **時息**：息，止也。指疼痛時作時止。《甲乙經》作「其病時痛時息」。
11. **大經乃代**：大經指經脈；代，是替代。大經乃代，指原來留存邪氣的絡脈，現在已由經脈代替了，也即深入的意思。張介賓注：「絡淺於經，故痛於肌肉之間。若肌肉之痛時漸止息，是邪將去絡而深，大經代受之矣。」
12. **灑淅喜驚**：灑淅，寒冷不安的樣子；喜，《甲乙經》、《太素》均作「善」；喜驚，指邪盛發熱時容易發驚。
13. **輸**：即下文之「輸脈」。張志聰注：「輸者，轉輸血氣之經脈。」
14. **伏沖之脈**：指沖脈隱行於脊柱內的部分，部位較深，所以叫伏沖之脈。張介賓注：「伏沖之脈，即沖脈在脊者，以其最深，故曰伏沖，《歲露篇》曰：人脊內注於伏沖之脈是也。」
15. **賁響**：賁同奔。意為腹中因氣衝擊而鳴響。
16. **溏出麋**：溏，大便稀溏；麋，同糜，指大便糜爛腐敗，惡臭難聞。溏出麋，是熱性瀉痢的特徵。
17. **募原之間**：募與膜通。張志聰注：「募原者，腸胃外之膏膜。」
18. **息而成積**：逐漸長成積塊腫物。息，此作「生長」解。楊上善注：「傳於腸胃之間，長息成於積病。」
19. **輸脈**：轉輸血氣之經脈。
20. **膂筋**：即行於脊柱的筋膜。張志聰注：「膂筋者，對於脊膂之筋。」
21. **緩筋**：循於腹內之筋，指足陽明之筋。
22. **邪氣淫泆，不可勝論**：張介賓注：「邪氣所著則留而為病，無處不到，故淫泆不可勝數。」
23. **臂手孫絡之居**：《甲乙經》作「擘乎」，擘，通「辟」。辟，聚也；乎，於也。指積聚於孫絡之處，即為孫絡之積。

24. **句積**：句，《甲乙經》作「拘」，約束之意。句積，約束積塊，使其不得來回上下移動。

25. **水湊滲注灌，濯濯有音**：津液聚積成水，在腸胃間來回振盪作響。

26. **䐜䐜（ㄔㄣ）滿雷引**：䐜，腹滿；雷，腸鳴亢進聲大如雷鳴；引，收引、痙攣；雷引，胸中雷鳴且牽引作痛。

27. **揣之應手而動**：揣，觸摸；應手而動，說明有動脈的搏動感。

28. **發手則熱氣下於兩股**：發，抬，舉；熱氣，沖脈中之血氣之熱；兩股，雙側大腿。

29. **湯沃**：湯，熱水；沃，澆灌。

30. **按之不得**：因積所在部位深，故觸按而不得其形狀。

31. **積**：腫塊。積聚之證。

32. **厥乃成積**：厥，厥逆。寒邪厥逆於上，氣血鬱滯不行，日久漸成積。

33. **厥氣生足悗**：厥氣，寒邪厥逆向上；悗，同悶；足悗，指足部酸困、活動不利等症狀。

34. **䐜脹**：䐜，撐也；脹，支撐脹滿。

35. **腸外之汁沫迫聚不得散**：汁沫，津液。指迫使腸外的津液凝聚，形成痰濕。

36. **腸滿**：腸胃脹滿。

37. **陽絡、陰絡**：在上在表的絡脈為陽絡；在下在裡的絡脈為陰絡。

38. **衄血**：指皮膚及五官七竅的出血。

39. **後血**：泛指前後二陰出血。

40. **胃**：《甲乙經》、《太素》作「外」。

41. **六輸**：六，六經；輸，同「腧」，即腧穴。

42. **溫氣**：陽氣。

43. **凝血蘊裡**：蘊，積也，積聚；裡，《甲乙經》、《太素》作「裹」。凝結之血積聚相裹而不得散解。

44. **津液澀滲**：澀滲，《甲乙經》作「凝澀」。即津液凝澀停聚。

45. **著**：留著。指氣滯、血瘀、津液凝滯皆留著於腸外而不去。

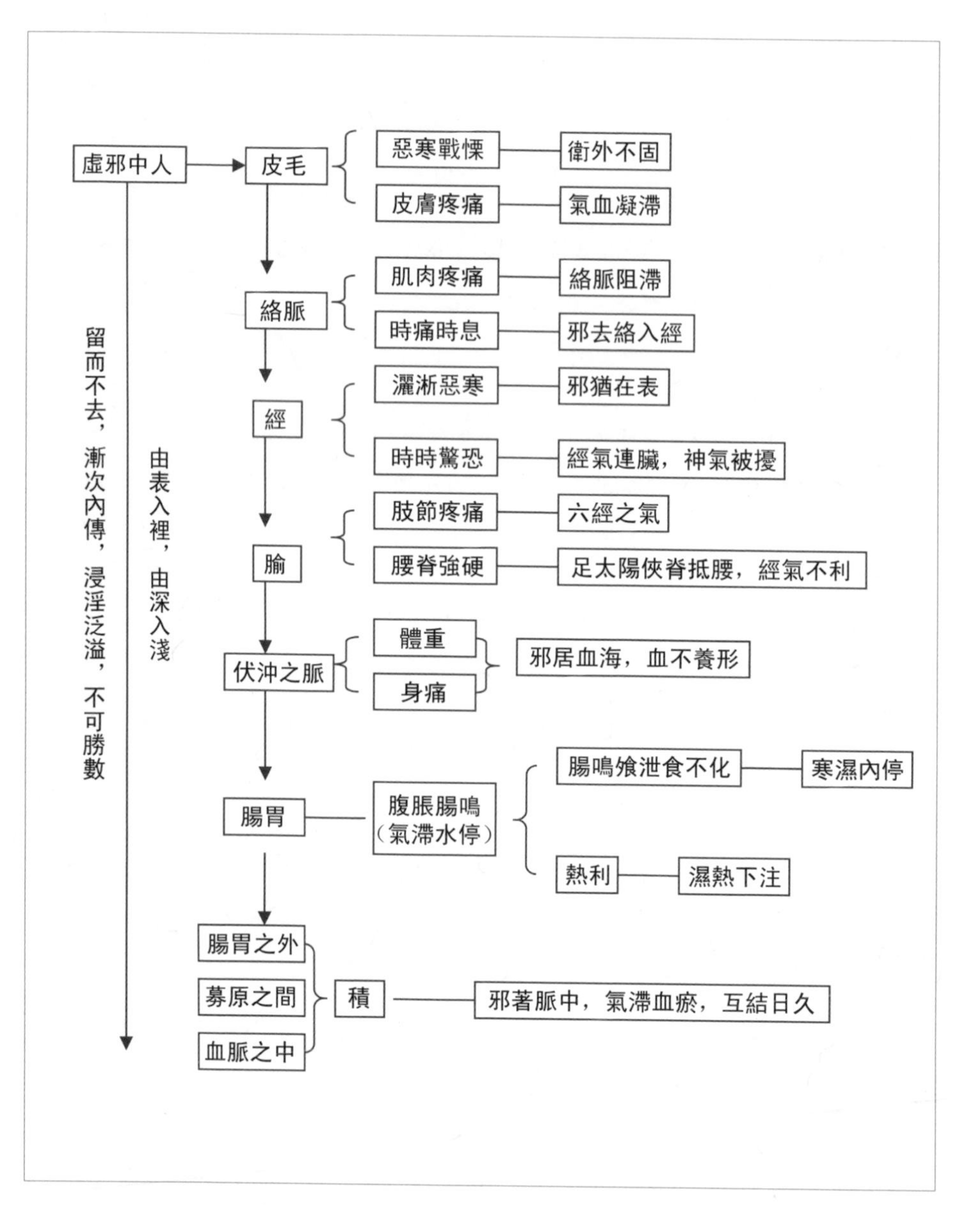

外感病的一般傳變規律及其證候表現

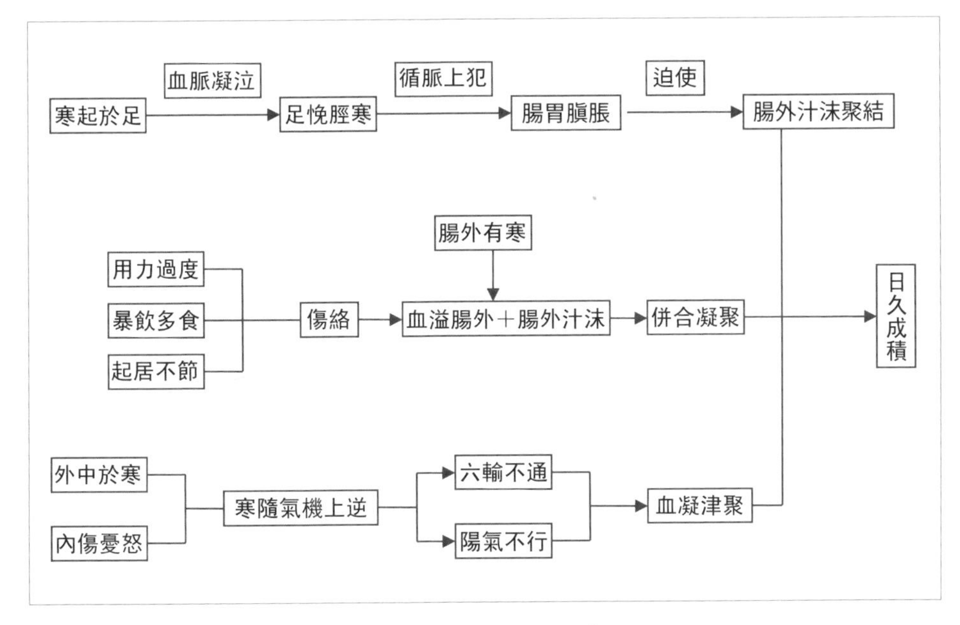

積病的病因與病機示意圖

解析

本段論述了外感病的發病機制及傳變規律，列舉了病起於陽的積證，闡明了不同部位積證的病因病機和不同表現。

(1)

風雨寒熱、疾風暴雨等虛邪是外感發病的外部條件，只有外部條件，沒有內在因素不可能發病；反之，只有正氣虛弱，沒有虛邪之風，也不可能發生外感病證。因此原文強調「兩虛相得，乃客其形」，要兩種情況同時存在，才可能致病。在兩者之中，正虛是起主導作用的。在正氣虛的前提下外邪才可能侵襲人體。這種重視內因的發病學觀點體現了古代樸素的辯證法思想，有效地指導著中醫的預防、養生，以及早期治療等臨床實踐。

經文對外感病的發病及傳變進行論述，說明外邪侵襲人體的傳變途徑。即由表入裡、由淺入深是外感疾病的一般規律。同時指出在傳變過程中，因邪氣停留之處不同，而出現不同的複雜證候。同時，這段原文亦提示，掌握外感病的傳變規律，可以早期治療，防止其傳變，待「邪氣淫泆」時而治之，只能陷於「鬥而鑄錐，渴而穿井」的尷尬境地。

(2)

經文論述了積的各種症狀表現。積之始生，其體微小，不易察覺，至其已成，可以鑒別，鑒別方法可從積的部位固定與否、活動度的大小、是否有搏動感、與進食的關係、是否有水液波動以及其他兼見症狀進行。一般來說，部位淺表的孫絡之積，如屬良性腫塊，則活動度相對較大，可「往來上下」移行；若血管瘤之類，則多見「揣之應手而動」。如胃腸道之積，則顯然與進食有密切關係，或飽食則安，饑則痛；或飽食則痛，饑時安；或進食前小而食後益大。這些論述為積的鑒別診斷開了先河，雖不完善，但很有啟發，為後世對積的診斷提供了方法。

積的病因主要有寒邪外襲、七情不和、飲食失調、起居不節、用力過度等因素。「積之始生，得寒乃生」，明確指出寒邪是積病的重要原因。寒為陰邪，其性凝滯收引，而人身氣血津液皆「喜溫而惡寒，寒則澀不能流」。寒邪久留而不去，使氣滯血凝痰濕停留，日久成積。七情不和亦與積有關，「卒然外中於寒，內傷於憂怒則氣上逆」，可使內臟氣機逆亂，營血、津液運行障礙，結聚日久而成積。暴飲暴食、寒溫不適等損傷胃腸功能，是腸胃積證的主要病因。這方面古今認識近似。積的病機主要是寒邪、氣滯、血瘀、津液凝澀相合，積聚而不散，日久成積。這些理論提示，治療積證當用祛邪攻毒、活血化瘀、行氣破氣、化痰軟堅散結等方法，體虛或病之後期，則當養血補氣，攻補兼施，上述觀點至今仍是臨床治療腫瘤的理論依據。

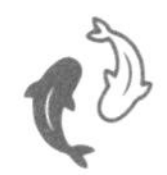

諸積部位、證候、病機表

邪著部位	積名	證候舉例	病機
腸間孫絡	孫絡之積	腫塊可上下移動，腹部滿，腸鳴腹痛。	孫絡浮淺鬆弛，不能約束積塊，寒主收引，氣積凝滯，水氣往來沖積。
陽明之經	陽明之積	積位臍旁，飽則大，飢則小。	陽明經挾臍下行，飽則陽明經氣血盛，飢則陽明經氣血少。
緩筋	緩筋之積	積形同上，飽則痛，飢則安。	足陽明經筋循腹佈臍，飽則氣壅，飢則氣消。
腸胃之募原	募原之積	痛連緩筋，飽則安，飢則痛。	飽則腸胃充，津液滲，而其膏膜濡潤，故安；積則腸胃空，津液枯，而其膏膜乾燥，故痛。
伏沖之脈	伏沖之積	觸之應手跳動，放手則自覺有熱氣下流於股。	沖脈……其下行者……出於氣街，循陰股內廉入膕中。邪盛故熱。
膂筋	膂筋之積	飢則積現，飽則不見。	膂筋附於脊背，飢則腸胃空而積現，飽則腸胃充而積隱伏其後，故不見。
輸脈	輸脈之積	皮毛乾澀，孔竅不能。	邪著輸脈，脈道閉塞，津液不能宣散於皮毛、孔竅。

五臟所傷及治療原則

原文

黃帝曰：其生於陰[1]者，奈何？岐伯曰：憂思傷心；重寒傷肺；忿怒傷肝；醉以入房，汗出當風，傷脾；用力過度，若入房汗出浴，則傷腎。此內外三部之所生病者也[2]。

黃帝曰：善。治之奈何？岐伯答曰：察其所痛，以知其應[3]，有餘不足，當補則補，當寫則寫，毋逆天時，是謂至治[4]。（《靈樞·百病始生》）

注釋

1. **生於陰**：本篇篇首有「喜怒不節則傷藏，藏傷則病起於陰也」。故此處「生於陰」指內傷五臟的病證。
2. **此內外三部之所生病者也**：此句與篇首第一段的內容相呼應，總結上下內外的三部之氣。
3. **察其所痛，以知其應**：痛，此指病候；應，相應病變臟器部位。言審察病候，以定病位。
4. **毋逆天時，是謂至治**：毋，勿；至，最。言治療不要違背天時氣候的原則，此為最好的治療方法。

解析

經文論述了五臟所傷之病，即「生於陰者」，主要是由於七情太過、重寒、房勞、勞倦等因素造成臟病。此類病因直接損傷內臟，最初影響臟腑的氣化功能，接著便可能導致器質損害，甚至形成積病（臟腑積），故病情深重，預後較差。《類經》指出：「邪之中於五臟也，然必其內有所傷，而後外邪得以入之。」說明臟氣不健是內傷病發病的關鍵因素。五臟病的致病原因各有其特點，如心肝病多傷於精神情感失調，肺多傷於寒邪，脾多傷於飲食不節，腎多傷於房室勞倦。這些都為後世的臟腑辨證提供了依據。

對積病的治療，本篇提出了以下原則：「察其所痛」，即詳審病位表裡淺深，決定治療部位；辨「有餘不足」，即辨別病性，確定補瀉原則；「毋逆天時」，強調順應自然，因時制宜進行治療。

內有故邪，因加而發的病理

原文

黃帝曰：夫子[1]言賊風邪氣[2]之傷人也，令人病焉，今有其不離遮罩[3]，不出空穴[4]之中，卒然病者，非不離[5]賊風邪氣，其故何也？岐伯曰：此皆嘗有所傷於濕氣，藏於血脈之中，分肉之間，久留而不去；若有所墮墜[6]，惡血[7]在內而不去。卒然喜怒不節，飲食不適，寒溫不時[8]，腠理閉而不通[9]。其開而遇風寒[10]，則血氣凝結，與故邪相襲[11]，則為寒痺[12]。其有熱則汗出，汗出則受風，雖不遇賊風邪氣，必有因加而發[13]焉。（《靈樞・賊風》）

注釋

1. **夫子**：猶言先生，是黃帝對岐伯的尊稱。

2. **賊風邪氣**：張介賓注：「凡四時不正之氣，皆謂之賊風邪氣。」

3. **遮罩**：即遮蔽用的屏障。

4. **空穴**：空，《甲乙經》、《太素》作「室」。張介賓注：「室穴者，古人多穴居也。」即上古之人居住之處——洞穴。

5. **離**：作避開解。

6. **墮墜**：即從高處跌下，此處泛指跌打閃挫。

7. **惡血**：有害於人體的血，即今之所言「瘀血」。

8. **寒溫不時**：時，調也。寒溫不時，指對寒溫氣候變化不能很好地調攝。

9. **腠理閉而不通**：泛指腠理開合功能失常。

10. **其開而遇風寒**：《甲乙經》作「而適遇風寒」五字。

11. **與故邪相襲**：故邪，指原來存在於體內的邪氣，即上義所言之濕氣、惡血等。襲，合也。與故邪相襲，是言風寒之邪與體內的濕氣、惡血等故邪相結合而傷害人體。

12. **寒痹**：馬蒔注：「即《痹論》之所謂寒氣勝者為痛痹也。」

13. **因加而發**：張介賓注：「其或有因熱汗出而受風者，雖非賊風邪氣，亦為外感。必有因加而發者，謂因於故而加以新也，新故合邪，故病發矣。」

解析

本段闡發了內有故邪，因加而發的發病機制。

故者，古也，即人們在過去的生產生活過程中感受的邪氣，因其藏於血脈、分肉等隱蔽之處，久留不去，而機體又尚能代償調節，故不表現出明顯的病態。這種留宿於體內的病邪，稱之為「故邪」，後世所謂「伏邪」、「伏氣」、「宿疾」、「痼疾」等，與此同義。「故邪」的種類很多，本篇例舉有「濕氣」、「惡血」、「積熱」等，後世還有「積寒（陳寒）」、「痰飲」、「蟲積」、「斑積」等。廣而言之，凡臟腑氣化紊亂或形質虧損及其產生的病理產物，都可能成為「故邪」。「故邪」是許多疾病的內因之一，也是造成正氣虧虛的一種因素，故不可忽視。

「故邪」藏於內，導致內虛或內亂，亦常招致外邪入侵，故名「因加而發」。如「寒痹」就是內有「濕氣」、「惡血」停留，加之調攝不慎，偶感風寒，或氣鬱食積，導致血氣凝結，「與故邪相襲」而成。又如素有「積熱」，熱則時常汗出，汗出則易受風，此即俗稱之「熱傷風」，患者表現為經常「感冒」。

「祝由」療法的適應證和取效機制

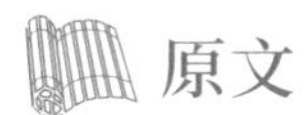

原文

黃帝曰：今夫子之所言者，皆病人之所自知也。其毋所遇邪氣，又毋怵惕之所志[1]，卒然而病者，其故何也？唯有因鬼神之事乎？岐伯曰：此亦有故邪留而未發，因而志有所惡，及有所慕，血氣內亂，兩氣相搏。其所從來者微，視之不見，聽而不聞，故似鬼神[2]。黃帝曰：其祝[3]而已者，其故何也？岐伯曰：先巫者，因知百病之勝，先知其病之所從生者，可祝而已也[4]。（《靈樞·賊風》）

注釋

1. **毋怵惕（ㄔㄨˋㄊㄧˋ）之所志**：怵惕，恐懼也；所，《甲乙經》、《太素》無此字。此句意為沒有恐懼等過度情志刺激。
2. **此亦有故邪留而未發……故似鬼神**：馬蒔注：「久有濕氣、惡血等之故邪留而未發，因病人素所不知，因而偶有所觸，或好或惡，則血氣內亂，故邪與心志相搏，遂爾為病。此其所從來者甚微，非見聞之所能及，故人不知其故，而以鬼神為疑，乃似鬼神而非鬼神也。」

3. **祝**：即祝由，指上古時代透過祝說患病緣由，並給予安慰和暗示，從而治療某些疾病的一種精神療法。

4. **先巫者……可祝而已也**：古時的巫醫，他們懂得一些疾病的治療原則，又事先瞭解到病人發病的原因，所以，當遇到一些可用精神療法的疾病時，他們就採用祝由的方法，有時病亦能治癒。張介賓注：「勝者，百病五行之道，必有所以勝之者。然必先知其病所從生之由，而後以勝法勝之，則可移精變氣，祛其邪矣。病有藥石所不及，非此不可者。」

解析

本段簡要論述了「祝由」療法的適應證和取效機制。

「祝由」是一種治療「神」病的方法，由來已久，古代為巫所事，故多視其為巫咒之屬。元代開始，「祝由」被正式列入十三科之內。由於在許多疾病的過程中，「神氣」或多或少要受影響，除採用藥物、針灸等法，或補精濟神、或養心安神、或疏肝調氣以暢神之外，透過醫生對病人祝告病由、病勢及其調攝方法等，也是一種直接治神的方法，應該說此法十分重要而可行，但當今臨床醫生知曉善用者不多。吳瑭體驗很好，他說：「按祝由二字，出自《素問》。祝，告也；由，病之所從出也，近時以巫家為祝由科，並列於十三科之中。《內經》謂信巫不信醫不治，巫豈可列之醫科中哉？吾謂凡治內傷者，必先祝由，詳告以病之所由來，使病人知之，而不敢再犯；又必細體變風變雅，曲察勞人思婦之隱情，婉言以開導之，莊言以振驚之，危言以悚懼之，必使之心悅誠服，而後可以奏效如神。」可見，《內經》所謂「祝由」療法，是有醫學心理學成分的，應同後世的巫術迷信相區別。

「祝由」法的使用，必須要有「兩知」，一是知「百病之勝」，二是「先知其病之所從生」。「百病之勝」主要指五行相制的規律，即「以情勝情」法。如《素問・陰陽應象大論》曰：「怒傷肝，悲勝怒；喜傷心，恐勝喜；思傷脾，怒勝思；恐傷腎，思勝恐。」另外，《靈樞・師傳》云：「人之情，莫不惡死而樂生，告之以其敗，語之以其善，導之以其所便，開之以其所苦。」則屬語言之勝。《素問・移精變氣論》所說的「移精變氣，可祝由而已」，則是暗示法，即「以詐制詐」法。至於從藥食氣味考慮的，如狂證奪食，或用滋陰熄火之藥，則又謂之五味相制法，等等，皆屬相勝內容。但究竟採用何法相制，必「先知其病之所從生」，才能有的放矢，法到病除。總之，「祝由」療法值得繼承、發揚與提高，它是近代醫學心理學、心身醫學精神療法的先導，不可因古代曾被巫所用，而斥之為迷信。

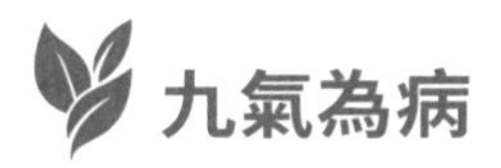

九氣為病

原文

余知百病生於氣[1]也。怒則氣上，喜則氣緩，悲則氣消，恐則氣下，寒則氣收，炅則氣泄，驚則氣亂，勞則氣耗，思則氣結，九氣不同，何病之生？岐伯曰：怒則氣逆，甚則嘔血及飧泄[2]，故氣上[3]矣。喜則氣和志達，榮衛通利，故氣緩[4]矣。悲則心系急，肺布葉舉，而上焦不通，榮衛不散，熱氣在中，故氣消[5]矣。恐則精卻[6]，卻則上焦閉，閉則氣還，還則下焦脹，故氣不行[7]矣。寒則腠理閉，氣不行，故氣收[8]矣。炅則腠理開，榮衛通，汗大泄，故氣泄[9]。驚則心無所倚，神無所歸，慮無所定[10]，故氣亂矣。勞則喘息汗出，外內皆越[11]，故氣耗矣。思則心有所存，神有所歸，正氣留而不行[12]，故氣結矣。（《素問・舉痛論》）

注釋

1. **百病生於氣**：張介賓注：「氣之在人，和則為正氣，不和則為邪氣。凡表裡虛實，逆順緩急，無不因氣而至，故百病皆生於氣。」
2. **飧泄**：《甲乙經》、《太素》均作「食而氣逆」，義勝。
3. **氣上**：此指肝氣上逆。張介賓注：「怒，肝志也。怒動於肝，則氣逆而上，氣逼血升，故甚則嘔血。肝木乘脾，故為飧泄。肝為陰中之陽，氣發於下，故氣上矣。」
4. **氣緩**：氣和志達，營衛通利，為氣機和緩的正常狀態。而暴喜、過喜，則使心氣渙散不收而病，如《素問・陰陽應象大論》：「喜傷心」、「暴喜傷陽」，《靈樞・本神》：「喜樂者，神憚散而不藏」等。張琦注：「九氣皆以病言，緩當為緩散不收之意。」
5. **氣消**：消，就是消耗之意。悲則心系急，肺布葉舉，導致營衛之氣壅遏於上焦，氣鬱化熱，熱邪耗傷胸中氣血，故謂「氣消」。《素問・痿論》：「悲哀太甚則胞絡絕，胞絡絕則陽氣內動，發則心下崩，數溲血也。」
6. **精卻**：卻，退也。精卻，此指腎精不能上承而下陷為病。《靈樞・本神》：「恐懼而不解則傷精，精傷則骨酸痿厥，精時自下。」
7. **氣不行**：《新校正》作「氣下行」。恐則精卻，氣陷而無升，故氣下行。
8. **寒則腠理閉，氣不行，故氣收**：氣不行，《新校正》云：「按《甲乙經》，氣不行作營衛不行。」王冰注：「身寒則衛氣沉，故皮膚紋理及滲泄之處皆閉密而氣不流行，衛氣收斂於中而不發散。」
9. **氣泄**：指陽氣陰液皆隨汗而耗泄。王冰注：「熱則膚腠開發，榮衛大通，津液外滲而汗大泄也。」
10. **心無所倚，神無所歸，慮無所定**：此三句皆形容心神不能內守而動盪不寧。高世栻注：「驚則心氣動而無所倚，神氣越而無所歸，思慮惑而無所定。」
11. **外內皆越**：越，消散、散失。馬蒔注：「夫喘則內氣越，汗則外氣越，故氣以之而耗散也。」
12. **神有所歸，正氣留而不行**：歸，歸縮，有留止之意。楊上善注：「專思一事，則心氣駐一物，所以神務一物之中，心神引氣而聚，故結而為病也。」

解析

本節主要透過九氣為病之例，闡發了「百病生於氣」的發病觀點。

氣，即《靈樞・決氣》篇中之「一氣」，當包括精血津液在內。中醫學將氣作為構成人體及維護生命之根本，臟腑經絡的生理活動及其物質代謝過程可以視為氣的正常運動及其變化的表現，一切病理過程乃是氣的反常運動的結果。張介賓概括說：「氣之在人，和則為正氣，不和則為邪氣。」正氣和邪氣是相對概念，也即氣的正常運動和反常運動。一切致病因素首先引起氣的運動的紊亂，然後衍生出種種病理變化。如本節所述，怒、喜、悲、恐、驚、思，均屬情志因素，寒、熱屬六淫範疇，勞則屬於勞倦內傷因素，即不管是七情、六淫、勞倦等諸因素均可導致氣機的紊亂或正氣的虧耗。因此，從這一意義講，「百病生於氣」的觀點具有普遍意義。

導致氣機紊亂的原因很多，本篇提出的「九因」中，屬六淫者二，勞傷者一，情志居六。可見七情不和是造成氣機失調的主要原因，氣機病變表現複雜，篇中列出「九氣」病理，基本上概括了有關氣的病理變化，如氣滯、氣陷、氣脫、氣逆、氣虛、氣閉等。這對於現代臨床上分析病理、指導治療，具有重要的實踐意義。

本節所述情志過度，氣機失調的病變，其「怒則氣上」，指肝氣逆亂；「喜則氣緩」，指心氣緩散不收；「悲則氣消」，指上焦肺氣消耗；「恐則氣下」，指下焦腎氣下陷；「驚則氣亂」，指心神之氣散亂；「思則氣結」，指心神之氣聚結。它與《素問・陰陽應象大論》所述「怒傷肝」、「喜傷心」、「思傷脾」、「悲傷肺」、「恐傷腎」的道理基本一致。然此則以傷氣機而論，而彼則以傷臟而言，實即情志過度，損傷臟氣。

驚與恐，一般多混稱，但本篇分論之，確有區別。正如張從正所說：「驚者為陽，從外入也；恐者為陰，從內而出。驚者為自不知，恐者自知也。」驚是短暫的，恐是長期的。治療上，「驚者平之」，用藥以鎮靜安神為主，也可使用精神誘導法；恐則「精卻氣下」不升，故用藥宜補腎升陽，精神療法當以「思勝恐」。

病機十九條及其重要性

原文

帝曰：善。夫百病之生也，皆生於風寒暑濕燥火，以之化之變[1]也。經言盛者寫之，虛者補之，余錫[2]以方士[3]，而方士用之，尚未能十全，余欲令要道必行[4]，桴鼓相應[5]，猶拔刺雪污[6]，工巧神聖[7]，可得聞乎？岐伯曰：審察病機[8]，無失氣宜[9]，此之謂也。

帝曰：願聞病機何如？岐伯曰：諸[10]風掉眩[11]，皆[12]屬於肝。諸寒收引[13]，皆屬於腎。諸氣膹鬱[14]，皆屬於肺。諸濕腫滿，皆屬於脾。諸熱瞀瘛[15]，皆屬於火[16]。諸痛癢[17]瘡，皆屬於心[18]。諸厥[19]固泄[20]，皆屬於下[21]。諸痿喘嘔，皆屬於上[22]。諸禁鼓慄[23]，如喪神守[24]，皆屬於火。諸痙項強[25]，皆屬於濕[26]。諸逆沖上，皆屬於火[27]。諸脹腹大[28]，皆屬於熱。諸躁狂越[29]，皆屬於火。諸暴強直[30]，皆屬於風。諸病有聲[31]，鼓之如鼓[32]，皆屬於熱。諸病胕腫[33]，痛酸驚駭，皆屬於火。諸轉反戾[34]，水液混濁，皆屬於熱。諸病水液[35]，澄澈清冷[36]，皆屬於寒。諸嘔吐酸，暴注下迫[37]，皆屬於熱。故《大要》[38]曰：謹守病機，各司其屬[39]，有者求之，無者求之；盛者責之，虛者責之[40]，必先五勝[41]，疏其血氣，令其調達[42]，而致和平，此之謂也。（《素問・至真要大論》）

注釋

1. **之化之變**：六氣之正常變化為化，異常變化為變。但前文既云「百病之生也，皆生於風寒暑濕燥火」，則必定是指六氣的異常變化，故「之化之變」當作「之變化」解。張介賓注：「氣之正者為化，氣之邪者為變，故曰之化之變也。」
2. **錫**：通賜，即給的意思。
3. **方士**：方術之士，此指醫生。
4. **余欲令要道必行**：要道，重要的醫學道理。全句意為，我想使這些重要的醫學理論能夠切實地得到推廣和運用。
5. **桴（ㄈㄨˊ）鼓相應**：桴，擊鼓之槌。意思是以槌擊鼓，槌到鼓響。比喻治療效果快捷，藥到病除。
6. **雪污**：雪，洗也。污，原本作「汙」，諸本作「污」。污，同污。
7. **工巧神聖**：《難經．六十一難》說：「望而知之謂之神，聞而知之謂之聖，問而知之謂之工，切脈而知之謂之巧。」此指醫療技術水準很高明。
8. **病機**：即病之機要，疾病發生、發展、變化的機制。張介賓注：「機者，要也，變也，病變所由出也。」
9. **無失氣宜**：氣宜，六氣主時之所宜。無失氣宜，意為治療時不要違背六氣主時的規律。張介賓注：「病隨氣動，必察其機，治之得其要，是無失氣宜也。」
10. **諸**：眾也。此處作「多種」解。下同。
11. **掉眩**：掉，指肢體動搖的病證。眩，指頭目眩暈、視物旋轉的病證。
12. **皆**：作「大多」解，以下同。
13. **收引**：收，收縮；引，拘急。收引，即身體踡縮、筋脈拘急、關節屈伸不利的病證。
14. **膹鬱**：膹，通憤，悶滿；鬱，拂鬱不暢。指胸部滿悶、呼吸不利、急迫上逆的證候。
15. **瞀（ㄇㄠˋ）瘛（ㄑㄧˋ）**：瞀，神識昏糊；瘛，四肢抽搐。
16. **火**：高世栻改作「心」。心藏神，主血脈，邪熱擾亂心神則神識昏糊，熱灼血脈則筋脈抽掣，皆屬於心的病變。可從高注。
17. **瘡**：《說文》：「瘍也」。
18. **心**：高世栻改作「火」。火熱之邪壅遏經絡，發為瘡瘍疼痛。可從高注。
19. **厥**：《素問．厥論》：「陽氣衰於下，則為寒厥；陰氣衰於下，則為熱厥」。厥指氣逆所致的足熱、足寒。

20. 固泄：固，指二便癃閉不通；泄，指二便瀉利不禁。

21. 下：指人身下部的臟腑，如肝、腎、膀胱、大小腸等。

22. 上：指人身上部的臟腑，如心、肺等。

23. 禁鼓栗：禁，同噤，咬牙口噤不開；鼓，上下牙齒震顫。栗，顫慄。形容惡寒之甚。

24. 如喪神守：謂禁鼓等證乃自身不能控制，猶如失去了神明的主持一樣。

25. 痙項強：痙，病名，症見筋脈拘急，身體強直，口噤反張等；項強，是痙病的一個症狀，也可單獨出現，其表現為頸項強直，轉動不靈。

26. 皆屬於濕：濕為陰邪，最易傷害陽氣，筋脈賴陽氣以溫煦方能屈伸自如，今陽傷筋脈失養而發痙病，見頸項強直等證候。

27. 諸逆沖上，皆屬於火：逆沖上，指氣逆突然上沖的病證，如嘔吐、噫氣、呃逆、吐血等。火性炎上，火逆上沖，故可見上述諸症。

28. 脹腹大：指腹部脹滿膨大之症。

29. 狂越：躁，煩躁不寧，坐臥不安；狂，狂亂，如妄言罵詈、不避親疏、哭笑無常等；越，謂言行舉止，乖失常度。

30. 暴強直：暴，猝然；強直，筋脈牽強，體直不能屈伸。

31. 有聲：腸鳴、乾嘔之類。

32. 鼓之如鼓：前一「鼓」字系動詞，叩打腹部；後一「鼓」字為形容詞，言其像鼓一樣空響。張介賓注：「鼓之如鼓，脹而有聲也。」

33. 胕（ㄈㄨˇ）腫：胕，同腐。胕腫，皮肉腫脹潰爛。

34. 轉反戾（ㄌㄧˋ）：轉，左右扭轉；反，角弓反張；戾，曲也，其身曲戾不直。張介賓注：「轉反戾，轉筋拘攣也。」

35. 液：泛指人體代謝所產生的液體，如尿、涕、唾、痰、涎、白帶等。

36. 澄澈清冷：形容水液清稀透明而寒冷。

37. 暴注下迫：暴注，急劇的泄瀉；下迫，裡急後重。

38. 《大要》：古代醫學文獻，已亡佚。

39. 各司其屬：司，掌握；屬，隸屬，歸屬。言掌握各種病證與病機之間的歸屬聯繫。

40. 有者求之，無者求之；盛者責之，虛者責之：求，探求、辨別。責，追究、分析。全句是言有外邪的，當辨別是什麼性質的邪氣；沒有外邪的，應尋找其他方面的病因。

疾病表現為實證的，應研究其邪氣為什麼盛；表現為虛證的，應探明其正氣為什麼虛。一說「有者」指上文已記載的病證，「無者」指上文投有述及的病證。

41. 必先五勝：五勝，運氣學說中五運更勝。必先五勝，必須首先掌握天之五氣及人之五臟之氣更勝的內在聯繫。

42. 調達：調，協調；達，暢達。

解析

本段提出病機問題，並為病機理論的運用做了大量示例，即病機十九條。

歷代中醫文獻中有關病機的論述甚多，但現存可見突出並能示人以規矩的，當首推本節的病機十九條。十九條病機雖不能包羅萬象，但它給後人的啟迪絕非限於其內容的本身。

（1）掌握病機的重要性

本節指出，一般醫生雖然熟諳六氣致病之理，亦掌握「盛者瀉之，虛者補之」的治療大法，為何不能取效十全？其原因就是未能「審察病機」。

所謂病機，即「病之機括」，是「病變所由出也」。病機的概念簡單地說，就是疾病發生、發展與變化的機制，內容應包括病因、病理、病性、病位等；它概括地反映了人體內部陰陽失調、正邪交爭、升降失常等一系列的矛盾運動，是中醫認識疾病的主要著眼點；從辨證施治的內容看，應包括理、法、方、藥四個方面，其中「理」置於第一位。所謂「理」，就是指病因病理，即辨析病機，它是立法選方的理論依據，《神農本草經》說：「欲療病，先察其源，先候病機。」從辨證施治的全過程來說，辨析病機是辨證的關鍵。

（2）病機與病證聯繫的多元性

病機的變化是極其複雜的，它與病證之間的聯繫是多元的。病機十九條告訴我們，不同病證有不同的病機，相同的病證可以有不同的病機，而不同的病證也可有相同的病機。

例如「諸風掉眩」的「掉」，「諸寒收引」的「收引」，「諸痙項強」的「痙」，「諸暴強直」的「強直」，「諸轉反戾」的「轉反戾」，「諸熱瞀瘛」的「瘛」，「諸禁鼓慄」的「禁」，都屬於頸項強急、肢體振搖、拘攣、抽搐、角弓反張、牙關緊閉等一類肢體筋脈為病的臨床表現。然而這些類同的症狀各由不同的病機所引起，病位或在肝，或在腎；病性或風、或濕、或熱、或火等數端。這是病證同而病機異。

又如「諸熱瞀瘛」、「諸禁鼓慄，如喪神守」、「諸逆沖上」、「諸躁狂越」、「諸病胕腫，疼酸驚駭」，五條病證各異，但都由同一病機「火」所導致。這是病證異而病機同。《備急千金要方・大醫精誠》說：「病有內同外異，亦有內異而外同」，病機與病證之間這種複雜多元的聯繫，為異病同治、同病異治奠定了理論基礎，也為病證鑒別診斷提供了最好的示範。

（3）辨析病機的方法

十九條病機可分為五臟病機和六氣病機兩類，它提示我們辨析病機要從五臟定病位，從六氣定病因；「有者求之，無者求之；盛者責之，虛者責之」，即透過求有無、責虛實，以確定病變的性質；還要求「無失氣宜」，「必先五勝」，即應結合氣候的變化來分析病機。這些均扼要地為我們提供了辨析病機的方法。

辨五臟以定位：確定疾病發生的部位是辨析病機的重要一環。每一臟腑由於其所在部位及生理功能各不相同，當發生病變時，其臨床表現亦各其特點，因此辨病位時要抓住這些主症的特點，透過求其所屬的方法以推求之。

審六氣以定因：病機十九條中的六氣，是以六淫致病的認識為基礎，透過分析機體對病邪的反應來確定病因概念。六氣致病各有特點，「風勝則動，熱勝則腫，燥勝則乾，寒勝則浮，濕勝則濡瀉」（《素問・陰陽應象大論》）。審察六氣病機的方法，就是以六淫致病的臨床表現特點為依據，透過審症以求因。

責虛實以定性：「盛者責之，虛者責之」，虛實反映了人體邪正鬥爭的消長情況，是確定病變態勢和性質的綱領，指導施治的立法前提。《內經》時代尚未有「八綱」之論，僅以虛實為綱定病性，但張介賓說：「人之疾病，無過表、裡、寒、熱、虛、實，只此六字，業已盡之。然六者之中，又唯虛實二字為最要。蓋凡以表證、裡證、寒證、熱證，無不皆有虛實，能知表裡寒熱，而復能以虛實二字決之，則千病萬病，可以一貫矣」。

審察病機，無失氣宜：即審察病機時應注意季節氣候對病機轉歸的影響，所謂「必先五勝」，就是確定天之五氣與人之五臟之氣的偏盛偏衰，全面分析自然環境與機體的整體聯繫。現代醫學氣象學認為，各種氣象因素，包括氣溫、氣壓、濕度、風速等對人體病理過程都有一定影響。中醫對此十分強調，於此可見一斑。

（4）病機十九條對後世的影響

病機十九條為後世醫家提供了分析病機的範例，對後世病機理論的發展影響很大。金代劉完素在此基礎上，參考王冰注釋寫成了《素問玄機原病式》一書，以五運六氣的理論闡發「六氣都從火化」的病機，從而擴大了病機十九條火熱證的範圍。他還提出「諸澀枯涸，乾勁皴揭，皆屬於燥」的病機，補充了《內經》燥邪病機。清代喻嘉言明確提出「秋燥論」，創名方清燥救肺湯，使六氣燥邪為病，臻於完善。

病情輕重與四時的關係

原文

黃帝曰：夫百病之所始生者，必起於燥濕寒暑風雨，陰陽喜怒[1]，飲食居處，氣合而有形，得藏而有名[2]，余知其然也。夫百病者，多以旦慧、晝安、夕加、夜甚[3]，何也？岐伯曰：四時之氣使然[4]。黃帝曰：願聞四時之氣。岐伯曰：春生、夏長、秋收、冬藏，是氣之常也，人亦應之，以一日分為四時，朝則為春，日中為夏，日入為秋，夜半為冬。朝則人氣[5]始生，病氣衰，故旦慧；日中人氣長，長則勝邪，故安[6]；夕則人氣始衰，邪氣始生，故加[7]；夜半人氣入藏，邪氣獨居於身，故甚也[8]。

黃帝曰：其時有反者[9]何也？岐伯曰：是不應四時之氣，藏獨主其病者[10]，是必以藏氣之所不勝時者甚[11]，以其所勝時者起[12]也。（《靈樞・順氣一日分為四時》）

注釋

1. **陰陽喜怒**：陰陽，此指男女，寓房事失節之意；喜怒，概括七情不和。
2. **氣合而有形，得藏而有名**：氣合，指邪氣犯人；有形，即有脈證之病形。得藏，指邪氣客於臟腑。言邪氣侵犯人體而出現病形症狀，因邪氣客於臟腑而各有病名。
3. **旦慧、晝安、夕加、夜甚**：言一晝夜病人對病情的自我感覺的節律性變化。慧，指神情清爽；安，即感覺安適；加，病情加重；甚，病情更劇。
4. **四時之氣使然**：由於人體的陽氣隨著四時之氣的消長而有盛衰之變化，因此疾病的病情亦隨著人體陽氣的盛衰而有慧、安、加、甚之差異。
5. **人氣**：這裡指陽氣。

6. **日中人氣長，長則勝邪，故安**：日中陽氣正盛，盛則邪氣衰，正氣勝邪，所以病人感到舒適。
7. **夕則人氣始衰，邪氣始生，故加**：傍晚陽氣收斂，邪氣漸盛，所以病人漸感難受。
8. **夜半人氣入藏，邪氣獨居於身，故甚也**：夜間陽氣潛藏，邪氣充斥於身形，正不勝邪，所以病人感覺最差。張介賓注：「蓋邪氣之輕重，由於正氣之盛衰。正氣者，陽氣也。升則從陽，從陽則生；降則從陰，從陰則死。天人之氣，一而已矣。」
9. **其時有反者**：指有時病情的變化，有與旦慧、晝安、夕加、夜甚的規律不符的情況。
10. **藏獨主其病者**：意為臟腑本身的病變單獨支配著病情的變化，而不受外界的影響。
11. **以藏氣之所不勝時者甚**：意為受病內臟的五行屬性被時日的五行屬性克制時，病情就會加重。如肝病逢庚辛日、申酉時（金克木）；脾病逢甲乙日、寅卯時（木克土）；腎病逢戊己日、辰戌丑未時（土克水）；心病逢壬癸日、亥子時（水克火）；肺病逢丙丁日、巳午時（火克金）等。
12. **以其所勝時者起**：意為受病內臟的五行屬性克制時日的五行屬性時，病情就會減輕。如肝病逢戊己日、辰戌丑未時（木克土）；脾病逢壬癸日、亥子時（土克水）；腎病逢丙丁日、巳午時（水克火）；心病逢庚辛日、申酉時（火克金）；肺病逢甲乙日、寅卯時（金克木）等。

解析

本段論述了人與四時相應，其病有旦慧、晝安、夕加、夜甚的變化的道理。

一年之中，自然界的陰陽之氣隨四時而消長盛衰，故萬物有春生、夏長、秋收、冬藏的規律。一日之中，陰陽之氣隨晝夜晨昏而變化，與四時相類似。人與自然相應，人體的陽氣是隨著自然界陽氣的盛衰而發生相應變化的，一日之中「平旦人氣生，日中陽氣隆，日西而陽氣已虛，氣門乃閉」（《素問・生氣通天論》）。《素問・生氣通天論》曰：「陽氣者，若天與日。」在病理情況下，陽氣盛則病氣衰，陽氣衰則邪氣盛，由於人體陽氣在晝夜的週期性變化，使正邪鬥爭呈現此消彼長、此長彼消的演變，因此，病情也就隨人體正氣的盛衰而有「旦慧、晝安、夕加、夜甚」的相應改變，這不僅證實了人體生命節律的病理學意義，而且也說明了正氣在疾病過程中的決定作用，正如張介賓所說：「蓋邪氣之輕重，由於正氣之盛衰。正氣者，陽氣也。升則從陽，從陽則生，降則從陰，從陰則死。天人之氣，一而已矣。」這種認識，充分體現了《內經》「人與天地相應」的整體觀思想。這是基於古代醫家長期對病情變化的仔細觀察，以及對事物整體性與規律性的科學把握之上的。可貴的是，在分析具體疾病時，古人並不拘泥於所謂的常規，認識到影響病情的因素很多，並不是所有疾病都存在這種晝輕夜重的變化，特別指出「不應四時之氣，藏獨主其病」的情況。

五臟疾病的傳變方式及其預後

原文

五藏受氣於其所生[1]，傳之於其所勝[2]，氣舍於其所生，死於其所不勝[3]。病之且死，必先傳行，至其所不勝，病乃死[4]。此言氣之逆行[5]也，故死。肝受氣於心，傳之於脾，氣舍於腎，至肺而死。心受氣於脾，傳之於肺，氣舍於肝，至腎而死。脾受氣於肺，傳之於腎，氣舍於心，至肝而死。肺受氣於腎，傳之於肝，氣舍於脾，至心而死。腎受氣於肝，傳之於心，氣舍於肺，至脾而死。此皆逆死[6]也。一日一夜五分之，此所以占死生之早暮也[7]。

黃帝曰：五藏相通，移皆有次，五藏有病，則各傳其所勝[8]。不治，法三月，若六月，若三日，若六日，傳五藏而當死[9]，是順傳所勝之次。故曰：別於陽者，知病從來；別於陰者，知死生之期[10]。言知至其所困而死[11]。（《素問・玉機真臟論》）

注釋

1. **五藏受氣於其所生**：受氣，遭受病氣；所生，指我生之臟。五藏受氣於其所生臟，從其所生的子臟接受病氣，即子病傳母。
2. **傳之於其所勝**：所勝，即我克之臟。本句為插入語，言五臟疾病的一般傳變規律是相克而傳，即下文所說的順傳，如肝病傳脾等。
3. **氣舍於其所生，死於其所不勝**：舍，留止也。所生，此處指生我之臟，即母臟。所不勝，指克我之臟。全句言病氣的留舍按子病傳母的方式傳變，若傳至克我之臟時，就有死亡的可能。如肝病氣留舍於母臟腎，進而傳至肺，因肺金克肝木，故肝病傳至肺時就有死亡的可能。
4. **病之且死，必先傳行，至其所不勝，病乃死**：疾病發展到將要死亡之時，一般來說，病氣將傳克我之臟。如肝病傳腎，再傳至肺，肺為肝之所不勝，故肝病傳至肺，就有死亡的可能。
5. **氣之逆行**：指上文子病傳母的疾病傳變方式，與一般相克而傳的順傳方式不同，故曰「逆行」。
6. **逆死**：逆行傳變至克我之臟，預後不良，有死亡的可能。
7. **一日一夜五分之，此所以占死生之早暮也**：占，預測；死生，偏義複詞，即死亡；朝暮，即早晚，這裡引申為時辰。全句言一晝夜十二時辰分屬五臟，據此可以預測出五臟病氣逆傳至其所不勝而死的大約時辰。
8. **五藏相通，移皆有次，五藏有病，則各傳其所勝**：此言五臟疾病相克而傳的順傳方式。五臟之氣相互貫通，五臟之氣的轉移有一定的次序，故五臟有病一般傳其所勝之臟，如肝病傳脾等。《新校正》云：「上文既言逆傳，下文所言乃順傳之次也。」
9. **不治，法三月，若六月，若三日，若六日，傳五藏而當死**：此指五臟病氣各傳其所勝，推測其死期的約略時數。張介賓注：「病不早治，必至相傳，遠則三月、六月，近則三日、六日，五臟傳遍，於法當死；所謂三六者，蓋天地之氣，以六為節，如三陰三陽，是為六氣，六陰六陽，是為十二月，故五臟相傳之數，亦以三六為盡。若三月而傳遍，一氣一臟也；六月而傳遍，一月一臟也；三日者，晝夜各一臟也；六日者，一日一臟也。臟唯五而傳遍以六者，假令病始於肺，一也；肺傳肝，二也；肝傳脾，三也；脾傳腎，四也；腎傳心，五也；心復傳肺，六也。是謂六傳。六傳已盡，不可再傳，故《難經·

五十三難》曰：『一臟不再傷，七傳者死也。』」

10. **別於陽者，知病從來；別於陰者，知死生之期：**吳昆注：「陽，至和之脈，有胃氣者也。陰，至不和之脈，真臟偏勝，無胃氣者也。言能別於陽和之脈者之從來；別於真臟五陰脈者，則其死生之期可預知也。」至和之脈，有胃氣者則一部不和便知其病。

11. **至其所困而死：**至其所困，指至其所不勝的臟氣當旺之時令則死，如脾病至肝當旺之時，則土不勝木克，故死。張介賓注：「至其所困而死，死於其所不勝也，凡年、月、日、時，其候皆然。」

解析

本段主要論述五臟疾病的兩種傳變方式及其預後。

五臟疾病的兩種傳變方式：一為逆行傳變，即子病傳母的疾病傳變方式，如肝傳腎、腎傳肺、肺傳脾、脾傳心。因與相克而傳的順傳方式不同，故曰「逆行」，若進一步傳變至克己之臟，臟氣被克，正氣更虛，則預後差。如肝病傳到肺、肺病傳到心、心病傳到腎、腎病傳到脾、脾病傳到肝等。二為順傳，即按相克關係而傳變的方式，如肝傳脾、脾傳腎、腎傳心、心傳肺、肺傳肝等。待五臟傳遍，臟氣已竭，就要死亡。這是以五行生克關係說明人體是一個統一的整體，五臟之間在生理病理上都有著密切的聯繫，任何一臟發病，皆能傳變至其他臟腑，所以診治疾病應隨時注意疾病的發展趨勢，防止其傳變，避免病情惡化。

關於「一日一夜五分之，此所以占死生之早暮也」的問題，結合《素問・生氣通天論》有關陽氣晝夜消長變化的論述來看，一日之間陰陽消長變化與人體的機能活動確有密切關係，尤其在病理過程中表現更為明顯，如「旦慧、晝安、夕加、夜甚」（《靈樞・順氣一日分為四時》）。因此，如何正確把握疾病發展的規律，是古今醫家研究的重要課題。在此基礎上，預測疾病的死生，是完全有可能的。

外邪侵犯人體的傳變規律及其治療

原文

是故風者，百病之長[1]也。今風寒客於人，使人毫毛畢直，皮膚閉而為熱[2]，當是之時，可汗而發也。或痹不仁、腫痛[3]，當是之時，可湯熨及火灸刺而去之[4]。弗治，病入舍於肺，名曰肺痹[5]，發欬上氣。弗治，肺即傳而行之肝，病名曰肝痹，一名曰厥[6]，脅痛出食[7]，當是之時，可按若刺[8]耳。弗治，肝傳之脾，病名曰脾風[9]，發癉[10]，腹中熱，煩心，出黃[11]，當此之時，可按可藥可浴。弗治，脾傳之腎，病名曰疝瘕[12]，少腹冤熱[13]而痛，出白[14]，一名曰蠱[15]，當此之時，可按可藥。弗治，腎傳之心，病筋脈相引而急，病名曰瘛[16]，當此之時，可灸可藥。弗治，滿十日，法當死[17]。腎因傳之心，心即復反傳而行之肺，發寒熱，法當三歲死[18]，此病之次[19]也。

然其卒發者，不必治於傳[20]，或其傳化有不以次，不以次入者，憂恐悲喜怒[21]，令不得以其次，故令人有大病矣。因而喜，大虛，則腎氣乘矣[22]，怒則肝氣乘矣[23]，悲則肺氣乘矣[24]，恐則脾氣乘矣[25]，憂則心氣乘矣[26]，此其道也[27]。故病有五，五五二十五變[28]，及其傳化。傳，乘之名也[29]。（《素問・玉機真臟論》）

注釋

1. **風者，百病之長：**長，首也。風為六淫之首，常為外邪致病的先導，又善行數變，故稱百病之長。

2. **皮膚閉而為熱**：寒邪束表，腠理閉塞，陽氣內鬱，故發熱。

3. **痹不仁、腫痛**：風寒留舍經脈，閉阻脈道，氣血運行不暢，故見麻痹不仁、腫痛諸症。

4. **可湯熨及火灸刺而去之**：湯，用熱水洗浴；熨，用布裹熱藥在體表來回溫熨；火灸，用火熏灼；刺，針刺；去之，即袪除病邪。

5. **肺痹**：病證名。指肺氣閉阻不通，以發咳上氣為主症的病證。

6. **病名曰肝痹，一名曰厥**：肝痹，病證名。此指以脅痛、食入而出為主症的病證。張介賓注：「肝氣善逆，故一名曰厥。」

7. **脅痛出食**：脅痛，肝病也；出食，食入而出，脾病也。脅痛出食，肝病傳脾之兆。

8. **可按若刺**：按，按摩；若，與也。言肝痹可用按摩和針刺進行治療。

9. **脾風**：病證名。此指以發癉、腹中熱、煩心、出黃為主症的病證。王冰注：「肝氣應風，木勝脾土，土受風氣，故曰脾風。蓋為風氣通肝而為名也。」

10. **發癉（疸）**：癉，通疸，黃疸。張志聰注：「風淫濕土而成熱，故濕熱而發癉也。」

11. **出黃**：指小便色黃。

12. **疝瘕**：病證名。此指脾經濕熱下注於腎，濕熱結聚少腹，氣機被阻而以少腹煩熱而痛、小便白濁為主症的病證。

13. **冤熱**：吳昆：「冤熱，煩熱也。」

14. **出白**：張介賓注：「溲出白濁也。」

15. **蠱（ㄍㄨˇ）**：病證名。張介賓注：「熱結不散，虧蝕真陰，如蠱之吸血，故亦名曰蠱。」

16. **瘛（ㄔˋ）**：筋脈抽搐之證。心主血脈，心血不足，不能濡養筋脈，筋脈失養而為瘛。

17. **滿十日，法當死**：吳昆注：「滿十天則天干一周，五臟生意皆息，故死。」

18. **法當三歲死**：滑壽《讀素問鈔》注：「三歲，當作三日。」此時病氣由心再傳至肺，使肺氣更衰，甚至敗絕，故曰三日而死。

19. **此病之次**：高世栻注：「上文五臟相通，移皆有次者，相生之次也；此病之次，乃相勝之次也。」

20. **然其卒發者，不必治於傳**：卒。同猝；猝發，突然發作，指暴發的急病。此類疾病的發病急驟，不按一般的傳變規律，故治療當根據病因、症狀具體分析，不必拘泥於相傳之次。

21. **不以次入者，憂恐悲喜怒**：憂恐悲喜怒等情志致病，直接損傷五臟之氣，故不依次相傳。王冰注：「憂恐悲喜怒，發無常分，觸遇則發，故令病氣亦不次而生。」

22. **因而喜，大虛，則腎氣乘矣**：乘，以強淩弱也。吳昆注：「喜則氣緩，故過於喜，令心火虛，虛則腎氣乘之，水勝火也。」
23. **怒則肝氣乘矣**：怒為肝志，大怒則肝氣橫逆乘脾，為木克土。
24. **悲則肺氣乘矣**：悲為肺志，過悲則肺氣鬱而乘肝，為金克木。
25. **恐則脾氣乘矣**：恐為腎志，過恐則腎氣虛被脾乘，為土克水。
26. **憂則心氣乘矣**：憂為肺志，過憂則肺氣虛被心乘，為火克金。
27. **此其道也**：這是疾病不依次相傳的原因。張介賓注：「或以有餘而乘彼，或以不足而被乘，皆乘所不勝，此不次之道也。」
28. **故病有五，五五二十五變**：人有五臟，一臟有病則兼傳其他四臟。每一臟病變有五，故五臟病變謂五五二十五變。
29. **傳，乘之名也**：傳，傳變；乘，以強淩弱。疾病傳變往往乘虛而傳，含有以強淩弱的意思。吳昆注：「言傳者，亦是相乘之異名耳。」

解析

本段論述了外邪侵犯人體的傳變規律及其治療。

本段闡述了外邪侵犯人體是由表入裡，病情由輕及重。並以順傳為例，說明五臟疾病相互傳變的規律。提示對於疾病要做到及時診斷、及時治療，當病邪尚在淺表時，就積極採用針刺、艾灸、按摩、藥物、湯浴、熨敷等各種治療方法恢復正氣，祛邪外出。一旦病邪入裡入臟，更要既病防變，在掌握五臟疾病相克而傳的規律的基礎上，進行有針對性的治療。後世醫家張仲景所說的「見肝之病，知肝傳脾，當先實脾」，就是基於五臟疾病相克而傳的規律提出來的。

但是，臨床上疾病多種多樣，人的體質又有差異，證候表現不一，病情十分複雜。《內經》已經認識到，疾病的發展變化不是「逆行」、「順傳」兩種方式所能涵蓋的。驟然發生的疾病，並沒有由表入裡的過程，如傷寒直中、瘟疫暴發等，所以說「然其卒發者，不必治於傳」。再如，七情致病，由內而發，隨觸而動，故發病亦不以其次。提示臨床診治疾病不可拘泥於五行關係下的「逆行」、「順傳」，更要從實際出發，靈活運用。

參考經文擷萃

- 「夫百病之始生也，皆生於風雨寒暑，陰陽喜怒，飲食居處，大驚卒恐，則血氣分離，陰陽破散，經絡厥絕，脈道不通，陰陽相逆，衛氣稽留，經脈空虛，血氣不次，乃失其常。」（《靈樞・口問》）
- 「故春秋冬夏，四時陰陽，生病起於過用，此為常也。」（《素問・經脈別論》）
- 「風寒傷形，憂恐忿怒傷氣。氣傷藏，乃病藏；寒傷形，乃應形；風傷筋脈，筋脈乃應。此形氣外內之相應也。」（《靈樞・壽夭剛柔》）
- 「夫邪之生也，或生於陰，或生於陽。其生於陽者，得之風雨寒暑；其生於陰者，得之飲食居處，陰陽喜怒。」（《素問・調經論》）
- 「蒼天之氣，不得無常也。氣之不襲，是謂非常，非常則變矣……變至則病，所勝則微，所不勝則甚，因而重感於邪，則死矣。」（《素問・六節藏象論》）
- 「故天之邪氣，感則害人五藏；水穀之寒熱，感則害於六府；地之濕氣，感則害皮肉筋脈。」（《素問・陰陽應象大論》）

- 「虛邪者，八正之虛邪氣也。正邪者，身形若用力，汗出，腠理開，逢虛風，其中人也微，故莫知其情，莫見其形。」（《素問・八正神明論》）
- 「虛邪之中身也，灑淅動形。正邪之中人也微，先見於色，不知於身，若有若無，若亡若存，有形無形，莫知其情。」（《靈樞・邪氣臟腑病形》）
- 「正氣者，正風也，從一方來，非實風，又非虛風也。邪氣者，虛風之賊傷人也，其中人也深，不能自去。正風者，其中人也淺，合而自去，其氣來柔弱，不能勝真氣，故自去。」（《靈樞・刺節真邪》）
- 「癘者，有榮氣熱胕，其氣不清，故使其鼻柱壞而色敗，皮膚瘍潰，風寒客於脈而不去，名曰癘風，或名曰寒熱。」（《素問・風論》）
- 「是故怵惕思慮者則傷神，神傷則恐懼流淫而不止。因悲哀動中者，竭絕而失生。喜樂者，神憚散而不藏。愁憂者，氣閉塞而不行。盛怒者，迷惑而不治。恐懼者，神蕩憚而不收。心怵惕思慮則傷神……脾憂愁而不解則傷意……肝悲哀動中則傷魂……肺喜樂無極則傷魄……腎盛怒而不止則傷志……恐懼而不解則傷精。」（《靈樞・本神》）
- 「故悲哀愁憂則心動，心動則五藏六府皆搖。」（《靈樞・口問》）
- 「久視傷血，久臥傷氣，久坐傷肉，久立傷骨，久行傷筋，此五久勞所病也。」（《靈樞・九針論》）
- 「形樂志苦，病生於脈……形樂志樂，病生於肉……形苦志樂，病生於筋……形苦志苦，病生於咽嗌……形數驚恐，經絡不通，病生於不仁……是謂五形志也。」（《素問・血氣形志》）
- 「飲食自倍，腸胃乃傷。」（《素問・痹論》）

- 「黃帝問於少俞曰：五味入於口也，各有所走，各有所病。酸走筋，多食之，令人癃。鹹走血，多食之，令人渴。辛走氣，多食之，令人洞心。苦走骨，多食之，令人變嘔。甘走肉，多食之，令人悗心。余知其然也，不知其何由，願聞其故。少俞答曰：酸入於胃，其氣澀以收，上之兩焦，弗能出入也，不出即留於胃中，胃中和溫，則下注膀胱，膀胱之胞薄以懦，得酸則縮綣，約而不通，水道不行，故癃。陰者，積筋之所終也，故酸入而走筋矣。黃帝曰：鹹走血，多食之，令人渴，何也？少俞曰：鹹入於胃，其氣上走中焦，注於脈，則血氣走之，血與鹹相得，則凝，凝則胃中汁注之，注之則胃中竭，竭則咽路焦，故舌本乾而善渴。血脈者，中焦之道也，故鹹入而走血矣。黃帝曰：辛走氣，多食之，令人洞心，何也？少俞曰：辛入於胃，其氣走於上焦，上焦者，受氣而營諸陽者也，薑韭之氣熏之，營衛之氣，不時受之，久留心下，故洞心。辛與氣俱行，故辛入而與汗俱出。黃帝曰：苦走骨，多食之，令人變嘔，何也？少俞曰：苦入於胃，五穀之氣，皆不能勝苦，苦入下脘，三焦之道，皆閉而不通，故變嘔。齒者，胃之所終也，故苦入而走骨，故入而復出知其走骨也。黃帝曰：甘走肉，多食之，令人悗心，何也？少俞曰：甘入於胃，其氣弱小，不能上至於上焦，而與穀留於胃中者，令人柔潤者也，胃柔則緩，緩則蟲動，蟲動則令人悗心。其氣外通於肉，故甘走肉。（《靈樞．五味論》）
- 「正氣存內，邪不可干。」（《素問．刺法論》）
- 「邪之所湊，其氣必虛。」（《素問．評熱病論》）
- 「黃帝曰：五藏之中風奈何？岐伯曰：陰陽俱感，邪乃得往。」（《靈樞．邪氣臟腑病形》）
- 「故邪之所在，皆為不足。」（《靈樞．口問》）

- 「以身之虛，而逢天之虛，兩虛相感，其氣至骨，入則傷五藏，工候救之，弗能傷也，故曰天忌不可不知也。」（《素問・八正神明論》）

- 「願聞人之有不可病者，至盡天壽，雖有深憂大恐，怵惕之志，猶不能減也。甚寒大熱，不能傷也。其有不離遮罩室內，又無怵惕之恐，然不免於病者，何也，願聞其故。岐伯曰：五藏六府，邪之舍也，請言其故。五藏皆小者，少病，苦焦心，大愁憂。五藏皆大者，緩於事，難使以憂。五藏皆高者，好高舉措。五藏皆下者，好出人下。五藏皆堅者，無病。五藏皆脆者，不離於病。五藏皆端正者，和利得人心。五藏皆偏頃者，邪心而善盜，不可以為人，平反復言語也。」（《靈樞・本臟》）

- 「帝曰：病成而變何謂。岐伯曰：風成為寒熱，癉成為消中，厥成為巔疾，久風為飧泄，脈風成為癘，病之變化，不可勝數。」（《素問・脈要精微論》）

- 「黃帝問曰：何謂虛實？岐伯對曰：邪氣盛則實，精氣奪則虛。」（《素問・通評虛實論》）

- 「夫實者，氣入也；虛者，氣出也；氣實者，熱也；氣虛者，寒也。」（《素問・刺志論》）

- 「陰勝則陽病，陽勝則陰病。陽勝則熱，陰勝則寒。」（《素問・陰陽應象大論》）

- 「帝曰：經言陽虛則外寒，陰虛則內熱，陽盛則外熱，陰盛則內寒，余已聞之矣，不知其所由然也。岐伯曰：陽受氣於上焦，以溫皮膚分肉之間。今寒氣在外，則上焦不通，上焦不通，則寒氣獨留於外，故寒栗。帝曰：陰虛生內熱奈何？岐伯曰：有所勞倦，形氣衰少，穀氣不盛，上焦不行，下脘不通，胃氣熱，熱氣熏胸中，故內熱。帝曰：

陽盛生外熱奈何？岐伯曰：上焦不通利，則皮膚緻密，腠理閉塞，玄府不通，衛氣不得泄越，故外熱。帝曰：陰盛生內寒奈何？岐伯曰：厥氣上逆，寒氣積於胸中而不寫，不寫則溫氣去，寒獨留，則血凝泣，凝則脈不通，其脈盛大以濇，故中寒。」（《素問・調經論》）

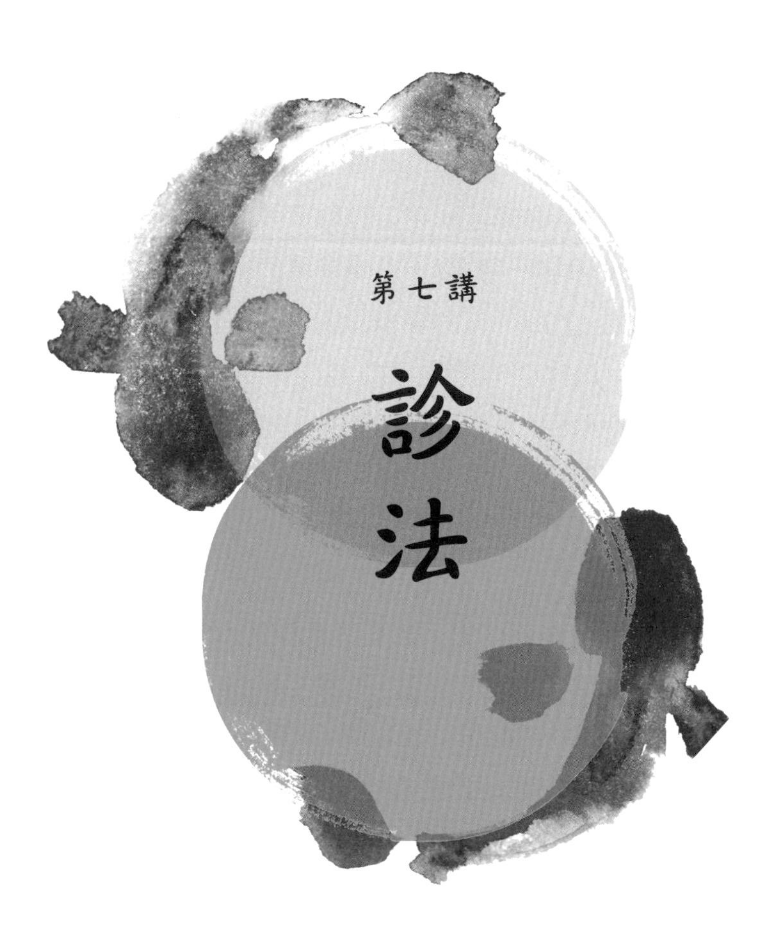

第七講

診法

學術旨要疏義

診察病情的方法包括望、聞、問、切四診，是透過感覺器官的直觀感覺，對疾病進行比較全面的觀察和瞭解。例如透過對精神、形態、五官、齒舌、膚色、毛髮、二便等的望診，可瞭解病人全身和局部的情況；透過聞診，瞭解呼吸、語言、聲音、氣息、嗅味的變化；透過問診，瞭解病人的發病經過，以及自覺症狀和生存環境、飲食等相關情況；透過切診，瞭解病人脈象、肌膚、胸腹、手足等處的變化。《內經》中診察病情的方法遍及全身上下內外，內容相當廣泛而豐富。四診方法在《內經》中大部分已被述及，其中以望、切二診內容較全面。

《內經》中的望診重在五色診和顏面分部望診以及身形動態望診，對眼和舌等官竅的察驗也有一定的記述。切診內容最為豐富，提出了診尺膚、切脈、捫按局部等多種方法。脈診，根據其切診的操作，分三部九候診法、寸口診法和人迎寸口合診法；根據其脈學理論依據，又分為運氣脈法、臟腑脈法、經絡脈法等。脈象已提出浮（毛）脈、沉（石）脈、遲脈、數脈、滑脈、澀脈、緩脈、急脈、弦脈、鉤（洪）脈、長脈、短脈、大脈、小脈、細脈、弱脈、代脈、散脈、緊脈、堅脈、橫脈、喘脈、虛脈、實脈、躁脈、靜脈等 20 餘種，還形象地描述了五臟氣絕、胃氣全無的各種「真臟脈」脈象。對脈象與時節的關係也有較深入的論述，詳細描述了四時五臟平脈、病脈、死脈的判斷標準及脈體形象。問診中既有問病史（「所始病」），也有問現症狀（「所方病」），重視瞭解病人的生活環境、精神狀態和病人的喜惡（「臨病人問所便」）。聞診涉及聽聲音和嗅氣味兩方面，但內容較少，且散在。

《內經》四診的理論根據，是建立在整體觀念基礎上的。即從研究人體內外各部分之間在病理上的聯繫，以及其與外環境之間的關係出發，來把握人體內部的變化規律。人體的外部表徵和內部變化是密切聯繫的，所謂「有諸內必形諸外」，因此《內經》提出用「以我知彼，以表知裡」（《素問・陰陽應象大論》）的方法去認識人體內部的病變。所謂「以我知彼」，即是以常測變，「以表知裡」，即是從外知內。它要求醫生在臨證時，要按照正常人的生理標準去衡量病人的情況，透過對比鑒別，去發現微小的變化。同時，透過觀察瞭解病人表現於外的各種病理表像，根據它們之間的內在聯繫，去分析認識人體內部病理變化。《內經》從人體陰陽內外相互聯繫的整體觀念出發，認為有素養的醫生，能對各種臨床表現加以綜合考察，並運用陰陽理論進行歸納分析，洞察病情像清水明鏡反映物體形象那樣真切，所謂「合而察之，切而驗之，見而得之，若清水明鏡之不失其形也」（《靈樞・外揣》）。

分析病情的方法，則是運用中醫理論進行抽象思辨，把四診所獲得的感性材料進行理性的思維加工，透過現象把握疾病的本質，對疾病做出正確的判斷。《內經》在討論分析病情的方法時強調「切脈動靜，而視精明，察五色，觀五臟有餘不足，六腑強弱，形之盛衰，以此參伍，決生死之分」（《素問・脈要精微論》）。所謂「參伍」，是指對四診所得進行歸納分析，比較印證，從而瞭解疾病機轉以及預後好壞。《內經》認為必須「四診合參」才能正確辨證，避免發生錯誤，所謂「能合色脈，可以萬全」（《素問・五臟生成》），「見其色，知其病，命曰明；按其脈，知其病，命曰神：問其病，知其處，命曰工……故知一則為工，知二則為神，知三則神且明矣」（《靈樞・邪氣臟腑病形》），「卒持寸口，何病能中，妄言作名，為粗所窮」（《素問・徵四失論》）。

以「天人相應」的整體觀為指導，根據人體與外在環境之間的關係，《內經》認為時空環境因素對人體的影響，決定了疾病的發生、發展，分析病情時必須結合時令季節，氣候變化進行考察，才能對疾病的機轉做出正確的判斷。所謂「無失天信，無逆氣宜」（《素問・六元正紀大論》）。例如《素問・玉機真臟論》說：「於春夏而脈沉澀，秋冬而脈浮大，命曰逆四時也。」春夏陽旺而脈反見沉澀，秋冬陰盛而脈反見浮大，說明人體與外界氣候不相適應，內外環境不能保持統一協調，會導致難治之證。所以《內經》明確指出：「得一之情，以知死生」（《素問・脈要精微論》），只有掌握人與外在環境相互統一協調的情況，才能瞭解疾病預後的好壞，這是《內經》在診法上的一個顯著特點。下面我們重點選讀部分篇段，以觀大概。

代表經文注析

診脈獨取寸口的原理及診病的注意事項

原文

帝曰：氣口[1]何以獨為五藏主？岐伯曰：胃者，水穀之海，六府之大源也。五味入口，藏於胃，以養五藏氣，氣口亦太陰也。是以五藏六府之氣味，皆出於胃，變見於氣口[2]。故五氣入鼻，藏於心肺，心肺有病，而鼻為之不利也。

凡治病必察其下[3]，適其脈，觀其志意，與其病也。拘於鬼神者，不可與言至德[4]；惡於針石者，不可與言至巧[5]；病不許治者，

病必不治，治之無功矣。（《素問・五臟別論》）

注釋

1. **氣口**：指兩手橈骨頭內側橈動脈的診脈部位。又稱脈口、寸口，張介賓注：「氣口之義，其名有三：手太陰肺，肺經脈也，肺主氣，氣之盛衰見於此，故曰氣口；肺朝百脈，脈之大會聚於此，故曰脈口；脈出太淵，其長一寸九分。故曰寸口。是名雖三，其實則一耳。」
2. **變見於氣口**：見，同「現」，表現的意思。指臟腑氣血的變化可以在氣口部位表現出來。
3. **必察其下**：下，《太素》作「上下」。楊上善注：「療病之要，必須上察人迎，下診寸口，適於脈候，又觀志意有無，無志意者，不可為至。」
4. **至德**：至，極、最的意思。至德，指科學的醫學理論。
5. **至巧**：巧，技巧、技術。指高超的醫療技術。

解析

本段論述了診脈獨取寸口的原理及診病的注意事項。

獨取寸口脈診察臟腑疾病的機制在於：①因氣口的部位是手太陰肺經所過的動脈，肺主氣，所謂「諸氣者，皆屬於肺」，肺又為諸臟之長，主治節，即透過肺的宣發肅降，使全身的五臟六腑得以充養，生理功能得以治理調節。②肺朝百脈，脈會太淵。全身的大經小絡中的氣血都要彙聚於肺，然後敷布周身，所以全身各部的血脈都要直接或間接與肺相聯繫；而各臟腑的盛衰情況，也必然在肺經上有所反映，所以在氣口的部位可以診斷全身，以及經脈、五臟六腑的氣血盛衰情況。③脈以胃氣為本，有胃氣則生，無胃氣則死，胃氣失常則病，氣口可以反映脈之胃氣情況，這是因為手太陰肺的經脈起於中焦，下絡大腸，還循胃口，上膈屬肺，十二經氣血的運行起於肺終於肺，所以脈之胃氣的盛衰以及有無胃氣，在氣口部位可以很好地反映出來。

經文還強調了全面診察的重要性：「凡治病，必察其下，適其脈，觀其志意，與其病也。」除診脈之外，還應觀察周身上下症狀、體徵以及病人的精神情志變化等。醫生全面診察是對疾病做出正確診斷的基礎，也是治療疾病的前提。經文特別告誡不可拘於鬼神，要破除迷信，相信科學，患者要積極接受治療，運用醫學科學的方法是治癒疾病的唯一途徑。這些觀點對於當今臨床仍然有著重要意義。

經文「觀其志意」，即瞭解患者的精神意志，有兩方面的診斷與治療意義：一是從精神意志是否聰慧，可辨別五臟精氣的盛衰，判斷預後吉凶。《素問·移精變氣論》云:「得神者昌，失神者亡。」《靈樞·本神》也說：「凡刺之法，先必本於神」。二是瞭解病家是否相信醫學科學和醫生，以便接受並積極配合治療，若「拘於鬼神」、「惡於針石」、「病不許治」，則是不利於疾病治療的精神意志因素。

「心肺有病，而鼻為之不利」，是以「五氣入鼻藏於心肺」為基礎而提出的臨床表現和診斷要點。心肺居上焦胸中，五氣由鼻而入，先藏於心肺，然後由心主之血脈、肺主之宣發佈於周身。若二臟有病，受納清氣功能不足，不僅會出現胸悶、短氣等症狀，且可表現為「鼻不利」。其症狀或表現為呼吸不暢，或為嗅覺失靈。

診病的原則與方法

原文

黃帝問曰：診法何如？岐伯對曰：診法常以平旦[1]，陰氣未動，陽氣未散[2]，飲食未進，經脈未盛，絡脈調勻，氣血未亂，故乃可診有過[3]之脈。

切脈動靜，而視精明[4]，察五色，觀五藏有餘不足，六府強弱，形之盛衰，以此參伍[5]，決死生之分[6]。（《素問・脈要精微論》）

注釋

1. **平旦**：清晨太陽剛出地平線時。
2. **陰氣未動，陽氣未散**：動，擾動；散，耗散。此二句可作互文理解。因清晨時分，人們醒而未起，陰陽之氣均處於相對平靜狀態。
3. **過**：過錯，在此引申為病變。
4. **精明**：指眼睛。視精明，觀察眼睛的眼神、視力強弱及瞳子、黑眼、白眼、眼瞼等部位的各種情況。
5. **參伍**：以多種事物彼此參驗互證。張介賓：「參伍之義，以三相較謂之參，以五相類謂之伍。蓋彼此反觀，異同互論，而必欲搜其隱微之謂。」
6. **決死生之分**：決，判決、判斷；死生，言預後的吉凶；分，分別，區別。

解析

本段指出診病的原則有二：一是診斷的時間以平旦為宜；二是多種

診法合參。

平旦是診病，特別是切脈的最佳時間，因為經過一夜的休息，人體內陰陽氣血正處於相對平靜的狀態，並且尚未進食和運動，則外界的干擾亦被排除，所以有病的脈象最容易被診察出來。其實質是診病必須保持「靜」，以使病人氣血不受其他因素干擾而相對平靜，加以環境的安靜，這樣才便於分辨出病脈。對平旦診脈的時間規定不必拘泥，而只宜守其法度。臨床上不可能對每個患者均採用平旦診脈法，但應盡可能讓病人處於相對安靜的狀態，排除內、外環境對脈象的干擾，使脈象能反映病人的真實情況。臨床上有許多檢查疾病的方法亦常選擇清晨空腹時進行，如基礎體溫、血脂、血糖、肝功能、基礎代謝等，其道理是相同的。

多種診法合參，是《內經》診法學的一貫思想。切脈、察神、望色，以及審察臟腑的強弱和形體的盛衰，多法並用，彼此相參互證，才能全面把握病情，正確判斷病勢及預後的吉凶。經文提綱挈領地歸納了診法的諸多內容：切脈、視精明、察五色、觀五臟六腑之強弱及形之盛衰等。以本節內容為綱領，下文圍繞著這幾方面展開論述，具體地說明如何透過望聞問切等方法達到「以此參伍，決死生之分」的目的。

切脈、察色、聞聲、觀形診病法

原文

夫脈者，血之府也。長則氣治[1]，短則氣病[2]，數則煩心[3]，大則病進[4]，上盛則氣高，下盛則氣脹[5]，代則氣衰，細則氣少[6]，澀則心痛[7]，渾渾革至如湧泉，病進而色弊[8]，綿綿其去如弦絕[9]，死。

夫精明五色者，氣之華[10]也。赤欲如白裹朱，不欲如赭[11]；

白欲如鵝羽，不欲如鹽[12]；青欲如蒼壁之澤，不欲如藍[13]；黃欲如羅裹雄黃[14]，不欲如黃土；黑欲如重漆色[15]，不欲如地蒼[16]。五色精微象見矣，其壽不久也[17]。夫精明者，所以視萬物，別白黑，審短長。以長為短，以白為黑，如是則精衰矣。

五藏者，中之守[18]也，中盛藏滿，氣勝傷恐者，聲如從室中言，是中氣之濕也[19]。言而微，終日乃復言者，此奪氣也[20]。衣被不斂，言語善惡不避親疏者，此神明之亂也[21]。倉廩不藏者，是門戶不要也[22]。水泉不止者，是膀胱不藏也[23]。得守者生，失守者死[24]。

夫五藏者，身之強也[25]。頭者，精明之府[26]，頭傾視深，精神將奪矣[27]；背者，胸中之府，背曲肩隨，府將壞矣[28]；腰者，腎之府，轉搖不能，腎將憊矣[29]；膝者，筋之府，屈伸不能，行則僂附，筋將憊矣[30]；骨者，髓之府，不能久立，行則振掉[31]，骨將憊矣。得強則生，失強則死[32]。（《素問・脈要精微論》）

注釋

1. **長則氣治**：長，指脈體應指而長，超越本位。治：正常；氣治，氣血平和正常。
2. **短則氣病**：短，指脈體應指而短，不及本位；氣病，氣血有病變的脈象。如氣滯、血凝，其脈短澀；氣血不足，其脈短而細弱。
3. **數則煩心**：數脈為熱，無論實熱或虛熱，熱甚則心煩不安，故見數脈者大多兼有心煩症狀。
4. **大則病進**：大，脈象滿指而大；病進，病情在繼續發展。實證見大脈，說明邪正鬥爭激烈，病勢尚在發展；虛證見大脈，如《金匱要略》「脈大為勞」，說明虛證有進一步深重趨勢。
5. **上盛則氣高，下盛則氣脹**：上、下，寸口脈的前部與後部。張介賓注：「上為寸，上盛者，邪壅於上也；氣高者，喘滿之謂；關尺為下，下盛者，邪滯於下，故腹為脹滿。」又一說，上、下指人體上部的頭面部動脈及下部的足背部的動脈，詳見《素問・三部九候論》。

6. **代則氣衰，細則氣少：**代，代脈，脈來緩弱而有規則的間歇，主臟氣衰弱。《靈樞·根結》指出：「五十動而不一代者，五藏皆受氣；四十動一代者，一藏無氣；三十動一代者，二藏無氣；二十動一代者，三藏無氣；十動一代者，四藏無氣；不滿十動一代者，五藏無氣。」細，細脈，脈形細如絲狀，主諸虛勞損，氣血虛少。

7. **澀則心痛：**澀，澀脈，脈來艱澀不滑利，主氣血虛少或氣滯血瘀。心痛多因心血不足或心血瘀阻，故見澀脈，然澀脈並非只主心痛。

8. **渾渾革至如湧泉，病進而色弊：**渾渾，即滾滾；革，急也。《甲乙經》、《脈經》均作「渾渾革革，至如湧泉」，即脈來滾滾而急，如泉水般湧出，主邪氣亢盛，病情危重。弊，敗壞。色弊，氣色敗壞。

9. **綿綿其去如弦絕：**綿綿，脈象微細，似有似無。如弦絕，是死候。

10. **氣之華：**華，外榮，五臟精氣的榮華。眼睛可反映五臟精氣之盛衰，《靈樞·大惑論》：「五臟六腑之精氣皆上注於目而為之精。」面色亦是五臟精氣之榮華的反映，《素問·五臟生成》論五色是「五藏所生之外榮也。」

11. **赤欲如白裹朱，不欲如赭：**欲，應當；白，通「帛」，帛為白色絲織物；朱，朱砂；赭，代赭石，色赤而灰暗沉滯。張介賓注：「白裹朱，隱然紅潤而不露也。」呈現出白裡透紅的明潤色澤。「如赭」則面色枯槁，夭然不澤。

12. **如鹽：**鹽，色雖白，但粗糙不潤澤。

13. **青欲如蒼璧之澤，不欲如藍：**蒼璧，青色的玉石，翠綠欲滴，明潤有光澤；藍草，可用以染布，其色藍而暗滯。

14. **羅裹雄黃：**羅，羅緞，絲織物。以羅緞包裹雄黃，亦呈現出黃而明潤之光澤。

15. **重漆色：**重，重複，反復。漆器之黑而油亮乃重複上漆之故，以重漆色比喻黑而亮澤。

16. **地蒼：**地上的塵土，枯暗不澤。

17. **五色精微象見矣，其壽不久也：**五色精微，言五臟精微之氣；象，敗象，五臟精微之氣應含藏不露，今顯露於外，是為敗象。見，同「現」，表現。五臟精微之氣顯露在外，則患者的壽命已不長久，屬死候。

18. **中之守：**中，體內；守，職守。五臟居於體內，各司其職守。

19. **中盛藏滿，氣勝傷恐者，聲如從室中言，是中氣之濕也：**中盛藏滿，指腹中邪盛，臟氣脹滿；氣勝，氣機壅盛；傷恐，善傷於恐；聲如從室中言，指言語聲重濁不清；中氣之濕，謂中焦之氣為濕邪所困，使氣機上下交通受阻，故出現上述諸症。

20. **言而微，終日乃復言者，此奪氣也**：言語聲低微無力，且話語重複，屬「鄭聲」，為虛證；奪氣，肺氣劫奪，肺臟功能失守的表現。

21. **衣被不斂，言語善惡不避親疏者，此神明之亂也**：吳昆注：「衣被不斂，去其衣被，無有羞惡也。言語善惡不避親疏，雖親亦罵詈也，此神明內亂所為。」為心神失守的表現。

22. **倉廩不藏者，是門戶不要也**：倉廩，貯藏糧食的倉庫，在此指脾胃運化水穀的功能；不藏，言功能失守；門戶不要，張介賓注：「要，約束也：幽門、闌門、魄門皆倉廩之門戶，門戶不能固，則腸胃不能藏，所以泄利不禁，脾藏之失守也。」言脾胃運化失司，魄門失去約束，泄瀉不止。

23. **水泉不止者，是膀胱不藏也**：水泉不止，指小便不禁；膀胱不藏，張介賓注：「膀胱與腎為表裡，所以藏津液。水泉不止而遺溲失禁，腎藏失守也。」

24. **得守者生，失守者死**：五臟職守得以維護的，則有生機；五臟職守失司，不得維持的，則預後兇險。

25. **五藏者，身之強也**：身，形體。五臟是形體強壯的基礎。張介賓注：「此下言形氣之不守而內應乎五藏也，藏氣充則形體強，故五藏為身之強也。」

26. **頭者，精明之府**：精明之府，精氣神明之府。頭有五官七竅，其生理功能皆五臟精氣所化，故頭為精明之府。

27. **頭傾視深，精神將奪矣**：頭傾，頭低垂不能舉；視深，目光深陷無神。兩者皆為五臟精氣與神氣虛竭欲脫之象，故曰精神將奪，奪，脫也。

28. **背者，胸中之府，背曲肩隨，府將壞矣**：背部為五臟腧穴所在，而內系五臟，故為胸中之府。張志聰注：「心肺居於胸中，而腧在肩背，故背為胸中之府。」曲，彎曲；隨，垂。背曲不能伸，肩隨不能舉，是臟氣精微不能營於肩背、心肺敗壞之象。

29. **腰者，腎之府，轉搖不能，腎將憊矣**：腎之府，腎位於腰中，故腰為腎之府。轉，旋轉；搖，擺動、搖動；憊，衰憊、敗壞。若腰部活動失靈，多為腎中精氣衰憊，不能充養腰府所致。

30. **膝者，筋之府，屈伸不能，行則僂附，筋將憊矣**：筋之府，言膝是筋脈彙聚之所。僂，傴僂，即形體屈曲不伸，不能挺立；附，依附，因形體傴僂，須依附拐杖之類以行步。憊，衰憊，敗壞；肝主筋，言筋將衰憊，實指肝之精氣衰憊。

31. **行則振掉**：掉，搖；振掉，震顫動搖不穩。這是腎主骨生髓功能減退，腎氣衰憊所致。

32. 得強則生，失強則死：得強，形體強健，說明五臟精氣旺盛，雖病，預後良好，故生；失強，形體敗壞，提示臟腑精氣虛憊，預後極差，故曰死。

解析

本節承上文「以此參伍」之意，進一步介紹有關診法的原理及應用。

(1)

「脈者，血之府也」、「精明五色者，氣之華也」、「五藏者，中之守也」、「五藏者，身之強也」，分別為切脈、望五色、察眼神、聞聲音、問病狀和望形態提供了充分的理論依據。無論是多種脈象主病，還是五色之欲與不欲，以及五臟失守、失強的各種表現，皆為診法之範例，至今仍有較高的參考價值。

由於脈為氣血的藏聚流通之處，所以脈象的變化可反映氣血的病變。經文主要從脈象的動靜變化來判斷各種不同的病變。從脈體應指部位的長短可以了解氣血的運行正常與否；從脈的頻率速度可以得知其熱而煩心的程度；從脈體的大小可以掌握病勢發展的情況；從脈的前後分部以知病位的上下；從脈的節律可以判斷臟氣的正常與衰敗；從脈形的粗細可觀察病證的虛實；從脈的滑利艱澀可了解氣血的運行情況。經文對危重、臨終的脈象亦有描述，「渾渾革至如湧泉」、「綿綿其去如弦絕」等，這兩種脈象在《內經》中均屬真臟脈，說明五臟真氣敗露，胃氣衰敗，再參以「色弊」，則診斷為死候無疑。這些內容都緊密地聯繫臨床，故為中醫脈診的重要理論淵源。

目之精光神氣和顏面五色，是臟腑精氣榮華於外，且易於診察，故望色為臨證所常用。經文詳細地舉例各種事物的顏色，形象化地提示瞭望面色中的要領：凡色診，明潤含蓄，有光澤的面色均提示五臟精氣未衰，胃氣未敗，疾病預後尚佳，可稱為「胃氣色」；反之，夭然不澤、枯暗晦滯的面色則提示臟腑精氣衰敗，胃氣欲竭，預後兇險，稱為「真臟色」。學習時可結合《素問．五臟生成》篇中有關診面色的論述，可加深理解。望眼睛也是望診的內容之一，眼睛的視覺功能是五臟精氣盛衰的反映，望目之神氣、視覺變化、目之各個部位的異常等情況，可以瞭解五臟不同的病理變化。本節著重論述的是視覺的異常改變，是五臟精氣衰竭的表現。

察五臟得守與失守，可透過望、聞、問診瞭解其病證表現：聲音重濁，系中氣為濕邪所困，為脾失守；聲低息微，言不接續，系氣被劫奪，為肺失守；不知羞恥，罵詈不避親疏，系神明之亂，為心失守；泄利不禁，門戶不固，系腸胃失調，為脾失守；小便失禁，系膀胱失約，為腎失守。經文提出五臟「得守者生，失守者死」的論斷，以強調五臟及其所藏的精、氣、神的重要性。正如《靈樞．本神》所指出的「五藏主藏精者也，不可傷，傷則失守而陰虛，陰虛則無氣，無氣則死矣」。

察五臟得強與失強，可審身體的頭、胸、腰、膝、脛（骨）、「五府」、「形之盛衰」以瞭解五臟精氣的盛衰：頭顱內藏腦髓，外通七竅，若頭低垂不舉，目陷無光，耳閉失聰，則五臟精氣已衰，神氣將失；胸背內藏心肺，若背曲肩垂，為心肺精氣衰敗、不能上營肩背之象。腰部為腎所居，腰痛轉側困難，為腎氣敗壞之徵；肝主筋，膝為諸筋所聚，膝關節屈伸不利，走路彎腰扶物，為肝氣敗壞之徵；骨中藏髓，不耐久立，行則搖擺，為骨氣敗傷、腎臟失強之徵。這些僅是望形態內容的舉例而已，揭示中醫的診法是根據藏象表裡相應的理論，從表知裡，以判斷五臟六腑的病變及其預後。

(2)

關於「頭者，精明之府」句，近人多以精氣神明之府作解，並據此推出《內經》的腦主神明說。這種觀點既不合《內經》之旨，也與古代諸注家的意見相殊。《內經》中「精明」一稱凡四見，本篇有三，「視精明」為首見，「精明五色」為二見，本句「精明之府」為三見，第四見載於《靈樞·大惑論》的「是故，瞳子黑眼法於陰，白眼赤脈法於陽也，故陰陽合傳而精明也」句中。諸「精明」皆指目睛，本句也不當例外。《靈樞·大惑論》還特別強調指出：「目者，五臟六腑之精也，營衛魂魄之所常營也，神氣之所生也。」故本篇謂「精神將奪」的證候僅言「頭傾視深」，全未涉及神志之亂。因此，「精明之府」不能與神明之府等同，對此，古代注家已有明鑒。明代吳昆注：「六陽清氣上升於頭，故頭為精明之府。蓋七竅皆以神用，故同謂之精明。」明代張介賓注：「五臟六腑之精氣皆上升於頭，以成七竅之用，故頭為精明之府。」清代高世栻注：「人身精氣上會於頭，神明上出於目，故頭者，精明之府。若頭傾視深，則精氣神明不上行於頭，而精神將奪矣。」諸注多以臟腑精氣上注七竅為解，精明又為七竅的代表，所以精明之府實即七竅之府。

四時脈法

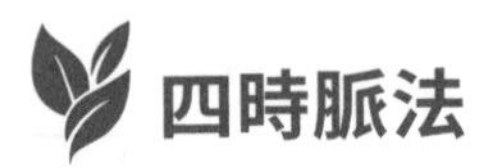

原文

帝曰：脈其四時動柰何？知病之所在柰何？知病之所變柰何？知病乍在內柰何？知病乍在外柰何？請問此五者，可得聞乎？岐伯曰：請言其與天運轉大也[1]！萬物之外，六合[2]之內，天地之變，陰陽之應，彼春之暖，為夏之暑，彼秋之忿[3]，為冬之怒[4]，四變之動，脈與之上下[5]，以春應中規[6]，夏應中矩[7]，秋應中衡[8]，冬應中權[9]。是故冬至四十五日，陽氣微上，陰氣微下；夏至四十五日，陰氣微上，陽氣微下[10]。陰陽有時，與脈為期，期而相失，知脈所分[11]，分之有期，故知死時[12]。微妙在脈，不可不察，察之有紀，從陰陽始，始之有經，從五行生，生之有度，四時為宜[13]，補寫勿失，與天地如一，得一之情，以知死生[14]。是故聲合五音[15]，色合五行，脈合陰陽[16]。

是知陰盛則夢涉大水恐懼，陽盛則夢大火燔灼，陰陽俱盛則夢相殺毀傷，上盛則夢飛，下盛則夢墮；甚飽則夢予，甚饑則夢取，肝氣盛則夢怒，肺氣盛則夢哭；短蟲[17]多則夢聚眾，長蟲[18]多則夢相擊毀傷。

是故持脈有道，虛靜為保[19]。春日浮，如魚之遊在波；夏日在膚，泛泛乎萬物有餘；秋日下膚，蟄蟲將去[20]；冬日在骨，蟄蟲周密[21]，君子居室[22]。故曰：知內者按而紀之，知外者終而始之[23]。此六者[24]，持脈之大法。（《素問・脈要精微論》）

注釋

1. **其與天運轉大也**：高世栻：「人之陰陽升降，如一運之環轉廣大，故曰請言其與天運轉大也。」
2. **六合**：此指上下及東南西北四方。
3. **忿**：王冰：「忿，一為急。言秋氣勁急也。」
4. **怒**：王冰：「秋仇為冬怒，言陰少而之壯也。」此喻冬寒凜冽。
5. **四變之動，脈與之上下**：四變之動，指春夏秋冬四季的變動；上下指脈象的浮沉。張介賓注：「春生夏長，秋收冬藏，是即陰陽四變之動。」
6. **春應中規**：規，作圓之器，如圓規。形容春季脈象圓滑之象。
7. **夏應中矩**：矩：作方之器，如矩尺。形容夏季脈象方盛之象。
8. **秋應中衡**：衡，秤桿。秋季脈象如秤桿，不上不下，平衡於中。
9. **冬應中權**：權，秤錘。形容冬季脈象如秤錘下沉於裡。

10. **是故冬至四十五日，陽氣微上，陽氣微下；夏至四十五日，陰氣微上，陽氣微下**：張介賓：「冬至一陽生，故冬至後四十五日以至立春，陽氣以漸而微上，陽微上則陰微下矣；夏至一陰生，故夏至後四十五日以至立秋，陰氣以漸而微上，陰微上而陽微下矣。此所謂陰陽有時也。」
11. **期而相失，知脈所分**：是指四時脈象與上述規矩衡權的法度不相適應，據此而知脈所分屬的臟腑病變。張介賓：「期而相失者，謂春規，夏矩，秋衡，冬權，不合於度也。知脈所分者，謂五臟之脈，各有所屬也。」
12. **分之有期，故知死時**：是根據五臟四時之氣的旺衰規律推求，可以知死生之時，如《素問．臟氣法時論》：「病在肝，愈於夏，夏不愈，甚於秋，秋不死，持於冬，起於春。」
13. **察之有紀，從陰陽始，始之有經，從五行生，生之有度，四時為宜**：經、紀、度三字意思相同，綱領為紀，規範為經，標準為度。從陰陽始，即《素問．陰陽應象大論》「陰陽者……萬物之綱紀」、「察色按脈先別陰陽」之意。從五行生，生與始的意思相同。五行代表五臟，言在脈分陰陽的基礎上，還需再分五臟。四時為宜，脈以應四時為安。
14. **補寫勿失，與天地如一，得一之情，以知死生**：補瀉勿失，與天地如一，謂虛則補之，實則瀉之，才能適應自然的變化規律；得一之情，以知死生，謂根據人與自然界相應如一的變化情況，如下文脈是否應陰陽、色是否合五行等，以判斷死生。
15. **聲合五音**：聲，即呼、笑、歌、哭、呻五聲；音即宮、商、角、徵、羽五音。言五聲要和自然界的五音相應。
16. **色合五行，脈合陰陽**：言五臟之色，以應五行之色；脈之浮沉以應四時陰陽之氣。王冰：「色見青黃赤白黑，故合五行，脈彰寒暑之休王，故合陰陽之氣也。」
17. **短蟲**：蟯蟲，《說文》：「蟯，腹中短蟲也。」
18. **長蟲**：即蛔蟲。
19. **虛靜為保**：虛，無欲也；靜，寧也，指思想與形體均需安靜；保，丹波元簡曰：「蓋保、葆、寶，古通用。」意謂虛靜是診脈時醫生應持的狀態。
20. **蟄蟲將去**：蟄蟲指藏伏土中越冬之蟲。吳昆：「秋日陽氣下降，故脈來下於肌膚，像蟄蟲將去之象也。」
21. **蟄蟲周密**：李中梓：「冬令閉藏，沉伏在骨，如蟄蟲畏寒，深居密處。」
22. **君子居室**：這裡的君子，指掌握養生之道的人。謂冬脈沉伏，如君子畏寒深居於室內。
23. **知內者按而紀之，知外者終而始之**：內，指內臟；外，指經脈。張介賓注：「氣，藏象有位，故可按而紀之；外言經氣，經脈有序，故可終而始之。」

24. 六者：指上文春、夏、秋、冬、內、外六種脈象或脈法。

解析

本段重點論述了四時脈象，再次強調指出了脈診的大法。

經文先從天人相應整體觀的大背景出發，闡述了脈應陰陽四時的道理，形象地描述了四時脈氣的動象。人生活在自然界之中，不但依賴自然界所提供的物質而生存，而且「天地之變，陰陽之應，彼春之暖，為夏之暑，彼秋之忿，為冬之怒」等自然界的各種變化，對人體有著十分重要的影響，脈象搏動是人體生理活動的表現之一，同樣要受自然界的影響。這就是脈應四時的理論基礎。人在「與天運轉」過程中，其生命節律會與宇宙節律達到某些近似或一致。自然界陰陽四時的變化是有一定規律的，一年之中陰陽二氣的消長決定了春溫、夏熱、秋涼、冬寒的變化，受此影響，人的脈象也隨季節更迭而有春天圓滑、夏天方大、秋天浮毛、冬天沉石的不同。冬至和夏至是陰陽消長的兩個轉捩點，冬至一陽生，冬至後四十五日以至立春，陽氣漸長，陰氣漸消；夏至一陰生，夏至後四十五日以至立秋，陰氣漸長，陽氣漸消。陰陽消長，四季更迭，循環往復，年年如此。脈象規矩衡權，相期而至，是為正常，否則為病、為死，並可依此週期推斷病死之時。在診脈時要認識到四時氣候對脈象的影響，把脈診和望五色、聞五音等相互「參伍」，才能全面把握病情，所以經文指出「聲合五音，色合五行，脈合陰陽」，只有把聲音、五色、脈搏變化都與自然界的陰陽五行變化規律結合起來，才能「以知死生」。

經文強調指出「持脈有道，虛靜為保」，醫生診脈要做到虛心靜慮，這樣才能全神貫注，從微妙的脈象變化之中找出病脈，就能正確地瞭解病情，集中精力遣方用藥，故將「虛靜」作為醫生診脈時應持的最佳精神狀態。經文「春日浮」、「冬日在骨」等句，不能僅從脈應四時去理解。這是在論述應四時的前提下，提出如何判斷四時不同的脈象，用多大的指力，著力的深淺度，講診脈方法。具體而言，春脈浮，顯現部位淺表，診脈時應輕取，指力不宜過重，能感受到脈浮於皮膚，有滑利之象；夏日泛泛有餘，即要用中等指力取脈，因脈在膚，較春日在「波」稍深，則可感受脈來洪大有餘的脈象；秋日「下膚」，診脈時要輕輕深按，才能正確體會秋脈如「蟄蟲將去」之象；冬脈部位最深，非深按之不得，故須重按至骨乃得。部位在內的須重按之；病位在經絡者，始用浮取法，終用沉取法，浮沉相比較，才能得知病在外否。總之，春、夏、秋、冬、內、外這六個方面，是診脈的重要法則，作為醫生必須掌握。

夢境與疾病究竟有何關係，這是為古今中外學者所關注且又爭論頗多的問題。《內經》跳出了「夢是鬼神作祟」的圈子，把夢與人的生理病理狀態緊密地聯繫起來，作為對不同病證診斷的方法，依據患者所產生的不同夢境，推測其陰陽臟腑氣血的盛衰狀態。夢境是大腦在睡眠時對外界事物刺激的一種再現，同機體任何機能活動一樣，夢也受體內臟腑經絡、氣血陰陽的盛衰變化影響，不同的內在變化就會產生相應的不同的機能活動，進而出現不同的夢境。診斷可運用類比方法：如：水屬陰，所以陰盛可夢見大水；火為陽，所以陽盛可夢見大火燃燒；陰陽俱盛，互相爭鬥制約力加強，故夢見互相廝殺之狀。還可根據不同病位元所在臟腑組織的生理特徵歸類，如肝「在志為怒」，所以「肝氣盛則夢怒」；肺「在志為悲」，故「肺氣盛則夢哭」等；此外，「夢飛」、「夢墮」、「夢取」、「夢予」等，都是結合機體內在陰陽盛衰變化去認識的，體現了唯物論的觀點。

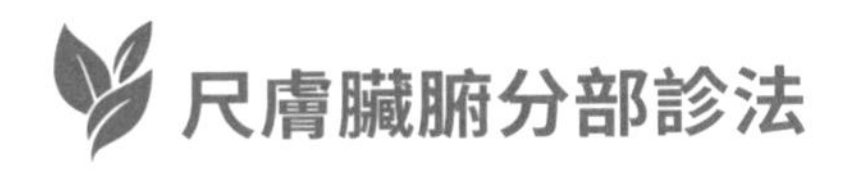

尺膚臟腑分部診法

原文

尺內[1]兩傍，則季脅[2]也，尺外[3]以候腎，尺裡[4]以候腹。中附上[5]，左外以候肝，內以候鬲；右外以候胃，內以候脾。上附上[5]，右外以候肺，內以候胸中；左外以候心，內以候膻中。前以候前，後以候後。上竟上[6]者，胸喉中事也；下竟下[6]者，少腹腰股膝脛足中事也。（《素問・脈要精微論》）

注釋

1. **尺內**：謂尺澤之內，即尺膚。在前臂內側自肘至腕的皮膚。
2. **季脅**：胸肋之下部，又名軟肋。
3. **尺外**：尺部外側，即拇指側。
4. **尺裡**：尺部內側，即小指側。
5. **中附上、上附上**：從尺澤至魚際的皮膚分為三段：中即中段，上即上段，上文尺外、尺裡為下段。
6. **上竟上，下竟下**：竟，盡也。上竟上，即盡於腕部，下竟下，即盡於尺部。

解析

本段論述了尺膚診的內容。

從腕至尺澤的內側皮膚稱為尺膚，透過診察尺膚的不同部位可以分候臟腑和全身。尺膚診亦同中醫診法中舌診、脈診、色診一樣，是人體

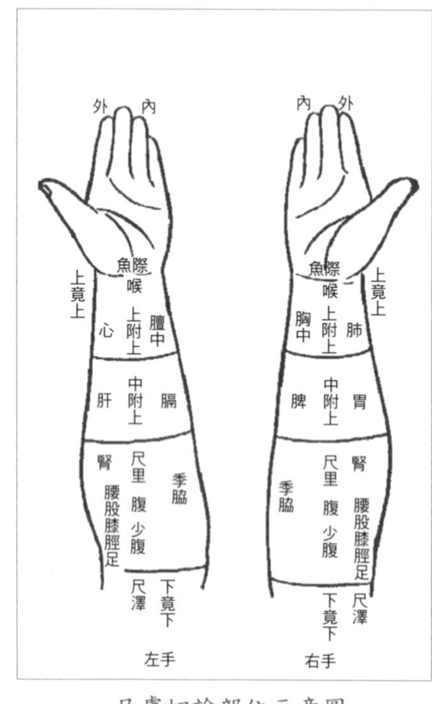

尺膚切診部位示意圖

內部臟腑資訊變化的視窗，是中國古代常用的診法。方法是將尺膚分為三個部分，五臟六腑各有分部，主要診察尺膚的寒熱、滑澀及絡脈色澤，以診疾病的寒熱、津液的盈虧及氣血的盛衰。具體分部可見圖。從尺膚診可以瞭解全身的情況。《內經》中有關尺膚診的記載有多處，除本篇外，尚見於《素問．平人氣象論》、《靈樞．邪氣臟腑病形》和《靈樞．論疾診尺》等篇。目前，尺膚診在臨床已甚少應用，但對某些病證特別是溫熱病，仍有一定的臨床價值，值得進一步發掘和研究。

調息察脈和辨別平脈、病脈、死脈的基本方法

原文

黃帝問曰：平人何如？岐伯對曰：人一呼脈再動，一吸脈亦再動，呼吸定息[1]脈五動，閏以太息[2]，命曰平人。平人者，不病也。常以不病調[3]病人，醫不病，故為病人平息[4]以調之為法。

人一呼脈一動，一吸脈一動，曰少氣。人一呼脈三動，一吸脈三動而躁，尺熱曰病溫，尺不熱脈滑曰病風，脈澀曰痹。人一呼脈四動以上曰死，脈絕不至曰死，乍疏乍數曰死。（《素問．平人氣象論》）

注釋

1. **定息**：氣出為呼，氣入為吸，一呼一吸稱為一息，一息之餘稱為定息。
2. **閏以太息**：閏，有餘的意思，這裡指脈搏多跳一次，太息，一息的時間較長。
3. **調**：這裡是衡量的意思。
4. **平息**：均勻呼吸。

解析

本段論述了調息察脈至數和辨別平脈、病脈、死脈的基本方法。還介紹了按尺膚和診脈相結合的方法來鑒別溫病、風病、痹病。

本節論述了調息察脈，並以此來辨別正常脈象、病理脈象、死亡脈象的基本方法與主病意義。所謂「以不病調病人」，雖說是限於當時歷史條件的一種方法，但是在今天仍然可以借用，而且它的主要意義還在於揭示出了中醫學「以我知彼」和「知常達變」的方法論。即首先要掌握正常的生理現象與規律，才能通曉異常的病理現象和規律。以正常的為標準，去衡量異常的，兩相對比分析，從而把握疾病的變化和本質，這是中醫學最基本的方法。其實，西醫學診斷疾病絕大多數情況下，也是以各種檢查、化驗的正常資料為標準，再根據病變資料的升高或降低來確診疾病的，從方法學的意義上講如出一轍。尤其需要指出的是，本節確認正常人呼吸與脈搏的比例是 1：4，從今天生理學的標準，正常人每分鐘呼吸 18 次左右、心率 72 次左右來看，無疑是正確的。而呼吸一次脈來僅有 2 次或 8 次以上，或者忽然很慢、忽然又很快，又與西醫學各種心律失常的病變頗多相似。《內經》早在二千多年前就能有如此科學的認識，確實了不起。

脈以胃氣為本的意義，以及虛裡的診法

原文

平人之常氣[1]稟於胃，胃者，平人之常氣也，人無胃氣曰逆，逆者死[2]。春胃微弦曰平[3]，弦多胃少曰肝病，但弦無胃曰死[4]；胃而有毛曰秋病，毛甚曰今病[5]，藏真散於肝，肝藏筋膜之氣也[6]。夏胃微鉤曰平[7]，鉤多胃少曰心病，但鉤無胃曰死；胃而有石曰冬病，石甚曰今病[8]，藏真通於心，心藏血脈之氣也。長夏胃微弱曰平[9]，弱多胃少曰脾病，但代無胃曰死[10]；弱有石曰冬病，弱甚曰今病[11]，藏真濡於脾，脾藏肌肉之氣也[12]。秋胃微毛曰平，毛多胃少曰肺病，但毛無胃曰死[13]；毛而有弦曰春病，弦甚曰今病[14]，藏真高於肺，以行營衛陰陽也[15]。冬胃微石曰平，石多胃少曰腎病，但石無胃曰死[16]；石而有鉤曰夏病，鉤甚曰今病[17]，藏真下於腎，腎藏骨髓之氣也[18]。

胃之大絡，名曰虛裡[19]，貫鬲絡肺，出於左乳下，其動應衣，脈宗氣也[20]。盛喘數絕者，則病在中[21]；結而橫，有積矣[22]；絕不至，曰死[23]。乳之下，其動應衣，宗氣泄也[24]。（《素問．平人氣象論》）

注釋

1. **常氣**：正常人的脈氣，即胃氣。
2. **人無胃氣曰逆，逆者死**：張介賓注：「土得天地中和之氣，長養萬物，分王四時，而人胃應之。凡平人之常，受氣於穀，穀入於胃，五臟六腑皆以受氣，故胃為臟腑之本。此胃氣者，實平人之常氣，有不可以一刻無者，無則為逆，逆則死矣。胃氣之見於脈者，如《玉機真臟論》曰：『脈弱以滑，是有胃氣。』《終始》篇曰：『邪氣來也緊而疾，穀氣來也徐而和。』是皆胃氣之謂。大都脈代時宜無太過，無不及，自有一種雍容和緩之狀者，便是胃氣之脈。」

3. **春胃微弦曰平**：指春季脈有胃氣而略帶弦，是正常的脈。下文「夏胃微鉤」、「長夏胃微軟弱」等，義皆仿此。

4. **弦多胃少曰肝病，但弦無胃曰死**：弦多胃少，是肝木偏勝而失其沖和之氣，故為肝病。但有弦急之脈，更無沖和之氣，是失其生道，故死。下文「鉤多胃少」、「弱多胃少」及「但鉤無胃」等，義皆仿此。

5. **胃而有毛曰秋病，毛甚曰今病**：張介賓注：「毛為秋脈屬金，春時得之，是謂賊邪，以胃氣尚存，故至秋而後病。春脈毛甚，則木被金傷，故不必至秋，今即病矣。」毛，明代馬蒔《黃帝內經素問注證發微》對本條解釋為：「輕虛似浮謂之毛也。」可從。

6. **藏真散於肝，肝藏筋膜之氣**：藏真，指五臟所藏的真氣。吳昆注：「肝氣喜散，春時肝木用事，故五臟天真之氣，皆散於肝。」肝主筋，故肝藏筋膜之氣。

7. **夏胃微鉤曰平**：鉤，即洪大脈，有來盛去衰如鉤端微曲之象。張琦注：「鉤即洪也，浮盛隆起，中虛而圓滑，故曰鉤。」吳昆注：「言夏脈宜鉤，必於沖和胃氣之中脈來微鉤，是曰平調之脈。」

8. **胃而有石曰冬病，石甚曰今病**：石，即沉脈。張介賓注：「石為冬脈屬水，夏時得之，為賊邪。以胃氣尚存，故至冬而後病。夏脈石甚則無胃氣，火被水傷已深，故不必至冬，今即病矣。」

9. **長夏胃微弱曰平**：吳昆注：「軟弱脾之脈也。長夏屬土，脈宜軟弱，必於沖和胃氣之中微帶軟弱，謂之平調之脈。」

10. **但代無胃曰死**：高世栻注：「代，軟弱之極也。軟弱極而無胃氣，則曰死脈。」

11. **弱有石曰冬病，弱甚曰今病**：張介賓注：「石為冬脈屬水，長夏陽氣正盛而見沉石之脈，以火土氣衰，而水反乘也，故至冬而病。弱，當作石。長夏石甚者，火土大衰，故不必至冬，今即病矣。」

12. **藏真濡於脾，脾藏肌肉之氣也**：吳昆注：「濡，澤也。脾氣喜濡澤，長夏之時，脾土用事，故五臟真氣皆濡澤於脾。若脾之所藏，則藏肌肉之氣也。」

13. **胃微毛曰平，毛多胃少曰肺病，但毛無胃曰死**：毛，似浮脈。王冰注：「謂如物之浮，如風吹毛也。」即脈來輕虛以浮，有如按在毛上之感。吳昆注：「秋脈宜毛，必於沖和胃氣之中，脈來微毛，是曰平調之脈。毛多胃少是肺金偏勝，而失沖和之氣也，是曰肺病。但有浮毛之脈，更無沖和胃氣，是肺之真臟脈見，生道喪矣，故死。」

14. **毛而有弦曰春病，弦甚曰今病**：張介賓注：「弦為春脈屬木，秋時得之，以金氣衰而木反乘也，故至春脈旺時而病。秋脈弦甚，是金氣大衰，而木寡於畏，故不必至春，今即病矣。」

15. **藏真高於肺，以行榮衛陰陽也**：吳昆注：「肺氣喜高，秋時肺金用事，故五臟天真之氣同高於肺。肺主治節，是行營衛通陰陽，非徒清高而已。」

16. **冬胃微石曰平，石多胃少曰腎病，但石無胃曰死**：石，即沉脈。馬蒔注：「冬時腎脈必主於石，如石之沉於水也。」冬主閉藏，腎氣與之相通應，脈當有胃氣而兼微沉之象，故曰平。張介賓注：「石多胃少，是水氣偏勝反乘土也，故為腎病。但石無胃，是冬時胃氣已絕，而腎之真藏見也，故死。」

17. **石而有鉤曰夏病，鉤甚曰今病**：張介賓注：「鉤為夏脈屬火，冬時得之，以水氣衰而火反侮也，故至夏火王時而病。冬脈鉤甚，是水氣大衰而火寡於畏，故不必至夏，今即病矣。」

18. **藏真下於腎，腎藏骨髓之氣也**：下，下藏的意思。高世栻注：「蓋肝主疏泄，故曰散。心主血脈，故曰通。脾主灌溉，故曰濡。肺位居上，故曰高。腎為水藏，故曰下也。」張介賓注：「冬水用事，其氣閉藏，故藏真之氣下於腎，而腎之所藏，則骨髓之氣也。」

19. **虛裡**：位於左乳下，心尖搏動處。

20. **其動應衣，脈宗氣也**：衣，《甲乙經》作「手」。脈，動詞，測候的意思。宗，聚也。虛裡為眾脈之所聚，故曰宗氣。

21. **盛喘數絕者，則病在中**：張介賓注：「若虛裡動甚而如喘，或數急而兼斷絕者，由中氣不守而然，故曰病在中。」

22. **結而橫，有積矣**：《難經．十八難》：「結者，脈來無常數，時一止，名曰結也。」吳昆注：「橫，橫格於指下也。言虛裡之脈結而橫，是胃中有積。」積，指積聚之證。

23. **絕不至，曰死**：指宗氣絕，故曰死。馬蒔注：「絕而不至，則胃氣已絕，所以謂之曰死。」

24. **乳之下，其動應衣，宗氣泄也**：吳昆注：「宗氣宜藏不宜泄，乳下虛裡之脈，其動應衣，是宗氣失藏而外泄也。」

解析

本段闡發了脈以胃氣為本的意義，指出了四時五臟的平脈、病脈和死脈，以及虛裡的診法。

經文論述了春、夏、長夏、秋、冬中五臟的正常、病理和死亡的脈象，強調指出平脈、病脈和死脈的鑒別，關鍵在於胃氣的有無和多少，即各種脈象是否具有柔和的徵象。胃氣少則病，胃氣絕則死。這種脈以胃氣為本的理論，對後世脈學的發展有十分深遠的影響，所謂「胃、神、根」的理論，即本源於此。文中提到的季節之間交叉的發病，屬於「脈逆四時」的內容，應以五臟之間相互制約的關係進行分析和診斷。

診察虛裡，是中醫一種特殊的診法，屬於切診的內容。中醫學認為心臟的搏動和血液的運行與脈中宗氣的推動作用有關。宗氣，是由肺從自然界吸入的清氣和脾胃運化的水穀精微之氣組成，能助肺以行呼吸、助心以行氣血；其具體循行在《靈樞．五味》、《靈樞．邪客》、《靈樞．刺節真邪》中有散在論述。本節指出了宗氣推動心臟搏動、調節心率和心律的功能，臨床常以心尖的搏動情況結合脈象來診察宗氣的盛衰。診察虛裡實際上就是透過觸摸心前區，直接瞭解心臟搏動的情況，與西醫的心臟聽診有著相似的意義。只不過一個用手摸，一個用耳聽，方法雖異，但目的相同。例如先天性心臟病或風濕性心臟病，輕重的程度不同，心前區的搏動，確有「應手」與「應衣」的區別。

寸口脈象與主病，以及與尺膚診合參的方法

原文

欲知寸口太過與不及，寸口之脈中手短者，曰頭痛。寸口脈中手長者，曰足脛痛[1]。寸口脈中手促上擊者，曰肩背痛[2]。寸口脈沉而堅者，曰病在中。寸口脈浮而盛者，曰病在外[3]。寸口脈沉而弱，曰寒熱及疝瘕少腹痛。寸口脈沉而橫，曰脅下有積，腹中有橫積痛[4]。寸口脈沉而喘，曰寒熱[5]。脈盛滑堅者，曰病在外。脈小實而堅者，病在內[6]。脈小弱以澀，謂之久病。脈滑浮而疾者，謂之新病[7]。脈急者，曰疝瘕少腹痛[8]。脈滑，曰風。脈澀，曰痺[9]。緩而滑曰熱中。盛而緊曰脹[10]。脈從陰陽，病易已；脈逆陰陽，病難已[11]。脈得四時之順，曰病無他[12]；脈反四時及不間藏[13]，曰難已。

臂多青脈，曰脫血[14]；尺脈緩澀，謂之解安臥[15]；脈盛，謂之脫血[16]；尺澀脈滑，謂之多汗[17]。尺寒脈細，謂之後泄[18]。脈尺粗常熱者，謂之熱中[19]。

肝見庚辛死，心見壬癸死，脾見甲乙死，肺見丙丁死，腎見戊己死，是謂真藏見，皆死。

頸脈動喘疾咳[20]，曰水。目裹微腫，如臥蠶起之狀[21]，曰水。溺黃赤安臥者，黃疸[22]。已食如饑者，胃疸[23]。面腫曰風[24]。足脛腫曰水[25]。目黃者曰黃疸。婦人手少陰脈動甚[26]者，妊子也。

脈有逆從四時，未有藏形[27]，春夏而脈瘦[28]，秋冬而脈浮大，命曰逆四時也。風熱而脈靜，泄而脫血脈實，病在中脈虛，病在外脈澀堅者，皆難治，命曰反四時也[29]。（《素問・平人氣象論》）

注釋

1. **欲知寸口太過與不及，寸口之脈中手短者，曰頭痛。寸口脈中手長者，曰足脛痛**：寸口，即氣口。中手，指脈動應指。高世栻注：「欲知寸口太過與不及之病脈，須以長短浮沉之脈而知之。寸口之脈中於手指之下，脈氣短者，短則氣虛，不及於上，故頭痛。頭痛，正虛於上也。寸口脈中手指之下，脈氣長者，長則氣盛，太過於下，故足脛痛。足脛痛，邪實於下也。」
2. **寸口脈中手促上擊者，曰肩背痛**：姚止庵注：「促上擊者，洪大急數之脈也，陽盛火熾之候。人身以背為陽，陽火太過，故肩背痛。」
3. **寸口脈沉而堅者，曰病在中。寸口脈浮而盛者，曰病在外**：中，即內。張介賓注：「沉為在裡，堅為陽實，故病在中。浮為在表，盛為陽強，故病在外。」
4. **寸口脈沉而橫，曰脅下有積，腹中有橫積痛**：橫，與上文橫同義，謂脈實有力也。吳昆注：「沉為在裡，橫為有積，故主脅下及腹中有積痛。」
5. **寸口脈沉而喘，曰寒熱**：張介賓注：「喘，急促也。脈沉而喘，熱在內也。熱在內而為寒熱，即『諸禁鼓栗，皆屬於火』之謂」。
6. **脈盛滑堅者，曰病在外。脈小實而堅者，病在內**：王冰注：「盛滑為陽，小實為陰。陰病，病在內。陽病，病在外也。」
7. **脈小弱以澀，謂之久病。脈浮滑而疾者，謂之新病**：張介賓注：「小弱者氣虛，澀者血少，氣虛血少，病久而然。滑而浮者，脈之陽也，陽脈而疾，邪之盛也。邪盛勢張，是為新病。」
8. **脈急者，曰疝瘕少腹痛**：張介賓注：「弦急者，陰邪盛，故為疝瘕少腹痛。」
9. **脈滑，曰風。脈澀，曰痹**：高世栻注：「風為陽邪，善行數變，故脈滑也。脈澀為痹者，痹主閉拒，血氣凝滯，故脈澀也。」
10. **緩而滑曰熱中。盛而緊曰脹**：熱中，這裡指胃火盛。王冰注：「緩謂縱緩之狀，非動之遲緩也。」馬蒔注：「脈來緩而滑者，緩為脾脈有餘，滑為胃火甚盛，故為熱中。」緊脈為寒，盛則邪勝，寒實於內，故腹脹。王冰注：「寒氣痞滿，故脈盛緊也。」
11. **脈從陰陽，病易已；脈逆陰陽，病難已**：張介賓注：「陰病得陰脈，陽病得陽脈謂之從，從者易已；脈病相反者為逆，逆者難已。」
12. **脈得四時之順，曰病無他**：病無他，即雖有病而無其他危險。張介賓注：「春得弦，夏得鉤，秋得毛，冬得石，謂之順四時，雖曰有病，無他虞也。」

13. **不間藏**：《難經．五十三難》說：「間藏者，傳其所生也。」不間藏，即傳其所克。

14. **臂多青脈，曰脫血**：脫血，即大出血。手臂多青脈，是由於失血血虧。馬蒔注：「臂多青脈者，大凡筋脈之中皆血也，血多則赤，血少則青，故知脈青為脫血之證耳。」

15. **尺脈緩澀，謂之解安臥**：高世栻注：「懈，猶懈怠；安臥，猶嗜臥也。」脈緩為氣衰，脈澀為血少，故懈怠、安臥。一說尺脈緩澀為尺緩脈澀之誤。尺緩，指尺膚弛緩。

16. **脈盛，謂之脫血**：馬蒔注：「脈盛者，火愈熾也。火熱則血妄行，故亦謂之脫血。蓋上文脫血有數脫之義，非一時火盛而暴脫，故其脈不甚，其脈當青。此日脫血者，有火盛而暴脫之義。」

17. **尺澀脈滑，謂之多汗**：張介賓注：「尺膚澀者，營血少也。尺脈滑者，陰火盛也。陽盛陰虛，故為多汗。《陰陽別論》曰：『陽加於陰謂之汗。』」

18. **尺寒脈細，謂之後泄**：後泄，指大便泄瀉。張介賓注：「尺膚寒者，脾之陽衰，以脾主肌肉四肢也。尺脈細者，腎之陽衰，以腎主二陰下部也。脾腎虛寒，故為後泄。」

19. **脈尺粗常熱者，謂之熱中**：高世栻注：「脈粗膚熱，則陽氣有餘，故謂之熱中。」

20. **頸脈動喘疾咳**：頸脈，即人迎脈，屬足陽明胃經。張介賓注：「水氣上逆，反侵陽明則頸脈動。水溢於肺，則喘急而疾咳。」

21. **目裹微腫，如臥蠶起之狀**：張介賓注：「目裹者，目下之胞也，胃脈之所至，脾氣之所主，若見微腫如臥蠶起之狀，是水氣淫及脾胃也。」

22. **黃疸**：病證名，又稱黃癉。身黃、目黃、小便黃是其三大主症。多由濕熱或寒濕內阻中焦，迫使膽汁不循常道所致。

23. **胃疸**：疸，與癉通，熱也。王冰注：「是則胃熱也。熱則消穀，故食已如饑也。」

24. **面腫曰風**：吳昆注：「六陽之氣聚於面，風之傷人也，陽先受之，故面腫為風。」

25. **足脛腫曰水**：吳昆注：「脾胃主濕，腎與膀胱主水，其脈皆行於足脛，故足脛腫者為水。」

26. **手少陰脈動甚**：王冰注：「手少陰脈，謂掌後陷者中，當小指動而應手者也。」系指神門穴部位。

27. **未有藏形**：藏形，即五臟結合四時的正常脈象。未有藏形，是指不見本臟應時的脈象。

28. **脈瘦**：指沉細脈象。

29. **風熱而脈靜，泄而脫血脈實，病在中脈虛，病在外脈澀堅者，皆難治，命曰反四時也**：馬蒔注：「此言脈與病反者，是亦脈與時反之意也。病由風熱，脈宜浮大而反沉靜，則陽病見陰脈也。泄利脫血二證，脈宜沉細而反實大，則陰病見陽脈也。病在中者，脈為有力，則中氣方盛，今脈反虛；病在外者，脈宜浮虛，則表病易痊，今脈反澀堅，是皆難治之證，猶脈之反四時也。」

解析

本段主要論述了寸口脈的變化和主病，以及與尺膚合參的診法。

文中指出從寸口太過與不及所表現的脈象變化，來辨別病位之上下內外，病情之輕重新久，病因之屬風屬寒屬熱，主病之或痹或痛或脹，以及辨脈之順逆以判斷病之預後，此正與「氣口成寸，以決死生」的理論相印證。從陰陽的性質來判斷脈象與疾病，凡是浮、洪、大、長、滑、數之類的脈象與表、熱、實證都屬於陽；而沉、弱、細、短、澀、遲之類的脈象與裡、寒、虛證都屬於陰。一般說來，陽證出現陽脈、陰證出現陰脈，這叫脈證相應，表示正氣未衰或邪氣已退，所以預後較好；相反，陽證出現陰脈、陰證出現陽脈，這叫脈證不應，表示正氣大衰，甚至外脫，而邪氣仍然猖盛，所以預後較差。

經文論述了真臟脈出現後的死亡日期。真臟脈來全無柔和之象，只顯本臟脈的形象，表示胃氣全無。有關具體的日期，本節是從五臟相互制約（即「相克」）關係上推斷的。各臟都有主氣的日期，既病之臟（如肝）到了相制約之臟（如肺）主氣的日子裡，由於遭到了更為嚴重的制約，由生理上的制約轉變為病理意義上的損害，所以容易死亡。當然，這是一種理論上的推斷，疾病本來就千變萬化，各種意外因素也難以把握，因而臨床上並不盡都如此，所以只宜把它作為一種可能性來預測，不宜認定就是那一天。

經文列舉的水腫、胃熱、黃疸等病的診察，以說明切摸頸動脈、手少陰動脈，望面目、形體、小便等的臨床意義。頸脈動而喘咳急、目腫如臥蠶、尿黃目黃等的描述，與西醫的肺心病、腎炎水腫、黃疸等的體徵頗多相似。而婦女手少陰脈動甚，表示懷孕之徵，如能結合夫婦同居一起，婦女月經停止，又見噁心嘔吐、口味改變（即妊娠反應）等情況，加以綜合分析，其準確度是比較高的。至於後世有人提出左手脈動甚是懷的兒子，右手脈動甚是懷的女兒，則純屬無稽之談，不可聽信。

四時五臟的平脈、病脈、死脈

原文

人以水穀為本，故人絕水穀則死，脈無胃氣亦死。所謂無胃氣者，但得真藏脈[1]，不得胃氣也。所謂脈不得胃氣者，肝不弦，腎不石[2]也。

太陽脈至，洪大以長[3]；少陽脈至，乍數乍疏，乍短乍長[4]；陽明脈至，浮大而短[5]。

夫平心脈來，累累如連珠，如循琅玕[6]，曰心平，夏以胃氣為本[7]；病心脈來，喘喘連屬，其中微曲[8]，曰心病；死心脈來，前曲後居，如操帶鉤[9]，曰心死。

平肺脈來，厭厭聶聶，如落榆莢[10]，曰肺平，秋以胃氣為本；病肺脈來，不上不下，如循雞羽[11]，曰肺病；死肺脈來，如物之浮，如風吹毛[12]，曰肺死。

平肝脈來，緛弱招招，如揭長竿末梢[13]，曰肝平，春以胃氣為本；病肝脈來，盈實而滑，如循長竿[14]，曰肝病；死肝脈來，急益勁，如新張弓弦[15]，曰肝死。

平脾脈來，和柔相離，如雞踐地[16]，曰脾平，長夏以胃氣為本；

病脾脈來，實而盈數，如雞舉足[17]，曰脾病；死脾脈來，銳堅如烏之喙，如鳥之距，如屋之漏，如水之流[18]，曰脾死。

平腎脈來，喘喘累累如鉤[19]，按之而堅，曰腎平，冬以胃氣為本；病腎脈來，如引葛[20]，按之益堅，曰腎病。死腎脈來，發如奪索，辟辟如彈石[21]，曰腎死。（《素問·平人氣象論》）

注釋

1. **真藏脈：**即真臟脈，是脈無胃氣而真臟之氣獨見的脈象，如但弦無胃、但鉤無胃等之類。
2. **肝不弦，腎不石：**張介賓注：「但弦、但石雖為真臟，若肝無氣則不弦，腎無氣則不石，亦由五臟不得胃氣而言，與真臟無胃者等耳。」
3. **太陽脈至，洪大以長：**太陽主五月、六月。張介賓注：「此言人之脈氣，必隨天地陰陽之化，而為之卷舒也。太陽之氣旺於穀雨後六十日，是時陽氣大盛，放其脈洪大而長也。」
4. **少陽脈至，乍數乍疏，乍短乍長：**少陽主正月、二月，是時陽氣尚微，陰氣未退，出現乍數乍疏，乍短乍長，陰陽互見的脈象。長數為陽，疏短為陰。
5. **陽明脈至，浮大而短：**陽明主三月、四月，是時其氣未盛，陰氣尚存，故脈雖浮大而仍兼短象。浮大為陽，短則為陰。
6. **如循琅玕（ㄌㄤˊㄍㄢ）：**琅玕，即玉之似珠者。這裡形容脈來有柔滑之意。張介賓注：「脈來中手如連珠，如琅玕者，言其盛滿滑利，即微鉤之義也。是謂心之平脈。」
7. **夏以胃氣為本：**指心脈旺於夏，須有沖和之胃氣，不得太過。下文「秋以胃氣為本」等義仿此。
8. **喘喘連屬，其中微曲：**吳昆注：「喘喘連屬，言脈來如喘人之息，急促之狀也，其中微曲，則不能如琅玕之滑利矣。是失沖和之氣，為心病也。」
9. **前曲後居，如操帶鉤：**明代張介賓《類經·脈色類》解釋為：「前曲者，謂輕取則堅強而不柔。後居者，謂重取則牢實而不動。如持革帶之鉤，而全失充和之氣。」本句形容心脈失卻沖和之氣，但鉤無胃。

10. **厭厭聶聶，如落榆莢**：榆莢，俗稱榆錢。張介賓注：「如落榆莢，輕浮和緩貌，即微毛之義也。是謂肺之平脈。」

11. **不上不下，如循雞羽**：張志聰注：「不上不下，往來澀滯也。如循雞羽，較之榆莢，更屬輕虛。」馬蒔注：「如循雞羽，則雞羽兩旁雖虛，而中央頗有堅意，所以謂之病也。」

12. **如物之浮，如風吹毛**：張介賓注：「如物之浮，空虛無根也。如風吹毛，散亂無緒也。亦但毛無胃之義，故曰肺死。」

13. **緛（ㄖㄨㄢˇ）弱招招，如揭長竿末梢**：張介賓注：「招招，猶迢迢也。揭，高舉也。高揭長竿，梢必柔軟，即和緩弦長之義，是為肝之平脈。」

14. **盈實而滑，如循長竿**：張介賓注：「盈實而滑，弦之過勝也。如循長竿，無末梢之和軟也，亦弦多胃少之義。」

15. **急益勁，如新張弓弦**：張介賓注：「勁，強急也。如新張弓弦，弦之甚也。亦但弦無胃之義，故曰肝死。」

16. **和柔相離，如雞踐地**：張介賓注：「和柔，雍容不迫也。相離，勻淨分明也。如雞踐地，從容輕緩也。此即充和之氣，亦微軟弱之義，是為脾之平脈。」

17. **實而盈數，如雞舉足**：張介賓注：「實而盈數，強急不和也。如雞舉足，輕疾不緩也。」

18. **銳堅如烏之喙，如鳥之距，如屋之漏，如水之流**：距，成年公雞在腳踝內側長出的角質鉤刺狀物，銳利。王冰注：「鳥喙鳥距，言銳堅也。」張介賓注：「如屋之漏，點滴無倫也。如水之流，去而不返也。是皆脾氣絕而怪脈見，亦但代無胃之義，故曰脾死。」

19. **喘喘累累如鉤**：喘喘累累，形容脈象圓滑連貫。張介賓注：「喘喘累累如心之鉤，陰中藏陽，而得微石之義，是謂腎之平脈。」

20. **如引葛**：葛，即葛藤。如引葛，是形容脈來沉緊彈指，如按在牽引著的葛藤上面一樣。張介賓注：「脈如引葛，堅搏牽連也，按之益堅，石甚不和也。亦石多胃少之義，故曰腎病。」

21. **發如奪索，辟辟如彈石**：發如奪索，形容脈來堅勁如按在兩人爭奪著的繩索上一樣。彈石，是形容脈來堅實，如指彈石，圓硬不軟。吳昆注：「奪索，兩人爭奪其索，引長而堅勁也。辟辟如彈石，石之至也，更無沖和胃氣，是其死徵也。」

解析

本段生動而形象地描述了四時五臟之平脈、病脈、死脈的不同脈象。借助各種具體事物作了生動的比喻，從各自特點的比較中突出了共同的徵象——柔和，這就是脈有胃氣的象徵。而正常、病理與死亡脈象的區別，根本點就在於這種柔和之象的有無和多少。

與前節相比，彼處提綱挈領，此處形象具體，精神意義一致，相得益彰。所謂胃氣，在這裡指整個脾胃功能在脈象上的一種反映。脾胃為後天的根本，氣血精津的源泉，脾胃功能旺盛，精氣充盈，五臟強盛，也就生機勃勃，反映於脈象，自然和調。而脾胃衰敗，精血竭絕，五臟一蹶不振，生機全無，脈象當然失於和調。這就是《內經》反復強調以胃氣為根本的道理和意義之所在。因此，無論是何時、何臟，也無論何病、何脈，只要脈來具有柔和之象就表示胃氣尚在，或者無病，或者既病也很輕淺、易治；而柔和之象越少，則表示胃氣越虛衰，疾病越是深重難治；倘若毫無柔和之象，則表示胃氣衰敗不復，也就難逃一死。這種「脈以胃氣為本」的理論，對後世脈學以及診治預後的影響都非常重大，實踐中也確有很高的價值。例如，西醫的高血壓、動脈硬化類疾病多出現中醫的弦緊脈象，心律失常多見中醫的躁疾促結脈象，全身衰竭時多見中醫的細小軟弱脈象；而且病情越嚴重，所謂弦、緊、躁疾、細軟也越明顯；而當高血壓出現危象，心律失常、全身衰竭瀕臨死亡之際，脈象的搏動則表現為非常弦緊堅硬、特別躁亂急疾、極端地細軟微弱，足見《內經》脈無胃氣者死的論斷確實有實踐的依據。

經文所論有關三陽經的脈象，意在闡明人與天地相應，經脈也同樣有著相應的季節性變化。少陽主一月二月，陽明主三月四月，太陽主五月六月，少陰主七月八月，太陰主九月十月，厥陰主十一月十二月，由於氣候不同，具體的脈象表現也就不同。它的學術依據與醫學意義同五臟與四時相適應及其脈象變化完全一致，均屬於《內經》「天人相應」觀念的具體內容。有關三陰經的脈象，可參見《難經・七難》。

 真臟脈的脈形及其致死的機制

原文

真肝脈至，中外急，如循刀刃，責責然[1]，如按琴瑟弦，色青白不澤，毛折乃死[2]。真心脈至，堅而搏，如循薏苡子，累累然[3]，色赤黑不澤[4]，毛折乃死。真肺脈至，大而虛，如以毛羽中人膚[5]，色白赤不澤[6]，毛折乃死。真腎脈至，搏而絕，如指彈石辟辟然[7]，色黑黃不澤[8]，毛折乃死。真脾脈至，弱而乍數乍疏[9]，色黃青不澤[10]，毛折乃死。諸真藏脈見者，皆死不治也。

黃帝曰：見真藏曰死，何也？岐伯曰：五藏者，皆稟氣於胃，胃者五藏之本也；藏氣者，不能自致於手太陰，必因於胃氣，乃至於手太陰也[11]。故五藏各以其時，自為而至於手太陰也[12]。故邪氣勝者，精氣衰也，故病甚者，胃氣不能與之俱至於手太陰，故真藏之氣獨見，獨見者，病勝藏也，故曰死[13]。帝曰：善。（《素問・玉機真臟論》）

注釋

1. **如循刀刃，責責然：**責責然，銳利而可畏的樣子。這裡形容肝真臟脈的弦急堅硬無胃之象。
2. **色青白不澤，毛折乃死：**青為肝之色，白為肺之色，肝病色青為真臟色現，兼白色為

金克木之象。肝氣將絕，故面色無華不潤澤。折，即焦枯易折斷，乃衛氣敗絕，皮毛失養所致。

3. **堅而搏，如循薏苡子，累累然**：堅而搏，堅短搏動有力。累累然，連續不斷的樣子。此形容心的真臟脈，切之如按薏苡仁，短實堅硬，連續不斷，毫無和緩從容之象。
4. **色赤黑不澤**：赤為心之色，黑為腎之色，心病色赤為真臟色現，兼黑色為水克火之象。心氣將絕，故面色無華不潤澤。
5. **大而虛，如以毛羽中人膚**：形容肺之真臟脈，脈來浮大，虛而無根，輕浮無力，如羽毛觸人皮膚。
6. **色白赤不澤**：白為肺之色，赤為心之色，肺病色白為真臟色現，兼赤色為火克金之象。肺氣敗絕，故面色無華不潤澤。
7. **搏而絕，如指彈石辟辟然**：絕，極甚的意思。辟辟然，堅硬的樣子。此形容腎的真臟脈，切之如指彈石，沉而有力，堅硬不柔和。
8. **色黑黃不澤**：黑為腎之色，黃為脾之色，腎病色黑為真臟色現，兼黃色為土克水。腎精敗絕，故面色無華不潤澤。
9. **弱而乍數乍疏**：乍數乍疏，即脈動忽快忽慢，節律紊亂。此指脾之真臟脈象，按之弱而無力，忽快忽慢，節律不一，毫無和緩從容之象。
10. **色黃青不澤**：黃為脾之色，青為肝之色，脾病色黃為真臟色現，兼青色為木克土。脾氣敗絕，故面色無華不潤澤。
11. **藏氣者，不能自致於手太陰，必因於胃氣，乃至於手太陰也**：手太陰，指寸口脈。胃氣至於手太陰，則變見於寸口。
12. **五藏各以其時，自為而至於手太陰也**：指五臟在各自所主的時令，分別以弦、鉤、毛、石等脈至於手太陰之寸口。
13. **病勝藏也，故曰死**：病，病邪；藏，臟氣，即正氣。病邪戰勝正氣，而見真臟死脈。

解析

本段論述了真臟脈的脈形及其致死的機制，指出其關鍵在於胃氣的盛衰有無，再申脈象有胃氣的重要意義。

真臟脈，即無胃氣的脈象。真臟脈多見於疾病後期，屬臟腑之氣衰竭、胃氣敗絕的病證。其特點是沒有從容和緩、柔和有力、節律一致的沖和之象，為真臟之氣獨見，無胃氣之脈。因其藏真之氣獨見於脈，故名「真臟脈」。五臟都可能出現真臟脈，其脈象特徵，經文作了比喻描述，真臟脈出現的同時多伴有真臟色的外露，故對真臟脈的判斷，應色脈合參才能提高其準確度。「惡色」的特徵有二：一是與所不勝之臟的病色同見，如肝病見青白色，以金克（乘）木也；二是色「不澤」，即不明潤光澤。真臟脈形成的機制，主要是邪氣過盛，胃氣衰敗。因脾胃所化生的水穀精氣（胃氣）能滋養五臟，鼓動藏真之氣行於經脈，達於氣口，同時也能制約邪氣。所以胃氣充實，五臟之氣才能充沛，手太陰寸口部位才能反映出肝脈微弦、心脈微鉤等從容和緩有力的胃氣脈象，正如經文所說：「胃者，五臟之本也，臟氣者，不能自致於手太陰，必因於胃氣，乃至於手太陰也。」反之，若胃氣衰敗，不能化生和敷布水穀精氣，五臟失養，臟氣虛弱，此時或表現出「不弦、不石」的虛弱性真臟脈；也可表現出「邪氣勝，精氣衰」，邪勝正虛的真臟脈，即「中外急如循刀刃，責責然，如按琴瑟弦」等「但弦、但石」的脈象。所以無論真臟脈象的太過或不及，都是胃氣衰亡、藏真之氣獨見的結果，不及為正氣衰竭，太過為正虛邪勝，皆為疾病垂危、預後不良的死象。

透過審察人體各種徵象辨別疾病預後的方法

原文

黃帝曰：凡治病，察其形氣色澤，脈之盛衰，病之新故，乃治之，無後其時。形氣相得[1]，謂之可治；色澤以浮[2]，謂之易已；

脈從四時[3]，謂之可治；脈弱以滑[4]，是有胃氣，命曰易治，取之以時[5]。形氣相失[6]，謂之難治；色夭不澤，謂之難已；脈實以堅，謂之益甚；脈逆四時，為不可治。必察四難[7]，而明告之。

黃帝曰：余聞虛實以決死生，願聞其情。岐伯曰：五實死，五虛死。帝曰：願聞五實、五虛。岐伯曰：脈盛、皮熱、腹脹、前後[8]不通、悶瞀[9]，此謂五實；脈細、皮寒、氣少、泄利前後、飲食不入，此謂五虛。帝曰：其時有生者何也？岐伯曰：漿粥入胃，泄注止，則虛者活[10]；身汗得後利，則實者活[11]。此其候也。（《素問・玉機真臟論》）

注釋

1. **形氣相得**：形，指人體形貌之肥瘦剛脆；氣，言臟腑氣血之功能強弱。王冰注：「氣盛形盛，氣虛形虛，是相得也。」
2. **色澤以浮**：澤，潤澤；浮，明亮。色澤以浮，即顏色明潤的意思。
3. **脈從四時**：王冰注：「脈春弦、夏鉤、秋浮、冬營，謂順四時。從，順也。」
4. **脈弱以滑**：脈弱，相對於下文「脈實」而言；滑，滑利。脈弱以滑，此指從容和緩之象。
5. **取之以時**：謂根據不同時令採用不同的治法。吳昆注：「取之以時，如春刺散腧，夏刺絡腧，秋刺皮膚，冬刺腧竅於分理之類。」
6. **形氣相失**：王冰注：「形盛氣虛，氣盛形虛，皆相失也。」
7. **四難**：即上文「形氣相失」、「色夭不澤」、「脈實以堅」、「脈逆四時」。
8. **前後**：指大小便。
9. **悶瞀**：即胸中鬱悶，眼目昏花。
10. **漿粥入胃，泄注止，則虛者活**：五臟之氣都是由胃氣資生，飲食能入，泄瀉得止為胃氣來復的表現，所以五虛證預後轉好。
11. **身汗得後利，則實者活**：實證治療當用瀉法，身汗可解在表之實，後利能去在裡之實，邪去則正安，所以五實證預後轉好。

解析

本段從整體觀念出發，指出了診治疾病時，必須觀察人的形體、神氣、色澤、脈象等各種徵象，才能辨別疾病的易治與難治。

《內經》判斷疾病順逆死生的方法多種多樣，而且是靈活辨證的，就本篇所言，有以下幾個方面。

形氣得失：「形氣相得，謂之可治」、「形氣相失，謂之難治」。說明病人形體的盛衰與正氣強弱一致，則預後較好，反之則預後較差。

面色澤夭：「色澤以浮，謂之易已」、「色夭不澤，謂之難已」。色澤是人體精氣神的外榮，面色的明潤枯晦，直接反映著人體精氣神的盛衰存亡，故色澤明潤有神預後好，色夭然不澤預後差。

脈象有無胃氣：「脈弱以滑，是有胃氣，命曰易治」，「脈實以堅，謂之益甚」，病難治，如上述真臟脈即是。

脈與時的從逆：「脈從四時，謂之可治」、「脈逆四時，為不可治」。

證候之虛實：「邪氣盛則實，精氣奪則虛」，虛實兩方相互聯繫，相互影響，故無論邪氣過盛或精氣耗奪，都可能危及生命。經文所列舉的「五實死」，是邪氣過盛、氣機閉塞所致；「五虛死」則是精氣過耗、正氣虛脫所致。兩者預後皆差，但亦非必然，只要救治及時、得法，也可以使之「活」。「實者活」的關鍵，是使其「身汗得後利」，邪有出路，則閉阻得解；「虛者活」的轉機在於「漿粥入胃，泄注止」，即要抓住胃氣這個後天之本，進行補益調理。

顏面分部和面部色診的機制

原文

雷公問於黃帝曰：五色獨決於明堂[1]乎？小子[2]未知其所謂也。黃帝曰：明堂者鼻也，闕[3]者眉間也，庭者顏也[4]，蕃者頰側也，蔽者耳門也[5]，其間欲方大[6]，去之十步，皆見於外[7]，如是者，壽必中[8]百歲。

雷公曰：五官之辨奈何？黃帝曰：明堂骨高以起，平以直[9]，五藏次於中央，六府挾其兩側[10]，首面上於闕庭[11]，王宮在於下極[12]，五藏安於胸中，真色以致，病色不見，明堂潤澤以清，五官惡得無辨乎。雷公曰：其不辨者，可得聞乎？黃帝曰：五色之見也，各出其色部。部骨陷者[13]，必不免於病矣。其色部乘襲[14]者，雖病甚，不死矣。

雷公曰：官五色[15]奈何？黃帝曰：青黑為痛，黃赤為熱，白為寒，是謂五官。（《靈樞・五色》）

注釋

1. **明堂**：即鼻部。
2. **小子**：指少年，自謙詞。張介賓注：「諸臣之中，唯雷公獨少，故自稱小子。」
3. **闕**：兩眉的中間。
4. **庭者顏也**：指額部。
5. **蕃者頰側也，蔽者耳門也**：蕃，通藩。形容頰側與耳門好像藩籬遮罩於四旁。
6. **方大**：指端正、寬大、豐隆之意。
7. **去之十步，皆見於外**：謂在十步以外看，都顯得明朗清楚者。

8. **中（ㄓㄨㄥˋ）**：此義為「得」。

9. **明堂骨高以起，平以直**：鼻骨高而隆起，平正而端直。

10. **五藏次於中央，六府挾其兩側**：次，依次、排列的意思。即五臟依次排列在面部的中央，六腑則挾於五臟的兩旁。

11. **首面上於闕庭**：指額部和兩眉間的部位，為頭面所主。

12. **王宮在於下極**：張介賓注：「下極居兩目之中，心之部也。心為君主，故曰王宮。」

13. **部骨陷者**：部，指五臟分屬於面部的各個部位。部骨陷，五臟分屬於面部的各個部位凹陷不端正寬大的意思。

14. **乘襲**：指子色見於母位。張志聰注：「承（乘）襲者，謂子襲母氣也。如心部見黃，肝部見赤，肺部見黑，腎部見青，此子之氣色，承（乘）襲於母部。」

15. **官五色**：官，主的意思。官五色，即五色所主的證候。

解析

本段論述了顏面分部和面部色診的機制。

《內經》從整體觀出發，認為青、黃、赤、白、黑五色分屬於五臟，而五臟六腑在面部的反映各有其一定的部位，根據面部各個相應部位色澤的變化，可以推測臟腑的病變、轉歸、預後等。並聯繫脈診，以色脈合參，來診察病，這在診法中是有其重要意義的。文中所述青黑色主痛證、黃紅色主熱證、白色主寒證的五色主病，講的是一般規律。臨床應用時，還應結合臟腑、結合病位進一步分析，才能做出正確診斷。如張仲景在《金匱要略》中提出「內有乾血，肌膚甲錯，兩目黯黑」、「膈間支飲，其人喘滿，心下痞堅，面色黧黑」，就說明黑色不全是主痛證。

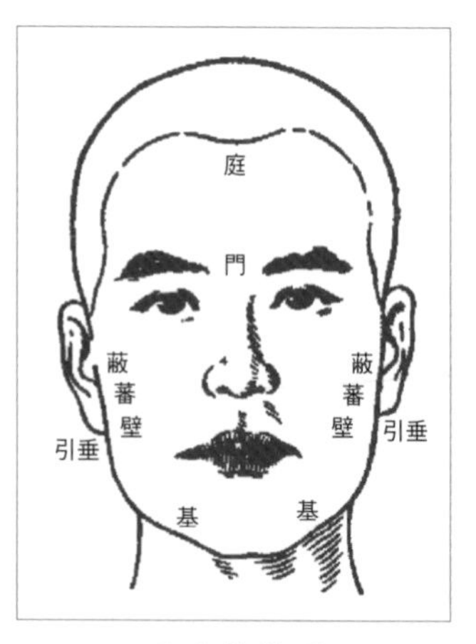

明堂蕃蔽圖

卒死之證的色診表現

原文

雷公曰：人不病卒死[1]，何以知之？黃帝曰：大氣[2]入於藏府者不病而卒死矣。雷公曰：病小愈而卒死者，何以知之？黃帝曰：赤色出兩顴，大如母指者，病雖小愈，必卒死。黑色出於庭，大如母指，必不病而卒死。雷公再拜曰：善哉！其死有期乎？黃帝曰：察色以言其時。（《靈樞・五色》）

注釋

1. **人不病卒死**：卒死，即不感患病而突然死亡。
2. **大氣**：即大邪之氣，極厲害的病邪。張介賓注：「大氣，大邪之氣也。大邪之入者，未有不由元氣太虛而後邪得襲之，故致卒死。」

解析

本段所論在臨床中出現的幾種突然死亡的色診表現，是古人從實踐中總結出的經驗，這些色候，多是臟氣脫絕、陰陽離決的徵象，故主病危，有一定的指導意義，值得做進一步研究。

顏面的五臟六腑、肢節分部

原文

黃帝曰：庭者，首面也[1]；闕上者，咽喉也[2]；闕中者，肺也[3]；下極者，心也[4]；直下者，肝也[5]；肝左者，膽也[6]；下者，脾也[7]；方上者，胃也[8]；中央者，大腸也；挾大腸者，腎也[9]；當腎者，臍也[10]；面王以上者，小腸也[11]；面王以下者，膀胱子處也[12]；顴者，肩也[13]；顴後者，臂也[14]；臂下者，手也[15]；目內眥上者，膺乳也[16]；挾繩而上者，背也[17]；循牙車以下者，股也[18]；中央者，膝也[19]；膝以下者，脛也[20]；當脛以下者，足也[21]；巨分者，股裡也[22]；巨屈者，膝臏也[23]。此五藏六府肢節之部也，各有部分[24]。有部分，用陰和陽，用陽和陰，當明部分，萬舉萬當，能別左右，是謂大道[25]，男女異位，故曰陰陽[26]，審察澤夭，謂之良工。（《靈樞・五色》）

注釋

1. **庭者，首面也**：庭，指額部，是主頭面的部位。
2. **闕上者，咽喉也**：指眉心之上，是主咽喉的部位。
3. **闕中者，肺也**：指兩眉之間，是主肺的部位。
4. **下極者，心也**：指兩目之間，是主心的部位。
5. **直下者，肝也**：指下極的直下方，是主肝的部位。
6. **肝左者，膽也**：指鼻柱左面，是主膽的部位。
7. **下者，脾也**：指鼻柱以下至鼻准之端，是主脾的部位。
8. **方上者，胃也**：指鼻准兩旁的鼻隧，是主胃的部位。

9. **中央者，大腸也；挾大腸者，腎也：**指鼻隧至頰部之間的中央（顴骨之下），是主大腸的部位；由此外開的頰部，是主腎的部位。
10. **當腎者，臍也：**指腎臟所屬頰部的下方，是主臍部的部位。
11. **面王以上者，小腸也：**面王，即鼻准之端。指鼻准之端的上方兩側，鼻與顴之間，是主小腸的部位。
12. **面王以下者，膀胱子處也：**指鼻准之端下方的人中，是主膀胱和子宮的部位。
13. **顴者，肩也：**顴部，是主肩的部位。
14. **顴後者，臂也：**指顴部的後方，是主臂的部位。
15. **臂下者，手也：**指臂部的下方，是主手的部位。
16. **目內眥上者，膺乳也：**指眼內角的上方，是主胸膺和乳房的部位。
17. **挾繩而上者，背也：**繩，即耳邊。指近耳邊直上之處，是主背的部位。
18. **循牙車以下者，股也：**牙車，即牙床，頰車穴部位。指沿牙床頰車穴以下主大腿部位。
19. **中央者，膝也：**指兩牙床的中央部，是主膝的部位。
20. **膝以下者，脛也：**指兩牙床的中央向下的部位，是主足脛的部位。
21. **當脛以下者，足也：**指上述足脛部以下，是主足的部位。
22. **巨分者，股裡也：**指口吻旁和頰車前肉之空軟處，是主大腿內側部位。
23. **巨屈者，膝臏也：**指頰下曲骨處，是主膝蓋骨的部位。
24. **有部分：**指人體五臟六腑及肢體等在面部的反映，都有其相應的部位。
25. **能別左右，是謂大道：**指能夠辨陽左陰右的屬性，就是符合陰陽相對的規律。
26. **男女異位，故曰陰陽：**指男女病色的轉移，其位置是不同的，所以說，必須瞭解陰陽的規律。

解析

本段闡述了顏面的五臟六腑肢節分部。

本段詳細地敘述了五臟六腑和四肢關節在面部的相應部位，其與臟腑肢節在耳廓上的所屬聯繫是一致的。因此臨床治療時，不

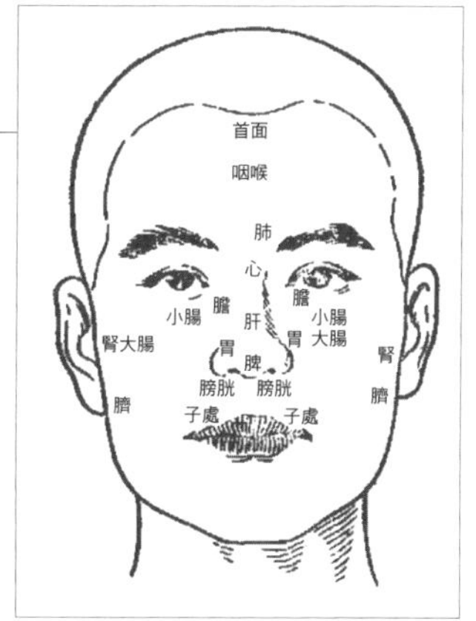

面部色診分屬部位圖

僅可用耳針刺激耳穴來調治內在臟腑疾病，也可以將臟腑肢節在顏面的所屬部位作為相應的穴位進行治療。如：有醫家用巴豆朱砂膏貼在與咽喉相應的眉心上部以防治白喉，取得了較好的療效；按摩兩眉心與肺相應的部位，可緩解針刺麻醉手術時出現的內臟牽拉疼痛；針刺此處對治療呼吸麻痹有一定的療效等，值得深入研究。

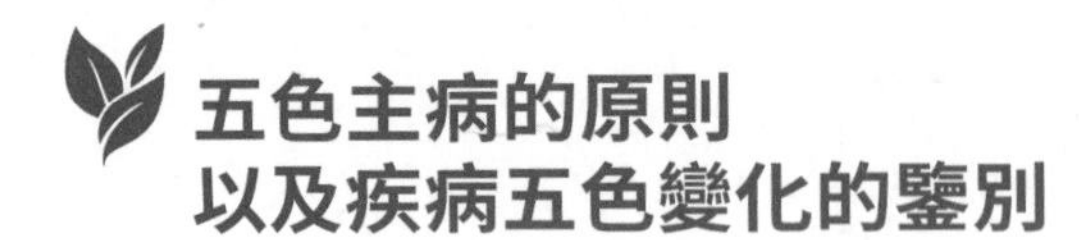

五色主病的原則
以及疾病五色變化的鑒別

原文

沉濁為內，浮澤為外[1]，黃赤為風，青黑為痛[2]，白為寒[3]，黃而膏潤為膿，赤甚者為血[4]，痛甚為攣，寒甚為皮不仁[5]。五色各見其部，察其浮沉，以知淺深[6]；察其澤夭，以觀成敗[7]；察其散摶，以知遠近[8]；視色上下，以知病處[9]；積神於心，以知往今[10]。故相氣不微，不知是非；屬意勿去，乃知新故[11]。色明不粗，沉夭為甚；不明不澤，其病不甚。其色散，駒駒然[12]未有聚；其病散而氣痛，聚未成也。（《靈樞・五色》）

注釋

1. **沉濁為內，浮澤為外**：面色沉滯晦濁的為病在裡在臟，輕浮光澤的為病在表在腑。
2. **黃赤為風，青黑為痛**：色見黃赤的多屬風熱一類疾病。青黑色多為血氣凝滯，故屬於疼痛一類的疾病。
3. **白為寒**：白色屬寒，故為寒病。

4. **黃而膏潤為膿，赤甚者為血**：此指瘡瘍言。馬蒔注：「黃色而如膏之澤者為有膿，赤甚者為有血。」
5. **痛甚為攣，寒甚為皮不仁**：張志聰注：「痛在筋骨，故甚則為拘攣。寒傷皮膚，故甚為皮不仁。」
6. **察其浮沉，以知淺深**：色浮者主病淺，色沉者主病深。
7. **察其澤夭，以觀成敗**：其色潤澤者則預後良，如色枯晦者則預後不良。
8. **察其散摶（ㄊㄨㄢˊ），以知遠近**：摶，結聚不散的意思。指色散而不聚的為病程短暫；色摶而不散的為病久遠。
9. **視色上下，以知病處**：馬蒔注：「視其色在上而可知病於上，若在下則病在下矣。」
10. **積神於心，以知往今**：指醫生全神貫注地察色辨證，使之心中有數，就可以知道疾病的既往與現況。
11. **相氣不微，不知是非；屬意勿去，乃知新故**：指診察病人氣色不夠精細入微，就不知道疾病的是非，只有專心致志，不分散注意力，就可以知道疾病過去和新近的情況。
12. **駒駒然**：駒，稚馬。駒駒然，比喻病色有如稚馬一樣奔馳無定，散而不聚。

解析

本節論述五色主病的原則及疾病五色變化的鑒別，其關鍵在於「澤夭」二字，也就是面部五色是否明潤而有光澤。皮膚的光澤是臟腑精氣盛衰的表現，對判斷病情輕重及預後有重要意義。再參以五色各自所主及部位分屬，即可成為一個較光整的五色診體系。除本節外，《素問・脈要精微論》、《素問・五臟生成》等篇中亦有較詳細的論述，可參考學習。

論醫療中易犯的「五過」

原文

黃帝曰：嗚呼遠哉！閔閔乎[1]若視深淵，若迎浮雲，視深淵尚可測，迎浮雲莫知其際。聖人之術，為萬民式[2]，論裁志意[3]，必有法則，循經守數[4]，按循醫事，為萬民副[5]。故事有五過四德，汝知之乎？雷公避席再拜曰：臣年幼小，蒙愚以惑，不聞五過四德，比類形名，虛引其經，心無所對[6]。

帝曰：凡未診病者，必問嘗貴後賤[7]，雖不中邪，病從內生，名曰脫營[8]；嘗富後貧，名曰失精[9]；五氣留連，病有所並。醫工診之，不在藏府，不變軀形，診之而疑，不知病名；身體日減，氣虛無精，病深無氣，灑灑然[10]時驚，病深者，以其外耗於衛，內奪於營。良工所失，不知病情，此亦治之一過也。

凡欲診病者，必問飲食居處，暴樂暴苦，始樂後苦，皆傷精氣，精氣竭絕，形體毀沮[11]。暴怒傷陰，暴喜傷陽，厥氣上行，滿脈去形[12]。愚醫治之，不知補瀉，不知病情，精華日脫[13]，邪氣乃並[14]，此治之二過也。

善為脈者，必以比類奇恒，從容知之[15]，為工而不知道[16]，此診之不足貴，此治之三過也。

診有三常[17]，必問貴賤，封君敗傷[18]，及欲侯王[19]。故貴脫勢[20]，雖不中邪，精神內傷，身必敗亡。始富後貧，雖不傷邪，皮焦筋屈，痿躄為攣。醫不能嚴，不能動神[21]，外為柔弱，亂至失常[22]，病不能移，則醫事不行[23]，此治之四過也。

凡診者，必知終始[24]，有知餘緒[25]，切脈問名，當合男女[26]。

離絕菀結[27]，憂恐喜怒，五藏空虛，血氣離守，工不能知，何術之語。嘗富大傷[28]，斬筋絕脈，身體復行，令澤不息[29]。故傷敗結，留薄歸陽，膿積寒炅[30]。粗工[31]治之，亟刺陰陽[32]，身體解散，四支轉筋，死日有期，醫不能明，不問所發，唯言死日，亦為粗工，此治之五過也。凡此五者，皆受術不通[33]，人事[34]不明也。（《素問・疏五過論》）

注釋

1. **閔閔乎**：閔，深遠，閔閔乎，感歎醫道玄妙深遠！
2. **萬民式**：萬民，大眾；式，榜樣、楷模。
3. **論裁志意**：裁，裁斷；志意，此指對醫道的看法。
4. **循經守數**：數，術也。循古經，守醫術。
5. **副**：助也，幫助。
6. **比類形名，虛引其經，心無所對**：比類，類比分析；形名，疾病的形證名稱；虛引，空泛地引用；心無所對，心中沒有明瞭經文含義，所以不能正確回答問題。
7. **嘗貴後賤**：過去曾地位高貴，後來淪為下賤的庶民。
8. **脫營**：病名。為情志抑鬱憂思而致的營血不足、經脈空虛的病證。張介賓注：「嘗貴後賤者，其心屈辱，神氣不伸，雖不中邪，而病生於內。營者，陰氣也，營行脈中，心之所主，心志不舒則血無以生，脈日以竭，故為脫營」。
9. **失精**：病名。為情感抑鬱憂思而致精氣耗損的病證。張介賓：「嘗富後貧者，憂煎日切，奉養日廉，故其五藏之精，日加消散，是為失精。」
10. **灑灑然**：惡寒的樣子。
11. **沮**：敗壞。
12. **滿脈去形**：滿脈，逆亂之氣盈滿於經脈；去形，神氣浮越，神離形骸。
13. **精華日脫**：精華，言五臟精氣的榮華，發面色、眼神、頭髮的光澤、爪甲的色澤、肌肉的壯盛等都是五臟精華的反映。日脫，一天天虛少。
14. **邪氣乃並**：並，聚也。邪並聚而侵入之處，正是正氣虛弱的地方。

15. **比類奇恒，從容知之**：比類、奇恒、從容，都是古代診經的書名。馬蒔注：「古經有《比類》、《奇恒》、《從容》諸篇，皆至道之要。」
16. **知道**：知，掌握；道，醫學理論。
17. **三常**：指診病問診的三個常規：問貴賤、貧富、苦樂。
18. **封君敗傷**：封君，古代王者以土地與人，分封諸侯；敗傷，降位削職，權勢敗落。
19. **及欲侯王**：想要取得諸侯王位。
20. **故貴脫勢**：與上文「封君敗傷」、「嘗貴後賤」同義。
21. **醫不能嚴，不能動神**：嚴，嚴格，醫生為患者治病時應嚴格要求，不能隨患者自己的意願而行事。動神，醫生應當做到用自己的精神引導患者的神氣，使他能服從醫者的醫囑和指導，有利於疾病的痊癒。
22. **外為柔弱，亂至失常**：外，外在；柔弱，軟弱無能；亂，醫生的舉止紊亂；常，法也，在此指治療的法度。全句說明醫生手足無措的表現。
23. **醫事不行**：醫事，醫療活動；不行，不起作用，沒有療效。
24. **終始**：在此指疾病開始發生和整個過程。
25. **有知餘緒**：有，通「又」；餘緒，即末端，枝節。張介賓注：「謂察其本，知其末也」。
26. **當合男女**：言切脈診病要注意性別差異。
27. **離絕菀結**：離，離愁別恨；絕，絕望；菀，同鬱，情懷抑鬱；結，情結難以釋懷。皆為致病的情感因素。
28. **嘗富大傷**：曾經富貴，一旦衰敗，精神受到極大創傷。
29. **身體復行，令澤不息**：澤，在此指津液；息，生長。張介賓注：「澤，精液也；息，生長也」。言身體雖仍然照常行動，但津液不再滋生了。
30. **故傷敗結，留薄歸陽，膿積寒炅**：故傷，舊傷；留薄，留著而內迫；歸陽，化熱；炅，熱。意為舊傷的敗血結於體內，留著而內迫化熱，膿液積聚而產生寒熱。
31. **粗工**：醫療技術低劣的醫生。
32. **亟刺陰陽**：亟，頻數，屢次；刺陰陽，針刺瀉陰陽經脈。意謂濫用針刺瀉法。
33. **受術不通**：對醫術尚不精通。
34. **人事**：人情事理。如前所述貴賤、貧富、苦樂、醫患關係等。

解析

本段詳述了醫者臨證易犯的五種過失。

《素問》的《疏五過論》、《著至教論》、《示從容論》、《徵四失論》、《陰陽類論》、《方盛衰論》和《解精微論》，即《素問》的第 75 篇至第 81 篇，所載皆以醫事教育為主，採用雷公問道、黃帝授道的形式，發揮古經，闡述醫理，分析案例，指導治學及臨證。本篇的「五過」、「四德」與《徵四失論》的「四失」等，皆示人以規矩，堪稱古代的醫療法規。

《內經》認為，為醫必須「上知天文，下知地理，中知人事」。天地自然之事在《內經》多篇已有很多記載，唯人事則在授道七篇中較為集中。本篇所言「五過」，就是圍繞著人的社會性與疾病的關係，反復深入地加以討論。醫生在診治疾病過程中出現了五過，則既不能做到早期診斷，以救其萌芽，面臨「不在臟腑，不變軀形」而精神日損之證，茫然無措；又不能做到正確治療，及至病成，或束手無策，「唯言死日」或「亟刺陰陽」，濫用驅邪之法，亦實速其死。可見，五過之戒是從慘痛的教訓中總結出來的。

醫生臨證時易犯的五種過失如下：

一是不善於透過問診收集病史資料：未能瞭解病人社會生活的變遷，沒有注意到「嘗貴後賤」、「嘗富後貧」可能給患者精神情感上帶來的巨大創傷，而情感的抑鬱不伸又可影響五臟氣機的升降出入、血氣的運行，從而導致血氣不足、經脈空虛、精氣日損的種種病證。這種從內而生的病證應引起醫生的關注，在問診時應全面瞭解其社會生活改變的情況。

二是診病時沒有全面瞭解患者的飲食情況、居處條件、精神情感變化等：從《內經》理論所述，瞭解飲食情況應當包括飲食的寒溫、五味的偏嗜、饑飽等。「水穀之寒熱，感則害於六腑」，「陰之所生，本在五味；陰之五宮，傷在五味」，飲食因素是致病因素中的重要方面。居處條件亦當注意瞭解，如居處潮濕陰暗，易患痹證。精神情感的變化尤要詳細問訊，《素問．舉痛論》曰：「餘知百病皆生於氣也，怒則氣上，喜則氣緩，悲則氣消，恐則氣下……驚則氣亂。」喜怒哀樂輕則傷氣，日久「皆傷精氣」，使形體日漸敗壞；重則「厥氣上行，滿脈去形」。所以飲食居處苦樂之情，問診時不可遺漏。

三是「為工而不知道」：醫生是給人治病的，而人又是天地間最為珍貴的生命，所以對醫生的要求很高，醫生應「上知天文，下知地理，中傍人事」，對醫學理論更是要全面掌握，如果初涉醫學，就貿然給人治病，難免有誤診誤治之虞，所以本段著重強調醫生自身知識修養的提高。

四是醫生既未掌握「三常」，更未抓住「治病尤要治人」這一要素而導致醫療的失敗：醫患之間應該相互配合，共同的目標是治癒疾病。如果醫生對患者漠然處之，或面對王公大人戰戰兢兢，害怕不已，則不能以醫生之神情調動患者精神，使患者服從醫囑。醫生應對患者充滿同情心和責任心，還要有自信心。因為「人之情，莫不惡死而樂生，告之以其敗，語之以其善，導之以其所便，開之以其所苦，雖有無道之人，惡有不聽者乎？」因此醫生除了要全面掌握病情，瞭解病人社會生活中的貴賤、貧富、苦樂等情況外，還要「動之以情，曉之以理」，用醫生的「嚴」以打動病人的「神」，則有利於病人遵從醫囑和提高療效。

五是診病之時，沒有明瞭發病的全過程，沒能注意病人男女之別，以及情緒之變給臟腑氣血帶來的損害，生活境遇之變給形體帶來的影響等：治病之時，不察表裡虛實，草率施針，使已虛之體更耗其氣，導致全身懈墮、筋脈拘攣的嚴重後果。此時醫誤而不知誤，仍不能正確治療，而只說病患將死於某日了事。

總之，五種過失的發生，都是由於醫者學業不精，既沒掌握診療技術，也未細心瞭解全部情況所致。經文提示醫生當注意病之「餘緒」。因為病情是在不斷地變化的，當時可能認為是次要的矛盾，隨著病情變化或治療影響，可能會上升為主要矛盾，作為一個醫術高明的醫生，全面掌握病情是最起碼的要求，這確然是經驗之法。

診治中應遵循的常規

原文

故曰：聖人之治病也，必知天地陰陽，四時經紀，五藏六府，雌雄表裡，刺灸砭石，毒藥所主，從容人事[1]，以明經道[2]，貴賤貧富，各異品理[3]，問年少長，勇怯[4]之理，審於分部[5]，知病本始，八正九候[6]，診必副[7]矣。治病之道，氣內為寶[8]，循求其理，求之不得，過在表裡。守數據治[9]，無失俞理[10]，能行此術，終身不殆。不知俞理，五藏菀熟[11]，癰發六府。診病不審，是謂失常。謹守此治，與經[12]相明，上經下經，揆度陰陽，奇恒五中[13]，決以明堂[14]，審於終始[15]，可以橫行[16]。（《素問・疏五過論》）

注釋

1. **從容人事**：從容地瞭解患者的人情事理。
2. **以明經道**：經，常也；道，規律。在此指診治疾病的常規。
3. **各異品理**：品理，品質。言貧富貴賤，各有不同的品質。
4. **勇怯**：勇敢和懦怯。在此指體質的強弱是為關鍵。

5. **分部**：五臟在面部的五色分部。

6. **八正九候**：八正，指八個節氣，即冬至、夏至、春分、秋分、立春、立夏、立秋、立冬；九候，指脈診的三部九候。

7. **副**：相稱，相符合。《漢書·禮樂志》顏注：「副，稱也」。

8. **氣內為寶**：氣內，體內的元氣；寶，重要，關鍵。大凡治病，探求體內元氣的強弱是為關鍵。

9. **守數據治**：數，指表裡陰陽，臟腑經絡，均有常數和正常生理功能；守，遵守；據治，根據這些常數和常規進行治療。

10. **俞理**：俞，通「腧」。吳昆注：「穴腧所治之旨也。」

11. **五藏菀熟**：菀，同「鬱」；熟，疑「熱」之誤。言五臟鬱熱。

12. **經**：此指經旨。

13. **上經下經，揆度陰陽，奇恒五中**：據考證，均為古代醫經，有《上經》、《下經》、《揆度》、《陰陽》、《奇恒》、《五中》等。

14. **明堂**：面部診法以鼻為明堂，此泛指面部色診。

15. **終始**：疾病發生發展全過程。

16. **橫行**：原指縱橫馳騁，所向無阻，這裡指診治水準達到了極高的境界。即如張介賓《類經》十二卷論治類十八《五過四德》中解釋本條曰：「夫如是則心通一貫，應用不窮，目牛無全，萬舉萬當，斯則高明無亂於天下，故可橫行矣。」

解析

本節繼「五過」之後，又提出了診治疾病應遵循的規範。

經文提出診治疾病必須知曉「天地陰陽，四時經紀」及與之相關的社會環境，熟悉人體自身的結構與功能，還要善於運用診察手段和治療方法，才能獲得理想的療效，才可以說醫療技術達到了高超的水準。這實質上是提出了一個比較完整的醫學模式——自然－社會－心理－生物醫學模式。這種自然、社會、人身並重的醫學思想，在中國古代無疑是先進的，時至今日，依然有著實際意義。

對於醫生的「四德」，根據經文內容可歸納如下：

一是「**必知天地陰陽，四時經紀**」：醫生必知天地陰陽，是因為天地之間，「上下之位，氣交之中，人之居也」、「氣交之分，人氣從之」（《素問·六微旨大論》），人居於自然之中，自然界天體的運行，風雨寒暑燥濕的變化，無疑會影響到人的生理病理，因此作為醫生就不能僅僅局限於對人體本身生理病理的認識。

二是知「**五臟六腑，雌雄表裡，刺灸砭石，毒藥所主**」：醫生應掌握扎實的醫學知識，「五臟六腑，雌雄表裡」是指對藏象學說、陰陽五行學說的瞭解;「刺灸砭石、毒藥所主」是指對針灸、藥物等治法的掌握。

三是「**從容人事，以明經道**」：醫生要對「人事」充分重視。人之貴賤、貧富、苦樂等因素所致的傷害，有的早期症狀不明顯，然而病勢卻在不斷發展，待出現「脫營」、「失精」時，治療已相當棘手，如能在診病之始就「從容人事」，可以早期治療，取得良效。

四是「**審於分部，知病本始，八正九候，診必副矣**」：醫生必須全面掌握診病方法，熟練運用望、聞、問、切各種診療技術，細緻入微地觀察色澤、脈象的變化，深入探求疾病的本源，使診斷明確，為治療打好基礎。

經文還提到了治病的原則，這亦是醫生必須遵循的法則。

「**治病之道，氣內為寶**」：治病要以氣的強弱盛衰為重。正氣虛少則外邪容易侵襲，邪正交爭時則易轉化為邪盛正衰的不利局面；元氣虧損可使五臟功能減退，氣虛血少，神氣不足等諸多內傷病證出現，故病以「氣內為寶」，注意保護元氣。

「**守數據治，無失俞理**」：醫生治病要以理論指導實踐，要依據藏象、精氣神、經絡、陰陽五行、腧穴主治等理論進行施治，才不至於發生妄補妄瀉、虛虛實實，或頭痛醫頭、腳痛醫腳等情況。

參考經文擷萃

- 「以我知彼，以表知裡，以觀過與不及之理，見微得過，用之不殆。善診者，察色按脈，先別陰陽；審清濁，而知部分；視喘息，聽音聲，而知所苦；觀權衡規矩，而知病所主。按尺寸，觀浮沉滑澀，而知病所生；以治無過，以診則不失矣。」（《素問・陰陽應象大論》）
- 「日與月焉，水與鏡焉，鼓與響焉。夫日月之明，不失其影，水鏡之察，不失其形，鼓響之應，不後其聲，動搖則應和，盡得其情。黃帝曰：窘乎哉，昭昭之明不可蔽，其不可蔽，不失陰陽也。合而察之，切而驗之，見而得之，若清水明鏡之不失其形也。五音不彰，五色不明，五藏波蕩，若是則內外相襲，若鼓之應桴，響之應聲，影之應形。故遠者司外揣內，近者，司內揣外，是謂陰陽之極，天地之蓋。」（《靈樞・外揣》）
- 「睹其色、察其目、知其散復、一其形、聽其動靜者，言上工知相五色於目，有知調尺寸大小緩急滑澀，以言所病也。」（《靈樞・小針解》）
- 「見其色，知其病，命曰明；按其脈，知其病，命曰神；問其病，知其處，命曰工。余願聞見而知之，按而得之，問而極之，為之奈何？岐伯答曰：夫色脈與尺之相應也，如桴鼓影響之相應也，不得相失也，此亦本末根葉之出候也，故根死則葉枯矣。色脈形肉不得相失也，故知一則為工，知二則為神，知三則神且明矣。」（《靈樞・邪氣臟腑病形》）

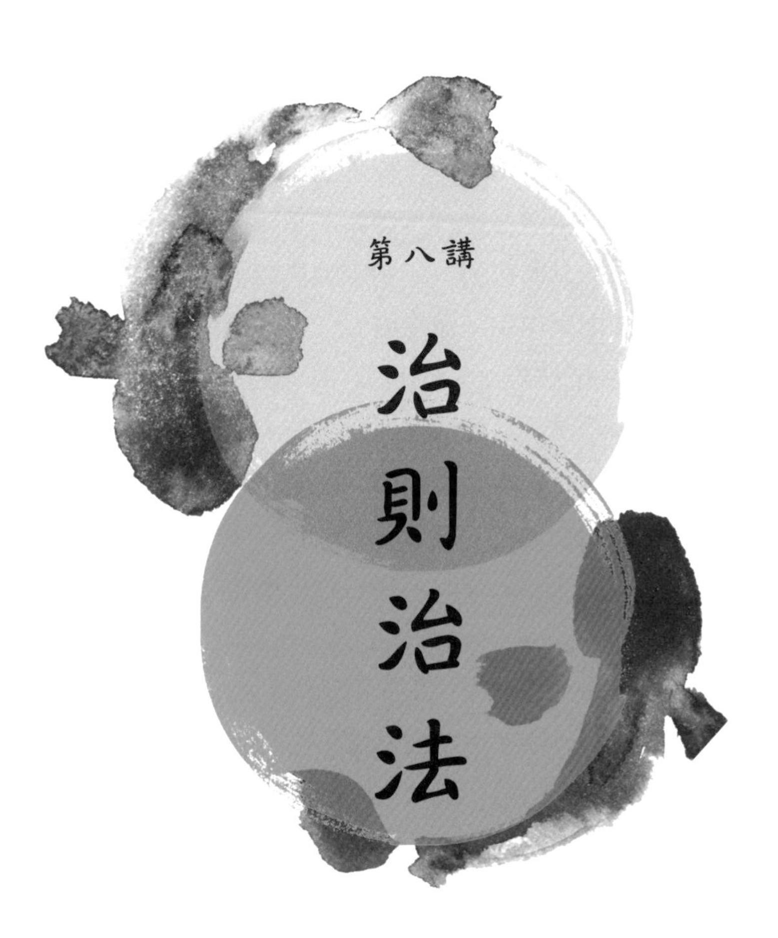

第八講

治則治法

學術旨要疏義

治則，是治療疾病的原則，也就是《素問·移精變氣論》所說的「治之大則」。治則是在整體觀念的指導下，以四診收集的材料為依據，針對不同的病情所制訂的不同治療原則。《內經》提出了許多重要的治則，如「治病求本」、「正治反治」、「標本緩急」、「虛實補瀉」、「三因制宜」等，這些都是中醫基礎理論體系的重要內容。治法，是在治則的指導下，根據不同的具體病情，所制定的具體治療方法。所以治法隸屬於治則，是治療法則所規定，並從屬於一定的治療法則的治療措施。如「實則瀉之」治則中的解表法、湧吐法、消導法、攻下法；「虛則補之」治則中的益氣法、滋陰法、溫陽法、補血法等。治法是醫生組方用藥的依據，直接關係到治療效果的好壞，所以擬定正確的治法也是臨床醫生的基本功之一。本講內容，除了《內經》中有關治則、治法的一些篇章外，還選擇了有關制方基本法則的一些內容，這些法則為後世方劑學的發展奠定了基礎。

《內經》認為，協調陰陽，糾正人體陰陽的偏盛偏衰是總的治療原則，可以透過採取「寒者熱之，熱者寒之」、「虛則補之，實則瀉之」的治療手段，恢復陰陽的動態平衡，達到治癒疾病的目的，即所謂「謹察陰陽所在而調之，以平為期」。「治寒以熱，治熱以寒」是治療陰陽偏盛，邪氣盛實的方法，適用於實熱證或實寒證。如果由於陰陽偏虛，正氣不足而產生的虛寒證或虛熱證，則應採取「補陰」或「補陽」的治法，即所謂「諸寒之而熱者取之陰，諸熱之而寒者取之陽」。總之，調整陰陽，不僅要辨明寒熱，而且要分清虛實，對陰陽偏盛的實證，當以祛邪為主，即所謂「損其有餘」；對陰陽偏衰的虛證，當以扶正為主，即所謂「補其不足」。如果只憑現象而不探求疾病的本質，就會犯「虛虛實實」的錯誤。

由於病邪所在部位不同，病理變化的趨勢，以及病邪的出路不一樣，因此，《內經》強調在治療上，除了考慮疾病的陰陽寒熱虛實之外，還應根據病邪所在的部位、邪正鬥爭的形勢，採取相應的具體治法。如《素問．陰陽應象大論》所謂「其高者，因而越之；其下者，引而竭之；中滿者，瀉之於內；其有邪者，漬形以為汗；邪在皮者，汗而發之；其慓悍者，按而收之；其實者，散而瀉之」等，都是根據病理變化趨勢所採取的因勢利導治療方法，用之得當，可以提高臨床療效。後面我們重點選讀部分篇段，以觀大概。

代表經文注析

治法逆從和陰虛陽虛之治的理論及其應用

原文

寒者熱之，熱者寒之[1]，微者逆之，甚者從之[2]，堅者削之[3]，客者除之[4]，勞者溫之[5]，結者散之[6]，留者攻之[7]，燥者濡之[8]，急者緩之[9]，散者收之[10]，損者溫之[11]，逸者行之[12]，驚者平之[13]，上之下之[14]，摩之浴之[15]，薄之劫之[16]，開之發之[17]，適事為故。

帝曰：何謂逆從？岐伯曰：逆者正治，從者反治[18]，從少從多，觀其事也。帝曰：反治何謂？岐伯曰：熱因熱用，寒因寒用[19]，塞因塞用[20]，通因通用[21]，必伏其所主，而先其所因[22]，其始則同，其終則異[23]，可使破積，可使潰堅，可使氣和，可使必已。

帝曰：善。氣調而得者，何如？岐伯曰：逆之，從之，逆而從之，從而逆之，疏氣令調，則其道也。

帝曰：論言治寒以熱，治熱以寒，而方士不能廢繩墨[24]而更其道也。有病熱者，寒之而熱，有病寒者，熱之而寒。二者皆在，新病復起，奈何治？岐伯曰：諸寒之而熱者取之陰[25]，熱之而寒者取之陽[26]，所謂求其屬[27]也。（《素問·至真要大論》）

注釋

1. **寒者熱之，熱者寒之：**寒病用溫熱法治療，熱者用寒涼法治療。
2. **微者逆之，甚者從之：**微，指病勢輕淺，病情單純無假像者，如寒病現寒象、熱病見熱象。逆之，指用與病象相反性質的藥物治療，如寒病用熱藥、熱病用寒藥之類。甚，指病勢較重，病情複雜出現假像者，如真寒假熱，真熱假寒。從之，指用順從其假像而治療，如內真寒外假熱者，用熱藥順從其假像治療。
3. **堅者削之：**堅，指堅實有形的腫物，如症瘕積聚。削之，用削伐推蕩法，如化瘀消症法。
4. **客者除之：**客，指外邪侵襲所致的病證。除之，用驅除外邪的方法，如邪客於表的用解表法，邪客於裡的用攻下法。
5. **勞者溫之：**勞，指虛勞虛損一類病證；溫之，用溫補法治療。
6. **結者散之：**結，指氣滯、瘀停、痰凝等邪氣鬱結一類病證；散之，用消散法治療。
7. **留者攻之：**留，指留飲、蓄血、停食、便閉一類病證；攻之，用攻逐法祛除留邪。
8. **燥者濡之：**燥，指津液乾燥一類病證；濡之，用滋潤救燥法治療。
9. **急者緩之：**急，指筋脈拘急攣縮一類病證；緩之，用舒緩法治療。

10. **散者收之**：散，指精氣耗散一類病證，如自汗、盜汗、滑精等；收之，用收斂固澀法治療。

11. **損者溫之**：損，指虧損虛弱一類病證；溫之，用溫補法治療。

12. **逸者行之**：逸，指痿痹、癱瘓等運動障礙一類病證；行之，用行氣活血法治療。

13. **驚者平之**：驚，指驚悸不安一類病證；平之，用鎮驚安神法治療。

14. **上之下之**：上之，病邪在上部，治療使病邪上越，如湧吐法；下之，病邪在下部，治療使病邪下出，如攻下法、利尿法。

15. **摩之浴之**：指按摩法、藥浴法。

16. **薄之劫之**：薄之，用藥物侵蝕患處，如以膏藥外敷消蝕贅生物；劫之，用峻猛之藥劫奪病邪。

17. **開之發之**：指開泄、發散法。

18. **逆者正治，從者反治**：逆病象用藥的治療方法，如寒者熱之，熱者寒之，屬於常法，故稱正治；順從病象用藥的治療方法，如寒因寒用，熱因熱用，屬於特殊方法，故稱反治法。

19. **熱因熱用，寒因寒用**：原本作「熱因寒用，寒因熱因」，據下文「塞因塞用，通因通用」之例改。意即以熱藥治療真寒假熱證，以寒藥治療真熱假寒證。

20. **塞因塞用**：意即用補益藥治療正虛所致痞寒不暢之證。

21. **通因通用**：意即用通利藥治療結實下利之證。

22. **必伏其所主，而先其所因**：伏，制伏；主，指疾病的本質；因，疾病的原因。全句意思是說，要抓住疾病的根本加以制伏，首先要搞清疾病發生的原因。

23. **其始則同，其終則異**：以熱藥治假熱，寒藥治假寒，其始藥性與假像相同；待假像消失真象顯現，藥性與病象相反。

24. **繩墨**：準則的意思。

25. **寒之而熱者取之陰**：用寒藥治熱病而熱勢不減的，為陰虛發熱，當用補陰法治療。

26. **熱之而寒者取之陽**：用熱藥治寒病而寒象不減的，為陽虛生寒，當取補陽法治療。

27. **求其屬**：推究疾病的本質，究屬於陰，屬於陽。

解析

本節集中討論了治法逆從和陰虛陽虛之治的理論及其應用。

「微者逆之」、「逆者正治」，言正治法的應用物件和方法。正治法又稱逆治法，是逆疾病徵象而治，即所選藥物的屬性與疾病的性質相反。適用於病情輕淺而單純無假像的疾病，所謂「微者逆之」。如：寒者熱之，熱者寒之，堅者削之，客者除之，勞者溫之，結者散之，留者攻之，燥者濡之，急者緩之，散者收之，損者溫之，逸者行之，驚者平之等。運用時應把握「適事為故」的原則。

「甚者從之」、「從者反治」，言反治法的應用物件和方法。反治法也稱從治法，順從疾病假像而治。適用於病勢較重、病情複雜並出現假像的疾病，如寒因寒用、熱因熱用、塞因塞用、通因通用等。反治法雖屬順其病象用藥，但從本質上來說，藥性與疾病的性質還是相反的，與正治法無區別。在運用時應注意「必伏其所主，而先其所因」、「從多從少，觀其事也」，也即先求病因，再治其病本，至於從藥多少，視病情而定。適用於病情複雜出現假像的疾病，所選用藥物的屬性與病象（假像）一致。

治法逆從是《內經》治法理論的重要組成部分。病情單純，則病象屬性與本質一致；疾病複雜有假像出現時，其病象與本質相反。為適應這兩種不同的情況，《內經》制定了正治和反治兩種方法。誠如張介賓在《類經・論治類》中所說：「治有逆從者，以病有微甚；病有微甚者，以證有真假也。寒熱有真假，虛實亦有真假。真者正治，知之無難，假者反治，乃為難耳。」他列舉假寒的「陽證似陰，火極似水」，假熱的「陰證似陽，水極似火」，假實的「至虛有盛候」，假虛的「大實有羸狀」的種種表現，謂「見有不的，則死生系之，此其所以宜慎也」。醫者遇真假錯雜之證，必須做到謹慎行之而又當機立斷。

「治寒以熱，治熱以寒」的法則，是治療實寒、實熱的常法。但對因陽氣不足，無以配陰的虛寒證，或陰氣不足、無以制陽的虛熱證，僅治其相對偏盛的陰盛或陽亢，則愈傷其本來不足之陰陽，從而導致陰更盛或陽更亢。故必須補陽以配陰，或滋陰以制陽，即王冰所謂「益火之源，以消陰翳；壯水之主，以制陽光」，最終達到陰平陽秘，疾病痊癒。這種補陽抑陰、滋陰制陽的法則，是治療寒熱證的變法，也為後世辨識和治療虛寒證、虛熱證樹立了楷模。

五方的不同情況和相應治療

原文

黃帝問曰：醫之治病也，一病而治各不同[1]，皆愈，何也？岐伯對曰：地勢[2]使然也。故東方之域[3]，天地之所始生也[4]。魚鹽之地，海濱傍水，其民食魚而嗜鹹，皆安其處，美其食[5]。魚者使人熱中[6]，鹽者勝血[7]，故其民皆黑色疏理，其病皆為癰瘍[8]，其治宜砭石[9]。故砭石者，亦從東方來。

西方者，金玉之域，沙石之處，天地之所收引也[10]。其民陵居[11]而多風，水土剛強，其民不衣而褐薦[12]，其民華食而脂肥[13]；故邪不能傷其形體，其病生於內，其治宜毒藥[14]。故毒藥者，亦從西方來。

北方者，天地所閉藏之域[15]也。其地高陵居，風寒冰冽，其民樂野處而乳食[16]，藏寒生滿病，其治宜灸焫，故灸焫者，亦從北方來。

南方者，天地所長養[17]，陽之所盛處也。其地下[18]，水土弱，霧露之所聚也，其民嗜酸而食胕[19]，故其民皆致理[20]而赤色，其病攣痺[21]，其治宜微針[22]，故九針者，亦從南方來。

中央者，其地平以濕，天地所以生萬物也眾[23]，其民食雜而不勞[24]，故其病多痿厥寒熱[25]，其治宜導引按蹺[26]，故導引按蹺者，亦從中央出也。

故聖人雜合以治，各得其所宜[27]，故治所以異而病皆愈者，得病之情，知治之大體[28]也。（《素問・異法方宜論》）

注釋

1. **治各不同：**指各種不同的治法。如下文的砭石、毒藥、灸焫、九針、導引按蹺等。
2. **地勢：**指東、南、中、西、北五方的地理形勢。
3. **域：**區域、地域。
4. **天地之所始生也：**天地之氣，從東而升，為陽生之始，所以發生之氣，始於東方，在時則為春。
5. **安其處，美其食：**指久居而能適應，對吃的食物也感到習慣、味美。
6. **熱中：**熱積於體中而癰發於體外。
7. **鹽者勝血：**鹽味鹹，《靈樞・五味》篇說：「鹹走血，多食之令人渴。」
8. **癰瘍：**居於東方的人，血弱而腠理疏鬆，易致熱邪結聚於疏鬆處，久而肉腐。
9. **砭石：**以石製成的尖石或石片，用以刺癰疽以排除膿血。
10. **金玉之域，沙石之處，天地之所收引也：**地之剛在西方，故多金玉砂石。由於天地之氣，自西而降，故為天地之收引。
11. **陵居：**依丘陵而居住。
12. **褐薦：**褐，毛布；薦，草席。指披毛布鋪草席而不講究衣著的生活習慣。
13. **華食而脂肥：**華謂鮮美，酥酪骨肉之類。由於食物鮮美，故人體多脂肥。
14. **病生於內，其治宜毒藥：**病生於內，指飲食七情之病；毒藥，總括藥餌而言。病生於內，非針灸按摩所能治，故宜用內服藥。
15. **閉藏之域：**北方嚴寒，應冬令閉藏之象，故稱「閉藏之域」。

16. **樂野處而乳食**：習慣於野外流動夜宿，吃牛羊乳汁。
17. **天地所長養**：南方陽氣充足，適宜於長養萬物。
18. **地下**：指地勢低下。
19. **胕（ㄈㄨˇ）**：同「腐」，指經過發酵的食物。
20. **致理**：即腠理緻密。
21. **攣痹**：由於濕熱之邪不除，內著筋脈而生攣痹。傷筋則攣，傷脈則痹。
22. **微針**：即毫針。
23. **生萬物也眾**：土體平，土性濕，土旺於四方之中，而為萬物之母，故其生物。
24. **食雜而不勞**：食物品種繁雜，生活安逸而少勞動。
25. **多痿厥寒熱**：土氣通於脾而主四肢，濕滯則為痿，寒熱則為厥。
26. **導引按蹻（ㄑㄧㄠ）**：即現在所稱之氣功、按摩等，是古代用來保健和治病的方法。
27. **雜合以治，各得其所宜**：把各種治法綜合起來，根據具體病情，靈活運用，使之得到最適宜的治療。
28. **得病之情，知治之大體**：瞭解具體的病情，掌握治療大法。

解析

本段詳述了五方的不同情況和相應的治療原則。

經文論述由於地區不同，人們的生活環境和生活習慣各異，因而治病方法必須因地制宜。其所論的各種治療方法，是從各地勞動人民在實踐中總結出來的經驗。我國地域遼闊，氣候不同，民情各異，體質有別，發病各有特點，故治療時就必須根據不同的情況，或砭石、或灸焫、或毒藥、或按蹻，採取與之最相適宜的治法，才能收到最佳的效果，這就是本篇的基本精神。後世將之發展為「三因（因人、因地、因時）制宜」的治療原則。

文中雖分五方，實際可分三方。西北高寒，民食脂膏肉類為主，體質壯實，多表寒內熱之證，治宜散寒泄熱為主；東南低下潮濕，氣溫較高，濕熱較重，民食酸鹹易損腸胃，體質較弱，病多攣痹痿躄，治宜清透濕熱，疏通經絡；中央多是首府之地，氣候宜人，物資供應豐盛，居民好逸惡勞，飲食精美，情欲較高，精神內傷較大，體質柔弱，病多虛中夾實之證，其治多喜導引按摩，流通氣血。

事實上，不同的地方、季節、群體，不僅有著獨特的地方病、多發病、常見病，就是相同的疾病，它的表現也不完全相同。如北方人的感冒，多見風寒，常用麻黃、桂枝等辛溫藥物；而南方人的感冒，多見風熱，常用金銀花、連翹等辛涼藥物；以及老人感冒多兼虛，小兒感冒多夾食，青年人感冒多實證等，就是例證。這就是《內經》具體問題具體分析的辯證思想在治療學中具體體現的一個方面。醫生必須結合不同的自然環境及人的個體差異等具體情況，掌握因時制宜、因地制宜、因人制宜的治療原則。

標本逆從的概念、意義和臨床應用

原文

黃帝問曰：病有標本[1]，刺有逆從[2]，奈何？岐伯對曰：凡刺之方，必別陰陽，前後相應[3]，逆從得施[4]，標本相移[5]。故曰：有其在標而求之於標，有其在本而求之於本；有其在本而求之於標，有其在標而求之於本。故治有取標而得者，有取本而得者，有逆取而得者，有從取而得者。故知逆與從，正行無問[6]，知標本者，萬舉萬當，不知標本，是謂妄行。

夫陰陽逆從，標本之為道也。小而大[7]，言一而知百病之害；少而多，淺而博[7]，可以言一而知百也。以淺而知深，察近而知遠，言標與本，易而勿及[8]。

治反為逆，治得為從[9]。先病而後逆者治其本[10]，先逆而後病者治其本[11]，先寒而後生病者治其本，先病而後生寒者治其本，先熱而後生病者治其本，先熱而後生中滿者治其標[12]，先病而後泄者治其本，先泄而後生他病者治其本[13]，必且調之，乃治其他病，先病而後生中滿者治其標，先中滿而後煩心者治其本[14]。人有客氣有同氣。小大不利治其標[15]，小大利治其本。病發而有餘，本而標之[16]，先治其本，後治其標；病發而不足，標而本之[17]，先治其標，後治其本。謹察間甚，以意調之，間者並行，甚者獨行[18]。先小大不利而後生病者，治其本。（《素問・標本病傳論》）

注釋

1. **標本：**標，末也；本，原也。猶樹木之根為本，枝葉為標。此指先病為本，後病為標。
2. **刺有逆從：**逆，逆治法，如病在本而治標，病在標而治本；從，從治法，如病在本而治本，病在標而治標。
3. **前後相應：**指治療中先病後病相互照應。
4. **逆從得施：**正確運用逆治法或從治法，施治得當。
5. **標本相移：**對標本的治療不是一成不變的，根據病情或先治標，或先治本。
6. **正行無問：**正行，正確的治法；無問，沒有疑問。
7. **小而大，少而多，淺而博：**謂掌握了陰陽逆從標本的道理，就可以使人們對疾病的認識由小到大，由少到多，由淺薄到廣博。
8. **言標與本，易而勿及：**談論標本理論，理解尚容易，而要恰當運用，不易掌握。
9. **治反為逆，治得為從：**治療違反標本之理為逆，符合標本之理為順。逆，指治療失敗；從，指治療成功。
10. **先病而後逆者治其本：**先病而後逆者，先病為本，故治其本。逆，指氣血逆亂。
11. **先逆而後生病者治其本：**先逆而後病者，先逆為本，故治其本。逆，指氣血逆亂。

12. **先熱而後生中滿者治其標**：先熱而後生中滿者，先熱為本，中滿為標，中滿病急，故治其標。

13. **先泄而後生他病者治其本**：先泄而後生他病者，先泄為本，故治其本。

14. **先中滿而後煩心者治其本**：先中滿而後煩心者，中滿為本，煩心為標，中滿病急，故先治本。

15. **小大不利治其標**：小大不利，大小便不通利。此雖屬標病，因為危急之候，故急則先治其標。

16. **病發有餘，本而標之**：邪氣有餘的實證，當先治病本的實邪，然後再治標病。

17. **病發不足，標而本之**：正氣不足的虛證，當先治標證，然後再緩緩調補正氣之本。

18. **間者並行，甚者獨行**：間，病輕；甚，病重；並行，標本同治；獨行，單治標或單治本。張介賓注：「病淺者可以兼治，故曰並行；病甚者難容雜亂，故曰獨行。」

解析

本段論述病的標本和刺法的逆從，列舉了泄瀉、中滿、煩心、大小便不利等病證的緩急證治，說明「治病必求於本」的基本原則和「急則治標，緩則治本」或「標本同治」的治療法則。充分體現了中醫針對疾病本質進行治療和具體情況具體處理的辨證論治精神。

「標本」的最初含義，《辭源》指出「凡草木之根皆曰本」，後起者為標，原始者為本。《內經》引申其義，並賦予醫學的涵義，其所指不一。如《素問．湯液醪醴論》有「病為本，工為標」；《素問．水熱穴論》提出水腫病「其本在腎，其末在肺」；《素問．天元紀大論》以六氣為本，三陰三陽為標；《靈樞．衛氣》以經脈所起為本，所出為標。本節標本指發病之先後，先病為本，後病為標，張介賓說得很透徹：「病之先受者為本，病之後受者為標。生於本者，言受病之原根；生於標者，言目前之多變也」。

由上可見，《內經》關於標本的含義甚多，應用的範圍甚廣。它既可以表示相互對應的兩種事物，也可以表示一事物內部存在的兩種相對的屬性。大凡具有根本的、主要的、內在的、本質的、開始的、中心的等特性多屬於「本」；而具有次要的、外在的、枝節的、現象的、後起的、終極的、周圍的等特性多屬於「標」。據此，後世也有廣泛應用，如以天地言，天為本，地為標；以人身言，臟腑經絡為本，體竅為標；以病理而言，病因為本，症狀為標；以病證言，先病為本，後病為標；以治療言，治法為本，方藥為標；以藥物言，氣味為本，形色為標等。《素問·至真要大論》稱「標本之道，要而博，小而大」，正說明標本可以作為多種事物的抽象屬性，具有一定的普遍意義。但《內經》運用標本理論的根本目的，不僅是為了解釋某些病理現象，更重要的是立足於指導治療原則的確定。標本所代表的雙方，必有一方是主要的、本質的，而另一方是次要的、現象的。因而在治療時必須根據標本的特性等具體情況，確立先標後本、或先本後標、或標本兼治等治療原則。這在臨床上面對紛繁複雜的病情，有助醫生能執簡馭繁，把握疾病的本質，並據此進行有效的治療。故本節說：「知標本者，萬舉萬當，不知標本，是謂妄行。」

標本代表兩種屬性，陰陽也是表示兩種相關事物的屬性。因此，從某種意義上說，兩種概念有類似之處。例如，從內外言，內屬陰，也屬本；外屬陽，也屬標。從人身言，內臟屬陰，也屬本；外竅屬陽，也屬標等。它們的不同之處是，陰陽屬於中國古代哲學的範疇，古人用於概括宇宙萬物運動變化的總規律；陰陽所代表的事物有屬陰或屬陽的特定屬性，陰陽雙方是平等的關係，沒有主次之分。而標本雖在一定程度上具有抽象的意義，《內經》稱為「標本之道」說明了事物本質與現象之間的關係，但其含義遠不如陰陽概念的廣泛而深刻；標本所代表的雙方存在著主次關係，即「根」與「末」的關係。本為主，標為客；本為體，標為用；本為源，標為流。因此，標本之間沒有陰陽的消長轉化、互根互用等聯繫。陰陽學說作為一種世界觀和方法論，能樸素地解釋各種事物的產生及其變化的原理，而標本理論僅僅在某些方面解釋事物矛盾的主次關係，因此兩者不可相提並論。但標本理論作為陰陽學說的補充，尤其在醫學領域中還有一定的價值，這也是不可否認的。

標本理論的理解不難，但結合實際靈活應用並非易事，經文具體論述了標本理論的臨床應用方法，歸納起來有以下 5 點。

先治本病：本節指出：「先病而後逆者治其本，先逆而後病者治其本，先寒而後生病者治其本，先病而後生寒者治其本……必且調之，乃治其他病。」一般地說，標根於本，病本能除，標亦隨之而解。所謂「治病必求於本」，是治療中的根本大法。如肺結核的咳嗽，其本多為肺腎陰虛，故治療不應用一般的止咳法治其標，而應用滋養肺腎陰液的方法去治其本。又如，在急性熱病的中、後期，陰液耗傷時，應用養胃滋腎之法固其本。這些都是緩則治其本的具體應用。

急則治標：標本先後的治療原則並不是一成不變的，必須根據病情的緩急靈活處置。本節指出「先熱而後生中滿者治其標」、「先病而後生中滿者治其標」、「小大不利治其標」，對此，張介賓解釋說：「諸病皆先治本，而惟中滿者先治其標，蓋以中滿為病，其邪在胃，胃者臟腑之本也，胃滿則藥食之氣不能行，而臟腑皆失其所稟，故先治此者，亦所以治本也。」、「蓋二便不通，乃危急之候，雖為標病，此所謂急則治其標也」。一般來說，在疾病的發展演變過程中，標病將要危及生命，或在諸多病理矛盾中，標病成為突出的重要矛盾時，當先治標，否則恐貽誤病機，甚則危及生命。本節提出的「中滿」及「小大不利」只是示範而已。如肝硬化病人，當腹水大量增加、腹部脹滿、呼吸急促、二便不利的時候，就應當先治療標病的腹水，大小便不利的，可用利水、逐水法，待腹水減輕，病情穩定後，再調理肝脾，以治其本病。再如大出血病人，無論屬於何種出血，均應採取緊急措施，先止血以治其標，待出血停止，病情緩解後，再治出血之因的本病。

間者並行：即病情輕緩者，應標本兼治。也就是說，病輕緩者未必獨治其本。從臨床實際情況看，病證屬純陽純陰、純虛純實者少，虛實夾雜、表裡相兼、新舊同病者多。在病勢不甚急危的情況下，多數應標本同治。當分析標本偏頗的側重，或治標顧本，或治本顧標，或標本齊顧。如臨床表現有身熱、腹滿硬痛、大便燥結、口乾渴、舌紅苔焦黃等症，此為邪熱裡結為標，陰液受傷為本，標本俱急，治當標本兼顧，可用養陰攻下的增液承氣湯治療，瀉下與滋陰並舉，瀉其實熱可以存陰，滋陰潤燥則有利於通下，標本同治可收相輔相成之功。如素體氣虛之人患感冒，治當益氣解表，益氣為治本，解表是治標。又如表證未除，裡證又現，則應表裡雙解。這些都是標本同治之例。

甚者獨行：即指疾病嚴重者，必須根據實際情況，標急則獨治其標，本急獨治其本，是謂「獨行」。如《傷寒論》第九十三條有「傷寒，醫下之，續得下利清穀不止，身疼痛者，急當救裡；後身疼痛，清便自調者，急當救表」。按先病為本，後病為標分，表證身疼痛為先病，屬本；裡證下利清穀為後病，屬標。現標病為急故先以四逆湯救裡治標；俟裡病緩解則相對地說本病為急，故繼以桂枝湯救表治本。

標本先後：本節說：「病發有餘，奉而標之，先治其本，後治其標；病發不足，標而本之；先治其標，後治其本。」這是根據病證虛實確定標本先後治則，具體實踐時還須結合虛實的輕重緩急，審證論治，亦非固定程式。

總之，本篇為我們充分展示了靈活使用標本治則的種種範例，對今天的臨床實踐頗多啟迪。標本的治療法則，既有原則性，又有靈活性。臨床應用時，或先治其本，或先治其標，或標本同治，總應與病情相符。

治法取法陰陽

原文

故曰：病之始起也，可刺而已；其盛，可待衰而已[1]。故因其輕而揚之[2]，因其重而減之[3]，因其衰而彰之[4]。形不足者，溫之以氣；精不足者，補之以味[5]。其高者，因而越之[6]；其下者，引而竭之[7]；中滿者，瀉之於內[8]；其有邪者，漬形以為汗[9]；其在皮者，汗而發之；其慓悍者，按而收之[10]；其實者，散而寫之[11]。審其陰陽，以別柔剛[12]，陽病治陰，陰病治陽[13]，定其血氣，各守其鄉，血實宜決之，氣虛宜掣引之。（《素問・陰陽應象大論》）

注釋

1. **其盛，可待衰而已**：病邪來勢太盛，不宜針刺直接攻邪，待其病勢稍衰之時方刺之。目的是避免正氣耗傷。《內經》中這種觀點還見於《素問・瘧論》「方其盛時，勿敢毀傷，因其衰也，事必大昌」。
2. **因其輕而揚之**：輕，疾病較輕淺的；揚，宣揚發散法。
3. **因其重而減之**：重，病邪深而重實的；減，祛邪，逐步減輕病邪。
4. **因其衰而彰之**：衰，氣血虛衰；彰，彰揚，顯著。氣血虛衰的，用補益氣血的方法使氣血的生理作用得到加強。
5. **形不足者，溫之以氣；精不足者，補之以味**：陽虛而形體衰弱的，用溫補陽氣的藥物，使陽氣能達表而溫煦形體；陰精衰竭的，用填補真精的厚味之品，使精氣得以滋補而恢復其潤養作用。
6. **其高者，因而越之**：高，胸膈以上部位；越，吐越。病邪所在部位是胸膈以上者，可就近祛邪，用湧吐法驅除之。

7. **其下者，引而竭之：**下，臍以下部位；引，引導；竭，竭盡。病在臍以下部位，用攻下法引導病邪從下而竭盡之。

8. **中滿者，瀉之於內：**中滿，脘腹脹滿，此病邪不上不下，吐、瀉皆不可用，只能瀉之於內，即消法，消磨其中的邪氣。

9. **漬形以為汗：**漬，浸漬。用熱水或藥浴浸漬薰蒸形體，使之汗出，可袪邪。

10. **其慓悍者，按而收之：**慓悍，指病勢急猛；按，抑制；收，收伏病勢。對病情來勢急猛的，宜及時抑制、收伏病勢。

11. **其實者，散而寫之：**散，發散法；寫，攻瀉法。實，指實證，表實宜發散之，裡實宜攻瀉之。

12. **柔剛：**陰陽的同義詞。柔為陰，剛為陽。

13. **陽病治陰，陰病治陽：**陽勝者陰必病，陰勝者陽必病，故陽的病證可用治陰的方法。

解析

本段討論了陰陽理論在治則中的應用。

本段論述治病首先要辨別陰陽氣血和邪正虛實，合理應用補瀉之法以調整陰陽。如陰不足或陽偏衰的虛證，應當「因其衰而彰之」，即使用「虛則補之」的治療原則。具體治法是，「形不足者，溫之以氣；精不足者，補之以味」、「氣虛宜掣引之」。若屬陰盛或陽盛的實證，則使用攻瀉之法治之。具體治法當根據邪氣所在的部位而定：邪在上焦的，當從上部發越，使用湧吐法；邪在下焦的，當從下竅排泄，使用疏利或瀉下法；邪在中焦的，使用消導疏散之法。邪在表的，發散之；邪在裡的，攻瀉之。血實而瘀滯不通的，使用活血破瘀之法；邪氣急猛的，使用袪邪伏邪之法。這些治法，基本上包括了後世的汗、吐、下、和、溫、清、消、補八法。這對後世治則、治法的發展和臨床實踐，都有較大的影響和重要指導意義。

方劑君、臣、使的概念

原文

主病之謂君，佐君之謂臣，應臣之謂使。（《素問・至真要大論》）

解析

本節提出了方劑君、臣、使的概念。君、臣、佐、使，張介賓注曰：「主病者，對證之要藥也，故謂之君。君者，味數少而分兩重，賴之以為主也。佐君者謂臣，味數稍多而分兩稍輕，所以匡君之不迨也。應臣者謂之使，數可出入而分兩更輕，所備通行嚮導之使也。」

君臣佐使制方的基本法則

原文

帝曰：氣[1]有多少，病有盛衰，治有緩急，方有大小，願聞其約[2]，奈何？岐伯曰：氣有高下，病有遠近[3]，證有中外，治有輕重，適其至所為故也[4]。《大要》[5]曰：君一臣二[6]，奇之制[7]也；君二臣四，偶之制[7]也；君二臣三，奇之制也；君二臣六，偶之制也。故曰：近者奇之，遠者偶之[8]，汗者不以奇，下者不以偶[9]，補上治上制以緩，補下治下制以急[10]。急則氣味厚，緩則氣味薄，適其至所，此之謂也。病所遠，而中道氣味之者，食而過之[11]，無越其制度也。是故平氣之道[12]，近而奇偶，制小其服[13]也；遠而奇偶，制大其服[13]也。大則數少，小則數多。多則九之[14]，少則二之[14]。奇之不去則偶之，是謂重方[15]；偶之不去，則反佐[16]以取之，所謂寒熱溫涼，反從其病也。（《素問・至真要大論》）

注釋

1. **氣**：指陰陽之氣。
2. **約**：準則的意思。
3. **遠近**：此指定位之遠近。王冰注：「遠近謂臟腑之位也。心肺為近，腎肝為遠，脾胃居中。」
4. **適其至所為故也**：制方以藥力能適達病所為原則。王冰注：「臟位有高下，腑氣有遠近，病證有表裡，藥用有輕重，調其多少，和其緊慢，令藥氣至病所為故，勿太過與不及也。」
5. **《大要》**：《內經》以前的古醫籍。
6. **君、臣**：方劑中的主藥為君，輔佐君藥發揮作用的屬臣。
7. **奇之制、偶之制**：即奇方與偶方。王冰注：「奇，謂古之單方；偶，謂古之複方也。」
8. **近者奇之，遠者偶之**：病位近的用奇方，病位遠的用複方。
9. **汗者不以奇，下者不以偶**：奇方藥少力專，偶方藥多面廣，欲發汗非偶方不足以發散，欲攻下非奇方不足以祛邪。
10. **補上治上制以緩，補下治下制以急**：緩急，指藥性緩和、峻烈。意為上不足用補與邪在上當祛者，需用藥性緩和的方劑；下不足用補與邪在下當攻者，需用藥性峻烈的方劑。
11. **病所遠，而中道氣味之者，食而過之**：病位遠，如病在下焦，應先服藥而後進食，以免食物阻隔藥物之氣味，使藥效中途消失。如病在上焦，應先進食而後服藥。
12. **平氣之道**：平調氣機之道。
13. **小其服，大其服**：大服、小服，指藥量之輕重。大則數少而分量多，氣味專而功效遠；

小則數多而分量少，藥力薄而功效近。

14. 九之、二之：說明制方藥味多少之約數，不是絕對的數字標準。

15. 重方：即複方。

16. 反佐：指處方中藥物配伍的反佐法，即在寒藥方中佐以熱藥，熱藥方中佐以寒藥。另，熱藥冷服，寒藥熱服，也稱反佐法。

解析

本段論述了君臣佐使制方的基本法則，並根據病情輕重、病位元上下、病勢緩急、藥味奇偶等，提出了大、小、緩、急、奇、偶、複方劑的分類，以及服藥方法。

本節提出根據藥味的多少、用量的輕重、作用的峻緩而分列七種制方，即大、小、奇、偶、緩、急、重，各有不同的用途。大方——藥味少而分量重，作用強，治病之深重者；小方——藥味多而分量輕，作用弱，治病之輕淺者；奇方——君一臣二、君二臣三等，治輕淺之病，宜於發汗；偶方——君二臣四、君二臣六等，治深重之病，宜於瀉下；緩方——氣味薄，藥力緩和，宜於補上治上；急方一氣味厚，藥力峻猛，宜於補下治下；重方——奇方、偶方疊用，治較複雜之病。

《內經》七方製劑，作為制方原則，開方劑學發展之先河。其中奇偶方制，注家多從藥味數的奇、偶立論，唯清代周學海獨以方劑作用的單一和複雜為解。他說：「用一物為君，複用同氣之二物以輔之，是物性專一，故曰奇也；用二物一補一瀉為君，複用同氣者各二物以輔之，是兩氣並行，故曰偶也。」周氏之說亦成理，可與單駢之論並參。

本節還討論了不同的服藥方法，根據病位元的遠近，如病在上焦，病近當飯後服；病在下焦，病遠當飯前服。根據病情的輕重，如大寒大熱之病，易與藥物格拒者，應用反佐服藥法，即寒藥溫服，熱病涼服。

總的目的是使藥至病所。

關於反佐法有兩層意義：一是指藥物配伍的反佐法，如治寒以熱，佐以少量寒藥，如白通加豬膽汁湯；治熱以寒，佐以少量熱藥，如大劑苦寒方藥中反佐薑汁之類。二是指服藥反佐法，如《素問．五常政大論》說：「治熱以寒，溫而行之；治寒以熱，涼而行之。」這在臨床實踐中有一定指導價值。

用藥治病的法度與飲食調養的作用

原文

病有久新，方有大小，有毒無毒[1]，固宜常制[2]矣。大毒治病，十去其六；常毒治病，十去其七；小毒治病，十去其八；無毒治病，十去其九。穀肉果菜，食養盡之，無使過之，傷其正也。不盡，行複如法[3]。（《素問．五常政大論》）

注釋

1. **有毒無毒**：有毒，指藥性峻烈的藥物。無毒，指性味平和的藥物。
2. **常制**：即服藥的一般常規。
3. **行複如法**：指病邪尚未盡者，仍重複上法治療。

解析

本段論述用藥治病的法度與飲食調養的作用。

本節內容雖少，但臨床價值頗大。病有新舊之異，方有大小之別，藥有峻緩之分。藥者，毒也，任何藥物性味皆有所偏，調配不當，服之過久，必然矯枉過正，造成新的疾病。故經文指出藥雖能治病，但對人體正氣也會帶來一定損害。因此，應根據藥性的峻緩和毒性的有無或大小，來決定治病用藥程度及飲食調養。經文提出的「大毒治病，十去其六；常毒治病，十去其七；小毒治病，十去其八；無毒治病，十去其九；穀肉果菜，食養盡之」意在保護正氣，直至今天都是臨床應用的基本原則。「食養盡之」，為現代康復醫學的藥膳療法提供了理論依據。

參考經文擷萃

- 「上工救其萌牙，必先見三部九候之氣，盡調不敗而救之，故曰上工。下工救其已成，救其已敗。救其已成者，言不知三部九候之相失，因病而敗之也，知其所在者，知診三部九候之病脈處而治之，故曰守其門戶焉，莫知其情而見邪形也。」（《素問・八正神明論》）
- 「拘於鬼神者，不可與言至德。惡於針石者，不可與言至巧。病不許治者，病必不治，治之無功矣。」（《素問・五藏別論》）
- 「察其所痛，以知其應，有餘不足，當補則補，當寫則寫，無逆天時，是謂至治。」（《靈樞・百病始生》）

- 「治之要極，無失色脈，用之不惑，治之大則。逆從到行，標本不得，亡神失國。去故就新，乃得真人。」（《素問・移精變氣論》）
- 「和氣之方，必通陰陽，五藏為陰，六府為陽。」（《靈樞・終始》）
- 「用針之要，在於知調陰與陽，調陰與陽，精氣乃光，合形與氣，使神內藏。」（《靈樞・根結》）
- 「必先度其形之肥瘦，以調其氣之虛實，實則寫之，虛則補之。必先去其血脈而後調之，無問其病，以平為期。」（《素問・三部九候論》）
- 「古之善用針艾者，視人五態，乃治之，盛者寫之，虛者補之。」（《靈樞・通天》）
- 「寫虛補實，神去其室，致邪失正，真不可定，粗之所敗，謂之夭命，補虛寫實，神歸其室，久塞其空，謂之良工。」（《靈樞・脹論》）
- 「病先起陰者，先治其陰而後治其陽；病先起陽者，先治其陽而後治其陰。」（《靈樞・終始》）
- 「春夏先治其標，後治其本，秋冬先治其本，後治其標。」（《靈樞・師傳》）
- 「西北之氣散而寒之，東南之氣收而溫之，所謂同病異治也。故曰：氣寒氣涼，治以寒涼，行水漬之。氣溫氣熱，治以溫熱，強其內守。必同其氣，可使平也，假者反之。」（《素問・五常政大論》）
- 「必先歲氣，無伐天和，無盛盛，無虛虛，而遺人夭殃，無致邪，無失正，絕人長命。」（《素問・五常政大論》）
- 「治熱以寒，溫而行之；治寒以熱，涼而行之；治溫以清，冷而行之；治清以溫，熱而行之。故消之削之，吐之下之，補之寫之，久新同法。」

（《素問・五常政大論》）

- 「鬱之甚者治之奈何？岐伯曰：木鬱達之，火鬱發之，土鬱奪之，金鬱泄之，水鬱折之，然調其氣，過者折之，以其畏也，所謂寫之。」（《素問・六元正紀大論》）

- 「形樂志苦，病生於脈，治之以灸刺。形苦志樂，病生於筋，治之以熨引。形樂志樂，病生於肉，治之以針石。形苦志苦，病生於咽嗌，治之以甘藥。形數驚恐，筋脈不通，病生於不仁，治之以按摩醪藥。」（《靈樞・九針》）

- 「發表不遠熱，攻裡不遠寒。」（《素問・六元正紀大論》）

- 「奪血者無汗，奪汗者無血。」（《靈樞・營衛生會》）

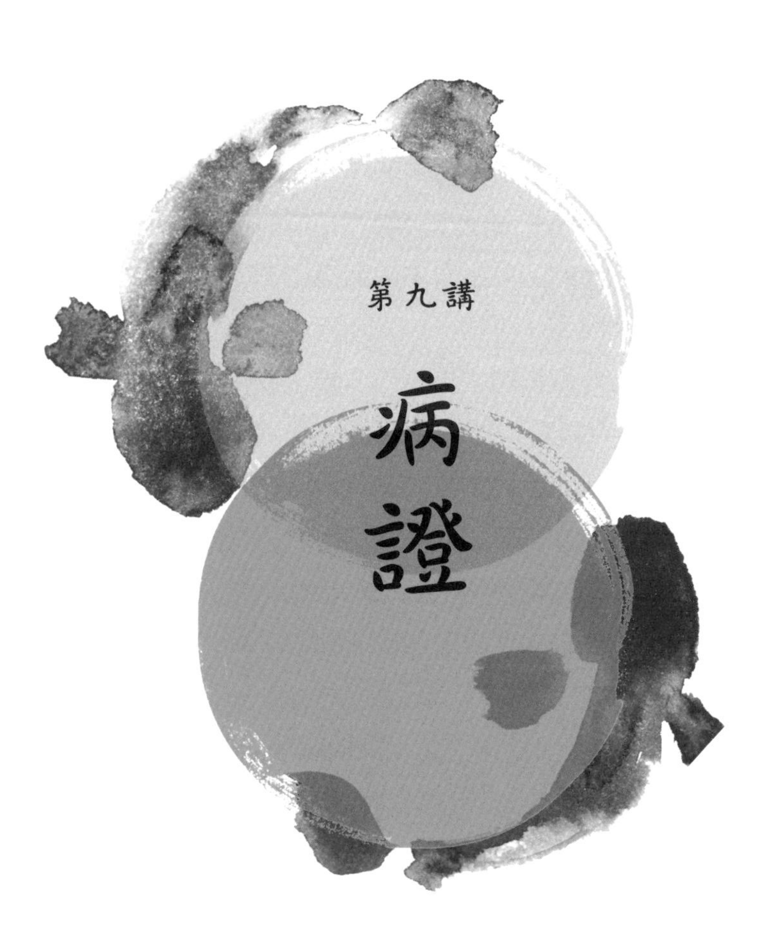

第九講

病證

學術旨要疏義

病與證是在一定條件下，致病因素作用於機體，引起人體功能失常後，所形成的病理變化和表現。病，即疾病，具有自己特定的病因、病機、症狀、證候及相應的治則方藥和預後。所謂證，即證候，是病的某個發展階段本質變化的反映，一種病的不同發展階段具有不同的本質變化，可表現為不同的證候。所以證可看作是病的總體或病的若干病理變化的本質反映。同一種病，可以有不同的證；不同的病，又可出現相同的證。

《黃帝內經》言病證多用「病」、「疾」和「候」字，「證」字僅見於《素問·至真要大論》。「疾」與「病」無異；「候」則類似「證」，故後人常以「疾病」、「證候」合稱。《黃帝內經》中多次出現的「病形」、「病態」和「病狀」等詞，是「症狀」的意思。由於《黃帝內經》成書時代，尚處於早期的實踐醫學階段，因此《黃帝內經》對病、證、症的概念並無嚴格的區分。《黃帝內經》病證名稱有多方面含義：一是指疾病，如癲、癇、瘧、痢等；二是指症狀，即以症狀作為病證的名稱，如咳、頭痛、黃疸、浮腫、泄瀉等；三是指以某一症狀為主的一類疾病，如以發熱為主的稱為熱病，以四肢痿廢不用為主的稱為痿證等；還有以病機作為證候名稱的，如格陰證、格陽證、四肢逆冷的陽厥證等。

《黃帝內經》的病證學說內容極為豐富，廣泛討論了多種病證的病機、症狀與防治。其中予以專題討論的就有風病、熱病、寒熱病、瘧、咳、痹、痿、厥、諸痛、腫脹、消渴、積聚、癲狂、癰疽、官竅病和外傷等數十種（類），涵蓋了內科、外科、婦科、兒科、五官科等多科。粗略統計，其所載有 44 種病類、189 個病證，其中內科病證 130 個、外科病證41個、婦科病證11個、五官科病證17個，以及331種證候，共計病證名稱多達三百餘個。《黃帝內經》採用臟腑分證、經絡分證、病因分證等方法來進行證候分類，如咳嗽一病便有五臟咳和六腑咳11種，熱病傷寒分列六經證候，痹分為行痹、痛痹、著痹、五臟痹、六腑痹等，這些分類法成為後來辨證體系的雛形。

這些病證內容難以逐一講解，後面我們只摘其中較典型的篇段選讀解析，一窺其要，多數內容尚需大家在臨床實踐中反復求之於經而讀之。

代表經文注析

傷寒的病名、病因、預後

原文

黃帝問曰：今夫熱病者，皆傷寒[1]之類也，或愈或死，其死皆以六七日之間，其愈皆以十日以上者，何也？不知其解，願聞其故。

岐伯對曰：巨陽者，諸陽之屬也，其脈連於風府，故為諸陽主氣也[2]。人之傷於寒也，則為病熱[3]，熱雖甚不死；其兩感[4]於寒而病者，必不免於死。（《素問・熱論》）

注釋

1. **傷寒**：病名，外感熱病的總稱；有廣義與狹義之分，廣義傷寒，是感受四時邪氣引起的外感性熱病；狹義傷寒，是感受寒邪引起的熱病。如《難經》云「傷寒有五：有中風、有傷寒、有濕溫、有熱病、有溫病」。其中「傷寒有五」，指廣義的傷寒；「有傷寒」，即為狹義的傷寒。
2. **巨陽者，諸陽之屬也，其脈連於風府，故為諸陽主氣也**：巨陽，即太陽；風府，為督脈經穴，在項後正中入髮際一寸；諸陽，指督脈、陽維脈。督脈為陽脈之海，陽維維繫諸陽脈，總會風府，屬於太陽，故太陽脈統率人身陽經之氣。屬，統率的意思。
3. **人之傷於寒也，則為病熱**：寒性收引，感受寒邪則腠理閉固，陽氣鬱而不得散發，故病發熱。
4. **兩感**：表裡兩經同時受邪發病，如太陽與少陰兩感、陽明與太陰兩感、少陽與厥陰兩感。

解析

本段提出外感熱病的病名、病因和預後。「今夫熱病者，皆傷寒之類也」，說明傷寒是外感性熱病的總稱。所謂熱病，就是以發熱為主要症狀的一類疾病。經文「人之傷於寒也，則為病熱」，明確指出熱病的病因為寒邪，由於寒邪具有收斂、凝滯的病理性質，最容易阻滯陽氣而不能發散，正邪相爭，以致發熱，這就是熱病的基本病理變化，因而屬於陽熱實證。將外感性熱病命名為傷寒，是由於人體被寒邪所傷是引致發熱的主要原因。但從臨床實踐分析，人體觸犯四時邪氣，均可導致發熱。誠如王冰所云：「寒者冬氣也，冬時嚴寒，萬類深藏，君子固密，不傷於寒，觸冒之者乃名傷寒。其傷於四時之氣皆能為病，以傷寒為毒者，最乘殺厲之氣，中而即病，名曰傷寒，不即病者，寒毒藏於肌膚，至夏至前變為溫病，夏至後變為熱病。然其發起，皆為傷寒致之，故曰熱病者皆傷寒類也。」（《補注黃帝內經素問》）可見，傷寒是傷於四時邪氣引起的外感性熱病。所以《難經．五十八難》提出「傷寒有五」的說法，實指廣義的傷寒。及至《傷寒論》問世，創立了外感熱病辨證論治的理論體系，成為防治外感熱病的圭臬。

經文還對外感熱病的預後做了提示：「熱雖甚不死；其兩感於寒而病者，必不免於死。」熱甚是寒邪束表，汗孔閉塞，或邪入裡化熱，邪氣盛，正氣未傷，正邪交爭的表現，其實質為正強邪盛，熱甚正未衰。只要正確使用汗法、泄法使邪有出路，便會汗出身涼，諸症消失，所以熱雖甚不死。兩感於寒，是表裡同時受邪，臟腑俱病，邪氣旺盛，實質為邪盛正虛，正不勝邪，所以必不免於死。這裡的「死」與「不死」僅表示兩者的嚴重程度有差異。迨《傷寒論》問世，對這類表裡兩感的病證，已經創立了許多治療法則和方劑，未必會死。

單感病的六經主證、傳變規律、治療大法及預後禁忌

原文

帝曰：願聞其狀。岐伯曰：傷寒一日[1]，巨陽受之，故頭項痛，腰脊強。二日，陽明受之，陽明主肉，其脈俠鼻絡於目，故身熱[2]，目疼而鼻乾，不得臥也。三日，少陽受之，少陽主膽，其脈循脅絡於耳，故胸脅痛而耳聾。三陽經絡皆受其病，而未入於藏[3]者，故可汗而已。四日，太陰受之，太陰脈布胃中絡於嗌[4]，故腹滿而嗌乾。五日，少陰受之，少陰脈貫腎絡於肺，系舌本，故口燥舌乾而渴。六日，厥陰受之，厥陰脈循陰器而絡於肝，故煩滿[5]而囊[6]縮。三陰三陽，五藏六府皆受病，榮[7]衛不行，五藏不通，則

死矣。

其不兩感於寒者，七日，巨陽病衰，頭痛少[8]愈。八日，陽明病衰，身熱少愈。九日，少陽病衰，耳聾微聞。十日，太陰病衰，腹減如故，則思飲食。十一日，少陰病衰，渴止不滿，舌乾已而嚏。十二日，厥陰病衰，囊縱[9]，少腹微下[10]，大氣[11]皆去，病日已矣。

帝曰：治之奈何？岐伯曰：治之各通其藏脈[12]，病日衰已矣。其未滿三日者，可汗而已；其滿三日者，可泄而已[13]。

帝曰：熱病已愈，時有所遺[14]者，何也？岐伯曰：諸遺者，熱甚而強食之，故有所遺也。若此者，皆病已衰，而熱有所藏，因其穀氣相薄[15]，兩熱相合，故有所遺也。帝曰：善。治遺奈何？岐伯曰：視其虛實，調其逆從，可使必已矣。帝曰：病熱當何禁之？岐伯曰：病熱少愈，食肉則復[16]，多食則遺，此其禁也。（《素問・熱論》）

注釋

1. **一日**：一日與下文之二日、三日、四日、五日、六日，都是指熱病傳變的次序和發展的階段，不能理解為具體的日數。
2. **身熱**：張介賓注「傷寒多發熱，而獨此云身熱者，蓋陽明主肌肉，身熱尤甚也」。
3. **未入於藏**：人之經脈，陽經屬腑，陰經連臟。未入於藏，說明邪未入於三陰，仍在肌表，故可用汗法治療。
4. **嗌**：咽。
5. **煩滿**：滿，通懣，煩悶的意思。
6. **囊**：指陰囊。
7. **榮**：通營。
8. **少**：義稍。
9. **囊縱**：陰囊收縮舒緩。
10. **少腹微下**：少腹拘急收縮的症狀微微舒緩。

11. 大氣：指邪氣。

12. 各通其藏脈：疏通病變所在的各臟腑經脈的氣血。

13. 其未滿三日者，可汗而已；其滿三日者，可泄而已：三日，不能理解為固定的日數。汗，指發汗；泄，指泄熱，這裡的發汗和泄熱法均指標刺療法；已，痊癒。全句意為：熱病未滿三日，邪在三陽，尚屬表證，故可用發汗解表法使熱退；已滿三日，邪在三陰，已屬裡證，故用清泄裡熱法使熱平。

14. 遺：病邪遺留，餘熱未盡。

15. 薄：通搏，相互搏結之意。

16. 復：熱病復發。

解析

本節主要論述不兩感於寒的外感熱病的六經主證、傳變規律、治療大法及預後禁忌。

(1)

外感熱病的症狀複雜多變，經文按照經脈循行的路線，以六經進行歸納，分成六經主證。六經證候是在大量臨床實踐基礎上總結歸納出來的，其主要表現與經絡有密切關係。本篇的六經分證綱領，為《傷寒論》六經辨證奠定了理論基礎。所不同的是，本篇僅以經脈論證，未及臟腑，只涉及實證、熱證，未論述虛證、寒證，且僅是舉例而言，並不能概括所有外感熱病的症狀；《傷寒論》對六經證候的描述更為詳細，不僅補充了虛證、寒證，而且每一經證候中詳列經證、腑證及各種變證、壞證。本節所說的三陽證相當於《傷寒論》中的太陽病，三陰證相當於陽明病；《傷寒論》根據熱病病位元、病性和邪正關係的認識，建立了八綱辨證的原則，豐富和發展了《素問．熱論》證候分類的思想。

(2)

隨著正邪鬥爭在體內部位的轉移，疾病也隨之出現部位的轉移，這就是疾病的傳變。經文在六經分證的基礎上，提出了外感熱病的傳變和轉愈規律。所謂「不兩感於寒者」，乃是熱病中病情比較簡單、發病比較典型的一類病證。這類病證有一定轉癒規律。傷寒在經之邪，有向裡傳變和不向裡傳變的不同：邪內傳的規律是由表入裡、由陽入陰，其先後次序是太陽、陽明、少陽、太陰、少陰、厥陰；傷寒在經之邪若不內傳，各經症狀緩解的時間大約是在受病後的第七天，說明《黃帝內經》的作者已經觀察到部分熱病在演變過程中，在正氣的支持下，有一定自癒傾向。在這一思想的啟發下，張仲景明確提出「傷寒一日，太陽受之，脈若靜者為不傳；頗欲吐，若躁煩，脈數急者，為傳也」（《傷寒論·辨太陽病脈證並治上》）的觀點。在六經單傳的基礎上提出越經、直中、合病、並病等多種傳變形式，更加全面地概括了外感熱病複雜多變的變化規律。

經文所提出的基本規律，為把握變化、防微杜漸、判斷預後明示了方向。經文所論各經症狀，則大多與所病經脈循行所過的部位和所屬臟腑的功能失調有關，根據這些症狀，就能分析判斷疾病的所在部位，具有實際的臨床指導意義。

(3)

本篇提出外感熱病的治療大法是「各通其藏脈」，即疏通病變所在的臟腑經脈，其實質包含著辨證論治的思想。經文「其未滿三日者，可汗而已；其滿三日者，可泄而已」，提示邪在表當用發汗解表法，熱在裡當用清泄裡熱法。《傷寒論》則在《素問·熱論》的基礎上極大地豐富了外感熱病的治法。《傷寒論》根據外感熱病表、裡、寒、熱、虛、實的性質和特點，在《素問·熱論》汗、泄兩法的基礎上，進一步提出汗、吐、下、和、溫、清、消、補諸法，並將泄法發展成為泄熱、攻下、逐瘀、利尿等治法，不僅治療手段不囿於針刺療法，更論述了許多證候的具體治療方藥，從而奠定了外感熱病的辨證論治體系。

(4)

傷寒熱病有遺復，所謂「遺」是指病邪遺留未盡，復是病癒而復發。經文指出遺復的原因是熱病稍好轉，勉強進食；病機是未盡之邪熱與穀氣相搏，使病情遷延，餘熱不清；治療應當根據虛實予以補瀉。這提示熱病之後，脾胃虛弱，消化力差，應進食易消化的食物，不宜強食。熱病復發為臨床所常見，原因甚多，雖未必由「食肉」所致，但熱病之後，消化功能薄弱，不宜進食過多的油膩食物，這是應該引起注意的。在本段「食肉則復，多食則遺」及「視其虛實，調其逆從」這一論述的基礎上，《傷寒論》提出了「勞復」並且補充了「大病差後勞復者，枳實梔子豉湯主之」、「傷寒差以後更發熱，小柴胡湯主之。脈浮者以汗解之；脈沉實者以下解之」等具體治法。

經文「病熱少愈，食肉則復，多食則遺」需一分為二看待：熱病之後，脾胃虛弱，消化力差，所以食肉則複，多食則遺。然而脾胃虛弱，不足以支援人體的基本需要時，適當進行食補，往往又能促進人體功能的恢復。

兩感熱病的概念、機制、預後和死因

原文

帝曰：其病兩感於寒者，其脈應與其病形何如？岐伯曰：兩感於寒者，病一日，則巨陽與少陰俱病，則頭痛口乾而煩滿。二日，則陽明與太陰俱病，則腹滿身熱，不欲食，譫言。三日，則少陽與厥陰俱病，則耳聾囊縮而厥[1]；水漿不入，不知人，六日死。帝曰：五臟已傷，六府不通，榮衛不行，如是之後，三日乃死，何也？岐伯曰：陽明者，十二經脈之長也，其血氣盛，故不知人，三日其氣乃盡，故死矣。（《素問・熱論》）

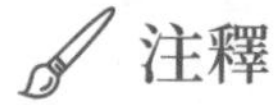

注釋

1. **厥**：四肢逆冷。

解析

本段提出兩感於寒的症狀、傳變規律、預後和死因。

兩感於寒是表裡兩經同時感受寒邪，並多表現為表裡兩經經脈所過部位的病變症狀，傳變次序首先是巨陽與少陰俱病，其次是陽明與太陰俱病，最後是少陽與厥陰俱病。兩感於寒的病機是邪盛正衰。由於邪氣旺盛，正氣不足，其症狀不僅有實證、熱證，也有「不欲食」、「譫言」、「厥」的虛證、寒證。隨著病情的發展，邪氣深入，正氣消耗，險證叢生，病情更趨惡化，終至「五臟已傷，六府不通，營衛不行」，反映了邪氣逐漸充斥、胃氣逐漸竭盡，正氣無力抗禦邪氣這一病理變化過程。

「兩感於寒」是傷寒病中的危重證候。其病機特點，原文雖曰：「兩感於寒者，病一日，則巨陽與少陰俱病……二日，則陽明與太陰俱病……三日，則少陽與厥陰俱病」，但它並不等於單純的兩經證候相加。從經文提出兩感「五臟已傷」、「其氣乃盡」來看，說明「兩感」病證邪盛正衰的矛盾比較突出，是外感熱病中最嚴重的病證。正如《類經・疾病類》所說：「兩感者，本表裡之同病，似若皆以外邪為言，而實有未必盡然者，正以內外俱傷，便是兩感。今見少陰遺於內，而太陽繼之於外者，即縱情肆欲之兩感也；太陰受傷於裡，而陽明重感於表者，即勞倦竭力，飲食失調之兩感也；厥陰氣逆於臟，少陽復病於腑者，必七情不慎，疲筋敗血之兩感也。人知兩感為傷寒，而不知傷寒之兩感，內外俱困，病斯劇矣。」可見「兩感」的實質是外感與內傷相因為病，由於邪盛正虛，因而具有起病急、發病快、病情重、預後差的特點，開始既見表證，又見裡證，隨即迅速出現譫語、厥冷、水漿不入、神昏等危重徵象。所以經文預後其「必不免於死」，死期以六日為限，但也有個別胃氣盛者，可多活三日。說明胃氣的強弱與外感熱病的傳變和預後，都有十分密切的關係。

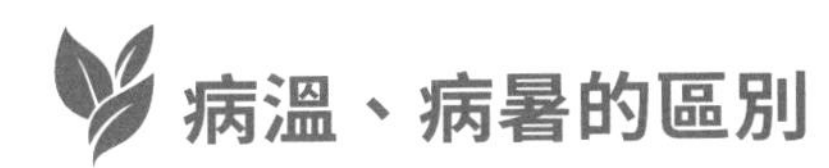

病溫、病暑的區別

原文

凡病傷寒而成溫[1]者，先夏至日者為病溫，後夏至日者為病暑，暑當與汗皆出，勿止[2]。（《素問・熱論》）

注釋

1. **溫**：指熱病，與前文「今夫熱病者，皆傷寒之類也」、「人之傷於寒也，則為病熱」同義。
2. **暑當與汗皆出，勿止**：汗出則暑邪外泄，故不可止汗。

解析

本節指出了病溫、病暑的區別。外感性熱病，由於發病時間不同，而有溫病和暑病的區別。經文從季節而言，指出溫病發於夏至以前，暑病生於夏至以後，暑病的治療，「當與汗皆出，勿止」。

對本段所論溫病和暑病，有兩種理解：一種是從寒邪發病分析，認為「傷寒」指狹義傷寒，溫病、暑病均由冬日感受寒邪，伏而後發所引起，如吳昆說：「冬時中於寒邪，即病者名曰傷寒，不即病者，寒毒藏於肌膚，至春變為溫病，至夏變為熱病，此熱病之辨也。」另一種是從四時邪氣發病來理解，認為「傷寒」指廣義傷寒，冬日感受寒邪為傷寒，春日感受溫邪為溫病，夏日感受暑邪為暑病，如王冰所說：「此以熱多少盛衰而為義也。陽熱未盛，為寒所制，故為病曰溫。陽熱大盛，寒不能制，故為病曰暑。」結合傷寒有廣義和狹義的說法，兩種理解都有根據，但以第二種理解對後世溫病學說的形成和發展影響較大。王叔和《傷寒例》中提出「寒毒藏於肌膚」之說；葉天士針對伏氣溫病是「冬傷於寒，春必病溫」、「冬不藏精，春必病溫」之說，提出伏氣溫病是「邪伏少陰」，這些都受本條經文影響。

對於暑病的治療，經文指出「暑當與汗皆出，勿止」。對於這句話有兩種認識：一說認為汗出為暑病的必見症狀，也是暑邪外出的途徑，故勿止汗留邪；二說汗為治法，認為暑邪在表，也有不出汗的情況，如貪涼飲冷，衛陽被鬱的「陰暑證」，仍當用汗法解。兩說均符合臨床實際，當辨證而用。

陰陽交的病因病機及病證分析

原文

黃帝問曰：有病溫者，汗出輒[1]復熱，而脈躁疾不為汗衰，狂言不能食，病名為何？岐伯對曰：病名陰陽交[2]，交者死也。帝曰：願聞其說。岐伯曰：人所以汗出者，皆生於穀，穀生於精[3]。今邪氣交爭於骨肉而得汗者，是邪卻而精勝也。精勝，則當能食而不復熱，復熱者，邪氣也。汗者，精氣也。今汗出而輒復熱者，是邪勝也，不能食者，精無俾[4]也，病而留者，其壽可立而傾也。且夫《熱論》曰：汗出而脈尚躁盛者死。今脈不與汗相應，此不勝其病也，其死明矣。狂言者，是失志，失志者死。今見三死[5]，不見一生，雖愈必死[6]也。（《素問・評熱病論》）

注釋

1. **輒（ㄓㄜˊ）**：常常的意思。
2. **陰陽交**：陽熱之邪入於陰分交結不解，是邪盛正衰的一種危重病候。
3. **穀生於精**：「於」字為助詞。穀生於精，即穀生精。張介賓注：「穀氣內盛則生精，精氣外達則為汗。」
4. **俾**：通裨，補助、補充、補益的意思。
5. **三死**：楊上善注「汗出而熱不衰，死有三候：一不能食，二猶脈躁，三者失志。汗出而熱，有此三死之候，未見一生之狀，雖差必死」。
6. **雖愈必死**：病雖暫時好轉，但因其精氣已竭，邪氣亢盛，故預後不良。

解析

本段對陰陽交的病證、病機及預後進行了全面討論。

陰陽交是何意？歷代注家有五說：①指脈，如汪昂《素靈類纂約注》：「按《五運行大論》云，尺寸反者死，陰陽交者死。蓋言脈也。」②指陽邪盛而陰復起，如《太素》：「汗者，陰液也；熱者，陽盛氣也。陽盛則無汗，汗出則熱衰，今汗出而熱不衰者，是陽邪盛而陰復起，兩者相交，故名陰陽交也。」③指陰陽之氣不分，如王冰注：「交，謂交合，陰陽之氣不分別也。」④指「兩感傷寒」，如張琦《素問釋義》：「陰陽交，即兩感也。一陰一陽，臟腑相交，而以火為作合，故脈躁疾不為汗衰。由邪熱佈滿，如焚如毀故也。」⑤指陽邪交入陰分。如張介賓《類經》注:「汗者，陰之液，身熱脈躁者，陽之邪。病溫汗出之後，則當邪從汗解，熱退脈靜矣。今其不為汗衰者，乃陽勝之極，陰氣不能復也，故為狂言，為不食。正陽邪交入陰分，則陰氣不守，故曰陰陽交，交者死也。」上述諸說，以《類經》注為優。從經文的描述來看，本證「邪氣交爭於骨肉」、「病而留」、「不勝其病」，都說明陰陽交是陽熱之邪入於陰分，交結不解而導致邪盛正衰的一種危重證候，並非某種獨立的溫熱疾病，更非生理常態之陰陽交會。

陰陽交的主要證候是汗出而熱不退、脈不靜、神不清、不能食，包括邪熱熾盛、津枯液涸、胃氣衰敗、神明被擾等方面，相當於溫病「下焦」和「氣、營、血」分的部分證候。由於已見三個死候（不食、脈躁、失志），不見一生，故曰「必死」。但隨著醫學的發展，本證只要救之得法、及時，亦未必「必死」。正如吳瑭所謂：「經謂必死之證，誰敢謂生？然藥之得法，有可生之理。」本證以「邪盛精虛」為其基本病理，故治當以清熱養陰、扶正祛邪為大法，後世治溫病，時刻「顧護津液，保存胃氣」、「留得一分津液，便有一分生機」，以及「熱病以救陰為先，救陰以泄熱為要」等基本原則，都是由此啟迪而來。

風厥的病因病機及病證治療

原文

帝曰：有病身熱，汗出煩滿，煩滿不為汗解，此為何病？岐伯曰：汗出而身熱者，風也；汗出而煩滿不解者，厥[1]也，病名曰風厥[2]。帝曰：願卒聞之。岐伯曰：巨陽主氣[3]，故先受邪，少陰與其為表裡也，得熱則上從之，從之則厥也[4]。帝曰：治之奈何？岐伯曰：表裡刺之[5]，飲之服湯[6]。（《素問．評熱病論》）

注釋

1. **厥**：逆也。指少陰之氣自下而上逆。
2. **風厥**：馬蒔注「以其太陽感風，少陰氣厥，名為風厥之證」。
3. **巨陽主氣**：《素問．熱論》：「巨陽者，諸陽之屬也，其脈連於風府，故為諸陽主氣也。」陽主表，為諸陽主氣，當指主表而言。張介賓注：「巨陽主氣，氣言表也。」
4. **得熱則上從之，從之則厥也**：太陽受邪而化熱，少陰與太陽為表裡，得熱則從之而上逆，邪正交爭於裡，故汗出而身熱煩滿不解，太陽與少陰表裡俱病。
5. **表裡刺之**：言針刺治療當從足太陽、足少陰表裡兩經取穴。張介賓注：「陽邪盛者陰必虛，故當瀉太陽之熱，補少陰之氣，合表裡而刺之也。」
6. **飲之服湯**：邪盛正虛，當需飲以湯藥調治之。王冰注：「飲之湯者，謂止逆上之腎氣也。」

解析

本段主要論述風厥的病證、病機和治療。

介賓注曰：「按風厥之義不一，如本篇者，言太陽少陰病也；其在《陰陽別論》者，云二陽一陰發病，名曰風厥，言胃與肝也……在《五變》篇者，曰人之善病風厥漉汗者，肉不堅，腠理疏也。」本節經文所論風厥的病證主要是汗出煩滿，煩滿不為汗解；基本病機是素體腎陰虧損之人，汗出冒風，復感風溫之邪，引動少陰虛火上逆；病位在太陽、少陰兩經；病性屬本虛標實的溫病。太陽感受風邪，所以汗出而身熱；少陰虛火上逆，所以煩滿不為汗解。針刺治療宜瀉太陽之陽邪與補少陰之精氣並進。湯液內服，可酌用《溫病條辨》玉女煎加竹葉心。

勞風的概念、治則、預後

原文

帝曰：勞風[1]為病何如？岐伯曰：勞風法在肺下[2]，其為病也，使人強上冥視[3]，唾出若涕，惡風而振寒，此為勞風之病。帝曰：治之奈何？岐伯曰：以救俛仰[4]。巨陽引[5]。精者三日，中年者五日，不精者七日[6]，咳出青黃涕，其狀如膿，大如彈丸，從口中、若鼻中出，不出則傷肺，傷肺則死也。（《素問・評熱病論》）

注釋

1. **勞風**：病名。因勞而虛，因虛而感受風邪故名勞風。楊上善注：「勞中得風為病，名曰勞中，亦曰勞風。」
2. **法在肺下**：法，作常字解。尤在涇《醫學讀書記》說：「勞則火起於下，而風又乘之，風火相搏，氣湊於上，故云法在肺下也。」

3. **強上冥視：**強上，指頭項強急不舒。《素問．脈解》云：「所謂強上引背者，陽氣大上而爭，故強上也。」冥視，目眩不明。王冰注：「膀胱氣不能上榮，故使人頭項強而視不明也。」
4. **以救俛（ㄈㄨˇ）仰：**俛，同俯。救，謂救治。俛仰解釋不一，總其要有二：一指呼吸困難。如尤在涇說：「肺主氣而司呼吸。風熱在肺，其液必結，其氣必壅，是以俯仰皆不順利，故曰當救俯仰也。救俯仰者，即利肺氣散邪氣之謂乎！」二指項背強急，俛仰不便，如王冰注：「俯仰謂屈伸也。」又如高世栻注：「經脈調和則俯仰自如，強上可愈。」
5. **巨陽引：**在太陽經上取穴進行針刺治療以引經氣。
6. **精者三日，中年者五日，不精者七日：**「精者」與「不精者」相對而言，前者指青壯年，後者指老年。精，精神清爽，如《靈樞．營衛生會》：「壯者之氣血盛，其肌肉滑，氣道通，營衛之行，不失其常，故晝精而夜瞑。」三日、五日、七日指病情緩解的大約天數。

解析

本段主要討論勞風的病證、病機、治療和預後。勞風病名現已不用，根據經文所述，似與《金匱要略》虛熱肺痿感風急性發作者相同。勞風的病證主要有惡風振寒，強上冥視，唾出若涕；其基本病機為因勞而虛，因虛而太陽受風，內犯於肺，肺失清肅，痰熱壅積；病位在肺，其病性屬虛熱。對勞風的治療，經文不僅重視利肺散邪以救俯仰的治療，更加注重「咳出青黃涕」以通氣道的護理。張仲景創設桔梗散排膿以療肺癰，就是以這一觀點作為理論根據的，亦可用麥門冬湯化裁。本病的順逆預後，經文提出一看年齡大小，體質強弱，二看排痰是否通暢，具有臨床指導意義。

熱病的五種逆證

原文

黃帝曰：何謂五逆？岐伯曰：熱病脈靜，汗已出，脈盛躁[1]，是一逆也；病泄，脈洪大[2]，是二逆也；著痹不移，肉破，身熱，脈偏絕[3]，是三逆也；淫而奪形，身熱，色夭然白，及後下血衃，血衃篤重[4]，是謂四逆也；寒熱奪形，脈堅搏[5]，是謂五逆也。（《靈樞・五禁》）

注釋

1. **熱病脈靜，汗已出，脈盛躁**：馬蒔注：「凡熱病者脈宜洪，今反靜，是邪盛正衰也。汗已出，脈宜靜，今反盛躁，是邪氣猶盛，是一逆也。」
2. **病泄，脈洪大**：馬蒔注：「凡病泄者脈宜靜，今反洪大，是邪氣猶盛，是二逆也。」
3. **肉破，身熱，脈偏絕**：肉破，精血已脫；脈偏絕，經氣已竭，而身猶反熱，邪猶熾盛，故為三逆。
4. **淫而奪形，身熱，色夭然白，及後下血衃，血衃篤重**：衃（ㄆㄟ），紫黑色的瘀血。馬蒔注：「人有好淫而形肉已奪，其身發熱，其色夭然而白，又乃去後，復有衃血，其血之凝黑者，且多而篤重，是四逆也。」
5. **寒熱奪形，脈堅搏**：張介賓注：「寒熱奪形而脈堅搏者，脾陰大傷而真藏見也。」

解析

本段敘述了熱病的五種逆證。五逆，是指正氣大虛，或正虛邪仍猖盛以致脈症相反均不可再用針瀉的重危之證，這五種逆證病狀雖不相同，而都屬於邪氣亢盛，正氣已虛弱不支，故預後均不良。掌握這五種逆證的病機病證對臨床熱病的辨治有一定指導意義。明代著名醫家張介賓對於這樣的病人，便強調要扶正為主，透過扶正達到祛邪。他提出對陰虛傷寒使用「補陰益氣煎」來治療（藥物：人參、熟地黃、當歸、甘草、山藥、陳皮、升麻、柴胡），用補陰益氣的方法分散邪氣；對陽虛傷寒用「大溫中飲」（藥物：人參、熟地黃、當歸、甘草、白朮、柴胡、麻黃、肉桂、乾薑），以峻補正氣來托散邪氣；並進一步解釋了為何表證用熟地黃的意義，這就是由於「汗化於血，而無陰不作汗」，即汗出必須以陰血作為物質基礎，只有在體內氣血津液得到扶助的情況下，才能達到發汗宣散邪氣的目的。這些都是《黃帝內經》理論具體運用於臨床的經驗之談，值得重視。

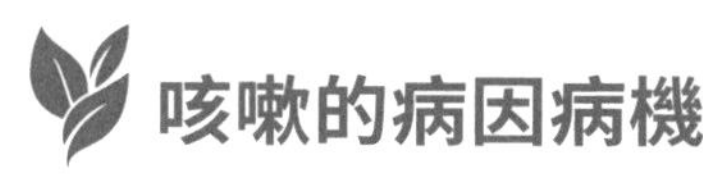

咳嗽的病因病機

原文

黃帝問曰：肺之令人咳，何也？岐伯對曰：五藏六府皆令人咳，非獨肺也。帝曰：願聞其狀。岐伯曰：皮毛者，肺之合也，皮毛先受邪氣，邪氣以從其合也。其寒飲食入胃，從肺脈上至於肺，則肺寒，肺寒則外內合邪[1]，因而客之，則為肺咳。五藏各以其時受病[2]，非其時，各傳以與之[3]。人與天地相參[4]，故五藏各以治時[5]，感於寒則受病，微則為咳，甚者為泄、為痛[6]。乘秋則肺先受邪，乘[7]春則肝先受之，乘夏則心先受之，乘至陰[8]則脾先受之，乘冬則腎先受之。（《素問・咳論》）

注釋

1. **外內合邪：**外，為外感寒邪；內，指內傷寒飲食。因手太陰肺經起於中焦，還循胃口，上膈屬肺，故飲食之寒氣循肺脈上入於肺臟而致肺寒。外內合邪即指內外寒邪相合，為引起肺咳的重要病因及發病條件，故《靈樞．邪氣臟腑病形》曰：「形寒寒飲則傷肺，以其兩寒相感，中外皆傷，故氣逆而上行。」
2. **五藏各以其時受病：**指五臟受邪發病各與其所主的時令有關，如肝主春、心主夏、脾主長夏、肺主秋、腎主冬。
3. **非其時，各傳以與之：**非其時，指非肺所主時之秋令；之，指肺。本句意為四時皆有咳證，如非肺主秋季之咳，乃由其他臟腑在其所主時令先受邪氣，然後影響到肺而為咳。
4. **相參：**互相參應之意。
5. **治時：**高世栻：「治，猶主也。」指五臟所主的時令。
6. **微則為咳，甚則為泄、為痛：**單純肺病，病證尚輕微，以咳嗽症狀為主；嚴重咳證，涉及五臟六腑，「泄」為六腑咳之特徵，「痛」為五臟咳之特徵，詳參後文。
7. **乘：**趁也，此指處於何時。
8. **至陰：**指脾之主時長夏。

解析

本節集中論述咳的病因、肺咳形成機制，及咳與四時五臟的關係。

（1）咳是肺病的主要見症。

經文曰「肺之令人咳」，明確了咳與肺的關係，說明無論何種咳嗽，總是與肺相關。咳既是肺氣上逆的一種表現，也是肺氣排邪外出的一種表現。由於肺主氣，朝百脈，太陰經脈起於胃，其肺系直通外界，受邪機會較多，加之肺為「嬌臟」，不耐寒熱燥濕，對諸多邪氣侵擾甚為敏感，故邪氣犯肺，首先表現出來的症狀往往就是咳嗽。所以《素問·宣明五氣論》說：「肺為咳。」但人是一個有機的整體，咳不離於肺，然不止於肺。咳是肺的主要病證，但其他臟腑的病變在一定條件下，也可透過經絡傳至肺，發生咳嗽，故經文曰：「五臟六腑皆令人咳，非獨肺也。」然而咳總是肺病的一種表現，所以陳修園曰：「咳嗽不止於肺，然亦不離於肺。」總之，分析咳嗽的病機，首先必須重視肺系局部，同時也不忽視全身整體，將兩者結合起來，並注意它們之間的相互影響，才能抓住要害。

（2）咳嗽的病因。

經文透過「肺咳」的形成，說明咳嗽的病因主要有兩個方面。其一，「皮毛者，肺之合也，皮毛先受邪氣，邪氣以從其合也」。是說六淫之邪由皮毛而犯肺。其二，「其寒飲食入胃，從肺脈上至於肺，則肺寒」，指寒飲之邪由胃上逆犯肺，「外內合邪，因而客之則為肺咳」。咳嗽之因，可分外感、內傷兩類，對後世頗有啟迪，如張介賓所說：「咳嗽之要，止唯二證，何謂二證？一曰外感，一曰內傷，而盡之矣。」當然，外感寒邪、內傷寒飲是引起咳嗽的常見病因，但外邪因素不限於感寒，風、寒、暑、濕、燥、火六淫之邪皆可致咳，而以寒邪為多；內傷因素也不限於寒飲寒食。

（3）咳與四時五臟關係。

人體與四時季節相應，因而本節明確指出在不同季節感受時令邪氣，均可引起相應內臟受傷而發病，內臟受損，波及於肺而生咳嗽。這充分體現了五臟對相應季節時邪的易感性，也反映出《黃帝內經》四時五臟發病觀。

五臟咳、六腑咳的辨證分類

原文

帝曰：何以異之？岐伯曰：肺咳之狀，咳而喘息有音，甚則唾血。心咳之狀，咳則心痛[1]，喉仲介介如梗狀[2]，甚則咽腫，喉痹[3]。肝咳之狀，咳則兩脅下痛，甚則不可以轉，轉則兩胠[4]下滿。脾咳之狀，咳則右脅下痛[5]，陰陰[6]引肩背，甚則不可以動，動則咳劇。腎咳之狀，咳則腰背相引而痛，甚則咳涎[7]。

帝曰：六府之咳奈何？安所受病？岐伯曰：五藏之久咳，乃移於六府。脾咳不已，則胃受之，胃咳之狀，咳而嘔，嘔甚則長蟲[8]出。肝咳不已，則膽受之，膽咳之狀，咳嘔膽汁。肺咳不已，則大腸受之，大腸咳狀，咳而遺失[9]。心咳不已，則小腸受之，小腸咳狀，咳而失氣[10]，氣與咳俱失。腎咳不已，則膀胱受之，膀胱咳狀，咳而遺溺。久咳不已，則三焦受之[11]，三焦咳狀，咳而腹滿，不欲食飲。此皆聚於胃，關於肺[12]，使人多涕唾[13]，而面浮腫氣逆也。（《素問・咳論》）

注釋

1. **心痛**：指心胸部疼痛。
2. **喉仲介介如梗狀**：形容咽部有物梗塞感。
3. **喉痹**：指咽喉腫痛、聲音嘶啞之病。
4. **兩胠（ㄑㄩ）**：左右腋下脅肋部。
5. **脾咳之狀，咳則右脅下痛**：此從脾氣化主右而言。王冰注：「脾氣主右，故右胠下陰陰然深慢痛也。」

6. **陰陰：**即隱隱之意。

7. **咳涎：**指咳吐痰涎。

8. **長蟲：**即蛔蟲。

9. **遺失：**《針灸甲乙經》、《太素》均作「遺矢」。矢，通屎。遺矢，即大便失禁。

10. **失氣：**即矢氣，俗稱放屁。

11. **久咳不已，則三焦受之：**久咳，泛指上文所言諸咳。本句總論久咳的危害。咳久則病不局限於一臟一腑，可涉及全身臟腑，而三焦總司全身之氣化，囊括一身之氣，故言久咳不已，為三焦受病。

12. **此皆聚於胃，關於肺：**水飲聚於胃，則上關於肺而為咳。

13. **涕唾：**《黃帝內經》無「痰」字，涕唾，即指痰而言。

解析

本段討論了五臟咳、六腑咳的辨證分類，提出了「此皆聚於胃，關於肺」論點。

五臟咳證，是邪犯各臟經脈，使各臟經脈的氣血逆亂所致。經文根據咳嗽的兼見症狀，結合五臟的生理功能及經脈的循行路線，進行五臟分證，並提出了五臟咳多兼「痛」的證候特點。心經起於心中，其支從心系上挾咽，故心咳症狀為咳嗽伴心胸疼痛，以及咽喉梗塞不利；肝經布脅肋，故肝咳症狀為咳嗽伴兩脅疼痛；脾氣主右，脾咳症狀為咳嗽伴右脅隱痛引及肩背；腎經貫脊屬腎，腰為腎之府，腎咳症狀為咳嗽伴腰背互相牽引作痛，又腎為水臟，主涎飲，故可見咳吐痰涎。

「五臟之久咳，乃移於六腑」，說明咳證日久，可透過臟腑表裡關係進行傳變。其分類亦是根據兼見症狀，結合六腑各自的功能特點進行的。從其中「嘔」、「遺失」、「矢氣」、「遺溺」等症來看，都有「泄」的共同特徵，說明已經出現氣虛不能收攝的病機。所以，六腑咳較五臟咳的病程長、病情重，這與通常臟病傳腑為病輕的一般規律有所不同，提示疾病的傳變是十分複雜的，臨床要掌握其常與變。經文這種分類方法，為後世臟腑辨證提供了範例。

對「聚於胃，關於肺」的認識，注說不一，歸納之有四。①指六腑咳，如《太素》云：「此六腑咳，皆以氣聚於胃中，上關於肺，致使面浮腫，氣逆為咳也。」②指久咳不已，上、中二焦受邪的病機，如王冰注曰：「上焦者，出於胃上口，並咽以上貫膈，布胸中走腋。中焦者，亦並胃口，出上焦之後，此所受氣者，泌糟粕，蒸津液，化其精微，上注於肺脈，乃化而為血。故言皆聚於胃，關於肺也。」③是承「三焦咳狀」而言，如吳昆注曰：「胃土既虛，則三焦虛邪皆聚於胃，所謂萬物歸乎土也。肺為臟腑之華蓋，諸臟腑有病，無不薰蒸之，所謂肺朝百脈也，故曰關於肺，言關係於肺也。」④是總結以上諸咳，如張介賓注曰：「此下總結諸咳之證，而並及其治也。諸咳皆聚於胃，關於肺者，以胃為五臟六腑之本，肺為皮毛之合。如上文所言，皮毛先受邪氣，及寒飲食入胃者，皆肺胃之候也。」以上諸說，以張介賓注為優。

從本篇所論來看，不僅「肺咳」之形成與肺胃相關，就是五臟六腑之咳久久不癒，亦關乎肺胃。因久咳不已，影響三焦氣機，津液勢必停聚於胃，飲邪循經上逆犯肺，則咳而多涕唾，面浮腫而氣逆。所以「聚於胃，關於肺」是指與寒飲咳嗽最為相關的一臟一腑，是後世「脾為生痰之源，肺為貯痰之器」理論的淵源。臨床治咳，或化痰，或降氣，或潤燥，或益氣，皆與肺胃有關，故肺胃二臟為咳證辨治的重點，醫者不可不詳。

咳嗽的治則

原文

帝曰：治之奈何？岐伯曰：治藏者治其俞[1]，治府者治其合[2]，浮腫者治其經[3]。帝曰：善。（《素問·咳論》）

注釋

1. 俞：井、滎、輸、經、合五輸穴。五臟輸穴：肝為太沖，心為神門，脾為太白，肺為太淵，腎為太溪。
2. 合：五輸穴中的合穴。六腑合穴：大腸為曲池，小腸為小海，胃為足三裡，膀胱為委中，三焦為天井，膽為陽陵泉。
3. 經：五輸穴中的經穴。臟腑經穴：肝為中封，心為靈道，脾為商丘，肺為經渠，腎為複溜，大腸為陽溪，小腸為陽穀，胃為解溪，膀胱為昆侖，三焦為支溝，膽為陽輔。

解析

本節概括指出了咳病的治療原則。咳有不同類型，故應視其具體病情，選用不同穴位刺治。經文從「五臟六腑皆令人咳，非獨肺也」的思想出發，強調治咳不應局限於治肺，而應採用臟腑分證的方法，提出了針刺治療咳證「治臟者治其俞，治腑者治其合，浮腫者治其經」的基本原則。即臟咳以取俞穴為主刺治，腑咳以取合穴為主刺治，有兼症者應隨症選穴。這一分經論治、辨證取穴的原則有重要的臨床指導意義。

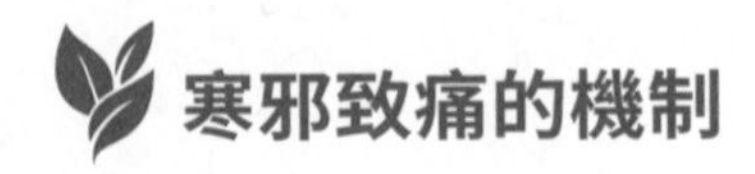

寒邪致痛的機制

原文

黃帝問曰：余聞善言天者，必有驗於人；善言古者，必有合於今；善言人者，必有厭[1]於己。如此，則道不惑而要數極[2]，所謂明也。今余問于夫子，令言而可知[3]，視而可見[4]，捫而可得[5]，令驗於己，而發蒙解惑[6]，可得而聞乎？岐伯再拜稽首[7]對曰：何道之問也？帝曰：願聞人之五藏卒痛，何氣使然？岐伯對曰：經脈流行不止，環周不休，寒氣入經而稽遲[8]，泣[9]而不行，客於脈外則血少，客於脈中則氣不通[10]，故卒然而痛。（《素問．舉痛論》）

注釋

1. **厭**：與上文「合」、「驗」義同。《說文解字．厂部》：「厭，合也。」
2. **道不惑而要數極**：道，道理，事物運動變化的規律；不惑，不迷惑，明白的意思；要數，重要道理之本源。楊上善注：「數，理也。」
3. **言而可知**：言，即問診。聽病人言，即可知病情。
4. **視而可見**：視，即望診。望病人色，即可知病之所主。
5. **捫而可得**：捫，即切診。透過捫診（包括切脈、觸診）即可知病所在。
6. **發蒙解惑**：啟發蒙昧，解除疑惑。
7. **稽首**：古時一種跪拜禮，叩頭到地。
8. **稽遲**：稽，滯留。遲，運行遲緩。言經脈運行阻滯不利。
9. **泣（ㄙㄜˋ）**：音義通「澀」。
10. **客於脈外則血少，客於脈中則氣不通**：此兩句是互文，意即客於脈外則血氣少，客於脈中則血氣不通。

解析

本節提出了引起疼痛的病機綱領。痛證比較複雜但又常見，對其進行辨證，必須把問診、望診和切診結合起來，才能全面把握病情。經文提出了引起疼痛的病機綱領：「客於脈外則血少，客於脈中則氣不通，故卒然而痛。」人賴氣血以生，氣血運行於經脈之中。經脈通暢，氣血流行，環周不休，快慢適度。全身各臟腑組織器官得到氣血的濡養，才能發揮其正常功能。若邪氣侵犯經脈，一則直接阻礙氣血運行，「不通則痛」；一則使經脈痙攣收縮，氣血運行受阻，臟腑組織得不到足夠的營養，「不營則痛」。「不通則痛」和「不營則痛」是中醫對疼痛病機的高度概括。「不通則痛」屬實，是由於邪阻經脈，氣血不暢（通）所致；「不營則痛」屬虛，是因為氣血虧乏，臟腑失養所致。這一疼痛病機的總綱，對我們今天研究痛證仍有重要實踐價值。

引起疼痛的原因頗多，其中尤以寒邪最為常見，因寒為陰邪，其性凝滯，易於侵犯經脈，使經脈收縮拘急，氣血運行阻滯，從而發生疼痛。論中重點舉出寒氣致病，足見寒氣在疼痛中的重要地位。

14 種疼痛的病因病理、辨證要點

原文

帝曰：其痛或卒然而止者，或痛甚不休者，或痛甚不可按者，或按之而痛止者，或按之無益者，或喘動應手[1]者，或心與背相引而痛者，或脅肋與少腹相引而痛者，或腹痛引陰股[2]者，或痛宿昔[3]而成積者，或卒然痛死不知人有少間復生者，或痛而嘔者，或腹痛而後泄者，或痛而閉不通者，凡此諸痛，各不同形，別之奈何？

岐伯曰：寒氣客於脈外則脈寒，脈寒則縮蜷，縮蜷則脈絀急[4]，絀急則外引小絡，故卒然而痛，得炅[5]則痛立止；因重中[6]於寒，則痛久矣。寒氣客於經脈之中，與炅氣相薄則脈滿[7]，滿則痛而不可按也。寒氣稽留，炅氣從上，則脈充大而血氣亂，故痛甚不可按也。寒氣客於腸胃之間，膜原[8]之下，血不得散，小絡急引故痛。按之則血氣散，故按之痛止。寒氣客於俠脊之脈[9]，則深按之不能及，故按之無益也。寒氣客於沖脈，沖脈起於關元[10]，隨腹直上，寒氣客則脈不通，脈不通則氣因之，故喘動應手矣。寒氣客於背俞之脈[11]則脈泣，脈泣則血虛，血虛則痛，其俞注於心，故相引而痛，按之則熱氣至，熱氣至則痛止矣。寒氣客於厥陰之脈，厥陰之脈者，絡陰器，系於肝，寒氣客於脈中，則血泣脈急，故脅肋與少腹相引痛矣。厥氣[12]客於陰股，寒氣上及少腹，血泣在下相引，故腹痛引陰股。寒氣客於小腸膜原之間，絡血之中，血泣不得注於大經，血氣稽留不得行，故宿昔而成積矣。寒氣客於五藏，厥逆上泄[13]，陰氣竭，陽氣未入[14]，故卒然痛死不知人，氣復反則生矣。寒氣客於腸胃，厥逆上出，故痛而嘔也。寒氣客於小腸，小腸不得成聚[15]，故後泄腹痛矣。熱氣留於小腸，腸中痛，癉熱[16]焦渴則堅乾不得出，故痛而閉不通矣。（《素問・舉痛論》）

注釋

1. **喘動應手**：急劇地跳動應手。
2. **陰股**：大腿內側。
3. **痛宿昔**：指久痛不癒。

4. **絀（ㄔㄨˋ）急**：屈曲拘急。

5. **炅**：音義均同炯，熱也。

6. **重中（ㄔㄨㄥˊㄓㄨㄥˋ）**：重複感受。

7. **與炅氣相薄則脈滿**：炅氣，陽氣。薄，同搏。寒邪侵襲經脈，陽氣與之相搏，邪實於經，故脈滿而痛不可按。

8. **膜原**：亦作募原。腸胃之外，腹腔之內脂膜。一說是胸膜與膈肌之間的部位。

9. **俠脊之脈**：脊柱兩旁深部的經脈。俠，通「挾」。

10. **關元**：穴名，屬任脈，在臍下正中三寸。

11. **背俞之脈**：足太陽膀胱經脈，行於背部的部分有五臟六腑之俞穴，故稱背俞之脈。

12. **厥氣**：厥氣，即逆上之氣。

13. **厥逆上泄**：指陰寒之氣向上沖逆泄越。

14. **陰氣竭，陽氣未入**：竭，阻遏的意思。陰氣阻遏，陽氣不暢，陰陽阻隔。

15. **小腸不得成聚**：小腸為受盛之官，不得成聚，指小腸受盛化物的功能失調。

16. **癉熱**：癉者，熱也。癉熱，熱甚也。

解析

本段主要論述了十四種痛證的病理機制、辨證要點。所論十四種疼痛，可分為以下三種類型。①疼痛與緩解方法有關者凡六種。得熱而疼痛緩解者，是寒邪傷於脈外，病位尚淺，故可用艾灸、熱熨之法緩解。疼痛拒按者，是寒熱交爭劇烈，按之則氣血愈加逆亂，故拒按。按之痛不減者，是寒邪深伏於裡，按之不能達於病所，故按之不減。痛而喜按者有兩證：一是邪傷腸外小絡，按之血氣暢通；一為按之可使陽熱之氣直抵病所，使邪氣消散，故此兩者喜按。也有按之搏動應手，是邪傷沖脈之深者。②牽引性疼痛有三證：寒客背俞之脈，心與背相引而痛；寒傷厥陰，因肝脈環陰，布脅，抵少腹，故寒邪犯之，經氣不利，有脅肋與少腹相引而痛；少腹痛引陰股兩類型。③伴有不同兼症之痛者凡五：

邪客小腸膜原之間，日久氣血凝聚，故痛久而兼積聚；有寒邪傷臟，陽氣被陰寒壅阻不能入內，陰陽之氣不相交通，氣機大亂，故發生疼痛性昏厥；胃腸之氣下行為順，寒邪犯之，氣反上逆，故腹痛而兼嘔吐；寒犯小腸，食物不得消化，清濁不分，並走大腸，故痛兼腹瀉；當寒邪從陽化熱，或熱邪直犯小腸，灼津化燥，故痛兼大便秘結。

在病理情況下，人的任何部位都可發生疼痛，本節所討論的疼痛實際上以腹痛為主。從病因來說，以寒氣入侵經脈為主。《素問．痹論》也有類似的記載：「痛者，寒氣多也，有寒故痛也。」從病機分析，大致有以下幾方面。①寒主收引：寒邪入侵經脈，經脈攣縮拘急而疼痛；②血氣痹阻：寒性凝滯，血氣瘀澀，痹阻經脈，不通則痛；③寒熱搏結：邪實於經，經脈盛滿而痛；④血虛不榮：血脈空虛，不能榮養經脈，發生疼痛；⑤臟氣逆亂：寒氣侵襲五臟，臟氣厥逆，陰陽氣不相順接，發生痛而昏不知人。

從臨床實踐看，引起疼痛的原因甚多，有六淫七情，也有飲食失節、蟲積、瘀血等因素，病理變化十分複雜。本段列舉痛證中的十四種情況，意在提示辨證的方法。①辨疼痛性質，如「痛或卒然而止」、「痛甚不休」、「痛甚不可按」、「按之而痛止」、「按之無益」、「得炅則痛立止」、「喘動應手」等。②辨疼痛部位，如「心與背相引而痛」、「脅肋與少腹相引而痛」、「腹痛引陰股」等。③辨疼痛的兼症，如「痛而嘔」、「腹痛而後泄」、「痛而閉不通」、「痛宿昔而成積」，以及「卒然痛死不知人」等。這些論述，對臨床辨證頗有啟發意義，可以作為我們深入研究痛證辨證規律的示範。

疼痛的診斷要點

原文

帝曰：所謂言而可知者也。視而可見，奈何？岐伯曰：五藏六府，固盡有部[1]，視其五色，黃赤為熱，白為寒，青黑為痛，此所謂視而可見者也。帝曰：捫而可得，奈何？岐伯曰：視其主病之脈[2]，堅而血及陷下者[3]，皆可捫而得也。帝曰：善。（《素問・舉痛論》）

注釋

1. **五藏六府，固有盡部**：固，本也。謂五臟六腑在面部原本都有一定的分部。
2. **主病之脈**：病邪所犯之經脈。
3. **堅而血及陷下者**：按之堅硬，局部血脈壅盛，屬實；按之陷下濡軟，為虛。

解析

對疼痛的診察必須透過問診、望診、切診等的綜合運用，方能全面收集診斷資料，確定疼痛的病位與病性。望診可察知面部色澤及局部變化；切診可察知局部脈絡的堅軟盈陷及搏動與否，然後進行綜合分析，方可確定病位與病性。

體質與人耐痛能力的關係

原文

黃帝問於少俞曰：筋骨之強弱，肌肉之堅脆[1]，皮膚之厚薄，股理之疏密，各不同，其於針石[2]火焫[3]之痛何如？腸胃之厚薄堅脆亦不等，其於毒藥[4]何如？願盡聞之。少俞曰：人之骨強、筋弱、肉緩、皮膚厚者耐痛，其於針石之痛、火焫亦然。黃帝曰：其耐火焫者，何以知之？少俞答曰：加以黑色而美骨[5]者，耐火焫。黃帝曰：其不耐針石之痛者，何以知之？少俞曰：堅肉薄皮者，不耐針石之痛，於火焫亦然。黃帝曰：人之病，或同時而傷，或易已，或難已，其故何如？少俞曰：同時而傷，其身多熱[6]者易已，多寒[6]者難已。黃帝曰：人之勝毒[7]，何以知之？少俞曰；胃厚[8]、色黑、大骨及肥者，皆勝毒；故其瘦而薄胃者，皆不勝毒也。（《靈樞・論痛》）

注釋

1. **堅脆**：堅為堅實，脆為脆弱。
2. **針石**：針，針刺；石，砭石。為古代用於癰瘍排膿及放血的醫療工具。
3. **火焫（ㄖㄨㄛˋ，又讀ㄖㄨㄟˋ）**：焫，燒也。此處火焫作艾灸解。
4. **毒藥**：即內服藥物。由於藥物多少有性味所偏的毒性作用，故泛稱之為毒藥。
5. **美骨**：張介賓注：「美骨者，骨強之謂。」
6. **多熱、多寒**：指受邪後機體所出現的症狀各人不同，有的多見熱性症狀，有的多見寒性症狀。
7. **勝毒**：勝，勝任、耐受的意思。勝毒，即對藥物的耐受力高。

8. 胃厚：胃氣強。

解析

本段討論了不同體質的人，對針石、火焫引起疼痛的耐受性不同，對藥物的耐受性也有差異，提示人們在臨床辨證論治時應注意個體體質的差異，即「因人而治」。

古代醫家透過大量的臨床觀察，如實記下有關病人耐受性的資料。對針灸的耐痛能力主要看形體是否壯實，以及神氣的靈敏度，如敏感性強，則「堅肉」，不耐痛；敏感性低，則「筋弱肉緩」，耐痛。對藥物的耐受性，主要看病人胃氣的強弱。「胃厚」者勝毒，「薄胃」者不勝毒。至於其「色黑、大骨及肥者」或「瘦弱」，可視為胃氣強弱的外形特徵。病人耐受性的高低，對臨床施治有指導意義，如耐受力高的，針灸可用強刺激法，用藥不避峻猛，反之只能輕刺激或用緩劑。

經文「同時而傷，其身多熱者易已，多寒者難已」，指出不同體質的人，對病邪機體的反應亦不同。正氣強者，受邪後多見熱證實證；正氣虛者，則多見寒證虛證。前者病易癒，後者病難癒。說明體質之強弱，不僅關係到受邪後是否易於發病，而且也是發病後決定預後轉歸的重要因素。

風邪致病複雜多變的病理

原文

黃帝問曰：風之傷人也，或為寒熱，或為熱中，或為寒中，或為癘風，或為偏枯[1]，或為風也[2]，其病各異，其名不同，或內至五藏六府，不知其解，願聞其說。

岐伯對曰：風氣藏於皮膚之間，內不得通，外不得泄；風者，善行而數變[3]，腠理開則灑然寒，閉則熱而悶[4]，其寒也則衰食飲，其熱也則消肌肉[5]，故使人怢栗[6]而不能食，名曰寒熱。

風氣與[7]陽明入胃，循脈而上至目內眥，其人肥，則風氣不得外泄，則為熱中而目黃[8]；人瘦則外泄而寒，則為寒中而泣出[9]。

風氣與太陽俱入，行諸脈俞，散於分肉之間，與衛氣相干[10]，其道不利，故使肌肉憤[11]而有瘍，衛氣有所凝而不行，故其肉有不仁也。癘[12]者，有榮氣熱胕，其氣不清，故使其鼻柱壞而色敗，皮膚瘍潰。風寒客於脈而不去，名曰癘風，或名曰寒熱。（《素問·風論》）

注釋

1. **偏枯**：據下文，「各人其門戶，所中則為偏風」，偏枯當指偏風。風邪偏中於人體某臟某部，謂之偏風。
2. **或為風也**：據下文，當指腦風、目風、漏風、內風、首風、腸風、泄風等多種風證而言。
3. **善行而數變**：善行，遊走動盪。數變，變化多端。姚止庵注：「善行者，無處不到；數變者，證不一端。風之為邪，其厲矣哉。」
4. **腠理開則灑然寒，閉則熱而悶**：張琦注：「風為陽邪，春夏多挾熱，秋冬多挾寒，又各因其人之本氣為病，故為變不同。其始人，因腠理之開則灑然而寒。風本傷衛，遏其營血，不得疏泄，則鬱而為熱，熱則煩心，故悶也。」
5. **其寒也則衰食飲，其熱也則消肌肉**：風寒傷胃，故飲食衰少。風邪化熱，灼傷津液，則肌肉消瘦。
6. **怢（ㄊㄨˊ）栗（ㄌㄧˋ）**：怢，通佚，忘失也。栗，因寒冷而顫動。王冰注：「卒振寒貌。」怢栗，可解為振寒與發熱交替發作。張介賓注：「寒熱交作則振寒，故為怢栗不食。」
7. **與**：隨也。

8. **熱中而目黃**：風邪化熱。熱盛於中，循足陽明經而上於目，故目黃。張介賓注：「風氣客於陽明，則內入於胃。胃居中焦，其脈上行，系於目系。人肥則腠理緻密，邪不得泄，留為熱中故目黃。」
9. **寒中而泣出**：人體陽氣素虛，風從寒化，寒氣循足陽明經而上於目，故泣出。楊上善注：「人瘦則腠理疏虛，外泄溫氣，故風氣內以為寒中。足陽明脈虛冷，故目泣出也。」
10. **相干**：干，犯也。相干、相搏的意思。
11. **憤**：腫脹之意。憤，發也，脹也。《素問．生氣通天論》說：「營氣不從，逆於肉理，乃生癰腫」，與此同理。
12. **癘**：癘風，亦名大風，即今之麻風病。

解析

本節主要論述了風病的病理機制複雜多變，提出了風善行而數變的論點。風「善行數變」是說風性主動，其動急速變異。本篇主要從三方面說明了風邪「善行數變」的特點。

（1）風邪傷人，途徑各異，病變多端。

經文列舉四種病變。①瘧疾：為風邪藏於皮膚之間，引起寒戰、發熱、不能食、肌肉消瘦等症，經文中曰「寒熱」。《素問．瘧論》說「夫痎瘧皆生於風」，即指此而言。②熱中寒中：風邪從陽明經入，一可循經上犯於目，發生眼病；一可循經入胃，引起熱中或寒中兩種病變。肥人多痰濕，風邪入內，濕熱薰蒸而熱中、目黃；瘦弱之人陽氣不足，風邪入內，陽氣外泄而成寒中目泣等症。③瘡瘍不仁：風邪由太陽經脈侵入，經脈不利，營衛凝滯而發瘡瘍，或病不仁。④癘風：相當於麻風病，是風寒之邪侵入血脈之中，久留不去，榮氣熱腐，污濁不清，故致鼻柱損壞而色敗，皮膚潰瘍而不癒。《素問．脈要精微論》說：「脈風成為癘」，《素問．長刺節論》指出：「病大風，骨節重，鬚眉墮，名曰大風」，可為本病之補充。

（2）體質不同，病變各異。

如同風邪從陽明入胃，由於患者有肥瘦之異，故病有「熱中」、「寒中」之變。又如同風邪襲表，由於體質不同，其腠理有疏鬆和緻密之別，因而症狀有汗出與無汗之異。可見體質因素是造成風邪致病「數變」的內因素。

（3）時令不同，病變各異。

如後面經文所論「春甲乙傷於風者為肝風……冬壬癸中於邪者為腎風」，說明風邪致病的「數變」與季節時日也有關係。總之，風邪致病出現「數變」的原因，除風邪本身的性質「善行」之外，與受邪途徑的多種多樣、體質有寒熱虛實不同，以及天時季節對五臟的影響等都有關係。

多種風病的病名和發病機制

原文

以春甲乙傷於風者，為肝風[1]。以夏丙丁傷於風[2]者，為心風。以季夏戊己傷於邪[2]者，為脾風。以秋庚辛中於邪[2]者，為肺風。以冬壬癸中於邪者，為腎風。

風中五藏六府之俞，亦為藏府之風，各入其門戶[3]，所中則為偏風。

風氣循風府而上，則為腦風[4]。風入系頭[5]，則為目風，眼寒。飲酒中風，則為漏風[6]。入房汗出中風，則為內風[7]；新沐中風，則為首風[8]。久風入中[9]，則為腸風、飧泄[10]。外在腠理，則為泄風。故風者，百病之長也，至其變化，乃為他病也，無常方，然致有

風氣也。（《素問・風論》）

注釋

1. **以春甲乙傷於風者，為肝風**：甲乙，指甲乙日（古代以干支紀日）。甲乙在五行均屬木，肝屬木，故春季，甲乙日受風邪則入通於肝，而為肝風。下文四臟同例。
2. **傷於風、傷於邪、中於邪**：三者意義相同，言感受風邪。
3. **門戶**：門戶，在此是指腧穴。前文有「風中五臟六腑之俞」，聯繫後文，則凡風所由入之處均為門戶。
4. **腦風**：吳昆注：「腦風，腦痛也。」姚止庵云：「腦風者，風入於腦，觸風則頭暈微痛，時流清涕，與鼻淵相似也。」
5. **系頭**：指目系。即眼聯繫於腦的脈絡。
6. **漏風**：即《素問・病能論》的酒風。
7. **內風**：王冰注：「內耗其精，外開腠理，因內風襲，故曰內風。」
8. **新沐中風，則為首風**：沐，洗頭也。張志聰注：「以水灌首曰沐。新沐則首之毛腠開，中風則風入於首之皮膚，而為首風。」
9. **久風入中**：姚止庵注：「中者，脾胃也。風久則木勝，木勝則入而傷土，是故風居腸藏則令水穀不分。」
10. **腸風、飧泄**：王冰注：「風在腸中，上熏於胃，故食不化而下出焉。飧泄者，食不化而出也。」

解析

本節簡要指出了多種風病的發病機制及其病名。風為百病之長，可從以下幾方面理解：一者，風邪可多途徑致病，病位廣泛，如風邪從經脈侵入，則成「寒熱」、「瘡瘍」、「目風」、「泣出」、「癘風」等，傷於腸胃則成「腸風」、「胃風」，中於臟腑之俞，則為臟腑之風，或病「偏風」，滯留腠理則病「泄風」等。二者，風病一年四季均可感而發病，非獨春季。三者，風邪可以在人們各種不同的生活狀態下致病，如飲酒中風為「漏風」，新沐中風為「首風」，入房汗出中風為「內風」等。都說明風邪常存，如果生活起居稍有不慎，隨時都可能感受風邪而為病。四者，風為六淫之首，其動急速，中人最快，常為諸外邪之先導，帥先中人，如癘風為「風寒客於血脈不去」，痹證是「風寒濕三氣雜至」。說明其他外邪多依附於風邪傷人致病，風為諸外邪之載體，由此也決定了風邪致病的多樣性、廣泛性、變異性。所以經文斷言：「風者百病之長也，至其變化，乃為他病也，無常方，然致有風氣也。」《素問・骨空論》也說：「風者，百病之始也。」指出百病之初，多有風邪作祟。

五臟風的症狀和診斷要點

原文

帝曰：五藏風之形狀不同者何？願聞其診及其病能[1]。岐伯曰：肺風之狀，多汗惡風，色皏然白[2]，時咳短氣，晝日則差，暮則甚，診在眉上[3]，其色白。心風之狀，多汗惡風，焦絕[4]，善怒嚇，赤色，病甚則言不可快，診在口[5]，其色赤。肝風之狀，多汗惡風，善悲，色微蒼，嗌乾善怒，時憎女子[6]，診在目下，其色青。脾風之狀，多汗惡風，身體怠惰，四支不欲動，色薄微黃，不嗜食，診在鼻上[7]，其色黃。腎風之狀，多汗惡風，面痝然浮腫，脊痛不能正立，其色炲[8]，隱曲不利[9]，診在肌上，其色黑。胃風之狀，頸多汗，惡風，食飲不下，鬲塞不通，腹善滿，失衣[10]則脹，食寒則泄，診形瘦而腹大。

首風之狀，頭面多汗，惡風，當先風一日則病甚[11]，頭痛不可以出內，至其風日，則病少愈。漏風之狀，或多汗，常不可單衣[12]，食則汗出，甚則身汗，喘息惡風，衣常濡，口乾善渴，不能勞事。泄風之狀，多汗，汗出泄衣上，口中乾，上漬其風，不能勞事，身體盡痛則寒。帝曰：善。（《素問・風論》）

注釋

1. **病能**：能，與「態」通。病態，指症狀而言。
2. **皏（ㄆㄥˇ）然白**：面色慘澹而白。
3. **眉上**：指兩眉間的部位，亦稱闕中，為肺在面部相應之區域。
4. **焦絕**：焦，燥也。絕，極也。張介賓注：「言唇舌焦燥之極也。」
5. **言不可快，診在口**：口當指舌而言，心開竅於舌也。舌強則言不可快。
6. **時憎女子**：憎，嫌惡。
7. **鼻上**：亦稱面王。為脾在面部的相應區域。鼻準最高部屬脾，兩鼻翼屬胃。
8. **炱（ㄊㄞˊ）**：《玉篇》：「炱，煤煙塵也。」這裡形容色黑。
9. **隱曲不利**：即性功能減退。王冰注：「隱曲者謂隱蔽委曲之處也。腎藏精，外應交接，今藏被風薄，精氣內微，故隱蔽委曲之事，不通利所為也。」
10. **失衣**：少穿衣服。
11. **先風一日則病甚**：氣候變化的前一天頭痛劇烈。張介賓注：「凡患首風者，止作無時，故凡於風氣將發，必先風一日而病甚頭痛。以陽邪居以陽分，陽性先而速也。先至必先衰，是以至其風日，則病少愈。」
12. **常不可單衣**：欲穿厚衣的意思。

解析

本段討論了臟腑之風及腦風、目風、漏風、內風、首風、腸風、泄風等多種風證的發病、症狀、診斷要點等。

各種風證雖受邪部位、發病條件及臨床表現均不相同，但多數風病都有「多汗惡風」的共同症狀。張志聰注：「風為陽邪，開發腠理，故多汗，風氣傷陽，邪正不合，故惡風也。」風為陽邪，其性開泄，傷人首犯皮毛，能使腠理疏鬆開泄，故有此證。這突出地反映了風邪致病的證候特點，對後世關於風病的臨床辨證有所啟發，如《傷寒論》云：「太陽病，發熱，汗出，惡風，脈緩者，名為中風。」《溫病條辨》認為出現「微惡風寒，身熱自汗」症狀者，是風溫衛分證的重要標誌。這些均以「汗出惡風」為其辨證的著眼點。

本文所論各種臟腑之風，如肝風、心風、腎風、胃風、內風……都是由外來風邪所導致的。後世所謂「肝風」、「慢脾風」、「失心風」等乃是內臟功能失調，屬於內傷範疇，與本文所述臟腑之風的概念不同。

痹證的病因、發病及分類

原文

黃帝問曰：痹之安生？岐伯對曰：風寒濕三氣雜至合而為痹也。其風氣勝者為行痹[1]，寒氣勝者為痛痹[2]，濕氣勝者為著痹[3]也。

帝曰：其有五者何也？岐伯曰：以冬遇此者為骨痹[4]，以春遇此者為筋痹[5]，以夏遇此者為脈痹[6]，以至陰[7]遇此者為肌痹[8]，以秋遇此者為皮痹[9]。

帝曰：內舍五藏六府，何氣使然？岐伯曰：五藏皆有合，病久而不去者，內舍[10]於其合也。故骨痹不已，復感於邪，內舍於腎；筋痹不已，復感於邪，內舍於肝；脈痹不已，復感於邪，內舍於心；肌痹不已，復感於邪，內舍於脾；皮痹不已，復感於邪，內舍於肺。所謂痹者，各以其時重感於風寒濕之氣也。（《素問·痹論》）

注釋

1. **行痺**：指風邪偏盛，以肢節酸痛、遊走無定處為特點的痺證，又稱風痺。
2. **痛痺**：指寒邪偏盛，以肢節疼痛劇烈為特點的痺證，又稱寒痺。
3. **著痺**：指濕邪偏盛，以肢節疼痛、重著不移，或頑麻不仁為特點的痺證，又稱濕痺。
4. **骨痺**：指冬季易發，以骨重酸痛、不能運動為特點的痺證。
5. **筋痺**：指春季易發，以筋攣節痛、屈而不能伸為特點的痺證。
6. **脈痺**：指夏季易發，以脈中氣血不行而色變為特點的痺證。
7. **至陰**：即長夏。
8. **肌痺**：指長夏易發，以肌肉頑麻、不知痛癢為特點的痺證。
9. **皮痺**：指秋季易發，以皮膚麻木、尚微覺痛癢為特點的痺證。
10. **舍**：作稽留解。吳昆注：「舍，邪入而居之。」

解析

本段主要論述了痺證的病因及其分類。《黃帝內經》中所論的痺，其含義歸納起來有兩方面：一從病機學含義，凡一切由於邪氣所致的閉阻、壅滯、不通的病機所致之病，皆曰為痺，故《中藏經》釋之為「閉」。如本節所說的五臟痺，《素問・至真要大論》的食已而痛、吐出乃止的「食痺」，《素問・厥論》之嗌腫、閉塞不通的「喉痺」，《金匱要略》的「胸痺」等。二是症狀學含義，是指皮肉筋脈骨節疼痛麻木、攣痛、重著、酸楚、屈伸不利的證候特點，諸如五體痺、行痺、痛痺、著痺等。

痺的病因，經文強調風寒濕氣夾雜侵襲人體，壅閉經絡，閉阻氣血而成為痺證。多種外邪的共同作用是痺證發病的條件，也是痺證病因學的特點。這提示了該病病情的複雜性，診治時必須全面考慮，分清主次。

《黃帝內經》對痺的論述頗詳，除本篇及《靈樞・周痺》予以專論外，另有四十餘篇涉及痺的內容，以痺命名的病證有五十餘種，若從辨證方面對這些痹證進行分別，有以下幾類：以病因命名的有風痹、寒痹、熱痹；以證候特徵命名的有行痹、痛痹、著痹、周痹、眾痹、攣痹、久痹、大痹、暴痹、遠痹、厥痹、痿痹；以發病肢體組織命名的有皮痹、肉痹、筋痹、脈痹、骨痹、血痹、足痹；以十二筋分佈區域並結合受病時間命名的有孟春痹、仲春痹、季春痹等十二種類型的筋痹；以臟腑命名的有心痹、肺痹、肝痹、脾痹、腎痹和腸痹、胞痹等。本節經文提出行痹、痛痹、著痹的病因分類法和五體痹、臟腑痹的病位分類法，對臨床辨證論治有提綱挈領的作用。

(1)

行痹、痛痹、著痹、行痹，由風邪偏盛所致，「風為百病之長」、「善行而數變」，故表現為肢體關節酸楚、疼痛，痛處遊走不定，波及範圍較廣。痛痹，由寒邪偏盛所致，寒性凝滯，故導致氣滯血凝，痹阻不通，以疼痛為主症；寒主收引，故伴有攣急僵硬等症狀；寒為陰邪，得溫則痛減，遇寒則增劇。著痹，由濕邪偏盛所致，濕性黏膩重著，故表現為肢體關節沉重、麻木不仁，病情纏綿不癒。這些要點均是臨床辨證之眼目。

(2)

五體痹、風、寒、濕邪屬六淫範疇，故痹證發病與季節氣候密切相關，在不同的季節感受了痹邪，就會在不同部位發生痹證。腎主骨，通於冬氣，冬季感受痹邪，易患骨痹；肝主筋，通於春氣，春季感受痹邪，易患筋痹；心主脈，通於夏氣，夏季感受痹邪，易患脈痹；脾主肌肉，通於長夏之氣，長夏感受痹邪，易患肌痹；肺主皮毛，通於秋氣，秋季感受痹邪，易患皮痹。從臨床實際分析，也未必如此機械，但痹證的進退與季節氣候變化有關，這是無可置疑的，故學者當靈活理解。

按偏勝的邪氣性質分類，有行痹、痛痹、著痹之不同。風性善行數變，故風氣偏勝者，痹痛行無定處，稱為行痹；寒性凝滯收引，寒氣勝者其痛劇烈，故稱為痛痹；濕氣重濁黏滯，濕邪偏勝，症見肢體沉重、酸痛不移，故稱為著痹。

(3)

五臟痹。五體痹可以內傳，而成五臟痹。五體痹向內臟發展的病理機轉有二：一是五體痹久而不癒，內耗相應的臟氣，正氣虛損成為痹邪內傳的基礎；二是反覆感受痹邪，痹邪內轉入臟，形成五臟痹，這是內傳的條件。其內傳的方式是按照五臟與五體相合的關係傳變，即骨痹內傳而為腎痹，筋痹內傳而為肝痹，脈痹內傳而為心痹，肌痹內傳而為脾痹，皮痹內傳而為肺痹。

痹證病因分類及主症

病因	證候	主症
風邪	行痹	痛遊走不定
寒邪	痛痹	痛甚
濕邪	著痹	重著酸楚

痹證季節感邪分類及主症

季節	病證	主症
春	筋痹	肢體屈不伸
夏	脈痹	血不流

季節	病證	主症
長夏	肌痹	肌膚不仁
秋	皮痹	皮寒
冬	骨痹	沉重

各類痹證的症狀、病因、預後及針刺大法

原文

凡痹之客五藏者，肺痹者，煩滿喘而嘔；心痹者，脈不通，煩則心下鼓[1]，暴上氣而喘，嗌乾，善噫[2]，厥氣上則恐；肝痹者，夜臥則驚，多飲數小便，上為引如懷[3]；腎痹者，善脹，尻以代踵，脊以代頭[4]；脾痹者，四支解墯[5]，發咳嘔汁，上為大塞[6]；腸痹者，數飲而出不得[7]，中氣喘爭[8]，時發飧泄[9]；胞痹[10]者，少腹膀胱，按之內痛，若沃以湯[11]，澀於小便，上為清涕[12]。

陰氣[13]者，靜則神藏，躁則消亡[14]，飲食自倍[15]，腸胃乃傷。淫氣喘息，痹聚在肺[16]；淫氣憂思，痹聚在心；淫氣遺溺[17]，痹聚在腎；淫氣乏竭，痹聚在肝；淫氣肌絕，痹聚在脾。

諸痹不已，亦益內[18]也，其風氣勝者，其人易已也。

帝曰：痹，其時有死者，或疼久者，或易已者，其故何也？岐伯曰：其入藏者死，其留連筋骨間者疼久，其留皮膚間者易已。

帝曰：其客於六府者，何也？岐伯曰：此亦其食飲居處，為其病本也。六府亦各有俞，風寒濕氣中其俞，而食飲應之，循俞而入，各舍其府也。

帝曰：以針治之奈何？岐伯曰：五藏有俞，六府有合[19]，循脈之分，各有所發，各隨其過則病瘳也[20]。（《素問・痹論》）

注釋

1. **心下鼓**：心下鼓動，即心悸。
2. **善噫**：噫，噯氣。指心病可見噯氣頻作。
3. **上為引如懷**：引，《說文解字》「開弓也」。開滿弓則形圓，此形容腹部脹大，如懷孕之狀。
4. **尻以代踵，脊以代頭**：尻，尾骶部；踵，足跟。尻以代踵，謂只能坐，不能站立和行走；脊以代頭，形容頭俯不能仰、頭不如脊高的症狀。
5. **四肢解墮**：解，同懈；墮，同惰。指四肢鬆懈無力。
6. **上為大塞**：上，指上焦。此言上焦閉塞不通之候。
7. **數飲而出不得**：為痹邪犯於小腸，分清別濁失司，故雖多飲而小便不暢。
8. **中氣喘爭**：中氣，腹中之氣；喘，喘鳴、喘響，此指腸鳴。為邪犯腸道，邪正交爭，致腹中之氣攻沖鳴響。
9. **飧泄**：痹邪侵犯，腸道功能失司，導致完穀不化的泄瀉。
10. **胞痹**：即膀胱痹。
11. **若沃以湯**：湯，熱水。形容熱盛如灌以熱水。
12. **上為清涕**：膀胱之脈，上額交巔，上絡於腦，故邪氣上蒸於腦而為清涕。
13. **陰氣**：指五臟精氣。
14. **靜則神藏，躁則消亡**：五臟精氣，若形不妄動，神情寧靜，則邪不可乾，精氣固密，神有所藏，形神皆旺；如形體躁動，神情不安，則精氣耗損，神氣消亡。
15. **飲食自倍**：自，假如；倍，多的意思。此指飲食過度之意。
16. **淫氣喘息，痹聚在肺**：淫氣指內臟淫亂之氣。五體痹日久不癒，所相合的臟受其影響，又有精神飲食失調而致臟氣淫亂，則風寒濕之邪入內稽留，而為臟腑痹。如見喘息之症，則為痹邪聚於肺，而為肺痹。餘臟類推。

17. **遺溺**：即遺尿。

18. **益內**：益，通溢，蔓延之意。指病久不癒，邪氣日盛，病變向內發展。

19. **五藏有俞，六府有合**：此為互文。即五臟和六腑都有輸穴、合穴。如肺的輸穴太淵，大腸的輸穴三間，肺的合穴尺澤，大腸的合穴曲池等。

20. **各隨其過則病瘳也**：瘳，病癒的意思。意即各隨其病變部位而治之則病癒。

解析

本段論述了痹證的症狀、病因、預後及針刺大法。

（1）五臟痹的臨床表現

五臟痹是由五體痹發展而成。五臟精氣損傷，加之復感風寒濕氣，則體痹內傳相應之臟而成五臟痹。本節所論述的五臟痹，實際是指痹邪侵擾五臟所致臟腑功能紊亂。肺痹：肺氣壅閉，故煩滿而喘；胃氣不降，故上逆而嘔。心痹：心氣痹阻，邪氣內擾於心，故心煩、心悸；乾於肺則上氣喘息，咽喉乾燥；心主噫，心氣上逆則噯氣；心氣逆不與腎相交，腎虛而恐懼。肝痹：肝藏魂，肝氣痹阻，魂不安舍，夜臥則驚駭；肝鬱化火，消灼津液，故多飲，飲多則溲多；氣機鬱滯，腹部脹滿如懷孕之狀。腎痹：腎氣閉阻，關門不利，故腹部善脹；腎主骨，腎痹氣衰，骨失其養，下肢彎曲不伸，故能坐不能行，脊柱畸形，頭項傾俯，脊骨高出於頭。脾痹：脾氣不榮四肢，故四肢懈惰；脾不能為胃行其津液，胃氣上逆則嘔汁；脾氣不能散精於肺，氣行不暢，胸中痞塞，發為咳嗽。

（2）六腑痹的形成及臨床表現

六腑痹因飲食不節，腸胃先傷，痹邪內傳於腑而成。痹邪犯於小腸，分清別濁失職，故數飲而出不得；痹邪犯於大腸，傳導失職，故見泄瀉；痹邪犯於膀胱，氣化不利，鬱而化熱，出現少腹痛熱、小便短澀等。

(3) 痹證的預後

從感邪的性質論，風氣勝者易愈；寒濕之邪，陰邪留滯，不易速除，故癒之較難。從發病部位論，病在皮膚間者，易癒；病在筋骨間者，纏綿不癒；病邪入臟者，預後差。從病程論，初起，易癒；疼久，難癒。

(4) 痹證的針刺治療法

經文明確地提出了兩條原則：一是辨證論治，「五臟有俞，六腑有合，循脈之分」；二是痛處局部取穴，「各隨其過」。

「陰氣者，靜則神藏，躁則消亡。飲食自倍，腸胃乃傷」，是在上段提出五臟六腑外在致病因素的基礎上，進一步強調痹證發生的內在因素。五臟主藏陰精，若情志不節，擾亂五臟之氣，則陰精不能內藏而亡失，此為五臟痹發生的內因；飲食不節，損傷腸胃，則是六腑痹發生的內因。因此，五臟六腑痹的發生，既有外感風寒濕氣之外因，又有情志內傷、飲食失節之內因，兩者的共同作用，是形成痹證的關鍵。

營衛之氣與痹證的關係

原文

帝曰：榮衛之氣，亦令人痹乎？岐伯曰：榮者，水穀之精氣也，和調於五藏，灑陳於六府[1]，乃能入於脈也。故循脈上下，貫五藏絡六府也。衛者，水穀之悍氣[2]也，其氣慓疾滑利，不能入於脈也，故循皮膚之中，分肉之間，熏於肓膜[3]，散於胸腹。逆其氣則病，從其氣則愈，不與風寒濕氣合，故不為痹。

帝曰：善。痹，或痛，或不痛，或不仁，或寒，或熱，或燥，或濕，其故何也？岐伯曰：痛者，寒氣多也，有寒故痛也。其不痛不仁者，病久入深，榮衛之行濇，經絡時疏[4]，故不通，皮膚不榮，故為不仁。其寒者，陽氣少，陰氣多[5]，與病相益，故寒也。其熱者，陽氣多，陰氣少，病氣勝，陽遭陰[6]，故為痹熱。其多汗而濡者，此其逢濕甚也，陽氣少，陰氣盛，兩氣相感[7]，故汗出而濡也。

帝曰：夫痹之為病，不痛何也？岐伯曰：痹在於骨則重，在於脈則血凝而不流，在於筋則屈不伸，在於肉則不仁，在於皮則寒，故具此五者，則不痛也。凡痹之類，逢寒則虫，逢熱則縱。帝曰：善。（《素問・痹論》）

注釋

1. **和調於五藏，灑陳於六府**：灑陳，布散的意思；府，即腑。此句為互文，理解為營氣能和調、布散於五臟六腑。
2. **水穀之悍氣**：悍，勇猛之意。形容衛氣運行急速流利。張介賓注：「衛氣者，陽氣也。陽氣之至，浮盛而疾，故曰悍氣。」
3. **肓膜**：即胸腹腔內臟之間的筋膜。張介賓注：「肓者，凡腔腹肉理之間，上下空隙之處，皆謂之肓」、「膜，筋膜也」。
4. **疏**：空虛。
5. **陽氣少，陰氣多**：此指人的體質屬於陽虛陰盛者。下文陰陽多少亦同。
6. **陽遭陰**：遭，《針灸甲乙經》作「乘」，戰勝之義。即陽盛體質戰勝了寒濕陰邪，使之從陽化熱。
7. **兩氣相感**：指人體偏盛之陰氣與寒濕陰邪同氣相求，相互感應。

解析

本段論述了營衛之氣與痹證的關係。

(1)

「逆其氣則病」、「不與風寒濕氣合，故不為痹」，進一步論述了痹證發病，營衛失調是痹證發生的重要內在機制，復因風寒濕邪氣侵襲，兩氣相合，形成痹證。營氣精專柔順，能入脈中，循脈上下而灌注五臟六腑，濡養全身。衛氣慓悍滑利，不能入於脈中，行於皮膚分肉間，溫煦肓膜，布散於胸腹，若機體稟賦不足，營陰不能入於脈內，以和調五臟，灑陳六腑，衛氣便會因此而不足。營衛不和，腠理疏鬆，藩籬不固，經脈澀滯，筋骨肌肉五臟六腑失於濡養溫煦。此時若有風寒濕邪侵襲，脈絡閉阻，氣血凝滯，便形成痹證。經文不但強調痹證與營衛失調的關係，而且也強調了內因為主的發病觀點，並為臨床運用調和營衛法治療痹證提供了理論依據。

(2) 痹證的臨床症狀因發病部位、個人體質、病邪屬性和氣候等因素的不同而各異。

發病部位與症狀：痹在骨則重，在脈則血流不暢，在筋則屈不伸，在肉則不仁，在皮則寒。

體質與症狀：陽虛陰盛體質多見寒象，陽盛陰虛體質多見熱象。

病邪與症狀：寒氣多，見疼痛；濕氣甚，見多汗而濡。

氣候與症狀：「逢寒則虫（急），逢熱則縱」，寒主收引，故痹證遇寒則拘急，得熱則氣血流通而緩解。

眾痹與周痹的病因病機和治療

原文

黃帝問於岐伯曰：周痹之在身也，上下移徙[1]，隨脈其上下[2]，左右相應[3]，間不容空[4]，願聞此痛，在血脈之中邪[5]？將在分肉之間乎？何以致是？其痛之移也，間不及下針，其慉痛[6]之時，不及定治，而痛已止矣[7]，何道使然？願聞其故。岐伯答曰：此眾痹也，非周痹也。

黃帝曰：願聞眾痹。岐伯對曰：此各在其處，更發更止，更居更起，以右應左，以左應右，非能周也，更發更休也。

黃帝曰：善。此痛安生？何因而有名？岐伯對曰：風寒濕氣，客於外分肉之間，迫切而為沫[8]，沫得寒則聚，聚則排分肉而分裂[9]也，分裂則痛，痛則神歸之，神歸之則熱[10]，熱則痛解，痛解則厥[11]，厥則他痹發，發則如是。帝曰：善。餘已得其意矣[12]。此內不在藏，而外未發於皮，獨居分肉之間，真氣不能周[13]，故命曰周痹[14]。

黃帝曰：善。刺之奈何？岐伯對曰：刺此者，痛雖已止，必刺其處，勿令復起。

帝曰：善。願聞周痹何如？岐伯對曰：周痹者，在於血脈之中，隨脈以上，隨脈以下，不能左右，各當其所。

黃帝曰：刺之奈何？岐伯對曰：痛從上下者，先刺其下以過[15]之，後刺其上以脫[16]之；痛從下上者，先刺其上以過之，後刺其下以脫之。

故刺痹者，必先切循其下之六經[17]，視其虛實，及大絡之血結而不通，及虛而脈陷空著而調之，熨而通之，其瘛堅轉[18]，引而行之。

黃帝曰：善。餘已得其意矣，亦得其事也。九者，經巽失之理，十二經脈陰陽之病也[19]。（《靈樞・周痹》）

注釋

1. **移徙**：即遊走的意思。
2. **隨脈其上下**：《太素》無「其」字。
3. **左右相應**：言疼痛的部位左右相對稱。
4. **間不容空**：言疼痛此起彼伏，連續不斷，沒有間斷的時候。
5. **邪**：通耶，語助詞，表示疑問。
6. **慉痛**：慉，《針灸甲乙經》、《太素》並作「蓄」。慉，通蓄，蓄積、積聚的意思。慉痛，即痛聚於某處。
7. **不及定治，而痛已止矣**：此言疼痛部位移動之速。與上文「其痛之移也，間不及下針」同義。
8. **迫切而為沫**：迫切，壓迫的意思；沫，指稀痰黏液。意謂邪客於分肉之間，壓迫分肉，使津液凝聚而為痰沫。
9. **排分肉而分裂**：排擠分肉，使肉的紋理裂開。
10. **神歸之則熱**：神，這裡指血氣。《素問・八正神明論》說：「血氣者，人之神。」神歸之，即血氣焦聚，故熱。
11. **熱則痛解，痛解則厥**：張介賓注：「熱則寒散而痛暫解，然其逆氣仍在，故痛雖解而厥未除。」
12. **帝曰：善。余已得其意矣**：張介賓注：「乃下文之誤復於此者，今刪去之。」
13. **真氣不能周**：風寒濕之氣客於分肉之間，迫而沫聚，排分肉，絡脈受阻，使真氣不能周流。張介賓注：「真氣不能周，即氣閉不行也，故曰痹者閉也。」
14. **周痹**：當為眾痹之誤。樓英《醫學綱目》云：「周痹當作眾痹。夫周痹邪在分肉血脈，今云邪獨居分肉之間，而命曰周痹者，是眾痹之誤為周痹也明矣。」本段原在下文「先刺其上以過之，後刺其下以脫之」句下，今從樓英移於此。

15. **過**：《太素》作「遏」。遏，制止的意思，即制止其邪之向前發展。

16. **脫**：截其歸路，去除其邪。

17. **必先切循其下之六經**：其下，即疼痛部位之下。《針灸甲乙經》作「循切其上下之大經」。

18. **其瘛堅轉**：瘛堅轉，指轉筋攣急，按之則堅。張介賓注：「其瘛堅轉者，瘛急轉筋之謂，當針引其氣而行之也。」

19. **九者，經巽之理，十二經脈陰陽之病也**：一說，指九針。巽，具也，這裡指醫療工具，即九針也。經巽之理，即謂掌握九針的性能，正確運用之意。一說此十五字與上文不相連接，疑有脫誤。劉衡如校語謂：「疑是他篇錯簡，且有脫誤。」

解析

周痹和眾痹，都屬於中醫痹證之一，都是以肢體疼痛、反覆發作為主症，但兩者雖同為痹證卻各有各的證候特點。周痹的特點是全身性的筋肉疼痛，而周身遊走；眾痹的特點是疼痛上下左右對稱，疼痛呈發作性，此起彼伏，變化雖快，但並不周身遊走。有關各種痹證的病因病機、證候分類，在《素問·痹論》有著更為詳細的論述，可互為參考。至於兩者的診治，本論明確指出，首先可用切循按壓之法以診斷辨別邪氣所在，分清虛實所屬，然後或用溫熨或用針刺，採用與病機證候相適宜的方法，這些原則不僅貫穿了辨證論治的思想，適合於各種痹證的診治，也為後世對痹證的診治提供了有益的啟示。

五體痿的病機和證候

原文

黃帝問曰：五藏使人痿，何也？岐伯對曰：肺主身之皮毛，心主身之血脈，肝主身之筋膜，脾主身之肌肉，腎主身之骨髓。故肺熱葉焦[1]，則皮毛虛弱急薄[2]，著[3]則生痿躄[4]也；心氣熱，則下脈厥而上，上則下脈虛，虛則生脈痿，樞折挈[5]，脛縱而不任地也；肝氣熱，則膽泄口苦，筋膜乾，筋膜乾則筋急而攣，發為筋痿；脾氣熱，則胃乾而渴，肌肉不仁，發為肉痿；腎氣熱，則腰脊不舉，骨枯而髓減，發為骨痿。（《素問・痿論》）

注釋

1. **肺熱葉焦：**《太素》、《針灸甲乙經》「肺」下有「氣」字，以與下文「心氣熱」、「肝氣熱」等同律。此形容肺熱灼傷津液的病理情況。
2. **急薄：**形容皮膚乾枯不榮，肌肉消瘦的情形。
3. **著：**留著不去。
4. **痿躄（ㄅㄧˋ，音壁）：**躄，指下肢不能行動；痿躄，此統指四肢痿廢不用。包括文中各種痿證。
5. **樞折挈：**樞，指關節。樞折挈，指關節活動不能自如。

解析

「痿」有痿弱和枯萎兩義，即包括四肢功能的痿廢不用和肌肉枯萎不榮兩種。臨床上一般多見先因痿廢不用，隨之而肌肉萎縮，也有先見肌肉萎縮，漸至不能行動，故兩者又有因果關係。本節所論之痿可分為弛緩不收性痿（脛縱）和攣縮不伸性痿（筋急而攣）兩大類。在部位上也有下肢痿、四肢痿和腰以下痿數種，並有皮膚感覺正常和異常之不同。

本節提出了「五藏使人痿」、「肺熱葉焦」則生痿躄的發病機制。說明痿的病變部位雖在四肢，但產生根源卻在五臟，而五臟之中尤以肺為關鍵。五臟與五體（皮、肉、筋、骨、脈）相合，五體賴五臟精氣以濡養；五臟氣熱，熱灼津液精氣受傷，不能濡養五體，日久形成各種痿證。《素問・經脈別論》云：「食氣入胃，濁氣歸心，淫精於脈。脈氣流經，經氣歸於肺。肺朝百脈，輸精於皮毛」、「飲入於胃，遊溢精氣，上輸於脾，脾氣散精，上歸於肺」。說明五臟精氣津液全賴肺氣的敷布，方能濡養五體。肺有熱，津液為熱邪灼傷，以致肺葉枯焦，皮毛失養，出現急薄狀態。熱邪留而不去，導致兩足痿弱不能行動而成痿躄之病。心主身之血脈，心氣熱則火熱之氣上炎，因而下肢脈氣厥逆上行而空虛，失去了濡筋骨、利關節的功能，形成關節縱緩不能收持的脈痿。膽附於肝，相為表裡，肝氣熱以致膽氣上泛，故有口苦病候；肝內藏陰血，外合筋膜，肝氣熱則灼傷陰血，筋膜失養而成筋膜乾枯、攣急的筋痿。脾主為胃行其津液，脾氣熱則津液損傷，肌肉失於濡養，所以形成口乾而渴、肌肉不仁的肉痿。腎附於腰，腎脈貫脊，腎氣熱則骨枯髓減，形成腰脊不能自如活動的骨痿。

痿證的具體病因與病機

原文

帝曰：何以得之？岐伯曰：肺者，藏之長也，為心之蓋也，有所失亡[1]，所求不得，則發肺鳴[2]，鳴則肺熱葉焦，故曰：五藏因肺熱葉焦，發為痿躄[3]，此之謂也。悲哀太甚，則胞絡絕[4]，胞絡絕則陽氣內動，發則心下崩，數溲血[5]也。故《本病》[6]曰：大經空虛，發為肌痹[7]，傳為脈痿。思想無窮，所願不得，意淫於外[8]，入房太甚，宗筋[9]弛縱，發為筋痿[10]，及為白淫[11]，故《下經》[12]曰：筋痿者，生於肝，使內[13]也。有漸[14]於濕，以水為事，若有所留，居處相濕[15]，肌肉濡漬，痹而不仁，發為肉痿[16]。故《下經》曰：肉痿者，得之濕地也。有所遠行勞倦，逢大熱而渴，渴則陽氣內伐[17]，內伐則熱舍於腎，腎者水藏也，今水不勝火，則骨枯而髓虛，故足不任身，發為骨痿。故《下經》曰：骨痿者，生於大熱也。

帝曰：何以別之？岐伯曰：肺熱者，色白而毛敗；心熱者，色赤而絡脈溢[18]；肝熱者，色蒼而爪枯；脾熱者，色黃而肉蠕動[19]；腎熱者，色黑而齒槁。（《素問・痿論》）

注釋

1. **失亡**：心愛之物亡失。
2. **肺鳴**：呼吸喘息有聲。
3. **故曰：五藏因肺熱葉焦，發為痿躄**：據《針灸甲乙經》載，這段文字為衍文。可從。
4. **胞絡絕**：胞絡，心包之絡；絕，阻絕。
5. **心下崩，數溲血**：崩，形容大量出血；數，頻數，屢次；溲，指小便。心屬火而主血，陽氣內動於心下，陽熱迫血妄行，下為尿血頻頻。
6. **《本病》**：系古代醫學文獻，已失傳。
7. **肌痹**：《太素》作「脈痹」。
8. **意淫於外**：意，邪念；淫，過也，濫也；於外，指不能控制而妄動。
9. **宗筋**：此指男子前陰。《素問・厥論》：「前陰者，宗筋之所聚。」
10. **筋痿**：指陽痿。
11. **白淫**：指男子滑精，女子白帶。

12. **《下經》**：古代醫學文獻，今已佚。

13. **使內**：指房事。

14. **漸**：浸也。

15. **相濕**：《針灸甲乙經》作「傷濕」。

16. **肉痿**：指感受水濕，先由肌肉痹而不仁，繼則發展成肉痿。

17. **陽氣內伐**：伐，損傷。遠行勞倦，陽動熱生，陽盛則內損真陰。

18. **絡脈溢**：指淺表血絡充盈。

19. **肉蠕動**：蠕，《太素》作「濡」，軟也；動，郭靄春校疑為蠕之旁記字，誤入正文。肉濡，肌肉軟弱。

解析

本節進一步分析痿證形成的病因病機，對五臟氣熱形成的原因作了剖析，從而再次強調五臟因「肺熱葉焦，發為痿躄」。

「五臟因肺熱葉焦，發為痿躄」，這是發生痿的主要原因。肺主氣，朝百脈，居五臟之上，布精氣，輸津液於五臟以濡養之，故曰「肺者臟之長也」。若七情內傷，氣鬱化熱，肺熱葉焦，而不能敷布精氣津液，則五臟失養，四肢不用，發為痿躄。由於肺與諸痿皆有關，故不曰「皮痿」而謂痿躄。

五臟氣熱，皆可致痿。五臟各有所合。心氣熱，生脈痿；肝氣熱，生筋痿；脾氣熱，生肉痿；腎氣熱，生骨痿等。五臟氣熱形成之因各不相同，歸納之有四：一是情志所傷，氣鬱化熱生痿，如心「悲哀太甚」、肺「有所失亡」、肝「思想無窮，所願不得」三臟氣熱之成，皆為情志不舒所致。二是勞傷太過，傷陰耗液，陰不制陽，陽亢生熱致痿，肝「意淫於外，入房太甚」、腎「有所遠行勞倦」之熱的形成若此。三是濕邪浸淫，久而化熱致痿，如脾「有漸於濕，以水為事，若有所留，居處相濕」之氣熱形成者是。四是觸冒暑熱，傷津耗液成痿，如腎「有所遠行勞倦，逢大熱而渴」的氣熱生骨痿。可見，情志所傷、勞傷過度、六淫侵襲（其中尤以濕邪浸淫為甚），均可作用於五臟，致陰陽失調而生熱，五臟真陰受損，肢體筋脈不得濡養，遂成痿證。

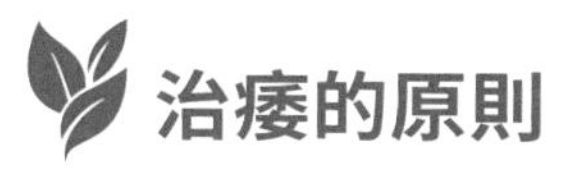

治痿的原則

原文

帝曰：如夫子言可矣，論[1]言治痿者，獨取陽明何也？岐伯曰：陽明者，五藏六府之海，主閏[2]宗筋，宗筋[3]主束骨而利機關[4]也。沖脈者，經脈之海也，主滲灌溪谷，與陽明合於宗筋，陰陽揔宗筋之會[5]，會於氣街[6]，而陽明為之長[7]，皆屬於帶脈，而絡於督脈。故陽明虛，則宗筋縱，帶脈不引[8]，故足痿不用也。帝曰：治之柰何？岐伯曰：各補其滎而通其俞[9]，調其虛實，和其逆順，筋脈骨肉，各以其時受月[10]，則病已矣。帝曰：善。（《素問·痿論》）

注釋

1. **論**：張介賓注：「論言者，即《根結》篇曰：痿疾者，取之陽明。」
2. **閏**：《針灸甲乙經》作「潤」，潤養也。
3. **宗筋**：此指眾多筋膜彙聚處，泛指全身筋膜。
4. **束骨而利機關**：束，約束、聯絡的意思；機關，指關節。全句意為宗筋有約束關節，使關節活動自如的功能。
5. **陰陽揔宗筋之會**：陰陽，陰經、陽經。揔，音、義同「總」，聚也。張介賓注：「宗筋聚於前陰，前陰者，足之三陰、陽明、少陽及沖、任、督、蹻九脈之所會也。」
6. **氣街**：一名氣沖，位於天樞穴下五寸，曲骨旁開二寸，鼠蹊上一寸動脈處，又為沖脈起始處，故亦名氣沖。

7. **長：**這裡是起主要作用的意思。

8. **帶脈不引：**《難經二十八難》：「帶脈者，起於季脅，回身一周。」帶脈不引，指帶脈統束全身諸脈的功能失常。

9. **補其滎而通其俞：**滎，滎穴；俞，輸穴。吳昆注：「十二經有滎有輸，所溜為滎，所注為輸。補，致其氣也。通，行其氣。」

10. **各以其時受月：**各以臟腑所主的季節而進行針刺。高世栻注：「肝主之筋，心主之脈，腎主之骨，脾主之肉，各以四時受氣之月而施治之則病已矣。受氣者，筋受氣於春，脈受氣於夏，骨受氣於冬，肉受氣於長夏也。」又，張志聰注：「《診要經終篇》曰：正月二月，人氣在肝；三月四月，人氣在脾；五月六月，人氣在頭；七月八月，人氣在肺；九月十月，人氣在心；十一月十二月，人氣在腎。」

解析

經文對於痿證的治療原則歸納起來有三點。

（1）治痿獨取陽明。

本篇論痿的病機突出在肺，論痿的治療突出在陽明。《靈樞．營衛生會》說：「人受氣於穀，穀入於胃，以傳與肺，五臟六腑，皆以受氣。」人之氣血津液生化來源在於胃，而布散周身則依賴於肺，這就是從不同角度突出肺、胃的實質所在。足陽明胃為五臟六腑之海，有潤養宗筋的作用，而宗筋有束骨利關節之功，人體的骨節筋脈依賴陽明化生的氣血以濡養，才能運動自如；陰經、陽經總會於宗筋，合於陽明，沖脈為十二經脈之海，將來自陽明之氣血滲灌溪谷，並與陽明合於宗筋，故「陽明為之長」。「陽明虛則宗筋縱，帶脈不引，故足痿不用」，所以「取陽明」成為治療痿證的基本原則。經文主要指標刺治療，但作為方藥論治的準則，仍然具有實踐價值。

（2）辨證施治。

「治痿獨取陽明」源於《靈樞・根結》「痿疾者取之陽明」的針刺治療原則，不能將之視為治痿之獨法。此「獨」字只是突出陽明胃對於治痿的重要作用而已。經文「各補其滎而通其輸，調其虛實，和其逆順」提示治痿既要重視陽明後天之本，還需根據痿證的病變部位、疾病的虛實順逆進行辨證論治。如張介賓所注：「上文云獨取陽明，此復云各補其滎而通其輸。蓋治痿者，當取陽明，又必察其所受病之經而兼治之也。如筋痿者，取陽明厥陰之滎輸；脈痿者，取陽明少陰之滎輸；肉痿骨痿，其治皆然。」

（3）因時制宜。

經文「各以其時受月」提示治療痿證還必須以「因時制宜」為原則，結合臟腑所主時令季節來立法選穴針刺，有利於提高療效。這些論述對後世子午流注法的形成有一定啟迪作用。

寒厥、熱厥的病因、病機

原文

黃帝問曰：厥之寒熱者，何也？岐伯對曰：陽氣衰於下，則為寒厥；陰氣衰於下，則為熱厥[1]。帝曰：熱厥之為熱也，必起[2]於足下者何也？岐伯曰：陽氣起於足五指之表[3]，陰脈者集於足下而聚於足心，故陽氣勝則足下熱也。帝曰：寒厥之為寒也，必從五指而上於膝者何也？岐伯曰：陰氣起於五指之裡[3]，集於膝下而聚於膝上，故陰氣勝則從五指至膝上寒；其寒也，不從外，皆從內也[4]。

帝曰：寒厥何失[5]而然也？岐伯曰：前陰者，宗筋之所聚，太陰陽明之所合也[6]。春夏則陽氣多而陰氣少，秋冬則陰氣盛而陽氣衰。此人者質壯，以秋冬奪於所用[7]，下氣上爭不能復[8]，精氣溢下[9]，邪氣因從之而上也；氣因於中[10]，陽氣衰，不能滲營其經絡[11]，陽氣日損，陰氣獨在，故手足為之寒也。

帝曰：熱厥何如而然也？岐伯曰；酒入於胃，則絡脈滿而經脈虛[12]；脾主為胃行其津液者也。陰氣虛[13]則陽氣入，陽氣入則胃不和，胃不和則精氣竭[14]，精氣竭則不營其四支也。此人必數醉若飽以入房，氣[15]聚於脾中不得散，酒氣與穀氣相薄，熱盛於中，故熱偏於身，內熱而溺赤也。夫酒氣盛而慓悍，腎氣有衰[16]，陽氣獨盛，故手足為之熱也。（《素問・厥論》）

注釋

1. **陽氣衰於下，則為寒厥，陰氣衰於下，則為熱厥：**厥，這裡指氣逆所致足寒、足熱之厥。王冰注：「陽，謂足之三陽脈。陰，謂足之三陰脈。下，謂足也。」由於三陽脈氣衰於下，則陽氣少而陰氣盛，陰盛則寒，故發為寒厥。三陰脈氣衰於下，則陰氣少而陽氣盛，陽盛則熱，故發為熱厥。
2. **起：**《新校正》云：「按《甲乙經》陽氣『起於足』作『走於足』。『起』當作『走』。」
3. **五指之表、五指之裡：**指，古通趾。足三陽經均止於足趾之外側端，故曰五指之表。足三陰經均起足趾之內側端，故曰五指之裡。
4. **其寒也，不從外，皆從內也：**陰氣勝，陽氣虛，則寒從內生，非受外來之寒邪。據此，其熱也，亦同此理。
5. **失：**據下文「熱厥何如而然」，此「失」字疑為「如」字之誤。
6. **太陰陽明之所合也：**脾胃二經行於腹，皆輔近前陰，故言所合。前陰周圍有九脈會聚，此獨提脾胃二脈者，因脾胃為五臟六腑之海，主潤宗筋之故。

7. **奪於所用**：自恃身體壯健，秋冬亦不知節制保養，縱欲過度或勞力之強，使精氣耗奪。奪，被強取也。
8. **下氣上爭不能復**：爭，《說文解字》「引也」。段注：「凡言爭者，謂引之使歸於己也。」
9. **精氣溢下**：精泄也。
10. **氣因於中**：《太素》作「氣居於中」。氣，即前句之「邪氣」。由於精氣溢泄於下，陰寒之邪氣因而乘虛上至於中焦，進而使陽氣日衰。
11. **不能滲營其經絡**：楊上善注：「陽氣者，衛氣也，衛氣行於脈外，滲灌經絡，以營於身。以寒邪居上，衛氣日損，陰氣獨用，故手足冷，名曰寒厥也。」
12. **絡脈滿而經脈虛**：《靈樞．經脈》篇云「飲酒者，衛氣先行皮膚，先充絡脈，絡脈先盛」，故絡脈滿而使經脈虛。
13. **陰氣虛**：長期酗酒，酒性熱，熱則傷陰，故陰氣虛。
14. **精氣竭**：精氣，指水穀之精氣。其義與上文精氣溢下者不同。
15. **氣**：指酒氣與穀氣。
16. **腎氣有衰**：《針灸甲乙經》作「腎氣日衰」。

解析

本段討論了寒厥、熱厥的病因病機。《黃帝內經》中「厥」字的含義有五：一指氣逆的病機，又作厥逆，如《素問．陰陽應象大論》說：「寒則厥，厥則腹滿死。」王冰注云：「厥，謂氣逆。」二指手足逆冷症狀，如《素問．五臟生成》謂：「血……凝於足者為厥。」王冰注曰：「厥，謂足逆冷也。」三指突然昏倒，不省人事，如《素問．大奇論》曰：「暴厥者，不知與人言。」四有「盡」意，如《靈樞．陰陽系日月》：「兩陰交盡，故曰厥陰。」五指氣逆所致的病證，本篇之厥即屬於此。

在病因方面，原文首先指出，「其寒也，不從外，皆從內也」，厥證的四肢厥逆不是由於外邪或外界寒熱所引起的。這就說明了本論的厥證，是屬於內傷病的範疇。

對於寒厥、熱厥的病機，寒厥證是患者自恃體壯，不知惜身，在秋冬陽氣衰減之時「奪於所用」，勞力縱欲，損傷腎中陽氣，陽氣虛衰，陰寒之邪爭擾於內，「陽氣日損，陰氣獨在」，臟腑經絡失其溫養所致。由於寒厥證是陽氣衰於下引起，足之三陽經從上而下行，沿下肢外側止於足趾外側端，陽經之氣虛衰，陽不制陰而陰盛，故其足寒先從趾端始。

熱厥是醉飽縱欲所致，一方面醉酒飽食則損傷脾胃，入房太甚則傷及於腎，脾腎兩傷，精氣內耗，陰精日損；另一方面酒熱之氣盛於中，陰虛陽盛而虛熱內擾。因為熱厥是陰氣虛衰於下所致，足之三陰經起於足趾內側端，沿下肢內側上行，故陰經之氣虛衰，陰不制陽而陽亢，所以足下熱為其特點。

本文所論熱厥與張仲景及後世所言之熱厥證，名同而質異，一虛一實，不可不辨。本節所論之熱厥證，主要指長期酗酒縱欲，腎氣虧虛，陰虛陽亢，故有內熱、手足熱、尿赤症狀，治當滋陰降火為法。自張仲景以降所言之熱厥證，則是邪熱太甚，熱邪壅塞於裡，陽氣被遏而不能外達，故以手足逆冷為主要特徵，證屬實熱，治當清熱瀉火，或通裡攻下，清除內鬱之邪熱。

厥證的兼症及其病機

原文

帝曰：厥，或令人腹滿，或令人暴不知人[1]，或至半日，遠至一日乃知人者，何也？岐伯曰：陰氣盛於上則下虛，下虛則腹脹滿[2]。陽氣盛於上，則下氣重上而邪氣逆[3]，逆則陽氣亂，陽氣亂則不知人也。（《素問・厥論》）

注釋

1. **暴不知人**：暴，突然的意思。暴不知人，即突然昏厥，不省人事。
2. **腹脹滿**：高世栻注：「陰虛之氣盛於上，則上下皆陰，而陽氣虛於下，下虛則腹脹滿，以明腹滿而為寒厥之意。」
3. **下氣重上而邪氣逆**：重，並也。邪氣，指氣失其常，亦稱逆亂之氣。《素問．腹中論》云：「厥逆……陽氣重上，有餘於上。」與此同理，意謂陽氣盛於上，下部之氣又並行於上而成為上逆之邪氣，於是氣機為之逆亂。

解析

此節論述了寒厥證、熱厥證的兼症及其病機。厥證有腹脹滿，或突然昏倒不省人事的不同症狀。

突然昏倒不省人事是陰虛陽亢，虛陽上擾神明所致，為熱厥證之兼症。厥證總的機制是氣機逆亂，失去常態。由於氣機逆亂的部位不同，故有不同的臨床表現。逆亂在四肢者，以手足的厥寒厥熱為主症，逆亂於頭腦者，則可出現「暴不知人」。本篇所論昏厥的病機是：「陽氣盛於上，下氣重上而邪氣逆」，導致頭部氣機逆亂所致。此即肝陽素旺之人，復加暴怒、酗酒等，使陽氣亢盛上沖，津血亦隨之而上，形成痰飲、瘀血阻塞經脈，神氣逆亂，自然昏僕不知人。此證有短時者，但若救治不力，亦可厥而不復，導致死亡。所以本篇之昏厥與《素問．調經論》所謂「血之與氣，並走於上，則為大厥，厥則暴死，氣復反則生，不反則死」基本上是一致的。

腹脹滿是陽虛陰盛之寒厥證的兼症，對其病機經文歸納為「陰氣盛於上則下虛，下虛則腹脹滿」，可以從《素問．陰陽應象大論》所謂「濁氣在上，則生䐜脹」加以理解。

六經厥和十二經厥的病機證候

原文

帝曰：善。願聞六經脈[1]之厥狀病能也。岐伯曰：巨陽之厥，則腫首頭重，足不能行，發為眴僕[2]。陽明之厥，則癲疾[3]，欲走呼，腹滿不得臥，面赤而熱，妄見而妄言。少陽之厥，則暴聾頰腫而熱，脅痛，不可以運[4]。太陰之厥，則腹滿䐜脹，後不利，不欲食，食則嘔，不得臥[5]。少陰之厥，則口乾溺赤，腹滿心痛[6]。厥陰之厥，則少腹腫痛，腹脹涇溲不利，好臥屈膝，陰縮腫，內熱[7]。盛則寫之，虛則補之，不盛不虛，以經取之。

太陰厥逆，急攣，心痛引腹[8]，治主病者[9]；少陰厥逆，虛滿嘔變，下泄清[10]，治主病者；厥陰厥逆，攣、腰痛，虛滿前閉，譫言[11]，治主病者；三陰俱逆，不得前後，使人手足寒，三日死[12]。太陽厥逆，僵僕，嘔血，善衄[13]，治主病者；少陽厥逆，機關不利，機關不利者，腰不可以行，項不可以顧，發腸癰不可治，驚者死[14]；陽明厥逆，喘咳身熱，善驚，衄，嘔血[15]。

手太陰厥逆，虛滿而咳，善嘔沫，治主病者；手心主、少陰厥逆，心痛引喉，身熱，死不可治[16]。手太陽厥逆，耳聾，泣出，項不可以顧，腰不可以俛仰[17]，治主病者；手陽明、少陽厥逆，發喉痹、嗌腫，痓[18]，治主病者。（《素問・厥論》）

注釋

1. **六經脈**：馬蒔注：「此言足六經之厥狀病能也。」

2. **眴僕**：眴，音義通眩。張琦注：「上實下虛，故眩暈而僕。」

3. **癲疾**：癲狂之疾。張琦注：「經熱入腑，陽邪熾甚，故發狂癲。」

4. **少陽之厥……不可以運**：馬蒔注：「足少陽膽經之厥，猝暴而聾者，以其脈起自銳眥，上抵頭角，下耳後，其支者，從耳後，入耳中，出走耳前也。頰腫者，以其脈之下大迎，加頰車，下頸也。而脅痛者，以其脈之從缺盆，下腋循胸，過季脅，下合髀厭中也。不可以運者，以其脈之循髀陽，出膝外廉，入於外輔骨之前，直下抵絕骨之端，下出外踝之前也。」胻骨，這裡泛指小腿。

5. **不得臥**：足太陰厥則脾不運化，使胃不和則臥不安，故不得臥。

6. **少陰之厥……心痛**：張琦注：「少陰脈循喉嚨，挾舌本。經熱，故口乾。腎司二便，熱移膀胱，故溺赤。關門不利，故腹滿。腎脈注胸中，熱隨經上至心，故痛。」

7. **厥陰之厥……內熱**：張琦注：「肝脈抵少腹，熱鬱故腫痛。木鬱賊土，故腹脹。熱不得泄，故小便不利。筋氣不舒，故好臥屈膝。脈環陰器，故或縮或腫，皆熱鬱也。肝脈自內踝上膕內廉，故內熱。」好臥屈膝，即好屈膝蜷臥。

8. **太陰厥逆，急攣，心痛引腹**：太陰及下文少陰、厥陰、太陽、少陰、陽明，《太素》均加足字。張介賓注：「足太陰之脈，上踹內，循胻骨之後，故為急攣。入腹注心中，故心腹引痛。」

9. **治主病者**：取受病之經的腧穴而治。下文仿此。

10. **少陰厥逆，虛滿嘔變，下泄清**：姚止庵注：「虛滿是氣不能運也。嘔變，是寒犯胃也。下泄清，是脾寒不攝也。總由腎虛命門火弱，不能溫養丹田所致。昧者不達，舍腎治脾，失其真矣。」

11. **厥陰厥逆，攣、腰痛，虛滿前閉，譫言**：張介賓注：「厥陰脈絡諸筋，故為拘攣腰痛。肝邪侮土，故為虛滿，肝經之脈環陰器，故為前閉不通。肝藏魂，厥逆在肝，則神魂亂，故言為譫妄。」

12. **三陰俱逆……三日死**：張介賓注：「三陰俱逆，則藏氣絕。《陽明脈解篇》曰：厥逆連經則生，連藏則死。此之謂也。」

13. **太陽厥逆，僵僕，嘔血，善衄**：足太陽經交巔入絡腦，故僵僕。楊上善注：「後倒曰僵，前倒曰僕，僵僕有傷，故嘔血也。」血從鼻中出則為衄。

14. **少陽厥逆……驚者死**：張介賓注：「機關者，筋骨要會之所也。膽者筋其應，少陽厥逆則筋不利，故為此機關腰項之病，腸癰發於少陽厥逆者，相火之結毒也。故不可治。

若有驚者，其毒連臟，故當死。」吳昆注：「驚者，毒氣入心，故死。」郭靄春校「不可」應作「猶可」。

15. **陽明厥逆……嘔血**：姚止庵注：「陽明多氣多血，胃火盛，則沖肺，故喘咳。走三陽，故身熱。火性動，故善驚而諸血為之不寧。」又陽明厥逆，無「治主病者」四字，恐有脫漏。

16. **身熱，死不可治**：張介賓注：「二經屬火，其主血脈，故為身熱。心為五臟六腑之大主，故逆之則死不可治。」《太素》、《針灸甲乙經》均作「身熱死，不熱可治」。

17. **腰不可以俛仰**：《靈樞．四時氣》曰「邪在小腸者，連睾系，屬於脊」，故腰不可以俯仰。

18. **痓**：《新校正》引全元起本，作「痙」。張志聰注：「陽明乃燥熱之經，三焦屬龍雷之火，火熱並逆，故發痓也。」

解析

本段闡述了六經厥的症狀及治療原則，以及十二經厥的症狀與預後。

經脈氣機逆亂，即可形成經厥證。六經厥證的主要症狀是：太陽厥證，下虛上實，故有頭重頭腫，或眩暈昏僕，下肢痿軟不能行走。陽明熱盛而氣厥，則發為癲狂。少陽厥證，耳聾，頰腫，脅痛。太陰厥證，腹脹，大便不利，食欲減退。少陰厥證，口乾，尿赤，腹滿，心痛。厥陰厥證，少腹腫痛，腹脹，小便不利，陰腫陰縮。

十二經厥證的症狀是：足太陰厥逆，小腿拘急攣縮，心痛牽引腹部；足少陰厥逆，腹脹，嘔吐，泄瀉；足厥陰厥逆，腰部拘攣疼痛，腹脹，小便不通，譫語。太陰、少陰、厥陰之經厥逆，二便不通，四肢逆冷，預後欠佳。足太陽厥逆，昏倒，吐血，鼻衄；足少陽厥逆，關節不利，腰項不能轉動，若伴發腸癰、發驚者預後差；足陽明厥逆，咳嗽氣喘，發熱，易驚，鼻出血、嘔血；手太陽厥逆，腹滿，咳嗽，吐清水；手厥陰、手少陰厥逆，心痛及喉，發熱者為死證；手太陽厥逆，耳聾，流淚，頸項腰部活動不靈；手陽明、手少陽厥逆，喉痹，咽腫，頸項強直。

六經脈之厥和十二經脈之厥證中，有寒證亦有熱證，有虛證亦有實證。從臨床實際來看，其中包括多種病證，如太陽之厥，頗似中風猝倒；陽明之厥，則似後世所言之熱厥證；太陰之厥類似食積而致之食厥；少陰厥逆似是上吐下瀉虛脫之厥；嘔血、衄血而致之厥則屬血厥等。可見本篇所述是有其實踐基礎的。

在治療方面，經文提出了「盛則瀉之，虛則補之，不盛不虛，以經取之」和「治主病者」等治療原則。啟示人們對厥證的治療必須分清虛實，善用補瀉，分經論治。針刺療法對厥證急救常有較好的療效，除少數不可治的死證外，多可厥回復蘇。

腸覃、石瘕的病因病機、鑒別診斷和治則

原文

腸覃[1]何如？岐伯曰：寒氣客於腸外，與衛氣相搏，氣不得榮[2]，因有所系，癖[3]而內著，惡氣乃起，瘜肉[4]乃生。其始生也，大如雞卵，稍以益大，至其成，如懷子之狀，久者離歲[5]，按之則堅，推之則移，月事以時下，此其候也。

石瘕[6]何如？岐伯曰：石瘤生於胞中，寒氣客於子門，子門閉塞，氣不得通，惡血當寫不寫，衃[7]以留止，日以益大，狀如懷子，月事不以時下，皆生於女子，可導而下[8]。（《靈樞・水脹》）

注釋

1. **腸覃（ㄒㄩㄣˋ，音訓）**：覃，古與「蕈」通，即菌類植物。腸覃，指生長於腸外形如菌狀的腫瘤。
2. **氣不得榮**：《針灸甲乙經》、《備急千金要方》等「氣」前並有「正」字。榮，即營，營運的意思。氣不得榮，即正氣不能營運。
3. **癖**：積的意思。
4. **瘜肉**：體內贅生之物。張介賓注：「息肉，惡肉也。」
5. **離歲**：離，越過的意思。離歲，即病程超過一年。
6. **石瘕**：生於胞宮的腫瘤，堅實如石。
7. **衃（音胚）**：指凝聚的死血。
8. **可導而下**：導，疏導、通導的意思。此指用逐瘀通導的方法使衃血下行。

解析

本節論述了腸覃、石瘕的病因病機、鑒別診斷和治療法則。腸覃和石瘕，兩者均以寒氣為病因，都屬於腹中積塊的病證，後期都出現腹大如懷孕的症狀，故應加以鑒別。腸覃是寒氣與衛氣相搏，氣血壅積日久成塊，由於其病位在腸，男女皆可發病，女子得之不影響月經。石瘕是寒氣客於子門，瘀血內留胞宮，日久成塊，其病位在胞宮，故只發生在女子，兼見月經不能按時來潮，觸診應按之堅，一般推之不移。兩病都是氣滯血瘀之證，經文指出其治療「可導而下」，臨證可用活血行瘀、通導攻下法治療。

水脹、膚脹、鼓脹的症狀特點及其鑒別診斷

原文

黃帝問於岐伯曰：水[1]與膚脹、鼓脹、腸覃、石瘕、石水[2]，何以別之？岐伯答曰：水始起也，目窠[3]上微腫，如新臥起之狀，其頸脈[4]動，時咳，陰股間寒，足脛瘇，腹乃大，其水已成矣。以手按其腹，隨手而起，如裹水之狀，此其候也。

黃帝曰：膚脹何以候之？岐伯曰：膚脹者，寒氣客於皮膚之間，鼟鼟然[5]不堅，腹大，身盡腫，皮厚，按其腹，窅[6]而不起，腹色不變，此其候也。

鼓脹何如？岐伯曰：腹脹身皆大，大與膚脹等，色蒼黃，腹筋起[7]，此其候也。（《靈樞・水脹》）

注釋

1. **水**：指水脹病。
2. **石水**：病名，下文未論及，疑原文有脫漏。據《素問・陰陽別論》載：「陰陽結邪，多陰少陽曰石水，少腹腫。」石水指因陽虛陰盛，水氣內聚所致的水腫病，主症為少腹腫。
3. **目窠（ㄎㄜ，音科）**：窠，《太素》作「果」，即「裹」，《金匱要略》、《脈經》、《諸病源候論》均作「裹」。目裹，即眼瞼。
4. **頸脈**：指喉結旁的動脈，即人迎脈。《內經》中有以寸口脈與人迎脈進行比較、對照來診斷疾病的脈法。
5. **鼟鼟（ㄎㄨㄥ）然**：，鼓聲。即叩擊腹部呈鼓音。
6. **窅（ㄧㄠˇ）**：凹陷的意思。

7. 腹筋起：《黃帝太素》「筋」作「脈」，謂腹壁有脈絡顯露、突起。

解析

本節論述了水脹、膚脹、鼓脹的症狀特點及其鑒別診斷。

水脹、膚脹、鼓脹的鑒別：三者皆有身腫腹大的共同症狀。水脹以水濕停聚為主，症多有形，水濕之邪上泛則目腫、人迎脈盛、咳喘，下溢則腹水、足脛腫，濕遏陽氣則陰股間寒；其特徵是水聚腹腔，按其腹壁，隨手而起。膚脹以寒氣入侵，陽氣被遏為先，故症多無形，氣不行則水不運，腹水不明顯，而以腹內氣滯不通為主，故空空然不堅，叩診呈鼓音，因腹壁肌膚有水，故按之窅而不起。鼓脹全身腫脹的情況雖與膚脹類似，氣滯水停均重，似今之「肝硬化腹水」，故有「色蒼黃，腹筋起」的特殊表現，臨床不難鑒別。

氣滯和水停是水腫病機的兩個關鍵，兩者互相影響、互為因果。氣滯不能行水則水濕停聚；反之，水濕停聚也能阻遏陽氣造成氣滯。因此，後世張仲景把水腫病稱為水氣病，臨床辨別水腫與氣脹很重要，治療水腫病，當分別主次，水氣兼顧，如水停為主者，著重利水而兼以行氣；以氣滯為先者，則理氣而兼以行水。

關於水脹按之隨手而起，膚脹按之陷而不起的問題，張介賓提出不同意見，《景岳全書·腫脹論證》說：「蓋凡是水證，必按之窅而不起，此其水在肉中如糟如泥，按之猝不能聚，未必如水囊之比。凡隨按隨起者，亦唯虛無之氣，其速乃然，故辨當若此。」其說切近臨床實踐。但若腹水量多，形成較快，腹部如「裹水之狀」，表現為皮膚薄而發亮，腹腔壓力增高時，也可能出現按之隨手而起。膚脹雖為腹中有積氣，一般按其腹應隨手而起，但膚脹為全身高度水腫，水濕充斥腹壁皮下，故按之可出現陷而不起，叩之呈鼓音。總之，應結合腫脹的性質、輕重、按壓的部位，以及患者的其他具體情況進行診斷。

膚脹和鼓脹的針刺療法

原文

黃帝曰：膚脹、鼓脹可刺邪？岐伯曰：先寫其脹之血絡，後調其經[1]，刺去其血絡[2]也。（《靈樞・水脹》）

注釋

1. **先寫其脹之血絡，後調其經：**《針灸甲乙經》、《太素》均作「先刺其腹之血絡」。腹之血絡，指腹壁脹起之血絡。張介賓注：「先瀉其脹之血絡，謂無論虛實，凡有血絡之外見者，必先瀉之，而後因虛實以調其經也。」
2. **刺去其血絡：**《針灸甲乙經》、《太素》均作「亦刺去其血絡」，與上文「先瀉」相對應，而有「後刺」之意。

解析

本節論述了刺血絡治療膚脹和鼓脹的方法，與《素問・湯液醪醴論》「去菀陳莝」法是一致的，即根據氣、血、水三者在生理和病理上的相互聯繫、相互影響，透過刺絡放血，以達到氣行水運的目的。近代臨床用活血化瘀藥物治療水腫，取得了一定的療效，則是對《內經》理論的進一步發展。

水腫病肺腎兩臟的標本病機

原文

黃帝問曰：少陰何以主腎？腎何以主水？岐伯對曰：腎者，至陰[1]也，至陰者，盛水[2]也。肺者，太陰也，少陰者，冬脈也。故其本在腎，其末在肺，皆積水也[3]。帝曰：腎何以能聚水而生病？岐伯曰：腎者，胃之關也[4]，關門不利，故聚水而從其類也。上下溢於皮膚，故為胕腫[5]，胕腫者，聚水而生病也。帝曰：諸水皆生於腎乎？岐伯曰：腎者，牝藏[6]也，地氣上者屬於腎，而生水液也[7]，故曰至陰。勇而勞甚則腎汗出，腎汗出逢於風，內不得入於藏府，外不得越於皮膚，客於玄府，行於皮裡，傳為胕腫，本之於腎，名曰風水[8]。所謂玄府者，汗空[9]也。（《素問・水熱穴論》）

注釋

1. **至陰：**至，極也。至陰，陰中之極的意思。
2. **盛水：**腎五行主水，為水臟，故稱盛水。
3. **其本在腎，其末在肺，皆積水也：**本，根本；末，標末。腎主水，氣化全身水液；肺能通調水道，下輸膀胱，為水之上源。二臟協同作用，主持水液的正常代謝。故病理上凡水液代謝障礙所致積水諸病，與肺、腎關係最為密切。
4. **腎者，胃之關也：**關，門戶要會。此指腎主二陰，對水穀糟粕的排泄有司啟閉出入的重要作用，而大小二便的正常與否，能直接影響脾胃的功能。張介賓注：「關者，門戶要會之處，所以司啟閉出入也。腎主下焦，開竅於二陰，水穀入胃，清者由前陰而出，濁者由後陰而出。腎氣化則二陰通，腎氣不化則二陰閉；腎氣壯則二陰調，腎氣虛則二陰不禁，故曰腎者胃之關也。」

5. **胕腫：**胕，通膚。即皮膚水腫。

6. **牝（ㄆㄧㄣˋ）藏：**牝，與牡相對，指雌性的畜類。從陰陽而言，牝屬陰，牡屬陽。牝臟，即陰臟。一般而言，心、肝為牡臟，肺、脾、腎為牝臟。

7. **地氣上者屬於腎，而生水液也：**人體之水液，依賴腎氣的蒸騰而敷布於上而為氣，如同地氣上為雲，天氣降為雨。

8. **風水：**病證名，指與感受風邪有關的水腫病。

9. **汗空：**空，通孔。汗空，即汗孔。

解析

本節主要論述了水腫病的發生與臟腑的關係及風水的病機。

經文以本末即標本關係來闡述肺腎兩臟的關係以及水腫病發生機制。水腫病的病機，「其本在腎」，因為腎是至陰之臟，主水，上至全身水液蒸騰氣化，下至水液排泄的門戶啟閉，無不與腎的功能有關，故稱為「盛水」。凡水液代謝障礙，導致水腫，往往腎的功能失調是其主要病機。「其末在肺」，因為肺為水之上源，主通調水道，對全身水液的正常輸布和排泄亦發揮著重要的作用。一旦肺失宣肅，水運失常，往往會發生水腫病變。

經文的病機認識對後世水腫病的辨證施治產生了深遠的影響，張介賓在此基礎上，聯繫「腎者，胃之關也」一句，補充了「其制在脾」的觀點，進一步完善了臟腑主司水液氣化的理論，為臨床從肺、脾、腎三臟辨治水腫，提供了理論依據。

風水一證，《黃帝內經》中多篇提及，但描述不一。《素問・風論》：「腎風之狀，多汗惡風，面痝（ㄇㄤˊ）然浮腫，脊痛不能正立，其色炲（ㄊㄞˊ），隱曲不利，診在肌上其色黑。」《素問・奇病論》：「有病痝然如有水狀，切其脈大緊，身無痛者，形不瘦，不能食，食少……病生在腎，名為腎風。」《素問・評熱病論》：「有病腎風者，面胕痝然壅，害於言……至必少氣時熱，時熱從胸背上至頭，汗出手熱，口乾苦渴，小便黃，目下腫，腹中鳴，身重難以行，月事不來，煩而不能食，不能正偃，正偃則咳，病名曰風水。」《靈樞．論疾診尺》：「視人之目窠上微癰，如新臥起狀，其頸脈動，時咳，按其手足上，窅而不起者，風水膚脹也。」以上各篇對風水、腎風症狀的描述，可以參考。本篇所論為勞甚汗出遇風所致，因本之於腎，故又名腎風，初起眼瞼頭面腫，甚而全身浮腫，類似於急性腎小球腎炎。

水腫病的病機、治療原則和方法

原文

帝曰：其有不從毫毛而生，五藏陽以竭也[1]，津液充郭[2]，其魄獨居[3]，孤精於內，氣耗於外[4]，形不可與衣相保[5]，此四極急而動中[6]，是氣拒於內而形施於外[7]，治之奈何？岐伯曰：平治於權衡[8]，去菀陳莝[9]，微動四極[10]，溫衣[11]，繆刺[12]其處，以復其形。開鬼門[13]，潔淨府[14]，精以時服[15]，五陽已布，疏滌五藏，故精自生，形自盛，骨肉相保，巨氣[16]乃平。帝曰：善。（《素問．湯液醪醴論》）

注釋

1. **五藏陽以竭也**：竭，阻遏的意思。因五臟陽氣阻遏不通，氣化失司，水液停聚發為水腫。
2. **津液充郭**：津液，此指水氣；郭，同廓，言胸腹形體之廓，津液充郭，義為水氣充斥胸腹、肌膚。

3. **其魄獨居**：魄，指陰津水液。因陽氣阻遏不行，陰津獨居於內。
4. **孤精於內，氣耗於外**：孤精，陰津水液，與上句的「魄」同義。氣耗於外，陽氣不通於五臟，故耗散於外。
5. **形不與衣相保**：相保，相稱。言形體過於腫脹，使衣服已不能裹體。
6. **四極急而動中**：四極，四肢；急，浮腫而脹急；動中，中氣喘動。
7. **氣拒於內而形施於外**：氣，水氣；拒，格拒；施，音義為易，改變之義。水氣格拒於內而形體變易在外。
8. **平治於權衡**：權，秤錘；衡，秤桿。權衡，透過調節達到平衡。平治於權衡，言治療水腫要調節陰津陽氣之間的偏盛偏衰，使之協調平衡。
9. **去菀陳莝**：去，祛除；菀，同鬱，鬱結；陳，陳舊、陳腐；莝，斬草：此句作「去菀莝陳」義更妥，因「去」與「莝」均為動詞，相對為文；「菀」與「陳」相對均作名詞，意為祛除鬱積陳腐的水氣廢物。
10. **微動四極**：微微地運動四肢，以助四肢陽氣恢復運行，有利於水氣消退。
11. **溫衣**：衣服保暖，利於體表陽氣流通。
12. **繆刺**：《黃帝內經》中的一種刺絡法，病在左刺其右，病在右刺其左，繆刺可祛除大絡之留邪。
13. **開鬼門**：開，宣發，宣洩；鬼門，汗孔。開鬼門，即發汗法。
14. **潔淨府**：潔，通利；府，膀胱。潔淨府，即利小便。
15. **精以時服**：服，行也。張介賓：「水氣去則真精服。服，行也。」
16. **巨氣**：正氣。

解析

本段以水腫病為例討論了病雖重，但神機尚在，治療可取得很好療效的情況，從另一個角度論述了神機與療效之間的關係。

本段詳細闡述了水腫病的病機、證候、治則與治法。水腫病的病因病機是「五臟陽以竭」，由內傷所致陽氣阻遏或陽氣衰竭，不能溫化陰津而水氣停聚，水邪充斥肌膚而成水腫；症見全身腫脹，中氣喘動；治療以「平治於權衡」為原則。具體採用內外綜合治療：外用「繆刺」以引動其陽氣，化散水氣；內用「去菀陳莝」、「開鬼門，潔淨府」，去除血液的瘀結，消散水邪的蓄積；針對水腫陽虛不行的特點，採用「溫衣」、「微動四極」等護理方法，以生髮陽氣，蕩滌水邪。

經文的論述為後世認識水腫的機制和治療水腫提供了理論依據。特別是「五臟陽以竭」、「五陽已布，疏滌五臟」等均提示陽氣病變與水腫的關係，故治療水腫注重斡旋陽氣。水腫病的形成與五臟功能失調有關，尤以肺、脾、腎三臟為主。肺失宣降，不能通調水道；脾失健運，不能運化水濕；腎失氣化，不能開合關門，都能引起水液瀦留，形成水腫。「開鬼門，潔淨府」的方法則能夠使邪氣隨汗而外解，隨小便而下泄，對臨床實踐很有指導意義。肝失疏泄，氣機不暢，心腎陽虛，不能溫通血脈，可使瘀血阻滯，經脈不利，水液不行而成水腫。「去菀陳莝」的方法則能去除血液的瘀結，消散水氣的鬱積。所以「開鬼門，潔淨府」、「去菀陳莝」至今仍是臨床治療水腫的不二法門。

脾癉的病機、轉化和治療

原文

帝曰：有病口甘者，病名為何？何以得之？岐伯曰：此五氣之溢[1]也，名曰脾癉[2]。夫五味入口，藏於胃，脾為之行其精氣，津液在脾[3]，故令人口甘也；此肥美[4]之所發也；此人必數食甘美而多肥也，肥者令人內熱，甘者令人中滿[5]，故其氣上溢，轉為消渴[6]。治之以蘭[7]，除陳氣也。（《素問・奇病論》）

注釋

1. **五氣之溢**：五氣，五穀之氣。水穀五味化於脾，其氣上溢，則口中甘味。
2. **脾癉**：病名，馬蒔注：「脾癉者，脾氣之熱也。」
3. **津液在脾**：張志聰注：「脾主為胃行津液者也。五味入口，津液各走其道……津液不能輸布於五藏，而獨留在脾，脾氣上溢，發為口甘。」
4. **肥美**：肥甘厚膩之食物。
5. **肥者令人內熱，甘者令人中滿**：張琦云「食肥則陽氣滯而不達，故內熱；食甘則氣緩而善留，故中滿」。
6. **消渴**：病證名。
7. **蘭**：王冰注：「蘭，謂蘭草也……言蘭除陳久甘肥不化之氣者，以辛能散發故也。」蘭草，即佩蘭之類藥草，具有芳香化濕、醒脾辟濁的作用。

解析

本節討論了脾癉的病因病機、臨床特點、預後及治療。脾癉是因過食肥甘，脾胃積熱，濕濁之氣上泛，以口中甜膩為主症的一種疾病。其病機為「津液在脾」、「其氣上濫」，是由於過度食用肥膩甘甜的食物，生濕化熱，濕熱蘊脾，脾氣壅滯，不能輸布津液，上溢於口，而出現口中發甜。常伴有口中黏膩、舌苔厚膩、飲食呆滯等症。其治療當芳香化濁、運脾除濕，經文指出用蘭之類，臨床常以佩蘭 30 ～ 50 克或五葉蘆根飲，煎取頻頻溫服（代茶飲），並忌食肥甘辛辣食物，多獲良效。

經文指出，若脾癉濕熱日久不去，化燥傷津，可能轉為消渴。消渴證以多飲、多食、多尿為主要症狀，根據其臨床表現不同，又可分為肺消、鬲消、消中等，如《素問．氣厥論》有「肺消者，飲一溲二，死不治」、「心移熱於肺，傳為鬲消」，《素問．腹中論》有「夫熱中，消中者，皆富貴人也」等。本文所述脾癉轉化為消渴屬熱中、消中之類，除口中甜膩之外，常見口渴多飲、多食善饑、尿多味甘或有泡沫等症。

膽癉的病機和治療

原文

帝曰：有病口苦，取陽陵泉[1]，口苦者病名為何？何以得之？岐伯曰：病名曰膽癉[2]。夫肝者，中之將也[3]，取決於膽，咽為之使。此人者，數謀慮不決，故膽虛[4]，氣上溢，而口為之苦。治之以膽募、俞[5]，治在《陰陽十二官相使》[6]中。（《素問·奇病論》）

注釋

1. **有病口苦，取陽陵泉：**《新校正》云：「按全元起本及《太素》無『口苦，取陽陵泉』六字。詳前後文勢，疑此為誤。」陽陵泉，足少陽膽經穴名，位於小腿外側，腓骨小頭前下方凹陷處。
2. **膽癉：**病名。因膽熱，氣上溢而口苦，故名。
3. **夫肝者，中之將也：**《新校正》云：「按《甲乙經》曰：『膽者，中精之腑，五臟取決於膽，咽為之使』，疑此文誤。」
4. **膽虛：**《針灸甲乙經》卷九無「虛」字，「膽」字連下讀。
5. **膽募、俞：**募，臟腑之募穴，在胸腹部。俞，臟腑之俞穴，在背部，亦稱背俞，屬足太陽膀胱經穴。膽的募穴為日月，在第七肋間隙，距腹正中線三寸五分處。膽俞在背部第十胸椎棘突下，旁開一寸五分處。
6. **《陰陽十二官相使》：**古醫書名。王冰注：「言治法具於彼篇，今經已亡。」

解析

膽癉是由謀慮不決，肝失疏泄，膽氣上濫而致以口苦為主症的一種疾病。肝膽相表裡，膽中之精汁由肝氣泄於膽，凝聚而成，若火擾膽腑，膽汁隨火氣上濫，故見口苦、咽乾等症。其治療，經文提出針刺膽募（日月穴）、膽俞，以泄其鬱結之熱。

對於口苦一症，《黃帝內經》定位在膽，《靈樞・邪氣臟病形》說：「膽病者，善太息，口苦，嘔宿汁，心下澹澹，恐人將捕之。」《靈樞・四時氣》說：「邪在膽，逆在胃，膽液泄則口苦，胃氣逆則嘔苦，故謂之嘔膽。」由於心在五味為苦，故心、小腸有熱也可出現口苦。臨床見口苦主病有三：若突發口苦，伴噁心欲吐，咽部乾燥，寒熱往來，苔薄白，脈弦，是邪犯少陽所致，當用小柴胡湯治療；若口苦日久，口乾喜飲，或有噁心吐痰，舌苔黃膩，脈象滑數，是膽經濕熱、膽氣上泛所致，可用黃連溫膽湯治療；若口苦，心煩失眠，口乾尿黃，舌尖紅赤，是心經火熱所致，可用黃連導赤散治療。

罹患癲疾的先天原因

原文

帝曰：人生而有病巔疾[1]者，病名曰何？安所得之？岐伯曰：病名為胎病[2]。此得之在母腹中時，其母有所大驚，氣上而不下，精氣並居[3]，故令子發為巔疾也。（《素問・奇病論》）

注釋

1. **巔疾**：《針灸甲乙經》、《太素》均作「癲疾」。《內經》中癲病有兩種含義：一指癲，二指狂病之屬陰性者。此處原文採列症狀，當泛指精神異常的疾病而言，但不包括熱性病過程中的發狂在內。故不稱癲狂而稱癲疾。
2. **胎病**：即先天性疾病，俗稱「胎裡疾」。
3. **精氣並居**：氣，指因大驚而逆亂之氣。精氣並居，謂精氣與逆亂之氣相並。

解析

本段指出癲一類疾患與先天有關，這與現代醫學的認識是一致的。其成因，多是由於妊娠期間遭受了驚嚇等重大精神刺激所致，而不是民間傳說的孕婦吃了母豬肉、羊肉等所致，說明中國很早就認識到婦女孕期衛生，要保持心情愉快，避免精神刺激，重視胎教，這也是《內經》中優生思想的反映。當然，癲的成因，不只是先天因素，還有後天因素，如情志失調、突受驚恐；飲食不節，過食肥甘，生濕釀痰；腦部外傷，瘀血阻竅等。

癲疾的證候特點及治療

原文

癲疾始生，先不樂，頭重痛，視舉[1]目赤，甚[2]作極已而煩心，候之於顏[3]，取手太陽、陽明、太陰，血變而止[4]。癲疾始作而引口[5]啼呼喘悸者，候之手陽明、太陽，左強者攻其右，右強者攻其左，血變而止。癲疾始作，先反僵[6]，因而脊痛，候之足太陽、陽明、太陰、手太陽，血變而止。

治癲疾者，常與之居[7]，察其所當取之處。病至，視之有過者寫之，置其血於瓠壺[8]之中，至其發時，血獨動矣。不動，灸窮骨二十壯[9]。窮骨者，骶骨[10]也。（《靈樞·癲狂》）

注釋

1. **視舉：**目上視也。《難經》、《針灸甲乙經》、《備急千金要方》「視」字上均有「直」字。一為上視，一為直視，癲疾始生時均可見之。
2. **甚：**《太素》、《備急千金要方》均作「其」。
3. **候之於顏：**顏，原指眉以上額部。此處統指面部而言。候之於顏，即觀察面部的氣色。
4. **血變而止：**針刺出血，初出血時血色較暗，待其血色轉為正常時即停止放血。
5. **引口：**口角牽引。
6. **反僵：**角弓反張的痙攣狀態。
7. **常與之居：**醫生與病人經常相處在一起，以便於觀察其開始發作的情況。
8. **瓠（ㄏㄨˊ）壺：**瓠，即葫蘆。以葫蘆剖開作為容器，稱瓠壺。
9. **壯：**為針灸艾炷灸的計數單位。每灸一個艾炷，稱為一壯。
10. **骶骨：**此處指骶骨端之長強穴。屬督脈經。

解析

本段經文論述了癲疾的證候特點及治療。

本文所謂癲疾者，實指癲而言。《黃帝內經》他篇亦有稱為「癇」者。如《素問·大奇論》、《素問·通評虛實論》中的「癇驚」、「癇瘛筋攣」等，與後世醫籍中「癲、狂、癇」並列之「癲」有別，而與「癇」為同一疾病，是一種發作性的神志異常疾病。

癲大發作多有先兆症狀，如「先不樂」、氣自小腹上沖等。發作之後有的如常人，有的則仍表現出心煩、乏力、身痛等。對於癲疾的治療，經文指出發作有悶悶不樂，頭重而痛，發作後心煩不寧者，針刺治療之法可取手太陽、手陽明、手太陰三經穴位，放血至血色轉為正常而止；其有口角牽引，繼而呼叫、呼吸不暢，如驚恐之狀者，可取手陽明、太陽二經穴位，在抽搐或僵直的對側肢體穴位上放血；其有發作呈角弓反張，因而發作後脊痛者，可選取足太陽、陽明、太陰及手太陽諸經之穴，針刺放血治療之。由於癲疾是反復發作性疾病，故經文強調醫生應該常和患者一起居住，以便於觀察癲疾發作時的情況和變化，根據其發作時的情況辨證施治。

癲疾的分類證候及治療

原文

骨癲疾者，顑[1]齒諸腧分肉皆滿，而骨居[2]，汗出煩悗。嘔多沃[3]沫，氣下泄[4]，不治。筋癲疾者，身倦攣急大，刺項大經之大杼脈[5]。嘔多沃沫，氣下泄，不治。脈癲疾者，暴僕，四肢之脈皆脹而縱。脈滿，盡刺之出血；不滿，灸之挾項太陽[6]，灸帶脈，於腰相去三寸[7]，諸分肉本輸[8]。嘔多沃沫，氣下泄，不治。癲疾者，疾發如狂者，死不治。（《靈樞·癲狂》）

注釋

1. **顑（ㄎㄢˇ，坎）**：是口外、頰前、頤上的部位，相當於腮部。
2. **骨居**：《針灸甲乙經》、《備急千金要方》「居」均作「倨」，且下有「強直」二字。丹波元簡云：「骨倨，即強直之義。」
3. **沃**：《針灸甲乙經》、《太素》、《備急千金要方》並作「涎」，下同。涎，黏液也。
4. **氣下泄**：當指遺尿、遺屎、矢氣等症狀而言，下同。
5. **身倦攣急大，刺項大經之大杼脈**：《針灸甲乙經》、《備急千金要方》「急」字後有「脈」字，「大杼」後無「脈」字。
6. **挾項太陽**：挾項兩旁的太陽經。當指天柱、大杼等穴。
7. **灸帶脈，於腰相去三寸**：帶脈穴在側腰部與臀相平處，屬足少陽膽經，亦屬帶脈。張介賓注：「又灸足太陽經之帶脈穴，此穴相去於腰計三寸許。」
8. **諸分肉本輸**：張介賓注：「謂諸分肉之間，及四肢之輸，凡脹縱之所，皆當取也。」

解析

本節討論了根據症狀特點而命名的不同類型癲疾發作時的臨床表現和治療。

病深在骨而骨僵直者，稱骨癲疾。齒為骨之餘，分肉連屬於骨，邪氣壅閉，故齒分肉皆脹滿。病涉少陰，故汗出於外，煩悶於內。陽明之氣上逆而嘔涎沫，脾腎之氣下脫而氣下泄，是為難治之證。

病在筋而身倦拘攣者，稱筋癲疾。邪氣太盛，故脈急而大。當刺足太陽經之大杼穴，以瀉其邪。若嘔吐涎沫，氣下泄者，是正氣衰竭，難治之證。

病在血脈，四肢經脈脹滿而縱者，稱脈癲疾。神失所養，筋失其濡，故突然昏僕，當盡刺其血脈脹滿處以瀉邪氣；若昏僕而血脈不脹滿者，為正氣大虛，可灸足太陽經之天柱、大杼等穴，再灸帶脈穴，以溫其經。

同樣，若見嘔吐涎沫，氣下泄之症狀，為難治之證。

經文中提出「疾發如狂者，死不治」、「氣下泄，不治」，說明其預後較差。對於前者，可參照《傷寒論》治療蓄血證「其人如狂」之法，以桃核承氣湯、抵當東加減，多有效驗。

狂病的病因、證候及治療

原文

狂始生，先自悲也，喜忘、苦怒[1]、善恐者，得之憂饑，治之取手太陰、陽明，血變而止，及取足太陰、陽明。狂始發，少臥，不饑，自高賢也，自辯智也，自尊貴也[2]，善罵詈[3]，日夜不休。治之取手陽明、太陽、太陰、舌下[4]、少陰，視之盛者[5]，皆取之，不盛，釋之[6]也。狂言、驚、善笑、好歌樂、妄行不休者，得之大恐。治之取手陽明、太陽、太陰。狂，目妄見，耳妄聞，善呼者，少氣之所生也，治之取手太陽、太陰、陽明，足太陰，頭，兩。狂者多食，善見鬼神，善笑而不發於外者[7]，得之有所大喜。治之取足太陰、太陽、陽明，後取手太陰、太陽、陽明。狂而新發，未應如此者[8]，先取曲泉左右動脈[9]，及盛者見血，有頃已[10]，不已，以法取之[11]，灸骨骶[12]二十壯。（《靈樞・癲狂》）

注釋

1. **苦怒：**易怒而不能自制。《針灸甲乙經》「苦」作「善」。
2. **自高賢也，自辯智也，自尊貴也：**自己以為高明、了不起，自以為聰明善辯，自以為尊貴賢能。

3. **詈（ㄌㄧˋ）**：責罵。

4. **舌下**：指廉泉穴。

5. **視之盛者**：《針灸甲乙經》、《太素》「視」字後均有「脈」字。

6. **釋之**：不予針刺。張介賓注：「若其不盛，則當辨之無論也。」

7. **善笑而不發於外者**：獨自暗笑。

8. **狂而新發，未應如此者**：張介賓注：「謂狂病新起，未有如上文五節之見證也。」

9. **曲泉左右動脈**：張介賓注：「宜先取足厥陰肝經之曲泉穴，左右皆刺之。」曲泉穴位於膕橫紋內側端。查曲泉穴左右並無動脈，「動脈」二字恐衍。

10. **有頃已**：有頃，經較短時間。已，發作停止。

11. **以法取之**：張介賓注：「當照前五節求法以取之。」

12. **骨骶**：《針灸甲乙經》、《太素》均作「骶骨」。

解析

本段指出狂病的病因主要是憂、大恐、大喜等精神因素，其次為營養不良（饑）和各種原因所致的「少氣」。其病機則為神氣逆亂或神氣虛，病涉五臟而有虛實兩類證候。大喜傷心，神氣渙散，心氣有餘則自高自貴、狂妄自大，心氣不足則獨自悲傷、暗笑而不發於外。憂思則氣結，病及肝、脾、肺，致魂魄不藏，意不內守。肝氣有餘則苦怒，肝氣不足則驚恐；邪在脾則不知饑飽，妄行不休，好歌樂；肺虛魄傷則有妄見、妄聞等幻覺；腎志傷而喜忘其前言。

本節敘述的狂病多種症狀，都是精神病患者所常見的。狂病之起因大多由於精神因素，如「得之憂饑」、「得之大恐」、「得之有所大喜」等，可見《黃帝內經》時代對精神病已有一定認識。因狂病屬陽，治法大多用針刺放血的瀉法，這與《素問．病能論》有病怒狂者，生於陽也，「奪其食即已」有類似意義。後世醫家，又據《難經》「重陽者狂，重陰者癲」之論，將狂病分為「狂」、「癲」兩證，前者多狂躁不寧，後者多沉默自悲。可見後世所言之狂與癲，均屬本篇所稱之狂病。

癲疾證候及治療簡表

證候	症狀	治療	備註
先兆證	悶悶不樂	手太陽、陽明、太陰	
使作證	口斜，啼叫，氣喘，心悸	手陽明、太陽、繆刺	
	角弓反張，背脊痛	足太陽、陽明，太陽，手太陽	
骨癲疾	顑齒諸俞分肉脹滿，消瘦汗出，煩悶，嘔涎沫	氣下泄者，不治	疾至刺其當取之處，置血瓠中，至其再發時，血不動者，灸長強穴二十狀。
筋癲疾	身倦，拘攣，脈大	大杼穴	
脈癲疾	卒倒，四肢脈脹而縱	實則刺，虛則灸	
新病	如狂	不治	

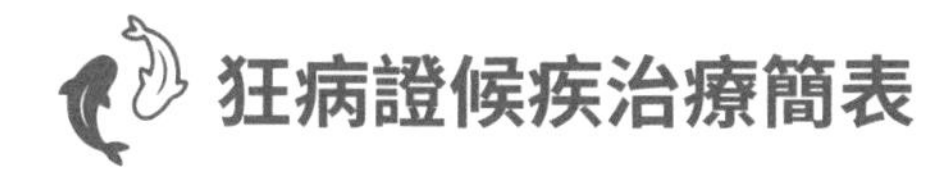

狂病證候疾治療簡表

證候	症狀	治療
始先之狂（因憂飢）	自悲、善忘、善怒、善恐	手太陰、陽明，足太陰、陽明
始發之狂	少臥不飢、自高自貴、罵詈不休	手陽明、太陽、太陰、廉泉穴、少陰
因恐而狂	狂言、驚、善笑好歌、妄行不休	手陽明，太陽、太陰
因少氣而狂	幻視幻聽、善呼叫	手太陽、太陰、陽明，足太陰，頭，兩顑
因喜而狂	多食、幻視、冷笑	手足太陰、太陽、陽明
新病	狂	先刺曲泉，不已，灸長強二十狀

怒狂的病因病機、診斷和治療

原文

帝曰：有病怒狂[1]者，此病安生？岐伯曰：生於陽也。帝曰：陽何以使人狂？岐伯曰：陽氣者，因暴折而難決，故善怒也，病名曰陽厥[2]。帝曰：何以知之？岐伯曰：陽明者常動[3]，巨陽、少陽不動，不動而動大疾[4]，此其候也。帝曰：治之奈何？岐伯曰：奪其食[5]即已。夫食入於陰，長氣於陽[6]，故奪其食即已[7]。使之

服以生鐵洛[8]為飲，夫生鐵洛者，下氣疾[9]也。（《素問·病能論》）

注釋

1. **怒狂**：多怒之狂證。
2. **因暴折而難決……病名曰陽厥**：暴折，精神突然受到挫折。難決，難以決斷。因為情志刺激，致使陽氣抑鬱而不伸，乃致逆亂而厥，故稱為陽厥。
3. **陽明者常動**：馬蒔注：「足陽明經常動者，《靈樞·動輸》篇言足陽明獨動不休，故凡沖陽、地倉、大迎、下關、人迎、氣沖之類，皆有動脈不止，而沖陽為尤甚。」
4. **巨陽、少陽不動，不動而動大疾**：足太陽膀胱經與足少陽膽經所經之處一般無脈動現象或動而不明顯。今按之動且大而疾，此陽氣厥逆使然。馬蒔注：「二經不動而至於動之甚速，此其病之怒狂，故諸陽之脈有如此耳。」
5. **奪其食**：強制病人少食或不食。《太素》、《針灸甲乙經》「奪」均作「衰」，意義相同。
6. **食入於陰，長氣於陽**：飲食由脾運化成水穀之精，脾為陰，故曰食入於陰。脾氣散精，上歸於肺，清陽實於陰肢，發於腠理，溫於分肉，熏膚充身澤毛，若霧露之溉，是長氣於陽。
7. **奪其食即已**：奪其食則氣衰陽虛，猶如釜底抽薪，故病已。
8. **生鐵洛**：《針灸甲乙經》、《太素》均作「鐵落」。洛、落為同音通假字。生鐵落即冶鐵時錘落之鐵屑。張介賓注：「生鐵洛即爐冶間錘落之鐵屑，用水研浸，可以為飲。其屬金，其氣寒而重，最能墜熱開結，平木火之邪。故可以下氣疾，除狂怒也。凡藥中用鐵精、鐵華粉、鐵砂、鐵銹水之類，皆同此義。」
9. **下氣疾**：下，降也。疾，速也。

解析

本段論述了怒狂的病因病機、診斷和治療。狂病系因遭受劇烈的精神刺激，如突遭驚恐，勃然大怒，或先天遺傳，致使陽氣暴張，痰火壅盛、閉塞心竅、神機錯亂所引起的精神亢奮，動而多怒，狂躁不安，罵人毀物，奔呼跑叫，甚至操刀殺人、裸身示眾為特徵的常見精神病。青壯年多見。相當於西醫所說的精神分裂症、躁狂型情感障礙等。中醫治療本病，重在降火豁痰以治其標，調整陰陽、恢復神機以治其本。論中所提到的奪其食和服生鐵落飲，至今臨床仍常應用。生鐵落，其氣重而寒，能墜熱開結、平降肝火，又能重鎮心神，所以能治怒狂。單用本品熬水服用即可，亦可配入複方中，如《醫學心悟》的生鐵落飲，即是以本品10克，再配以天冬、浙貝母各10克，膽南星、橘紅、遠志、石菖蒲、連翹、茯苓、茯神各3克，玄參、鉤藤、丹參各5克，朱砂1克而成，水煎服，以治痰火上擾之狂證。

癰疽形成的病因病機和化膿的病理機制

原文

夫血脈營衛，周流不休，上應星宿，下應經數。寒邪客於經絡之中則血泣，血泣則不通，不通則衛氣歸[1]之，不得復反[2]，故癰腫。寒氣化為熱，熱勝則腐肉，肉腐則為膿，膿不寫則爛筋，筋爛則傷骨，骨傷則髓消，不當骨空[3]，不得泄寫，血枯空虛，則筋骨肌肉不相榮，經脈敗漏，熏於五藏，藏傷故死矣。（《靈樞·癰疽》）

注釋

1. **歸**：趨也，引申為蘊積的意思。
2. **不得復反**：不得復於周流。
3. **不當骨空**：當，在也。張志聰注：「骨空者，節之交也，癰腫不當骨空之處，則骨中之邪熱不得泄瀉矣。」

解析

本節以天人相應理論為指導思想，討論了癰疽的病因病機。

「寒邪客於經絡之中則血泣，血泣則不通，不通則衛氣歸之，不得復反，故癰腫」，這是癰疽初起的病機。由於寒邪客於經脈之中，影響氣血的運行，鬱久化熱化毒，使局部出現紅、腫、熱、痛而成癰腫。此「寒」字很重要，提示醫者在癰疽初期階段，當以消散為法，不可純用寒涼清熱，否則化膿，甚至內陷。

「寒氣化為熱，熱勝則腐肉，肉腐則為膿」是化膿的基本原理。癰疽形成之後，為了減少機體損傷，癰疽當以消散為佳，但若不能消散，寒化為熱，熱勝則腐肉，肉腐則為膿。此時膿不瀉則熱毒不去，故此時當以排膿（手術或非手術）去毒為要務，膿出毒去，則癰疽漸癒。若膿毒「不得泄瀉」，必向裡浸淫，進一步爛筋、傷骨、消髓、耗血，最終導致經脈敗漏，熱毒熏灼五臟，病深不解，危及生命。這些理論，為後世認識癰疽奠定了基礎。由於癰疽病程中，絕大部分是「火毒」為患，病位在氣分、營分居多，故《醫宗金鑒》說：「癰疽原是火毒生」，適時、大量使用清熱涼血解毒之劑，確是治療癰疽之關鍵。

癰與疽的鑒別

原文

黃帝曰：夫子言癰疽，何以別之？岐伯曰：營衛[1]稽留於經脈之中，則血泣而不行，不行則衛氣從之而不通，壅遏而不得行，故熱。大熱不止，熱勝則肉腐，肉腐則為膿。然不能陷[2]，骨髓不為燋枯，五藏不為傷，故命曰癰。

黃帝曰：何謂疽？岐伯曰：熱氣淳[3]盛，下陷肌膚，筋髓枯，內連五藏，血氣竭，當其癰下，筋骨良肉皆無餘，故命曰疽。疽者，上之皮夭[4]以堅，上如牛領之皮[5]。癰者，其皮上薄以澤。此其候也。（《靈樞・癰疽》）

注釋

1. **營衛：**《針灸甲乙經》作「營氣」。
2. **然不能陷：**《太素》、《針灸甲乙經》等此下均有「於骨髓」三字。
3. **淳：**亢盛也。
4. **夭：**張介賓注：「夭以色言，黑暗不澤也。此即皮色之狀，可以辨其淺深矣。」又云：「癰淺疽深，毒有微甚，故內連五臟，外敗筋骨良肉者，是謂之疽。乃可畏也。」
5. **牛領之皮：**言觸之堅厚，狀如牛頸之皮。

解析

本段闡發了癰與疽的鑒別。癰和疽是兩類不同性質的瘡瘍。癰的含義，是氣血為毒邪壅塞不通的意思。有「內癰」與「外癰」之分。內癰生於臟腑，如肝癰、肺癰、腸癰，相當於西醫所說的肝膿腫、肺膿腫、化膿性闌尾炎。本篇所論只是外癰。外癰是指一種發生於皮肉之間的急性化膿性疾患。臨床特點是：局部紅、腫、熱、痛，發病迅速，易於化膿，易於潰爛，易於斂口，膿液多黃紅黏稠，俗稱桃花膿，一般不會損筋傷骨，常伴有惡寒發熱、口渴等全身症狀。全身各個部位都可發生，因而有許多名稱，大多數相當於西醫所說的體表淺部膿腫。多由風、火、熱毒入侵，阻滯氣血、腐敗血肉而成，因其具有紅、腫、熱、痛等特徵，而屬於陽證的範疇，故有陽癰之說。

疽多指發生於肌肉筋骨間的瘡腫，瘡面部位較深，又分為有頭疽與無頭疽。有頭疽指發生在體表軟組織之間的陽性瘡瘍。相當於西醫所說的深部化膿性感染。因初起有單個或多個白色粟米樣的瘡頭而得名，多由外感風濕火毒，或濕熱火毒內蘊，以致內臟積熱，營衛不和，邪壅肌膚而成。初起局部色紅發熱，根囊高腫，瘡頭如粟米，甚則疼痛劇烈，常伴身熱口渴、便秘溲赤，仍屬於陽證的範疇。無頭疽指發生在筋骨之間或肌肉深部的陰性瘡瘍。多因氣血虧虛，毒邪深陷，寒凝氣滯而釀成。多相當於西醫所說的化膿性骨髓炎、化膿性關節炎以及結核性瘡瘍。其特點為患部漫腫無頭，局部很少發熱，皮色晦暗，病程反復，甚者傷筋爛骨，未膿難消，已膿難潰，一旦潰爛又難以斂口，膿液多白色清稀，或如豆渣樣，屬於陰證的範疇，所謂陰疽則是指此。

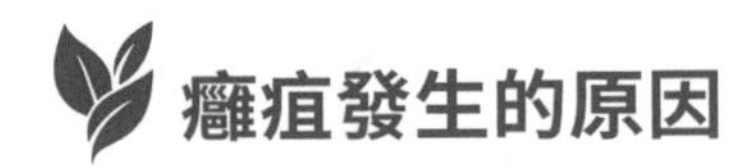

癰疽發生的原因

原文

黃帝曰：病之生時，有喜怒不測，飲食不節，陰氣不足，陽氣有餘，營氣不行，乃發為癰疽。陰陽不通[1]，兩熱相搏[2]，乃化為膿，小針能取之乎？岐伯曰：聖人不能使化者，為之邪不可留也[3]。故兩軍相當[4]，旗幟相望，白刃陳於中野[5]者，此非一日之謀也。能使其民，令行禁止[6]，士卒無白刃之難者，非一日之教也，須臾之得也[7]。夫至使身被癰疽之病，膿血之聚者，不亦離道遠[8]乎？夫癰疽之生，膿血之成也，不從天下，不從地出，積微之所生也[9]。故聖人自治於未有形也，愚者遭其已成也。

黃帝曰：其已形，不予遭；膿已成，不予見[10]，為之奈何？岐伯曰：膿已成，十死一生，故聖人弗使已成，而明為良方，著之竹帛，使能者踵而傳之後世，無有終時者，為其不予遭[11]也。

黃帝曰：其已有膿血而後遭乎[12]，不導之以小針治乎？岐伯曰：以小治小者，其功小，以大治大者，多害[13]，故其已成膿血者，其唯砭石、鈹、鋒[14]之所取也。（《靈樞・玉版》）

注釋

1. **陰陽不通**：陰指營氣，陽指衛氣，營氣壅遏，衛氣從之而不通。
2. **兩熱相搏**：外來之邪熱與營衛壅遏所化之陽熱相互搏結。
3. **不能使化者，為之邪不可留也**：化者，指已化膿者。為之，即治之。意謂癰疽已經化膿，必須及早祛邪，不使留在體內。
4. **兩軍相當**：敵對兩軍相對陣。
5. **中野**：指戰場。
6. **能使其民，令行禁止**：能指揮其民眾，有令則執行，有禁則制止。
7. **士卒無白刃之難者，非一日之教也，須臾之得也**：是說欲使士兵能克敵制勝，免於死難，需要長期訓練，非很短時間內所能達到的。
8. **離道遠**：道，指醫療技術。即前文「針能取乎？」言癰疽已成，膿血已聚，小針治之，遠不能取效。
9. **不從天下，不從地出，積微之所生也**：言癰疽的發生是病邪在機體內逐漸蓄積發展而形成，不是憑空而來的。
10. **其已形，不予遭；膿已成，不予見**：《針灸甲乙經》作：「其已有形，膿已成。」
11. **為其不予遭**：為使人不遭膿成而病死之苦。
12. **其已有膿血而後遭乎**：《針灸甲乙經》作「其已成有膿血」。
13. **以大治大者，多害**：《針灸甲乙經》作「以大治大者其功大，以小治大者多害大」。丹波元簡曰：「原文義難通，得《甲乙》其旨甚晰。蓋以大治大，謂之砭石、鈹鋒之所取也。」

14. **鈹、鋒**：鈹，鈹針，形如劍，是切開排膿放血的外科工具。鋒，鋒針，今三棱針。《靈樞．九針十二原》：「四曰鋒針，長一寸六分；五曰鈹針，長四寸，廣二分半……鋒針者，刃三隅，以發痼疾。鈹針者，末如劍鋒，以取大膿。」

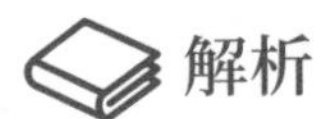

解析

疾病都是逐漸積累發展而成，癰疽也是如此。後世楊上善據此概括癰發生的四大原因：「喜怒無節，爭則氣聚，生癰一也；飲食不依節度，縱情不擇寒熱，生癰二也；臟陰氣虛，腑陽氣實，陽氣實盛，生癰三也；邪客於血，聚而不行，生癰四也。」癰疽的形成，常因喜怒無度或飲食不節，造成體內陰陽氣機失調為先，加上邪氣侵襲，營氣鬱滯與陽熱搏擊而成。應特別注意情志演變在癰疽發生發展中的作用，當下不少臨床工作者，由於受現代醫學感染認識的影響，往往忽略此點。臨證之時宜注意體察患者情志因素，如有氣爭氣鬱者宜調氣理氣解鬱，並注意提醒患者保持情緒和調以促進康復。

癰疽的範圍甚廣，包括現在一些仍屬不治之症的癌腫，所以癰疽有不少死症。文中指出對其應及早治療，防止其惡化，實屬重要。

癰疽預後不好的逆症表現及逆治的危害

原文

黃帝曰：多害者，其不可全乎[1]？岐伯曰：其在逆順[2]焉。黃帝曰：願聞逆順。岐伯曰：以為傷[3]者，其白眼青，黑眼小[4]，是一逆也；內藥而嘔[5]者，是二逆也；腹痛渴甚[6]，是三逆也；肩項

中不便[7]，是四逆也；音嘶色脫[8]，是五逆也。除此五者，為順矣。（《靈樞・玉版》）

注釋

1. **多害者，其不可全乎：**多害者，以大針誤治或病情惡化。全，治好，保全性命的意思。
2. **其在逆順：**是言關鍵在於病情與症狀的逆與順。張志聰注：「癰發於皮肉筋骨之間，其氣外行者為順，若反逆於內，則逆傷其臟矣。」
3. **傷：**與瘍通。
4. **白眼青，黑眼小：**張志聰注：「白眼青，黑眼小，肺肝腎三臟之氣傷也。」
5. **內藥而嘔：**內，通納。服藥而嘔，是胃氣敗也。
6. **腹痛渴甚：**腹痛為邪入於裡，渴甚為火盛津傷。
7. **肩項中不便：**肩為手三陽經脈所過，項為手足六陽經脈及督脈所過。肩項中不便，說明這些經脈已受邪。
8. **音嘶色脫：**馬蒔注：「音嘶者，肺衰也；色脫者，五臟衰也。」

解析

本段再次強調癰疽的預防和早期診斷及治療，指出了提示病情惡化所出現的逆證，凡癰疽邪毒內陷傳及臟腑，氣血耗亡，胃氣衰敗，出現拘急、痙攣、發熱等而津液匱乏者，均為嚴重表現，預後惡劣。經文所論表現，雖然隨著現代醫學的結合，臨床所見不多，但亦有嚴重病變而現者，學者當謹記，臨證時不可不知。

參考經文擷萃

- 「氣盛身寒，得之傷寒。氣虛身熱，得之傷暑。」（《素問・刺志論》）
- 「今風寒客於人，使人毫毛畢直，皮膚閉而為熱。」（《素問・玉機真臟論》）
- 「人一呼脈三動，一吸脈三動而躁，尺熱曰病溫。」（《素問・平人氣象論》）
- 「尺膚熱甚，脈盛躁者，病溫也。」（《靈樞・論疾診尺》）
- 「病溫虛甚死。」（《素問・玉版論要》）
- 「肝熱病者，小便先黃，腹痛多臥，身熱，熱爭，則狂言及驚，脅滿痛，手足躁，不得安臥；庚辛甚，甲乙大汗，氣逆則庚辛死。刺足厥陰少陽。其逆則頭痛員員，脈引沖頭也。心熱病者，先不樂，數日乃熱，熱爭則卒心痛，煩悶善嘔，頭痛面赤，無汗；壬癸甚，丙丁大汗，氣逆則壬癸死。刺手少陰太陽。脾熱病者，先頭重頰痛，煩心顏青，欲嘔身熱，熱爭則腰痛不可用俛仰，腹滿泄，兩頷痛；甲乙甚，戊已大汗，氣逆則甲乙死。刺足太陰陽明，肺熱病者，先淅然厥，起毫毛，惡風寒，舌上黃，身熱。熱爭則喘咳，痛走胸膺背，不得大息，頭痛不堪，汗出而寒；丙丁甚，庚辛大汗，氣逆則丙丁死。刺手太陰陽明，出血如大豆，立已。腎熱病者，先腰痛酸，苦渴數飲，身熱，熱爭則項痛而強，寒且酸，足下熱，不欲言，其逆則項痛，員員澹澹然；戊已甚，壬癸大汗，氣逆則戊已死。刺足少陰太陽。諸汗者，至其所勝日汗出也。肝熱病者，左頰先赤；心熱病者，顏先赤；脾熱病者，鼻先赤；

肺熱病者，右頰先赤；腎熱病者，頤先赤。病雖未發，見赤色者刺之，名曰治未病。熱病從部所起者，至期而已；其刺之反者，三周而已；重逆則死。諸當汗者，至其所勝日，汗大出也。」（《素問·刺熱》）

- 「咳嗽煩冤者，是腎氣之逆也。」（《素問·示從容論》）
- 「寒留於分肉之間，聚沫則為痛。」（《靈樞·五癃津液別》）
- 「氣傷痛，形傷腫。故先痛而後腫者，氣傷形也；先腫而後痛者，形傷氣也。」（《素問·陰陽應象大論》）
- 「頭痛巔疾，下虛上實，過在足少陰、巨陽，甚則入腎……心煩頭痛病在鬲中，過在手巨陽、少陰。」（《素問·五藏生成》）
- 「寸口之脈中手短者，曰頭痛。寸口脈中手長者，曰足脛痛。寸口脈中手促上擊者，曰肩背痛……寸口脈沉而弱，曰寒熱及疝瘕少腹痛。寸口脈沉而橫，曰脅下有積，腹中有橫積痛。」（《素問·平人氣象論》）
- 「厥頭痛，面若腫起而煩心，取之足陽明太陰。厥頭痛，頭脈痛，心悲善泣，視頭動脈反盛者，刺盡去血，後調足厥陰。厥頭痛，貞貞頭痛而重，寫頭上五行，行五，先取手少陰，後取足少陰。厥頭痛，意善忘，按之不得，取頭面左右動脈，後取足太陰。厥頭痛，項先痛，腰脊為應，先取天柱，後取足太陽。厥頭痛，頭痛甚，耳前後脈湧有熱，寫出其血，後取足少陽。真頭痛，頭痛甚，腦盡痛，手足寒至節，死不治。頭痛不可取於俞者，有所擊墮，惡血在於內，若肉傷，痛未已，可則刺，不可遠取也。頭痛不可刺者，大痹為惡，日作者，可令少愈，不可已。頭半寒痛，先取手少陽陽明，後取足少陽陽明。厥心痛，與背相控，善瘛，如從後觸其心，傴僂者，腎心痛也，先取京骨昆侖。發狂不已，取然穀。厥心痛，腹脹胸滿，心尤痛甚，胃心痛也，取之大都太白。厥心痛，痛如以錐針刺其心，心痛甚者，脾心痛也，取之然谷太溪。厥心痛，色蒼蒼如死狀，終日不得太息，肝心痛也，取之行間太沖。厥心痛，臥若徒居，心痛，間動作，痛益甚，色不變，肺心痛也，取之魚際太淵。真心痛，手足清至節，心痛甚，旦發夕死，夕發旦死。心痛不可刺者，中有盛聚，不可取於俞。腸中有蟲瘕及蛟，皆不可取以小針。心腸痛，作痛，腫聚，往來上下行，痛有休止，腹熱喜渴涎出者，是蛟蛕也。以手聚按而堅持之，無令得移，以大針刺之，久持之，蟲不動，乃出針也。」（《靈樞・厥病》）

- 「肉不堅，腠理疏，則善病風。」（《靈樞・五變》）
- 「尺不熱脈滑曰風。」（《素問・平人氣象論》）
- 「病在陽者命曰風。」（《靈樞・壽夭剛柔》）
- 「帝曰:善。有病身熱解墮，汗出如浴，惡風少氣，此為何病？岐伯曰:病名曰酒風。帝曰:治之奈何？岐伯曰:以澤瀉，術各十分，麋銜五分，合以三指撮，為後飯。」（《素問・病能論》）
- 「虛邪之中人也……其入深，內搏於骨，則為骨痹……搏於皮膚之間……留而不去，則痹。」（《靈樞・刺節真邪》）
- 「病在陰者命曰痹。」（《靈樞・壽夭剛柔》）
- 「邪入於陰則痹。」（《素問・宣明五氣》）
- 「寸口……脈澀曰痹。」（《素問・平人氣象論》）
- 「虛邪客於經絡而為暴痹者也。」（《靈樞・九針論》）
- 「診血脈……多黑為久痹。」（《靈樞・論疾診尺》）
- 「風痹淫濼，病不可已者，足如履冰，時如入湯中，股脛淫濼，煩心

頭痛，時嘔時悗，眩已汗出，久則目眩，悲以喜恐，短氣，不樂，不出三年，死矣。」（《靈樞・厥病》）

- 「凡痹往來行無常處者，在分肉間痛而刺之，以月死生為數，用針者隨氣盛衰，以為痏數，針過其日數則脫氣，不及日數則氣不寫，左刺右，右刺左，病已，止，不已，復刺之如法。」（《素問・繆刺論》）
- 「犯其雨濕之地則為痿。」（《靈樞・九宮八風》）
- 「因於濕，首如裹，濕熱不攘，大筋短，小筋弛長，短為拘，弛長為痿。」（《素問・生氣通天論》）
- 「陽明為合⋯⋯合折則氣無所止息而痿疾起矣，故痿疾者取之陽明，視有餘不足，無所止息者，真氣稽留，邪氣居之也。」（《靈樞・根結》）
- 「足少陽之別⋯⋯虛則痿躄。」（《靈樞・經脈》）
- 「三陽為病⋯⋯及為痿厥。」（《素問・陰陽別論》）
- 「夫人厥則陽氣並於上，陰氣並於下。陽並於上，則火獨光也；陰並於下則足寒，足寒則脹也。」（《素問・解精微論》）
- 「脈至如喘，名曰暴厥。暴厥者，不知與人言。」（《素問・大奇論》）
- 「邪客於手足少陰太陰足陽明之絡，此五絡，皆會於耳中，上絡左角，五絡俱竭，令人身脈皆動，而形無知也，其狀若屍，或曰屍厥。」（《素問・繆刺論》）
- 「血之與氣並走於上，則為大厥，厥則暴死，氣復反則生，不反則死。」（《素問・調經論》）
- 「陽氣不治，則陽氣不得出，肝氣當治而未得，故善怒，善怒者，名

曰煎厥。」（《素問・脈解》）

- 「陽氣者，大怒則形氣絕，而血菀於上，使人薄厥。」（《素問・生氣通天論》）
- 「形肉未脫，少氣而脈又躁，躁厥者，必為繆刺之，散氣可收，聚氣可布。」（《素問・終始》）
- 「何謂逆而亂……亂於臂脛，則為四厥。」（《靈樞・五亂》）
- 「是以少氣之厥，令人妄夢，其極至迷。三陽絕，三陰微，是為少氣。」（《素問・方盛衰論》）
- 「二陽一陰發病，主驚駭背痛，善噫善欠，名曰風厥。」（《素問・陰陽別論》）
- 「陰陽氣道不通，四海塞閉，三焦不寫，津液不化，水穀並於腸胃之中，別於回腸，留於下焦，不得滲膀胱，則下焦脹，水溢則為水脹，此津液五別之逆順也。」（《靈樞・五癃津液別》）
- 「黃帝曰：脹者焉生，何因而有。岐伯曰：衛氣之在身也，常然並脈循分肉，行有逆順，陰陽相隨，乃得天和，五藏更始，四時有序，五穀乃化，然後厥氣在下，營衛留止，寒氣逆上，真邪相攻，兩氣相搏，乃合為脹也。黃帝曰：善。何以解惑。岐伯曰：合之於真，三合而得。」（《靈樞・脹論》）

附錄一　《黃帝內經》十三方

《黃帝內經》所載治療手段，多以針刺為主。對方藥的運用，僅提出了十三首方劑，通稱「內經十三方」。其中，小金丹載於《素問遺篇·刺法論》，系後世之方。這十三方，方藥雖少，但卻是中國運用方劑治療疾病的早期記載，在中國方劑史上，有較重要的歷史意義，而其中的部分方藥，仍為現今臨床所運用。

【湯液醪醴】

黃帝問曰：為五穀湯液及醪醴奈何？岐伯對曰：必以稻米，炊之稻薪。稻米者完，稻薪者堅。帝曰：何以然？岐伯曰：此得天地之和，高下之宜，故能至完，伐取得時，故能至堅也。（《素問·湯液醪醴論》）

【生鐵洛飲】

帝曰：有病狂者……治之奈何？岐伯曰：……使之服以生鐵洛為飲。夫生鐵洛者，下氣疾也。（《素問·病能論》）

【左角發酒】

邪客於手足少陰、太陰、足陽明之絡。此五絡皆會於耳中，上絡左角，五絡俱竭，令人身脈皆動，而形無知也，其狀若屍，或曰屍厥。鬄其左角之發，方一寸，燔治，飲以美酒一杯，不能飲者灌之，立已。（《素問·繆刺論》）

【澤瀉飲】

有病身熱解墯，汗出如浴，惡風少氣，此為何病？岐伯曰：病名曰酒風。帝曰：治之奈何？岐伯曰：以澤瀉、術各十分，麋銜五分，合以三指撮，為後飯。（《素問．病能論》）

【雞矢醴】

黃帝問曰：有病心腹滿，旦食則不能暮食，此為何病？岐伯對曰：名為鼓脹。帝曰：治之奈何？岐伯曰：治之以雞矢醴，一劑知，二劑已。（《素問．腹中論》）

【烏骨茹丸】

帝曰：有病胸脅支滿者，妨於食，病至則先聞腥臊臭，出清液，先唾血，四支清，目眩，時時前後血，病名為何？何以得之？岐伯曰：病名血枯。此得之年少時，有所大脫血，若醉入房中，氣竭肝傷，故月事衰少不來也。帝曰：治之奈何？復以何術？岐伯曰：以四烏鰂骨，一藘茹，二物併合之，丸以雀卵，大如小豆，以五丸為後飯，飲以鮑魚汁，利腸中及傷肝也。（《素問．腹中論》）

【蘭草湯】

有病口甘者，病名為何？何以得之？岐伯曰：此五氣之溢也，名曰脾癉……治之以蘭，除陳氣也。（《素問．奇病論》）

【豕膏】

癰發於嗌中，名曰猛疽，猛疽不治，化為膿，膿不寫，塞咽，半日死。其化為膿者，寫則合豕膏，冷食，三日而已……發於腋下赤堅者，

名曰米疽，治之以砭石，欲細而長，疏砭之，塗以豕膏，六日已，勿裹之。（《靈樞・癰疽》）

【翹飲】

發於脅，名曰敗疵，敗疵者，女子之病也。灸之，其病大癰膿，治之，其中乃有生肉，大如赤小豆。剉陵葧、草根各一升，以水一斗六升煮之，竭為取三升，則強飲，厚衣坐於釜上，冷汗出至足，已。（《靈樞・癰疽》）

【半夏秫米湯】

今厥氣客於五藏六府，則衛氣獨衛其外，行於陽不得入於陰。行於陽則陽氣盛，陽氣盛則陽蹻陷，不得入於陰，陰虛，故目不瞑……飲以半夏湯一劑，陰陽已通，其臥立至……其湯方以流水千里以外者八升，揚之萬遍，取其清五升煮之，炊以葦薪火，沸置秫米一升，治半夏五合，徐炊，令竭為一升半，去其滓，飲汁一小杯，日三稍益，以知為度。故其病新發者，覆杯則臥，汗出則已矣。久者，三飲而已也。（《靈樞・邪客》）

【馬膏膏法】

足陽明之筋……其病足中指支脛轉筋，腳跳堅，伏兔轉筋，髀前腫，㿉疝，腹筋急，引缺盆及頰，卒口僻。急者目不合，熱則筋縱，目不開，頰筋有寒則急，引頰移口。有熱則筋弛縱，緩不勝收，故僻。治之以馬膏，膏其急者，以白酒和桂，以塗其緩者，以桑鉤鉤之，即以生桑炭，置之坎中，高下以坐等，以膏熨急頰，且飲美酒，噉美炙肉，不飲酒者，自強也，為之三拊而已。治在燔針劫刺，以知為數。（《靈樞・經筋》）

【寒痹熨法】

寒痹之為病也，留而不去，時痛而皮不仁……用淳酒二十升，蜀椒一升，乾薑一斤，桂心一斤。凡四種皆㕮咀，漬酒中，用綿絮一斤，細白布四丈，並內酒中。置酒馬矢熅中，蓋封塗勿使泄，五日五夜，出布綿絮，曝乾之，乾復漬，以盡其汁，每漬必晬其日，乃出乾。乾，並用滓與綿絮，復布為復巾，長六、七尺，為六、七巾，則用之生桑炭，炙巾，以熨寒痹所刺之處，令熱入至於病所，寒，復炙巾以熨之，三十遍而止。汗出以巾拭身，亦三十遍而止。起步內中，無見風。每刺必熨，如此，病已矣。（《靈樞・壽夭剛柔》）

【小金丹】

小金丹方，辰砂二兩，水磨雄黃一兩，葉子雌黃一兩，紫金半兩，同入盒中，外固了，地一尺，築地實，不用爐，不須藥制，用火二十斤煆之也。七日終，候冷，七日取，次日出盒子，埋藥地中，七日取出，順日研之三日，煉白砂蜜為丸，如梧桐子大，每日望東吸日華氣一口，冰水下一丸，和氣咽之，服十粒，無疫乾也。（《素問遺篇・刺法論》）

附錄二 《黃帝內經》目錄

《黃帝內經・素問》目錄

《黃帝內經・靈樞》目錄

海論第三十三
五亂第三十四
脹論第三十五
五癃津液別第三十六
五閱五使第三十七
逆順肥瘦第三十八
血絡論第三十九
陰陽清濁第四十
陰陽系日月第四十一
病傳第四十二
淫邪發夢第四十三
順氣一日分為四時第四十四
外揣第四十五
五變第四十六
本臟第四十七
禁服第四十八
五色第四十九
論勇第五十
背腧第五十一
衛氣第五十二
論痛第五十三
天年第五十四
逆順第五十五
五味第五十六
水脹第五十七
賊風第五十八
衛氣失常第五十九
玉版第六十
五禁第六十一
動輸第六十二
五味論第六十三
陰陽二十五人第六十四
五音五味第六十五
百病始生第六十六
行針第六十七
上膈第六十八
憂恚無言第六十九
寒熱第七十
邪客第七十一
通天第七十二
官能第七十三
論疾診尺第七十四
刺節真邪第七十五
衛氣行第七十六
九宮八風第七十七
九針論第七十八
歲露論第七十九
大惑論第八十
癰疽第八十一

參考文獻

1. 楊上善，黃帝內經太素，北京：人民衛生出版社，1965。
2. 皇甫謐，針灸甲乙經，北京：人民衛生出版社，1962。
3. 王冰，黃帝內經素問，北京：人民衛生出版社，1963。
4. 張介賓，類經，北京：人民衛生出版社，1965。
5. 馬蒔，黃帝內經素問注證發微，田代華主校，北京：人民衛生出版社，1998。
6. 馬蒔，黃帝內經靈樞注證發微，田代華主校，北京：人民衛生出版社，1994。
7. 吳昆，素問吳注，孫國中，方向紅點校，濟南：山東科學技術出版社，1984。
8. 張志聰，黃帝內經素問集注，上海：上海科學技術出版社，1959。
9. 張志聰，黃帝內經靈樞集注，上海：上海科學技術出版社，1990。
10. 高世栻，黃帝素問直解，於天星按，北京：科學技術文獻出版社，1982。
11. 李中梓，內經知要，陸鴻元，包來發校注，北京：中國中醫藥出版社，1994。
12. 滑壽，讀素問鈔汪機續注，王續鼇，毛雪靜點校，北京：人民衛生出版社，1998。
13. 汪昂，素問靈樞類纂約注，上海：上海衛生出版社，1958。
14. 姚止庵，素問經注節解，北京：人民衛生出版社，1963。
15. 黃元禦，素問懸解，麻瑞亭點校，北京：人民衛生出版社，1996。

16. 黃元禦，靈樞懸解，北京：人民衛生出版社，1990。
17. 張琦，素問釋義，王洪圖點校，北京：科學技術文獻出版社，1998。
18. 胡澍學，素問校義，北京：中華書局，1985。
19. 俞樾，內經辨言，上海：上海三聯書店，1990。
20. 丹波元簡，素問識，北京：人民衛生出版社，1984。
21. 丹波元簡，靈樞識，北京：人民衛生出版社，1984。
22. 丹波元簡，素問紹識，北京：人民衛生出版社，1984。
23. 任應秋，劉長林編，內經研究論叢，武漢：湖北人民出版社，1982。
24. 龍伯堅，黃帝內經概論，上海：上海科學技術出版社，1980。
25. 方藥中，許家松，黃帝內經素問運氣七篇講解，北京：人民衛生出版社，1984。
26. 郭靄春，黃帝內經素問校注語譯，天津：天津科學技術出版社，1981。
27. 秦伯未，內經類證，餘瀛鼇重訂，上海：上海科學技術出版社，1962。
28. 程士德，素問注釋薈粹，王洪圖，魯兆麟編，北京：人民衛生出版社，1982。
29. 李今庸，新編黃帝內經綱目，上海：上海科學技術出版社，1988。
30. 劉長林，內經的哲學和中醫學的方法，北京：科學出版社，1982。
31. 王洪圖，黃帝內經研究大成，北京：北京出版社，1997。
32. 王洪圖，內經學，北京：中國中醫藥出版社，2004。
33. 王琦，黃帝內經專題研究，濟南：山東科學技術出版社，1985。
34. 王琦等，素問今釋，貴陽：貴州人民出版社，1981。
35. 雷順群，內經多學科研究，南京：江蘇科學技術出版社，1990。

36. 錢超塵，內經語言研究，北京：人民衛生出版社，1990。
37. 王慶其，黃帝內經心悟，貴陽：貴州科學技術出版社，1998。
38. 王慶其，周國琪，黃帝內經專題研究，上海：上海中醫藥大學出版社，2002。
39. 程士德，內經講義，上海：上海科學技術出版社，1984。
40. 王洪圖，內經選讀，北京：中國中醫藥出版社，1999。
41. 王慶其，內經選讀，北京：中國中醫藥出版社，2000。
42. 翟雙慶，內經選讀，北京：中國中醫藥出版社，2013。
43. 傅貞亮，內經講義，長沙：湖南科學技術出版社，1988。
44. 金志甲，內經，長沙：湖南科學技術出版社，2004。
45. 邢玉瑞，黃帝內經理論與方法，西安：陝西科學技術出版社，2004。
46. 馬烈光，黃帝內經讀本，北京：化學工業出版社，2006。
47. 南京中醫學院，黃帝內經素問譯釋，上海：上海科學技術出版社，1959。
48. 馬烈光，張湖德，黃帝內經通釋，北京：人民軍醫出版社，2014。
49. 山東中醫學院，河北醫學院，黃帝內經素問校釋，北京：人民衛生出版社，1982。
50. 河北醫學院，靈樞經校釋，北京：人民衛生出版社，1982。
51. 馬烈光，最簡明黃帝內經，香港：中國香港中和出版有限公司，2014。
52. 馬烈光，白話黃帝內經・素問篇，臺灣：大堯文創，2011。
53. 馬烈光，白話黃帝內經・靈樞篇，臺灣：大堯文創，2011。

黃帝內經 精要九講

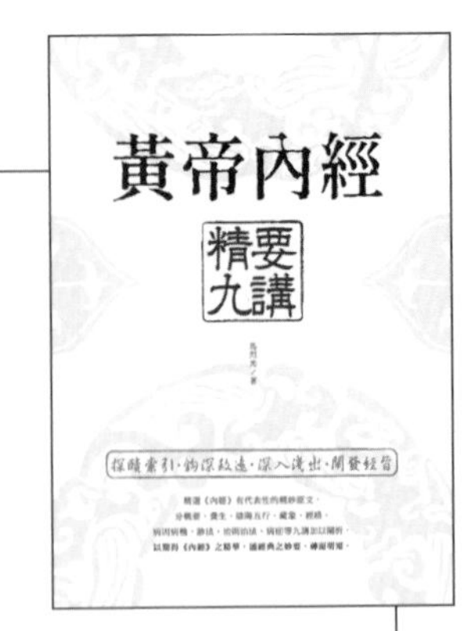

作　　者　馬烈光

發 行 人　林敬彬
主　　編　楊安瑜
編　　輯　鄒宜庭
內頁編排　李偉涵
封面設計　陳語萱
編輯協力　陳于雯、高家宏

出　　版　大都會文化事業有限公司
發　　行　大都會文化事業有限公司
11051 台北市信義區基隆路一段 432 號 4 樓之 9
讀者服務專線：（02）27235216
讀者服務傳真：（02）27235220
電子郵件信箱：metro@ms21.hinet.net
網　　　址：www.metrobook.com.tw

郵政劃撥　14050529　大都會文化事業有限公司
出版日期　2021 年 05 月初版一刷
定　　價　600 元
I S B N　978-986-06226-5-2
書　　號　Health+161

Metropolitan Culture Enterprise Co., Ltd.
4F-9, Double Hero Bldg., 432, Keelung Rd., Sec. 1, Taipei 11051, Taiwan
Tel:+886-2-2723-5216　Fax:+886-2-2723-5220
E-mail: metro@ms21.hinet.net　Web-site: www.metrobook.com.tw

國家圖書館出版品預行編目（CIP）資料

黃帝內經 精要九講 / 馬烈光著 . -- 初版 . -- 臺北市 : 大都會文化事業有限公司 , 2021.05　512 面 ; 17×23 公分 . -- (Health ; 161)
ISBN　978-986-06226-5-2 (平裝)

1. 內經 2. 中醫典籍 3. 注釋
413.11　　110004839

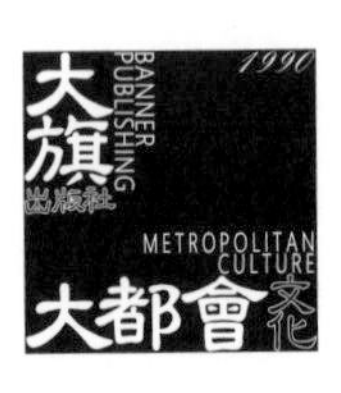

黃帝內經

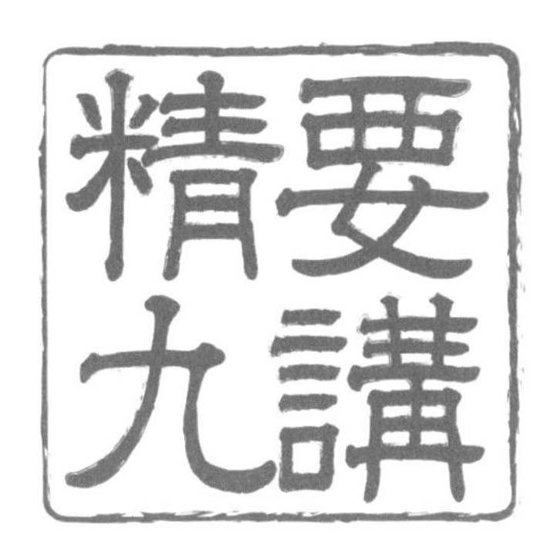

大都會文化事業有限公司

讀者服務部 收

11051 臺北市基隆路一段 432 號 4 樓之 9

寄回這張服務卡〔免貼郵票〕
您可以：
◎不定期收到最新出版訊息
◎參加各項回饋優惠活動

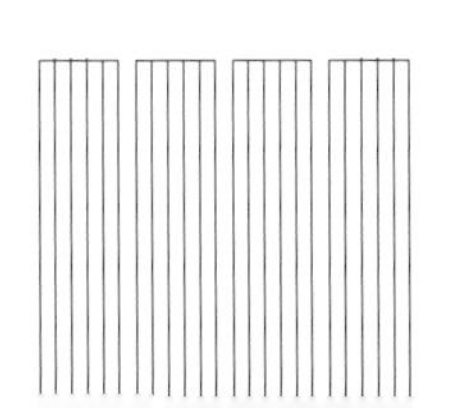

大都會文化　讀者服務卡

書名：黃帝內經 精要九講

謝謝您選擇了這本書！期待您的支持與建議，讓我們能有更多聯繫與互動的機會。

A. 您在何時購得本書：______年______月______日

B. 您在何處購得本書：____________書店，位於____________(市、縣)

C. 您從哪裡得知本書的消息：

1. □書店　2. □報章雜誌　3. □電臺活動　4. □網路資訊

5. □書籤宣傳品等　6. □親友介紹　7. □書評　8. □其他

D. 您購買本書的動機：（可複選）

1. □對主題或內容感興趣　2. □工作需要　3. □生活需要

4. □自我進修　5. □內容為流行熱門話題　6. □其他

E. 您最喜歡本書的：（可複選）

1. □內容題材　2. □字體大小　3. □翻譯文筆　4. □封面　5. □編排方式　6. □其他

F. 您認為本書的封面：1. □非常出色　2. □普通　3. □毫不起眼　4. □其他

G. 您認為本書的編排：1. □非常出色　2. □普通　3. □毫不起眼　4. □其他

H. 您通常以哪些方式購書：(可複選)

1. □逛書店　2. □書展　3. □劃撥郵購　4. □團體訂購　5. □網路購書　6. □其他

I. 您希望我們出版哪類書籍：（可複選）

1. □旅遊　2. □流行文化　3. □生活休閒　4. □美容保養　5. □散文小品

6. □科學新知　7. □藝術音樂　8. □致富理財　9. □工商企管　10. □科幻推理

11. □史地類　12. □勵志傳記　13. □電影小說　14. □語言學習（_____ 語）

15. □幽默諧趣　16. □其他

J. 您對本書(系)的建議：

____

K. 您對本出版社的建議：

____

讀者小檔案

姓名：______________ 性別：□男　□女　生日：____年____月____日

年齡：□ 20 歲以下 □ 21 ～ 30 歲 □ 31 ～ 40 歲 □ 41 ～ 50 歲 □ 51 歲以上

職業：1. □學生 2. □軍公教 3. □大眾傳播 4. □服務業 5. □金融業 6. □製造業

7. □資訊業 8. □自由業 9. □家管 10. □退休 11. □其他

學歷：□國小或以下 □國中 □高中／高職 □大學／大專 □研究所以上

通訊地址：____

電話：（H）________________（O）______________ 傳真：______________

行動電話：________________ E-Mail：________________________________

◎謝謝您購買本書，歡迎您上大都會文化網站（www.metrobook.com.tw）登錄會員，或至 Facebook（www.facebook.com/metrobook2）為我們按個讚，您將不定期收到最新的圖書訊息與電子報。